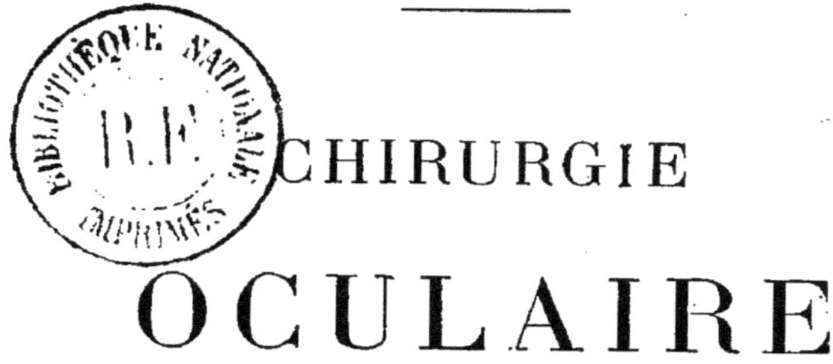

CHIRURGIE

OCULAIRE

CHIRURGIE
OCULAIRE

PAR

le D#r# Albert **TERSON**

ANCIEN CHEF DE CLINIQUE OPHTALMOLOGIQUE A LA FACULTÉ
DE MÉDECINE DE PARIS

Avec 129 figures intercalées dans le texte

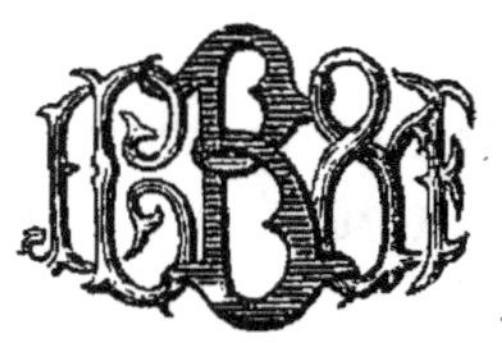

PARIS

LIBRAIRIE J.-B. BAILLIÈRE ET FILS
19, rue Hautefeuille, près le Boulevard Saint-Germain

1901

INTRODUCTION

La chirurgie oculaire, comme toutes les branches de la chirurgie, a fait, au xixe siècle, les plus incontestables progrès. La guérison opératoire du glaucome, du strabisme, d'un grand nombre de déviations palpébrales, les précieuses modifications apportées à l'exécution de toutes les opérations pratiquées sur l'œil et l'orbite, l'attestent formellement. Il est certain qu'une foule d'interventions sur ce terrain datent du siècle qui finit et que les conditions dans lesquelles elles se produisent sont également meilleures qu'autrefois. L'anesthésie générale et locale, l'antisepsie sous toutes ses formes, le perfectionnement de l'arsenal de la chirurgie oculaire, sont là.

De tels changements remanient la partie chirurgicale de l'ophtalmologie au point qu'il devient périodiquement nécessaire d'en rétablir l'exposé.

Le livre actuel résume le cours de chirurgie oculaire que nous faisons depuis 1892. Il nous a semblé préférable d'en séparer la partie accessoire (anesthésie, antisepsie, instrumentation) qui forme un tout complet et suit une marche parallèle à la partie opératoire proprement dite[1].

Voici le plan que nous avons suivi :

Les indications thérapeutiques et les descriptions opératoires ont été mises en regard des régions correspondantes en suivant l'ordre anatomique, c'est-à-dire en commençant par les paupières pour aboutir à l'orbite.

Un programme d'exercices opératoires sur le cadavre complète l'ouvrage.

Les descriptions techniques, les indications et les origines des diverses opérations se trouveront donc exclusivement ici.

L'étude concise des origines opératoires a été faite pour établir plutôt l'*évolution* historique, la sélection naturelle et progressive des méthodes et des procédés que l'énumération chronologique des différentes découvertes. Nous croyons que cette manière de voir présente un intérêt plus grand, en montrant que tout se transforme, que rien ne se perd, et que la création d'une méthode nouvelle est engendrée elle-même par un groupe de circonstances déterminantes qui en donnent la raison d'être.

Les descriptions techniques donnent un aperçu des différents procédés opératoires, mais elles insistent, avec de grands détails, sur ceux qui doivent être employés soit comme procédés de *choix*, soit comme procédés de *nécessité*, à l'exclusion des autres.

Supposant connues l'anatomie normale et patho-

---

(1) *Technique ophtalmologique*. Anesthésie, antisepsie et instruments de chirurgie oculaire. Paris, 1898, avec 93 figures.

logique, la bactériologie spéciale et les autres notions nécessairement acquises avant d'aborder l'étude et l'exercice de la chirurgie oculaire, nous avons cherché à être précis, pour guider sur le *vivant* et sur le *cadavre* l'exécution opératoire, en ajoutant un certain nombre de modifications personnelles introduites pendant ces dernières années. C'est après un examen minutieux et libre que nous espérons avoir souvent évité au lecteur l'embarras du choix entre d'innombrables méthodes et procédés de valeur tout à fait inégale.

Sans parler de l'emploi des conditions modernes favorisant la bénignité des suites opératoires, la chirurgie oculaire tout entière nécessite en effet des indications raisonnées, prudentes, et une technique particulièrement exacte, si l'on veut écarter des dangers considérables et même immédiats.

A. Terson.

Paris, le 15 septembre 1900.

CHIRURGIE OCULAIRE

CHAPITRE PREMIER

PAUPIÈRES

§ I. — Traumatismes.

Les plaies palpébrales, après désinfection très soignée
(le tétanos, les phlébites et les phlegmons orbitaires, l'érysipèle ayant encore été observés dans les plaies septiques) et ablation de tous les corps étrangers souvent
perdus dans les replis cruentés et pouvant s'enkyster, devront être suturées lorsque les tissus ne sont pas absolument
gangrenés, sphacélés ou en pleine purulence. La suture,
comprenant toute l'épaisseur de la paupière jusqu'au rebord
ciliaire afin d'éviter une encoche si disgracieuse à ce niveau,
devra être faite à la soie et le plus tôt possible. Nous avons
vu plusieurs fois des plaies par arrachement de toute la
partie interne de la paupière inférieure qui se sépare exactement le long du sillon naso-palpébral inféro-interne, être
abandonnées, pendant sur la joue. La cicatrisation vicieuse,
qui en est la suite, est beaucoup plus difficile à traiter, la
paupière s'étant repliée en spirale sur elle-même et fixée
par des adhérences solides. L'avivement et la suture avec
des aiguilles très courbes (comme pour toutes les plaies
de l'angle interne) donnent alors un tiraillement particulièrement marqué qui expose les fils à couper et la suture

à manquer. On pourra être amené exceptionnellement à des *incisions libératrices*, à des décollements assez étendus pour permettre l'affrontement facile et durable des tissus et à des opérations plastiques pour lesquelles on s'inspirera des règles générales utilisables pour la reconstitution des paupières et surtout des méthodes par glissement.

On peut dire que, quels que soient l'état et le siège d'une plaie palpébrale, sauf de très petites plaies horizontales ou tarsiennes, il est indiqué de procéder à la suture.

On veillera particulièrement : 1° à la *suture* du bord ciliaire en mettant au besoin un point de soie la plus fine possible à *cheval* sur le milieu du bord ciliaire dans la partie du rebord qui sépare la rangée meibomienne de la rangée ciliaire. Dupuytren liait les cils entre eux.

2° A constater l'*emphysème* qui ne nécessiterait que très exceptionnellement la ponction ;

3° A déterminer l'état du *releveur* palpébral qui peut être sectionné. Une sufure immédiate du releveur est alors indiquée, et, si la ptose est totale, il est nécessaire de procéder aux opérations indiquées pour la blépharoptose ou tout au moins de passer une large suture palpébro-frontale en anse ;

4° A l'état *des os* de l'orbite, le rebord orbitaire pouvant être détaché, des esquilles et des corps étrangers plus ou moins volumineux plongés dans le sinus maxillaire ou le sinus frontal ;

5° A l'état de la *glande lacrymale* qui peut faire hernie ; les deux dernières éventualités seront envisagées aux chapitres correspondants ;

6° A l'état de l'*œil* et de l'*orbite*, souvent perforés, lésés de diverses manières et contenant des corps étrangers dont la plaie palpébrale n'a été que la porte d'entrée. Les plaies du *sourcil* peuvent recouvrir des fractures du sinus frontal et même une violente contusion du sourcil sans plaie peut donner une fracture du sinus frontal, fracture *compliquée* bien que sans plaie extérieure. La pénétration intracrânienne est même possible.

7° A éviter les suites éloignées (déplacement des commissures, paralysies traumatiques des muscles de l'œil, symblépharon) ;

8° A déterminer l'état des canalicules lacrymaux qui peuvent être traversés par la section et être atteints de fistule ou d'occlusion cicatricielle.

Désormeaux a appliqué dans un de ces cas les procédés déjà employés pour refaire des canalicules oblitérés. Il passa avec un stylet de Méjean une soie qu'il laissa à demeure après l'avoir fait ressortir par la peau au niveau du sac, n'ayant pu la faire descendre dans le nez.

On pourrait aussi faire pénétrer une très fine sonde à demeure ou permettant de retirer de bas en haut un fil métallique ou un crin de Florence par une sonde creuse. Mais tout cela est sujet aux plus grandes difficultés pour retrouver l'orifice cruenté du canalicule sectionné, puis à des réocclusions cicatricielles, malgré le succès immédiat de ces laborieuses tentatives.

Le cathétérisme rétrograde par le nez, ou par ponction du sac, est encore plus aléatoire.

9° A vérifier l'état de la *vision* monoculaire (amauroses par contusion péri-orbitaire) et binoculaire, même sans lésion externe ou intérieure de l'œil.

Les *brûlures* étendues de la peau des paupières sont absolument justiciables, pour éviter l'ectropion, de la *tarsorrhaphie préventive*, partielle ou totale, comme pour la pustule maligne, en aidant la cicatrisation, s'il y a lieu, avec des greffes épidermiques.

Les *piqûres d'insectes* ne nécessiteront guère que l'antisepsie et l'ablation du dard, s'il y a lieu. Par contre, le traitement le plus énergique (cautérisation ignée, traitement général) sera appliqué aux morsures *rabiques* et aux piqûres des *serpents* venimeux.

L'application de la pince à chalazion pourrait quelquefois, si on est de suite appelé, empêcher la diffusion rapide du venin et favoriser l'effet du traitement local.

§ II. — Infections.

Furoncles, orgelets et abcès. — Les incisions parallèles aux fibres de l'orbiculaire, si on veut une cicatrice perdue dans les sillons cutanés, sont la règle pour les orgelets, les furoncles, fréquents au niveau du sourcil, et que l'on voit de temps à autre jusqu'au-devant du sac lacrymal.

L'incision *verticale* a été recommandée (Panas) pour utiliser l'action de l'orbiculaire et favoriser l'évacuation en faisant bâiller la plaie. On peut se contenter de faire l'incision classique horizontale et, même sans drain et avec un pansement humide, l'écoulement sera bien suffisant, si on a fait l'incision horizontale *le plus bas possible*, à la partie la plus *déclive* de l'abcès.

On s'abstiendra du curage et on se bornera à l'*expression* que nous faisons souvent avec une pince étrier à rouleaux lisses préférable en général aux doigts et que nous avons appliquée à toutes les maladies des paupières d'origine glandulaire.

On se gardera aussi des incisions *trop précoces*. L'usage des cataplasmes, des compresses chaudes, dont la proscription serait ridicule, puisqu'ils sont préparés aseptiquement, est un moyen indispensable pour favoriser la phagocytose et la maturité du foyer. En opérant trop tôt, outre l'insuccès opératoire fréquent, on irrite les tissus et on est bien souvent obligé à plusieurs interventions en somme d'autant plus douloureuses, que sur ces tissus enflammés l'anesthésie locale a une bien faible prise, et que l'anesthésie générale est hors de proportion avec le but à atteindre.

L'usage de la levure de bière à l'intérieur en cachets permet d'obtenir souvent, comme nous l'avons fait remarquer, l'aborption de la suppuration et un considérable amortissement des douleurs.

Opéré *à temps*, le foyer purulent se vide, la cicatrisation est indolore et très rapide.

Faite *trop tôt*, l'opération n'évacue pas le bourbillon non mûr et ses microbes au complet. Opéré *trop tard*, le plus simple orgelet expose surtout à la suite de fièvres éruptives chez les enfants, comme nous l'avons observé et comme Chassaignac le remarquait déjà, *aux grands abcès sous-cutanés* de la paupière ou même à des complications (phlegmon, phlébite orbitaire, encanthis); d'autre part nous avons vu un abcès négligé et non opéré à temps, entraîner un véritable *anthrax meibomien* à plusieurs orifices qui guérit d'ailleurs sans déformation par l'incision, l'*expression* et le curage.

On doit une mention spéciale aux orgelets qui se développent quelquefois absolument à côté du *point lacrymal*. De petites incisions *parallèles au canalicule* sont alors indiquées si la ponction prudente, avec ·expression, ne suffit pas.

Zona. — On crèvera à l'aiguille lancéolée les vésicules du *zona*.

Anthrax, charbon et infections malignes. — Dans les grands anthrax et surtout le *charbon* des paupières, la pourriture d'hôpital et les autres infections malignes envahissantes, les pointes de feu et les incisions au bistouri avec *décollement* sous-cutané des tissus infectés et antisepsie directe de ce tissu profond par les topiques (iodés, phéniqués, alcooliques, sublimés), sont absolument indiqués, *sans faire aucun sacrifice de peau,* lorsque l'application simple des topiques et les injections interstitielles jointes à un traitement général énergique (mercure, sérothérapie, roborants) n'auront pas un effet rapide, de même que dans toute plaie qui prend une mauvaise tournure et tendrait par suite d'une infection grave ou d'un mauvais terrain à se compliquer de phlegmons profonds, de phlébites orbito-crâniennes, de phlegmon *diffus* de la tempe à marche quelquefois extraordinairement rapide, pouvant décoller le cuir chevelu en quelques jours, et nécessiter, comme dans un de nos cas, un drainage sous-cutané multiple et très étendu d'un bout à l'autre du cuir chevelu.

Certains cas ont guéri par l'expectation, mais on ne se fiera pas à cette méthode thérapeutique.

Dans bien des cas en apparence désespérés, vu les phénomènes généraux, cette thérapeutique énergique peut triompher encore et on peut la combiner à la sérothérapie.

Une question importante est celle de l'*ectropion* consécutif aux vastes pertes de substance. Il sera convenable, dès que les plaies seront détergées et revenues à un bourgeonnement privé d'infection, de ne pas attendre l'effet rétractile de la cicatrisation. On pratiquera alors, comme le conseil en a été d'abord donné par Debrou, la *tarsorrhaphie* exécutée selon les règles (voir page 48). Cette tarsorrhaphie sera quelquefois *totale*, d'autres fois partielle et en regard de la perte de substance, c'est-à-dire interne, médiane ou externe. On ne libèrera les paupières que lorsqu'il sera démontré que le tiraillement n'existe plus. Il est très précieux, si l'on veut dans certains cas, éviter une blépharoplastie tardive, toujours possible en cas d'échec, d'aider la cicatrisation par des *greffes épidermiques* prises au rasoir sur d'autres régions du corps et qu'on applique sur les bourgeons légèrement *frottés* et ainsi un peu avivés, sans abrasion complète.

La tarsorrhaphie aidée de ces moyens si logiques sera un véritable tuteur, donnera quelquefois des succès définitifs et, dans les autres cas, réduira l'opération complémentaire à une autoplastie beaucoup moins importante et exécutée dans de bien meilleures conditions que si on avait abandonné, non sans danger pour l'œil, la cicatrisation à sa marche spontanée et si on avait laissé les paupières prendre le chemin qu'elles voulaient.

Syphilis. — La syphilis palpébrale n'est pas justiciable, malgré son accessibilité apparente, de l'excision du chancre qui est absolument injustifiée, le chancre n'étant, comme on l'a dit, que le premier des accidents secondaires, et l'inoculation datant comme pour la blennorragie et les maladies infectieuses du moment du contact infectieux. Le chancre ne laisse presque jamais de marques sérieuses de son passage. L'ectropion et l'entropion sont des plus rares : quelquefois un trichiasis partiel est observé et nécessite une intervention opératoire. Par contre la syphilis tertiaire phagédénique peut amener, mal soignée, la destruction *totale* des paupières et il en est de même dans certains cas de syphilis héréditaire grave. On en est alors réduit à des reconstitutions autoplastiques extrêmement étendues.

Chancre mou. — Le chancre mou, si rare, mais réel, aux paupières, comporte le chauffage par la poire à air chaud, la thermocautérisation à distance ou l'insufflation thermique pratiquée avec un thermocautère à pointe perforée (Unna).

Blépharites. — Il y a beaucoup de petites interventions de *chirurgie dermatologique* dans les infections chroniques des paupières.

Les blépharites nécessitent souvent l'*épilation* et la *cautérisation* par divers topiques, en particulier le nitrate d'argent. Mais l'application de la chaleur rayonnante avec la *poire à air chaud* des dentistes, a des résultats antiseptisants, employée avec prudence et ménagements, dans les formes ulcératives graves. On se gardera d'appliquer directement le cautère actuel, vu les dangers si réels de toute cautérisation ignée, pour provoquer un trichiasis au moins partiel.

En face de ce procédé qui doit être essayé le cas échéant, nous pratiquons, dans les cas où le bord ciliaire est tendu, mais non vivement irrité, et lorsque manifestement les sécrétions glandulaires sont gênées dans leur sortie et gonflent le bord ciliaire, l'*expression* avec une pince à rouleaux *lisses*.

Ce moyen, lorsqu'on y combine les autres topiques et surtout les pommades soufrées à 1/50 et à 1/100 que le médecin doit appliquer lui-même et avec cocaïnisation, vu la cuisson assez vive qu'elles déterminent, accentue la guérison si traînante de certaines blépharites, souvent rendues encore plus lentes parce que le malade est abandonné à lui-même.

Au contraire, tantôt par le chauffage dans les formes ulcératives graves, tantôt par l'expression dans les formes hypertrophiques, on pourra activer la guérison, d'autant plus que ces moyens ne contre-indiquent en *rien* l'emploi de *tous les autres* topiques, des moyens généraux et de tout le reste du traitement des blépharites. L'expression systématique, facile avec la pince à rouleaux lisses, *vide* les comédons et les cavités glandulaires et permet aux topiques gras (pommades et huiles) de pénétrer beaucoup plus profondément que d'habitude.

Tout en restant prudent et en ne répétant ces moyens que sur des cas qui les supportent bien, on aide ainsi souvent l'*effet* de tout ce que l'on a l'habitude de prescrire dans le traitement des blépharites.

L'expression peut compléter aussi l'évacuation des canaliculites meibomiennes, de l'*acné meibomienne* et des petits chalazions du bord libre si le malade refuse obstinément une opération sanglante. En somme, en plus du traitement général et des topiques, l'expression est le traitement que l'on appliquera aux tarsites et dans tous les cas où il apparaît que les glandes tarsiennes et ciliaires sont le siège d'engorgements et d'infections chroniques avec stagnation des produits infectieux.

Molluscum contagiosum. — Le molluscum contagiosum, lorsqu'il s'agit de nodules fort petits, est traité pour le mieux par le raclage à la curette très tranchante avec laquelle on fait sauter d'un coup le nodule. Souvent nous avons vu de très petits nodules subir, alors qu'ils n'avaient pas été touchés, une atrophie et une disparition totales, lorsqu'on a enlevé les autres. Nous ne pouvons cependant affirmer absolument qu'il y ait une relation avec l'opération, car les lavages antiseptiques consécutifs à l'opération peuvent avoir pour effet de faire rétrocéder les nodules au début. La cautérisation ignée nous semble le plus souvent inutile, effrayant souvent le malade, presque toujours fort jeune, et prédisposant à des cicatrices plus durables dans cette région si exposée. Elle n'a que l'avantage d'être non sanglante. Pour les très gros nodules, au lieu d'enlever d'un seul coup de curette, on incisera le nodule transversalement et on curettera *entre les lèvres* de la plaie, pour éviter une forte perte de substance à terminaison cicatricielle. L'opération du molluscum sera *précoce*, vu la contagion si fréquente et la propagation sur le sujet lui-même à d'autres parties du corps.

Bouton d'Orient. — Le bouton d'Orient a été souvent traité par des topiques antiseptiques humides et gras; la teinture d'iode, la cautérisation chimique ou ignée seront également employées, avec les précautions d'usage aux paupières. Il s'agit d'une maladie souvent rebelle à tous les traitements même très énergiques, pendant une période assez longue.

Chalazion. — Le chalazion est une néoplasie d'origine certainement inflammatoire et n'est pas une véritable tumeur.

Le traitement médical du chalazion par les antiseptiques locaux, les compresses chaudes, et les moyens abortifs généraux (levure de bière, régime, antisepsie intestinale) et locaux (pommades iodurées, teinture d'iode, nitrate d'argent, etc.), est insuffisant dans l'immense majorité des cas. On voit quelquefois des chalazions se résoudre lentement, sans aucun traitement et il n'est guère possible d'affirmer, en présence des nombreux insuccès du traitement médical, que ceux traités ont disparu par la médication locale. Aussi, sauf pour de très petits chalazions, sauf le cas de grossesse (le chalazion disparaissant quelquefois, mais non toujours avec l'accouchement) et sauf refus absolu de l'opération, le traitement médical est surtout recommandable *après* l'opération pour diminuer les chances de l'éclosion de nouveaux chalazions. De plus on régularisera le régime, les selles, la réfraction et l'hygiène oculaire.

Avant d'intervenir chirurgicalement, on attachera le plus grand soin à diagnostiquer les pseudo-chalazions (adénomes, épithéliomes, etc.) qui réserveraient des surprises pénibles.

On distinguera plusieurs variétés de chalazion suivant le siège.

1° LE CHALAZION DU BORD LIBRE ou du GOULOT MEIBOMIEN se développe sur la lèvre postérieure du tarse et sur sa face conjonctivale. Il y a bien un élargissement du canal meibomien, mais il n'y a pas la large cavité du chalazion. Aussi devra-t-on fendre, *perpendiculairement* au bord palpébral, le canal malade, le gratter avec une fine curette et ébarber les bords d'un coup de ciseaux pour régulariser le rebord palpébral. Il n'y a pas à enlever en totalité le mal, ni à cautériser, afin d'éviter le trichiasis. La lésion existe souvent sur plusieurs points de la paupière.

2° Le CHALAZION DU CORPS DE LA GLANDE siège à divers niveaux, saille soit du côté de la peau, soit du côté de la conjonctive, eas plus fréquent à la paupière inférieure, vu l'étroitesse du tarse. Le nombre et le volume de ces chalazions sont absolument variables.

Le traitement du chalazion a été beaucoup trop exclusivement limité tantôt au curage, tantôt à l'ablation : de plus son opération, qui semble assez simple pour être confiée au premier venu, entraîne des accidents (symblépharon, trichiasis, etc.), si on l'aggrave de cautérisations intempestives ou si on exécute toujours la même opération quels que soient le siège et le volume du chalazion.

Les anciens, Romains et Grecs, les chirurgiens du moyen âge, ceux du xviiie siècle, extirpaient toujours le chalazion par la peau. Ce n'est que si le chalazion venait à se rompre, qu'on enlevait ses débris avec une petite curette (Pellier de Quengsy). Cependant quelques opérateurs (Fabrice d'Aquapendente) recommandaient d'opérer par la peau ou par la conjonctive suivant le côté le plus proéminent. A. Paré employait le séton. Wenzel curettait soit par la conjonctive, soit par la peau.

Plus près de nous, Desmarres pratiquait soit l'extirpation par la peau ou la conjonctive, soit chez des personnes pusillanimes, le broiement du chalazion, sans incision, en écrasant la tumeur directement avec l'anneau de sa pince hémostatique.

Actuellement on opère tantôt par la peau, tantôt par la conjonctive et l'opérateur avisé doit intervenir, le cas échéant, par l'une ou l'autre de ces voies.

De Wecker fait de préférence le curage pour le chalazion interne et l'ablation pour le chalazion externe. Panas est grand partisan de l'extirpation par la voie cutanée, sans rejeter complètement l'opération par la conjonctive, qu'il accuse de pouvoir donner un trichiasis partiel, ce qui est assurément possible avec l'extirpation par la voie conjonctivale, mais impossible, si, comme nous le verrons tout à l'heure, l'opération par la conjonctive est systématiquement le curage et jamais l'extirpation, seule recommandable au contraire par la voie cutanée. Pour Landolt, l'opération doit toujours être le curage par la conjonctive. Fuchs ne signale aussi que cette opération.

Agnew propose de faire par le bord ciliaire une fente qui

permet de curetter le chalazion, au lieu de passer par la peau ou la conjonctive tarsale. Cette opération nous semble aveugle, plus compliquée et par conséquent inutile. De plus, le bord ciliaire si dense est d'une anesthésie à peu près impossible.

Quelques opérateurs se bornent à inciser le chalazion et à l'exprimer avec leurs doigts : c'est un type d'opération incomplète.

Faut-il toujours opérer par la peau ?

L'opération par la peau est supérieure à l'opération conjonctivale, lorsqu'il s'agit d'un très gros chalazion, presque entièrement développé du côté cutané, au point quelquefois de tendre à l'ulcérer, du fait d'une infection secondaire qui fait suppurer le chalazion. L'opération par la conjonctive est alors insuffisante : la curette se débat dans une large poche souvent mal limitée et adhérente à la peau : l'orbiculaire et le tissu sous-cutané atteints par l'instrument se remplissent d'une abondante suffusion sanguine : enfin la récidive, résultat d'une opération aveugle et incomplète, n'est pas rare. Pour ces gros chalazions, l'extirpation par la peau est préférable, avec quelques correctifs que nous verrons tout à l'heure. Mais pour de petits chalazions, encore presque exclusivement tarsiens, où l'incision du tarse au point grisâtre qui est la cloison amincie qui sépare la conjonctive du chalazion, met à nu la cavité entière, un curettage soigné suffira et l'opération cutanée, qui obligerait ici à traverser la peau et toutes les couches de la paupière, pour arriver sur un chalazion minuscule, embryonnaire. presque introuvable dans l'hémorragie et l'œdème du tissu sous-cutané, est absolument inutile et s'adapte moins à la nature du petit chalazion, entièrement interstitiel, directement et en totalité accessible à la curette qui l'expulse et le détruit dans toute son étendue.

Utile pour les petits chalazions peu développés vers la

peau, l'opération conjonctivale est la seule recommandable pour les chalazions très développés vers la conjonctive. Il en est plus souvent ainsi pour les chalazions de la paupière inférieure, dont le tarse est normalement si mince et si étroit que le chalazion devient immédiatement sous-conjonctival. Quelquefois cependant on aura à pratiquer, comme cela nous est arrivé, l'extirpation du chalazion de la paupière inférieure par la voie cutanée, mais ce sera l'exception.

Cela seul suffit à démontrer qu'on ne peut se baser sur le siège du chalazion à la paupière supérieure ou inférieure pour déterminer s'il faut pratiquer l'extirpation ou le curettage. Galezowski est d'avis que, pour la paupière supérieure, il faut opérer par la peau, et pour la paupière inférieure par la conjonctive. En réalité, tout dépend de la forme et du siège de la saillie, quelle que soit la paupière en jeu.

Le seul cas où il faut toujours opérer par la conjonctive est celui où des chalazions s'y sont ouverts spontanément et ont donné un bourgeon, que son siège tarsien aidera à reconnaître, mais qui en a souvent imposé pour des tumeurs conjonctivales malignes, à cause de son volume quelquefois considérable. Nous en avons opéré un aussi gros qu'une framboise aplatie et étalée, chez un enfant de 9 ans, dont le chalazion avait passé inaperçu.

L'excision et le curettage énergique de la cavité d'où émerge la végétation donnent toujours un résultat immédiat et définitif, et, bien entendu, il ne saurait être question d'opérer par la peau.

On doit encore se demander si l'on peut pratiquer ou l'extirpation ou le curettage, que l'on passe par la conjonctive ou par la peau. Nous avons vu deux cas opérés par des confrères non spécialistes, où une extirpation par la conjonctive, aggravée d'une cautérisation, avait entraîné, dans un cas, un symblépharon partiel, dans un autre, un trichiasis de la paupière inférieure.

De pareils résultats démontrent qu'il faut plus de prudence et d'éclectisme pour cette petite opération, considérée à tort comme insignifiante, que pour des opérations faciales autrement considérables, sinon plus importantes. Si l'on se donne la peine de réfléchir un moment sur ce sujet en apparence négligeable, il sera facile de comprendre que le tarse et la conjonctive doivent être conservés ; on peut les inciser, mais on ne doit jamais en enlever de fragments, même triangulaire (Grand), sous prétexte de faciliter la guérison. On se bornera donc toujours à l'incision du tarse et de la conjonctive, et au curettage, avec la curette à chalazion ou les curettes pour le lupus (E. Vidal) ou pour la cornée (Meyhofer), celle-ci utile pour de très petits chalazions à tarauder. La fraise des dentistes (Gayat) est absolument inutile. Donc, jamais d'extirpation par la conjonctive.

Par la peau, c'est la formule inverse : jamais de curettage comme unique opération : car ici un curettage fouille à la fois le chalazion, l'orbiculaire et le tissu cellulaire.

Ce qu'il faut lorsqu'on opère par la peau, c'est toujours l'extirpation. On met à nu le chalazion disséqué comme un kyste : on le charge avec une pince-érigne, bien supérieure au vieux crochet à chalazion, et on en excise tout ce qui n'est pas adhérent au tarse (résection) ; il ne reste plus alors qu'à pratiquer le raclage de la cloison tarsienne, qu'il faut se garder d'exciser pour ne pas fenêtrer la paupière, ce qui est beaucoup moins inoffensif que ne le croient certains. Dupuytren et d'autres rapportent qu'en extirpant trop largement, ils ont laissé un trou définitif en pleine paupière. On a peine à croire à des opérations aussi brutales. La suture est souvent négligeable, l'incision horizontale étant parallèle aux fibres orbiculaires et se refermant d'elle-même. Un pansement aseptique sec est gardé deux jours. Comme pour l'opération conjonctivale, la cavité où se trouvait le chalazion, se remplit d'un caillot qui se transforme en cinq à six jours en une petite cicatrice, profonde et invisible ; mais on doit prévenir le malade qu'une petite tuméfaction existera pendant quelques jours, car il pourrait ne pas se croire débarrassé de son chalazion.

Si nous revoyons rapidement la conduite à tenir en face d'un chalazion, nous voyons donc que, contrairement à ce qu'on pourrait croire, à ce qu'on a souvent dit et à ce que l'on fait quelquefois, il n'y a pas une seule opération à appliquer au chalazion et nous avons appliqué souvent les deux le même jour, sur le même sujet porteur de plusieurs chalazions de forme et de siège différents ; il faut, suivant les cas et suivant la voie, cutanée ou conjonctivale, tantôt pratiquer l'extirpation (voie cutanée), tantôt le curage (voie conjonctivale). Si l'on s'écarte de cet éclectisme rendu nécessaire par la nature des régions anatomiques et des éventualités pathologiques, on s'expose ou à provoquer des dégâts impardonnables par des extirpations malencontreuses, ou à laisser, par des curettages incomplets, le germe d'une récidive, aussi désagréable pour le chirurgien que pour le malade.

L'anesthésie locale par la cocaïne en instillations à 1/20 et en injection sous-cutanée (à 1/100) est toujours suffisante, excepté chez les enfants.

On se gardera d'une injection sous-cutanée trop abondante qui masquerait le chalazion ; les injections sous-conjonctivales sont ici inutiles, les instillations suffisant parfaitement, ou impraticables (en plein tarse) ou nuisibles (masquant le chalazion).

L'hémostase (fig. 1) sera faite avec la pince de Desmarres ou avec la plaque en corne ou en

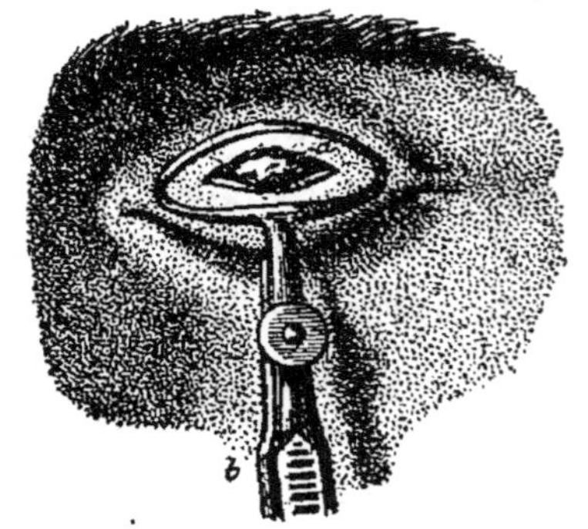

Fig. 1. — Opération du chalazion par la peau. a, chalazion mis à nu. b, pince de Desmarres.

métal nickelé destinée à étaler la paupière. Cette dernière

nécessite quelquefois un aide de plus et n'est *pas moins douloureuse* que la pince de Desmarres : elle rend service quelquefois cependant pour l'extirpation par la voie cutanée.

Tout au contraire, pour les chalazions franchement conjonctivaux la pince est préférable à la plaque, à condition d'insinuer la partie pleine sous la paupière retournée ; elle repousse alors le chalazion vers la conjonctive, le met en évidence, et permet, avec une hémostase parfaite, un curage suffisant.

Les deux instruments ont leur indication. La pince de Desmarres n'est qu'une modification de la large pince fenêtrée à paupières qu'employaient les oculistes du xviiie siècle. On évitera de faire l'hémostase en introduisant le doigt dans l'œil ou l'ongle sous la paupière, suivant un procédé trop primitif. Mais il suffit quelquefois de pincer la peau de la paupière entre deux doigts de la main gauche.

Quant à la cautérisation par le nitrate ou le thermocautère, quant aux injections caustiques pratiquées sur la paroi ou dans l'intérieur du chalazion, elles sont souvent dangereuses. La cautérisation ignée entraînerait une réaction et des cicatrices plus grandes que l'opération avec les instruments tranchants.

Par l'extirpation ou le curettage délicatement pratiqués, on ne s'expose à aucun accident. Quelques opérateurs rapportent cependant des hémorragies abondantes et prolongées. L'électrolyse (Althaus, Gard) peut présenter l'incertitude et les inconvénients de la cautérisation ignée. Le massage vibratoire est d'effet douteux.

Morve. — La morve chronique quelquefois propagée au sac lacrymal (Hallopeau et Jeanselme, Gourfein) et à la conjonctive peut nécessiter le curage, l'ablation et la cautérisation des fongosités, en somme, un traitement analogue à celui du lupus.

Tuberculose et lupus. — La tuberculose, le lupus sont justiciables de la cautérisation ignée et du chauffage combinés aux divers topiques et au traitement général complet. Quelquefois le raclage à la curette tranchante est indiqué. Enfin la cure radicale a été souvent pratiquée en enlevant complètement la partie atteinte et en la remplaçant par une autoplastie ou une hétéroplastie à la Le Fort ou à la Thiersch, avec des *indications identiques* à celles que nous allons retrouver pour l'épithéliome palpébral et selon des procédés usités autrefois et encore à présent pour le lupus en général.

On sait que les scarifications, la cautérisation ignée et la chirurgie locale ont été plusieurs fois accusées d'avoir provoqué à brève échéance des généralisations pulmonaires et cérébrales mortelles. Nous devrons rappeler les remarques de Brocq au sujet du traitement du lupus du visage. Comme il est indéniable que les procédés chirurgicaux donnent des résultats incomparablement supérieurs à ceux des autres traitements, on doit les adopter sans hésiter : il paraît démontré par des études comparatives soigneuses que ces accidents de généralisation sont rares, qu'ils s'observent aussi bien après la cautérisation ignée qu'après les méthodes sanglantes, et qu'ils se produisent aussi souvent chez les sujets où on n'est pas intervenu. Toutefois il sera convenable chez les sujets très affaiblis, même en l'absence d'une généralisation viscérale nette, et surtout chez ceux où on la constate, de remettre le traitement local à une époque meilleure, au lieu de s'acharner sur le lupus. La méthode ignée sera la méthode de choix, sauf dans de très vastes étendues où les méthodes sanglantes (piqûres, scarifications multiples, scarifications quadrillées et serrées) peuvent être employées.

Scrofulides malaires et palpébrales. — Les gommes tuberculeuses et les scrofulides nécessitent, avant leur ouverture spontanée, l'incision très déclive (Sichel). A la période fistuleuse, le raclage suivi d'insufflation iodoformée peut être combiné au traitement général, médicamenteux, hygiénique et alimentaire de la tuberculose. Nous avons obtenu en quelques semaines la guérison totale et définitive d'une scrofulide malaire avec participation osseuse, en nous bornant tous les deux jours à des injections iodées profondes et à des pansements iodoformés, combinés au traitement général. Dans les cas qui résisteraient à l'iode, au raclage et au traitement général, on pourrait essayer la cautérisation ignée et le chlorure de zinc. En tous cas, il ne faut pas toujours trop se presser d'opérer.

On est souvent consulté plus tard, en particulier par des jeunes femmes, pour les cicatrices gaufrées, quelquefois *adhérentes* à l'os, surtout à l'os malaire, si apparentes, et quelquefois brunâtres, qu'ont laissées les foyers tuberculeux guéris. Exceptionnellement il existe même un *ectropion* cicatriciel, ou un *écartement* manifeste des paupières et du globe. Le traitement variera légèrement avec l'étendue, le siège, la forme et la direction générale de la ligne ou de la plaque cicatricielle.

Dans les cas les plus graves, où l'ectropion est vaste, on est obligé de faire le traitement complet de l'ectropion cicatriciel (tarsorrhaphie, autoplastie à pédicule) après libération et ablation de la cicatrice difforme. La greffe cutanée par lambeau pris à distance convient assez mal ici, sa couleur tranchant en blanc sur la couleur de la joue. Quant à l'autoplastie à pédicule, si minimes que puissent être les traces qu'elle laisse, on n'y recourra que quand on ne pourra faire autrement, et s'il y a un ectropion extrêmement étendu. Axenfeld a aussi greffé un fragment de tissu adipeux pris à l'abdomen pour combler le vide sous-cutané.

Dans l'immense majorité des cas, le procédé suivant est celui qui a donné et donnera les meilleurs résultats au point de vue esthétique. On circonscrit la cicatrice par deux incisions ovalaires exactement situées à la limite de la peau saine ; on enlève la peau cicatricielle, on détache l'adhérence profonde et on décolle *assez loin* la peau de façon à permettre de réunir ensuite directement et sans traction les bords de l'incision, ce qui donne une ligne droite qui, dans les cas où elle est *verticale* ou *oblique,* favorise déjà la réascension de la paupière ectropionnée. Dans quelques cas rares, très peu étendus, on peut s'en tenir là, et avoir un succès complet. Mais, quand l'adhérence osseuse et la cicatrice primitives sont larges, il faudra *absolument* s'opposer à ce que la peau libérée soit de nouveau attirée au niveau de l'ancienne adhérence osseuse, et vienne reproduire un enfoncement visible. Alors, dès que l'ablation et la libération de la cicatrice auront été faites, on procédera à une *tarsorrhaphie partielle,* dont l'indication *préventive* pourrait même aussi se poser à la période aiguë.

Bowman montrait déjà la voie en 1871 dans un cas de ce genre, en pratiquant quelques points de tarsorrhaphie médiane. On pratiquera donc, en cas d'ectropion inférieur et externe, deux ou trois points de tarsorrhaphie, sans *intéresser la commissure externe.* Un simple pont qu'on laissera jusqu'à ce que la cicatrice opératoire soit manifestement fixée en bonne place et qu'on se gardera d'enlever trop tôt, est le plus sûr moyen pour permettre la guérison dans de bonnes conditions et assurer la restitution complète de l'aspect esthétique, puisque après sa suppression, la tarsorrhaphie partielle ne laisse aucune trace, si on n'a pas intéressé maladroitement les cils. Ne pas la pratiquer, c'est se priver d'un moyen excellent et inoffensif d'assurer la *cure radicale* de la scrofulide malaire.

Bien que le siège précédent soit plus fréquent, on pourra se trouver en présence de lésions placées sur d'autres points du territoire palpébral et péri-palpébral : dans ces cas on modifiera le siège de la tarsorrhaphie partielle et dans certaines formes irrégulières de cicatrices transversales, les procédés du genre de celui de Sanson-Warthon Jones, suivant le besoin, au lieu de se contenter de circonscrire la cicatrice par deux incisions concaves.

Lèpre. — La lèpre sera surtout traitée par les cautérisations ignées, verticales, répétées, profondes, très serrées, et avec une pointe fine : il est bon d'employer quelquefois, pour éviter les souffrances trop répétées, de véritables *peignes galvanocaustiques*.

Des injections streptococciques (rappelant l'action des érysipèles curateurs) et d'autres médicaments topiques et vésicants méritent d'être essayées avec la prudence désirable.

L'*actinomycose* réclame, en plus du traitement ioduré intensif, le curage et la cautérisation ignée, l'extraction des séquestres.

Le *mycosis fongoïde* peut quelquefois subir des raclages en plus de l'application des topiques et du traitement général (arsenic, cacodylate de soude).

Parasites. — Quant aux entozoaires (*cysticerques*), leur ablation par incision, dissection et extraction, sera aussi précoce que le diagnostic, vu les accidents inflammatoires graves (phlegmons orbitaires et palpébraux) que le parasite provoque à la longue.

La *filaire* mérite une mention particulière, à cause de sa surprenante mobilité dans les tissus. On est obligé de saisir solidement avec une pince le ver et le tissu où il se trouve, puis on incise et on le charge sur un crochet mousse (P. Bernard). On tire ensuite doucement pour pouvoir retirer l'animal entier.

Des larves et divers insectes ont été souvent extraits par incision et curage des tissus palpébraux dans les pays chauds (Carron du Villards).

§ III. — Dégénérescences.

Dégénérescence amyloïde. — La dégénérescence *amyloïde* nécessite l'ablation par curage des parties malades, en respectant le plus possible les parties saines.

Vitiligo. — Le vitiligo sera bien rarement justiciable de l'ablation ou du tatouage.

Kéloïdes. — Les kéloïdes et certaines cicatrices à formes douloureuses et très étendues peuvent également être traitées par la scarification intensive, qui diminue beaucoup les douleurs, par l'électrolyse, et enfin par l'ablation blépharoplastique.

Sclérodermie. — La sclérodermie a été soignée par l'électrolyse positive.

Xanthelasma. — Le xanthelasma doit ordinairement être excisé, avec une injection sous-cutanée de cocaïne, lorsqu'il n'est pas trop étendu. Trop étendu, en effet, il peut être abandonné à lui-même ou traité par d'autres moyens. L'excision simple, avec ou sans glissement à la Sanson-Warthon Jones, ou avec décollement sous-cutané assez étendu au bistouri, tous procédés modifiables le cas échéant comme tout ce qui concerne l'ablation des néoplasies palpébrales, et la suture immédiate à la *soie*, quelle que soit l'irrégularité de la plaie, nous ont donné plusieurs fois d'excellents résultats et chez des malades suivis pendant des années, nous n'avons pas observé de récidive : sans que la chose puisse être impossible, il y a lieu de croire que pratiquée au début et complètement en dépassant légèrement la limite jaunâtre, l'opération peut avoir pour suite un arrêt définitif de cette singulière maladie. Comme il s'agit d'une affection bénigne, si la lésion est très étendue, on ne pensera guère à des interventions qui entraîneraient l'ectropion et l'ablation devrait, si elle est jugée nécessaire, être complétée par des greffes de Thiersch ou diverses autoplasties aidées de tarsorrhaphies totales ou partielles, peu en rapport, nous le répétons, avec la nature bénigne de l'affection. Mais il s'agit d'une lésion dont la couleur et le siège sont si particulièrement choquants que l'on comprend l'insistance que bien des malades mettent à se faire débarrasser d'une lésion pour laquelle ils ont souvent trop attendu. On agira donc suivant les circonstances, en mettant en œuvre, au point de vue de l'esthétique et de la protection de l'œil, les mêmes règles que pour l'ablation de toute néoplasie palpébrale bénigne ou maligne. L'essentiel sera de dépasser légèrement les limites du mal.

On a aussi recommandé l'électrolyse. Elle nous semble inutile, si le mal est très limité, et exposera souvent à des séances nombreuses et douloureuses. De plus, son résultat est douteux, de même que son influence sur les propagations ultérieures. Elle mérite, à notre avis, d'être essayée bien plutôt dans les cas inopérables par les procédés d'excision.

C'est un procédé d'exception, non de choix, et qui peut être incertain.

Éléphantiasis. — Les traitements généraux donnent en général un insuccès, s'ils sont employés seuls.

Les traitements locaux consistent, soit dans des opérations partielles, soit dans des ablations. La compression, l'électricité, sont peu efficaces.

Parmi les opérations partielles, les injections sclérogènes de chlorure de zinc (3 gouttes, profondément, de solution à 1/20ᵉ, dans chaque paupière, tous les 8 jours) recommandées par Deschamps méritent d'être essayées systématiquement. Les ponctions, le drainage avec des fils d'or ou des crins, les scarifications, les injections sérothérapiques ou toxiques, ne sont pas des moyens sur lesquels on puisse compter. L'électrolyse a été employée par Gross et d'autres. Mais elle a été généralement suivie d'insuccès partiel.

On est souvent obligé d'en venir à l'*ablation* qui a donné quelques succès, mais qui a été quelquefois suivie aussi de récidive. L'ablation de la peau et du tissu sous-cutané malades pourra être complétée par une suture fronto-palpébrale (Van Duyse), comme dans le procédé de Wecker pour la blépharoptose, afin d'éviter une chute complète de la paupière.

§ IV. — **Tumeurs.**

Les tumeurs *bénignes* seront généralement enlevées quand l'opération sera possible ou acceptée. La cautérisation chimique ou ignée ne seront indiquées que comme procédés exceptionnels.

Papillomes. — *Au niveau du bord ciliaire*, les hypertrophies localisées, les papillomes seront enlevés d'un simple coup de ciseaux courbes, une fois convenablement saisis avec la pince-érigne. Au niveau du bord ciliaire, en effet, on ne pourra pas aller très profondément afin d'éviter le trichiasis ou une encoche disgracieuse. Ce n'est qu'en cas de récidives répétées qu'on en viendrait, après insuccès de la cautérisation prudente au point cruenté, à l'ablation d'un V vertical du bord palpébral, comprenant et dépassant légèrement la base d'implantation de la tumeur, et suivi d'une suture minutieuse avec point surplombant en plein bord ciliaire. On ne penserait à cette opération qu'après avoir épuisé tous autres moyens conservateurs.

Nous agissons *autrement* avec le molluscum pendulum et les verrues de la surface palpébrale externe ; là nous dessinons horizontalement au bistouri un *petit losange* de peau dont le pédicule d'implantation forme le centre ; puis nous enlevons complètement ce losange qu'un point de suture à la soie, effaçant les angles obtus, transforme en une ligne rapidement invisible. De cette façon, on agit d'un seul coup et on n'observe pas de récidives. La ligature, les cautérisations chimiques et ignées ont au contraire des ennuis et des dangers, avec une fausse bénignité apparente et l'opération précédente est absolument indolore avec une injection sous-cutanée de 2 à 3 gouttes de cocaïne à 1 pour 100.

Kystes sébacés. — Les grains de milium et les kystes

sébacés seront incisés et vidés d'un coup de curette tranchante.

Kystes transparents. — Les kystes transparents, accrochés avec la pince-érigne, auront leur paroi externe entièrement *excisée* avec des ciseaux courbes, très *pointus*, qui l'ouvrent et la sectionnent en même temps. Tout curage consécutif est inutile.

Calculs meibomiens. — Les pierres des paupières seront extraites par la conjonctive avec l'aiguille à corps étrangers. Il suffit de ponctionner et de tourner l'aiguille sur elle-même pour faire sauter la concrétion et les comédons.

Angiomes. — Les angiomes, fréquents chez les jeunes sujets, ont été traités par la cautérisation ignée ou chimique, la ligature, la coagulation, l'extirpation, la vaccination, moyens dont certains sont inefficaces, les autres, malgré des succès, dangereux (perchlorure de fer et autres liquides). Quant à la cautérisation ignée, elle ne respecte pas assez la peau, qui, sous l'influence de cautérisations trop rapprochées, forme une escarre : l'ensemble du résultat est quelquefois tout à fait déplorable, ineffaçable et nécessite l'ablation de la cicatrice. Si on pratique la cautérisation, ce sera bien plutôt avec un *très fin* et *très long* galvano ou thermocautère et en *plusieurs séances* qu'il faudra agir, pour éviter des accidents presque irrémédiables. Quand on est bien outillé, l'électrolyse constitue le procédé de choix. L'électrolyse positive a été beaucoup prônée contre les angiomes en général (Ciniselli). Mais elle peut, même à de très hautes intensités, rester absolument inefficace. Aussi l'électrolyse bipolaire ou surtout négative est-elle plus indiquée, employée avec de grandes précautions, en se rappelant son action énergique, et l'intensité à régler si différemment des fortes intensités de l'électrolyse positive.

On opérera, après avoir endormi ou solidement maintenu, s'il s'agit d'un très petit enfant.

Les réfrigérants pourraient rendre service, avec des précautions pour empêcher leur entrée dans l'œil.

Si l'on emploie l'électrolyse positive, il faut s'attendre à une série de séances : suivant la grosseur de l'angiome, on placera une ou plusieurs aiguilles désinfectées reliées au pôle positif et on fait passer, après avoir mis l'électrode négative sur la tempe ou mieux près de l'angiome, un courant, progressif jusqu'à 25 à 30 milliampères, pendant 2 ou 3 minutes, puis on redescend lentement.

L'électrolyse négative, qui nous semble beaucoup plus expéditive, ne comporte que 2 à 3 milliampères pendant 12 à 15 secondes.

On criblera les vastes angiomes de plusieurs piqûres dans la même séance, en tenant les aiguilles assez loin les unes des autres.

Si l'angiome se réduit à une petite tache, la cautérisation ignée pure et simple, au galvano ou thermocautère et même à l'aiguille rougie, à la manière ancienne, nous a souvent donné un résultat immédiat. Toutefois elle cause une petite cicatrice blanchâtre qui, d'ailleurs, n'est visible que sur une *joue* très colorée.

On a également conseillé l'ablation, peu recommandable à la face, sauf pour de petits angiomes nodulaires, et les injections sclérogènes au chlorure de zinc (Lannelongue). Mais on conçoit que ces moyens sont très exceptionnels, et qu'on devra avoir essayé d'abord l'effet de quelques séances électrolytiques.

En somme, pour la chirurgie des angiomes faciaux, c'est plutôt l'étendue de la lésion et son volume qui modifient le procédé opératoire dans une région où le résultat esthétique doit primer tout. Mais c'est rarement par la cautérisation ignée très prudente et le plus souvent avec l'électrolyse que l'on obtiendra les meilleurs succès avec le moins de dégâts.

Nævi pigmentés. — Les nævi pigmentés et pileux non vasculaires seront souvent laissés tranquilles ; sinon, dans certains cas, l'ablation losangique nous a plusieurs fois donné de bons résultats, de même que la cautérisation ignée dans les très petits nævi. Dans les plus gros, celle-ci aurait l'inconvénient de nécessiter plusieurs séances et de former une vaste tache cicatricielle blanche.

Névrome plexiforme. — Le névrome plexiforme comporte l'extirpation, pratiquée de bonne heure, pour lutter contre l'extension du mal ou ses récidives. On respectera la peau le plus possible, de même que la conjonctive, et on agira par dissection, en ne supprimant que les parties malades tout en les dépassant légèrement. Il y a des cas où l'opération peut être extrèmement laborieuse et se compliquer de celles destinées à éviter la blépharoptose et l'ectropion.

Cornes. — Les cornes seront enlevées avec excision d'un losange horizontal en pleine peau saine. Nous en avons opéré quatre cas, tous quatre chez des femmes d'un certain âge, et sans récidive.

On ne s'attardera jamais, sauf résistance absolue du malade, aux autres interventions et à l'application des topiques.

L'opération sera faite régulièrement avec la pince hémostatique à anneau ou avec la plaque-spatule sous-palpébrale.

Les autres tumeurs bénignes n'intéressant pas la peau (lipomes, etc.) sont susceptibles de l'ablation par dissection soignée, en s'abstenant d'enlever les téguments; aux paupières, lorsque les téguments sont intacts, il faut toujours *tout garder* en fait de peau.

Épithélioma. — L'épithélioma palpébral présente, en plus du pronostic général de la lésion, un intérêt spécial à cause du voisinage du globe de l'œil. L'œil peut, en effet, être atteint d'ulcérations graves, si les paupières rongées ne lui offrent plus une protection suffisante, si l'ablation de la tumeur laisse le globe à découvert, ou encore si certains topiques caustiques sont appliqués sans ménagement et fusent jusqu'à la conjonctive et à la cornée.

Toutes les formes bénignes ou malignes de l'épithélioma ont été observées aux paupières, surtout à la paupière inférieure. Bornons-nous à rappeler que l'épithélioma de l'angle interne, connu de tous temps sous le nom d'encanthis cancéreux, a le fâcheux privilège de s'étendre souvent, comme Valude l'a fait de nouveau remarquer, dans les fosses nasales par les voies lacrymales qui favorisent cette propagation latente et pour ainsi dire souterraine.

Les indications thérapeutiques sont guidées plus encore par le *siège* que par la forme *clinique* et *histologique* de l'affection, et elles nous paraissent trop importantes dans la pratique pour ne pas être soigneusement précisées.

a) **Épithélioma localisé sur la face antérieure d'une paupière.** — Il sera enlevé, en coupant dans le tissu sain et sans autoplastie spéciale, si la suture des lèvres de la plaie n'entraîne pas d'ectropion.

Dans quelques cas, une petite autoplastie par glissement (constituée en faisant à quelque distance de la plaie une incision libératrice d'étendue variable et en soulevant par dédoublement la peau qui sépare l'incision libératrice de la lèvre la plus rapprochée de la plaie, de façon à pouvoir affronter) pourra suffire. L'emplacement de l'incision libératrice se trouve quelquefois dans une région (sillon orbito-sourcilier, orbito-malaire) où le tiraillement n'a plus d'effet ectropionnant; on pourra combler, soit avec un petit lambeau cutané, soit avec des greffes épidermiques, tout espace trop grand pour être abandonné à sa cicatrisation naturelle.

b) **Épithélioma superficiel très étendu.** — Dans certains cas d'épithéliomas superficiels envahissant le front, le dos du nez, les paupières, on devra, lorsqu'ils sont tellement vastes que l'ablation totale est impossible et souvent même refusée par le malade, les curetter à fond avec la curette tranchante, et les épithélialiser avec le chlorate de potasse. La poudre de chlorate de potasse est très dangereuse pour l'œil, où elle peut produire les plus graves ulcères cornéens. Nous nous en tenons dans les régions assez rapprochées de l'œil pour que le chlorate puisse y fuser, à la pommade au chlorate à 1/10 (Gaucher), qui n'a plus les mêmes inconvénients, et qui nous a donné, à plusieurs reprises, des résultats rapides et excellents : on en applique tous les jours une ou deux fois sur toute l'étendue de la plaie. Pour supprimer l'hémorragie en nappe qui, le curettage terminé, gêne l'application du chlorate, nous employons, pour obtenir, en quelques secondes, une hémostase parfaite, la gélatine, selon le mode préconisé par P. Carnot pour les hémorragies en général, et que nous avons appliqué à la chirurgie oculaire[1]. Il s'agit de gélatine à 7 ou 10 pour 100, que l'on prépare comme celle des laboratoires pour les cultures, et que l'on conserve dans des tubes fermés à la lampe ou bouchés à la ouate, où la stérilisation reste indéfinie. La gélatine ramollie par le séjour du tube pendant quelques minutes dans l'eau chaude, rien de plus simple que d'en imbiber des tampons qu'on applique sur la plaie. Les artères ont été préalablement tordues, s'il y a lieu. Cette hémostase, ni irritante ni toxique, donne de très bons résultats, lorsqu'on a à arrêter l'hémorragie diffuse sur une large surface où elle gêne l'application de topiques.

Les pansements au bleu de méthyle ont été également préconisés et ont donné des succès dans des cas analogues, suivant la méthode de von Mosetig (Abadie, Darier)[2], combinés aux cautérisations. Mais le succès du chlorate de potasse est également indiscutable et souvent très rapide, si on ne se borne pas à l'appliquer, soit sur des surfaces où

1. A. Terson. *Technique opht.*, 1898.
2. Domec. Thèse de Paris, 1895.

un grattage est indispensable pour qu'il puisse agir, soit
sur des cas où l'ablation s'impose.

L'aristol, en poudre ou en pommade, doit être employé,
s'il y a lieu, comme cicatrisant (Brocq), lorsque le chlorate
a agi depuis quelques jours. Sans cela, il pourrait échouer.
Nous l'avons autrefois essayé d'emblée sur un petit cancroïde qui lui résista, tandis que la substitution du chlorate
de potasse amena une cicatrisation rapide. On commencera
tout au moins par le chlorate. On a aussi recommandé le
chlorate de potasse à l'intérieur; nous avons vu plusieurs
cancroïdes guéris par les seules applications locales. L'arsenic à l'intérieur a été également employé; son usage
(liqueur de Fowler, granules de Dioscoride, cacodylate)
améliore, en effet, l'état général des malades et est par
conséquent recommandable.

Lorsque la cicatrisation de ces vastes surfaces est très
avancée et qu'on n'a pu voir aucune menace de récidive,
les greffes épidermiques de Thiersch, en îlots, faites en
enlevant au rasoir des surfaces épidermiques dans les régions glabres des membres, après cocaïnisation par injection sous-cutanée à 1/100, seront indiquées pour activer
rapidement l'épidermisation totale.

Les traitements par les si nombreux caustiques, anciens
et récents, trouvent une contre-indication fréquente et
doivent être très prudemment appliqués dans le voisinage
immédiat de l'œil. Quant aux injections streptococciques,
devant jouer un rôle analogue à celui des érysipèles curateurs, leur emploi doit être réservé.

c) **Épithélioma en cuirasse.** — Nous avons eu une fois à
soigner une religieuse fort âgée, dont le bord ciliaire de la
paupière inférieure était ulcéré depuis plusieurs années
par un cancroïde; mais l'infiltration dure de la paupière
comprenait toute la hauteur de la paupière qui était épaissie
et avait la consistance du carton. Il y avait là un véritable
cancer en cuirasse, comme on en a signalé dans d'autres

régions. La malade refusant toute intervention chirurgicale
(qui d'ailleurs n'aurait pu être que l'ablation totale de la
paupière inférieure, avec autoplastie immédiate), nous lui
fîmes appliquer deux fois par jour la pommade au chlorate
de potasse à 1/10 dans l'œil, pour lutter contre l'ulcération
du bord ciliaire, et nous lui injectâmes tous les deux jours
pendant trois semaines en pleine paupière sept à huit
gouttes d'une solution saturée de chlorate de potasse. L'ulcération se cicatrisa en partie, et l'infiltration était devenue
beaucoup moins dure et moins épaisse, mais la malade fut
obligée de repartir en province et nous la perdîmes de vue.

Des recherches sur les injections sous-cutanées de chlorate, dans des cas analogues, pourraient peut-être être
tentées quand les sujets refusent l'opération, et dans certaines formes diffuses.

d) **Destruction partielle de toute l'épaisseur d'une paupière, y compris la conjonctive.** — Dans ces cas, lorsqu'une
partie de la paupière est infiltrée en totalité, conjonctive,
tarse et peau, le mieux est d'enlever en deux coups de
ciseaux un V palpébral en dépassant convenablement les
limites du mal. Une suture de toute l'épaisseur des couches
palpébrales réunira la plaie par première intention. Exceptionnellement, on pourra favoriser la coaptation et
diminuer le tiraillement, en fendant assez loin la commissure externe, et, au besoin, en attirant un volet palpébral
mobilisé par des incisions libératrices.

En tous cas, la reconstitution autoplastique doit être
immédiate ici, pour éviter une disgracieuse perte de substance, néfaste pour l'œil.

Exceptionnellement, lorsque le cancroïde a envahi tout
le bord libre d'une paupière, et, particulièrement, le bord
de la paupière inférieure, on pourra découper purement et
simplement et supprimer aux ciseaux ce bord en plein tissu
sain, puis on borde par des sutures la peau à la muqueuse.
Surtout pour la paupière inférieure, il existe des cas où cette

conduite a pu donner des résultats durables, avec une difformité peu apparente et sans lésions cornéennes. On agira ainsi soit par suppression simple, soit par autoplastie, suivant la forme, l'étendue et le siège de l'épithélioma.

Si le bord cicatriciel de la paupière inférieure est trop bas, on pourrait le relever par une autoplastie à glissement (procédé de Sanson et W. Jones, etc.), une greffe, avec ou sans tarsorrhaphie partielle, surtout interne, n'empêchant en rien la vision et ne modifiant pas trop l'aspect de l'œil.

e) **Destruction totale d'une paupière.** — Lorsqu'une des deux paupières se trouve, pour ainsi dire, absorbée, fondue, le malade ayant trop attendu avant de venir consulter, l'œil se trouve naturellement exposé aux graves conséquences de l'exposition totale et continuelle à l'air, entraînant les kératites ulcéreuses consécutives à l'exophtalmie et aux diverses variétés d'ectropion cicatriciel.

Pour la *partie interne* de la paupière supérieure et surtout pour le quart interne de la paupière inférieure, si souvent atteint, l'ablation de la partie malade, en tranchant dans le tissu sain, sera suivie ordinairement d'une autoplastie par glissement suivant les types ci-contre (fig. 2

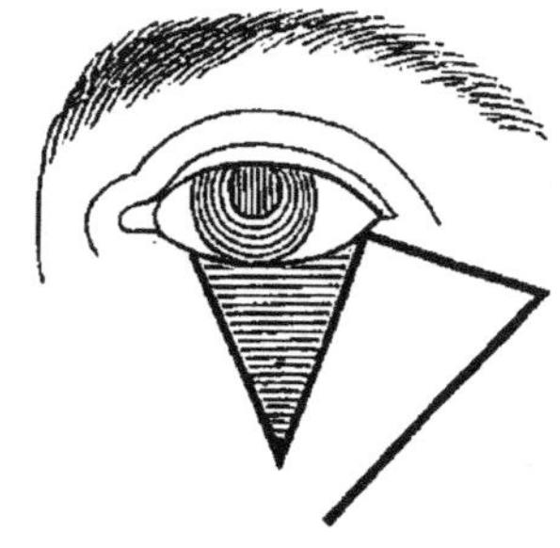
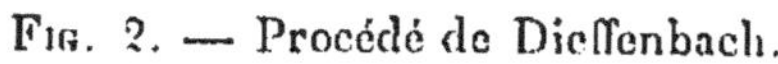
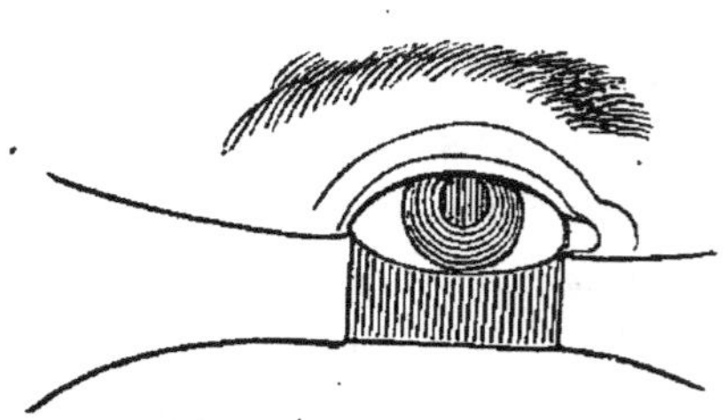

Fig. 2. — Procédé de Dieffenbach.   Fig. 3. — Procédé de Knapp.

et fig. 3). Ce n'est que pour la destruction *totale* et médiane d'une paupière qu'il y a plus d'intérêt, pour éviter des délabrements énormes, avec cicatrices difformes, et pour avoir un vaste lambeau d'une parfaite coaptation sans tiraillement, à recourir à l'autoplastie avec lambeau en faucille (voy. *blépharoplastie*).

L'absence de la paupière inférieure est évidemment moins grave que celle de la paupière supérieure, mais, bien qu'on puisse suivre quelquefois longtemps des malades avec peu ou pas de paupière inférieure et sans kératite consécutive, il en est d'autres où une ulcération cornéenne se produit, avec leucome adhérent ou même panophtalmie. La conjonctive étant détruite, il n'y a pas à songer à s'en servir pour doubler un lambeau cutané autoplastique destiné à reconstituer la paupière. Si la paupière supérieure est intacte, on pourrait, comme on l'a quelquefois utilisée depuis Denonvilliers, employer la paupière supérieure pour recouvrir l'œil ou faire un lambeau en escarpolette ou en pont (Tripier). On peut enlever complètement le bord ciliaire et par une incision libératrice dédoublant les tissus palpébraux comme pour le premier temps d'une blépharoplastic banale, détendre assez, en la déplissant, cette paupière pour venir suturer son bord libre, cruenté par l'ablation du bord ciliaire, avec les bords cutanés de la plaie laissée par l'ablation. On placera un lambeau cutané autoplastique à pédicule ou hétéroplastique, sur la place laissée libre par l'incision et le dédoublement de la paupière supérieure. Ultérieurement, on pratiquera une petite boutonnière transversale donnant une ouverture palpébrale au milieu même de ce qui constituait autrefois la paupière supérieure. Si la paupière supérieure est disparue, on pourrait utiliser de même, mais avec beaucoup plus de difficulté, la paupière inférieure pour servir de voile protecteur, en l'étendant par un lambeau autoplastique. Ce qui gêne, en effet, dans ces cas où la conjonctive est disparue, c'est l'absence même de conjonctive. L'utilisation de la paupière restante, malgré ses défauts esthétiques, peut alors s'imposer, car elle a le grand avantage d'être doublée de conjonctive.

Le cas est tout à fait différent lorsqu'en présence d'une destruction à peu près totale de la peau d'une des paupières, on s'aperçoit néanmoins que la conjonctive est intacte, au moins dans le cul-de-sac. Lorsque la perte de substance n'est pas trop étendue, on utilisera aussi bien à la paupière supérieure qu'à la paupière inférieure les nombreux procédés (voy. *blépharoplastie*) où l'on fait glisser un volet cutané sur la perte de substance provoquée par l'ablation de tout l'épithélioma cutané, la conjonctive étant intacte. Quant au triangle cutané laissé vide et qui constituait l'emplacement primitif du volet autoplastique, le déplacement de ses bords mobilisés par de nouvelles incisions libératrices, une greffe totale, ou, plus tard, quelques greffes de Thiersch pourront aider à sa cicatrisation : mais le résultat esthétique reste assez disgracieux. Cette question est relativement secondaire, en présence du but visé qui est l'ablation d'une néoplasie dangereuse et la protection autoplastique de l'œil. La question cosmétique doit alors céder le pas à la conservation de la vie et de la vue.

Le **procédé de Burow** (fig. 4) est le seul qui ait l'avantage de ne pas laisser à découvert un vaste emplacement cruenté qui oblige à une autoplastie immédiate ou tardive ; mais la coaptation de ses lambeaux exige un tiraillement extrême qui peut faire manquer la suture ; de plus, un lambeau triangulaire ne représente qu'assez imparfaitement la forme en croissant de la paupière inférieure.

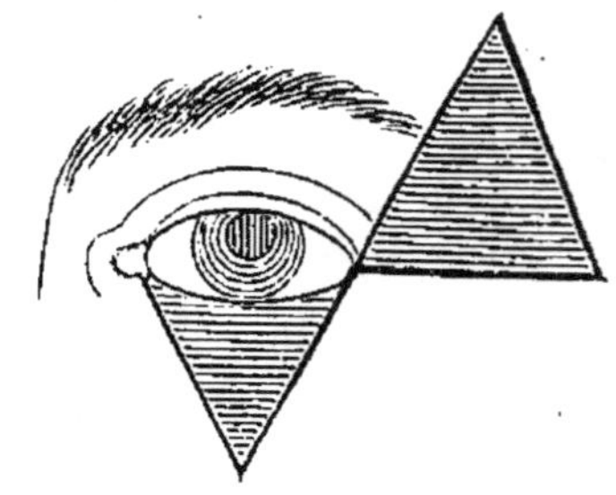

Fɪɢ. 4. — Procédé de Burow.

Aussi, dans un grand nombre de cas, et surtout pour la paupière inférieure, la blépharoplastie à pédicule, celle par échanges de lambeaux et leurs diverses variétés, sont *bien préférables*. Après avoir, par exemple, enlevé toute la paupière inférieure, en conservant scrupuleusement toute la conjonctive saine, mais en sacrifiant largement et impitoyablement celle qui est malade, on dessine sur la joue un large lambeau en faucille à concavité supérieure analogue à celle du bord ciliaire inférieur qu'elle doit suppléer et on le transporte par échange des lambeaux, sur la surface d'ablation de l'épithélioma ; une fois le lambeau mis en place, on suture à la peau ses bords latéraux et inférieurs, puis on suture exactement le bord supérieur à la conjonctive. La tarsorrhaphie, indispensable dans l'immense majorité des cas de blépharoplastie, est ici *contre-indiquée* d'autant qu'il n'existe plus trace du bord ciliaire ; on se bornera à la suture du bord conjonctival et du bord cutané. Toute tarsorrhaphie provoquerait ici le contraire du bon effet qu'elle donne habituellement.

Ces lambeaux prennent en totalité comme par enchantement et donnent un résultat esthétique admirable comme solidité, coaptation et couleur. Il n'y manque que des cils et un canalicule lacrymal inférieur, lorsqu'on a été obligé de l'enlever. Cela réussit surtout chez la femme, et ce lambeau glabre repose sur le pli naturel du sillon orbitomalaire. Chez l'homme, la présence de nombreux poils peut rendre le résultat plus disgracieux et il faut souvent penser à d'autres procédés ou combinaisons de procédés.

Dans la blépharoplastie, comme dans toute opération plastique, le chirurgien doit se doubler d'un artiste. Sans rien laisser au hasard, il doit, au contraire, avoir fait son plan et pris des mesures spéciales dans chaque cas particulier, au lieu d'exécuter machinalement des procédés donnés qui, en réalité, doivent subir de notables modifications de forme et d'étendue, suivant les exigences de la situation et sous peine d'insuccès complet.

En tous cas, ces procédés, par lambeau en faucille à concavité supérieure, donnent des résultats souvent bien supérieurs aux procédés par glissement simple, qu'on trouve trop souvent seuls figurés dans les livres et qui, en réalité, s'adaptent mal, excepté dans certains cas peu étendus, à la forme de la surface à combler après ablation de l'épithélioma. Rien de plus simple que d'en prendre, comme nous le faisons toujours, avec du protective, l'étendue e la forme exacte, en augmentant les dimensions d'un quart environ, au lieu de s'en remettre au jugé. Il faut mesurer la pièce pour bien exactement obtenir le résultat désiré. Le résultat définitif peut être très durable et nous avons eu l'occasion de voir une femme absolument guérie depuis 8 ans d'un vaste cancroïde, après autoplastie totale de la paupière inférieure. Un peu de larmoiement était le seul ennui qui en résultait.

Quant à la méthode italienne (Branca, Tagliacozzi), on ne pourrait y penser qu'à titre absolument exceptionnel et souvent après insuccès de l'autoplastie à pédicule et de l'hétéroplastie.

La théorie de Martinet et de plusieurs autres chirurgiens qui ont soutenu que l'autoplastie *pouvait prévenir la récidive*, est abandonnée, depuis les trop nombreux exemples de récidives *sous* et *dans* le lambeau. Ce n'est pas sur ce point que la question de l'autoplastie immédiate doit s'appuyer. Toutefois on a plusieurs fois remarqué que dans le lupus (Dieffenbach) et dans les tumeurs, le lambeau restait quelquefois indéfiniment indemne, tandis qu'il était *entouré* d'une récidive. Cela prouve que, même en retranchant dans le tissu paraissant sain, le tissu qui avoisine la néoplasie n'est pas cependant aussi normal que le tissu qui en est très éloigné. L'âge des malades, souvent atteints d'infirmités ou ne se possédant pas bien, leur incapacité fréquente (à vérifier par un essai de quelques jours) à conserver le bras dans la position anormale qui leur est imposée, limitent déjà ce mode d'intervention. Néanmoins on pourrait y penser lorsqu'il s'agit de combler de *très vastes* surfaces sur un sujet bien portant, d'ailleurs intelligent et ayant la résistance morale et physique désirée. Nous avons vu ainsi un admirable résultat obtenu par un de nos maîtres pour une tumeur de la joue. Le lambeau obtenu par la méthode italienne donnait le résultat le plus parfait et dépassait en étendue la largeur de la paume de la main. Bien qu'elle constitue une ressource dont les indications sont rares et doivent être soigneusement pesées, cette méthode est utilisable pour combler d'énormes surfaces, frontales ou malaires, plus rarement palpébrales.

Quoi qu'il en soit, lorsqu'il s'agit de la destruction très étendue d'une paupière, on sera généralement obligé à une autoplastie immédiate. Il ne s'agit donc plus, comme dans les cas précédents, d'une autoplastie qui doit être quelquefois remise à une époque ultérieure, ou même être alors superflue, lorsque la lésion n'intéresse pas toute l'épaisseur de la paupière ou se trouve à une certaine distance du globe de l'œil. Dans le cas de destruction très étendue, on ne gagne rien à attendre pour refaire la paupière et on laisse souvent se perdre l'œil, resté à découvert après l'ablation large du néoplasme si l'on dépasse les limites du mal.

f) **Épithélioma de la commissure externe avec envahissement d'une ou des deux paupières.** — On observe assez rarement cette variété : la thérapeutique locale par les topiques

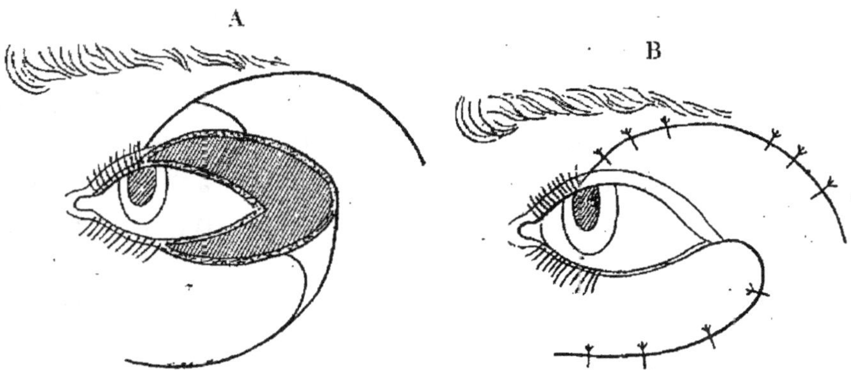

Fig. 5. — Reconstitution de la commissure externe par glissement.

est peu applicable en général, laisse le mal s'étendre et,

ce qui est plus grave, infiltrer de proche en proche toute l'épaisseur des paupières. Dans quelques cas, si la conjonctive est malade, on sera obligé d'en sacrifier une bonne partie, ce qui n'est pas sans inconvénient pour la mobilité du globe (symblépharon consécutif) ; pour remédier à l'absence de conjonctive, on pourra, après ablation de toute la portion palpébrale malade, toujours en dépassant largement la lésion, remplir le vide par une autoplastie par glissement (fig. 5) ou à pédicule (fig. 6) et adosser, s'il y a lieu, une partie du lambeau à lui-même en le fixant à sa base par une suture traversant toute son épaisseur, de façon à reconstituer une commissure externe où la partie de conjonctive supprimée est remplacée par un revêtement cutané. Enfin, si la perte de substance n'est pas trop grande, on se bornera, avec ou sans incision libératrice,

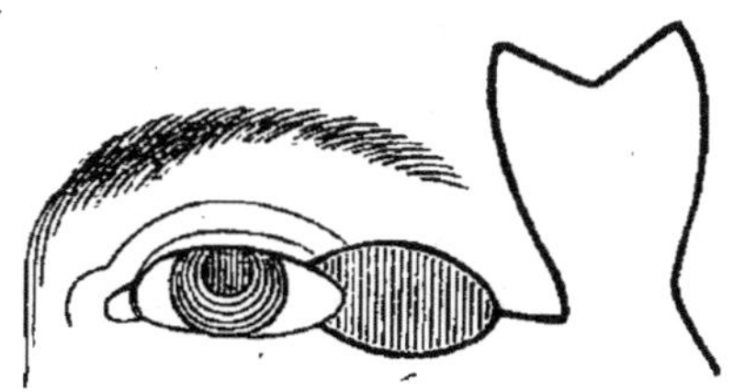

Fig. 6. — Reconstitution de la commissure externe par un lambeau en fourche (Hasner).

à suturer les bords de la plaie d'ablation (canthorrhaphie), de manière à obtenir une réunion immédiate qui n'a que l'inconvénient de rétrécir un peu la fente palpébrale du côté opéré.

g) **Épithélioma de l'angle interne, du nez, du sourcil et des régions péripalpébrales.** — Lorsqu'il est peu avancé, l'ablation pure et simple s'impose et, dans ces cas-là, on devra s'inspirant des recommandations de Gerdy, Verneuil et Valude, s'abstenir de toute autoplastie immédiate et abandonner la plaie à l'*autoplastie naturelle* (Verneuil). Autant elle nous semble justifiée, indispensable, en présence d'une ablation de cancroïde laissant une grande partie de la cornée exposée, autant ici l'angle interne et le dos du nez se prêtent mal à une autoplastie. Lorsqu'on se propose une autoplastie à pédicule, on est conduit à adopter un lambeau frontal par la méthode indienne, qui est connu sous le nom de *tracé de Blasius* (fig. 7). Mais, outre la disgracieuse cicatrice au milieu du front, l'angle interne, dont la peau normale est fine et foncée, se trouve alors comblé par une masse de peau noueuse et épaisse, dont l'aspect et la couleur blanche constituent une difformité. La greffe donne un résultat moins difforme, mais difficile à obtenir en raison de la forme de la région : de plus cette autoplastie peut être inutile.

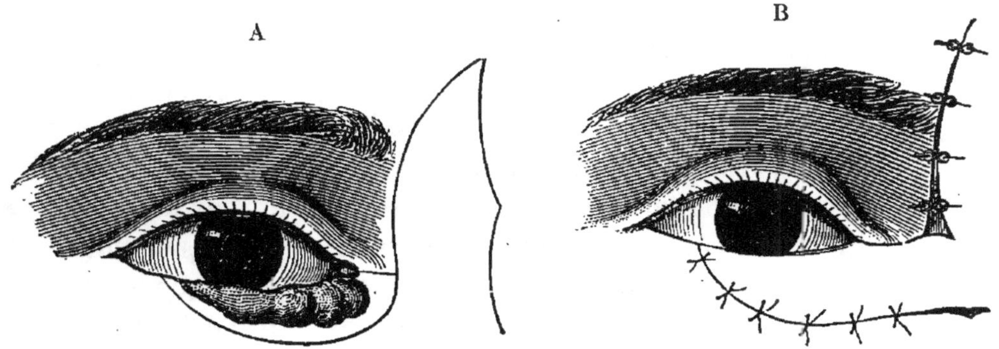

FiG. 7. — Reconstitution de l'angle interne par lambeau fronto-nasal.

A. Excision et tracé du lambeau.
B. Suture.

Nous avons plusieurs fois enlevé d'assez larges épithéliomas du nez ou de ses parties latérales, et de l'angle interne de l'orbite. Dès que la suture des bords de la plaie exigeait trop de tiraillement, nous l'avons abandonnée, laissant la plaie se cicatriser purement et simplement. Nous avons vu souvent alors de vastes pertes de substance se réduire à de minimes cicatrices. Dans l'angle interne, en particulier, la cicatrice rougeâtre, ne risquant pas d'ectropionner les paupières, était perdue dans l'ombre du creux ombragé par le sourcil. On hâtera quelquefois la cicatrisation, tout en surveillant les récidives, par l'apposition de quelques îlots de greffes épidermiques à la Thiersch, mais on pourra s'en abstenir et avoir des cicatrisations naturelles sans déformation palpébrale et *moins visibles qu'une autoplastie.*

Lorsque l'épithélioma térébrant a envahi, troué l'unguis et pénétré dans les fosses nasales, toute autoplastie sera différée, car elle ne servirait qu'à recouvrir une repullulation profonde et rapide, contre laquelle les ressources sont limitées. La récidive est des plus redoutables, malgré de vastes délabrements de la paroi externe des fosses nasales.

Les traitements par cautérisation ignée, topiques, cautérisation chimique, constituent, dans cette variété d'épithélioma, qui est celle qui échappe le plus aux efforts thérapeutiques, une ressource précaire, mais qui, dans quelques cas, retarde l'évolution envahissante de la néoplasie. C'est dans ces cas si rebelles, que la sérothérapie serait pour ainsi dire la seule méthode indiquée, si elle se réalisait dans des conditions reconnues peu dangereuses et avec des résultats curatifs ou palliatifs indiscutables. Il en est de même lorsque les ganglions sont largement envahis et qu'il n'est plus possible de penser à une intervention même palliative de ce côté.

h) **Destruction totale des paupières avec dégénérescence de la conjonctive atteignant le globe de l'œil.** — Ici les opérations réparatrices cessent véritablement d'avoir des indications raisonnables : c'est le cas de détruire radicalement et largement. Si le malade ne consent pas à une intervention complète en somme peu dangereuse pour son existence, les pommades chloratées et le traitement topique seront continués, mais ils joueront trop souvent un rôle illusoire et purement moral. Si, au contraire, le malade se résout à l'intervention, l'ablation complète de la partie restante des paupières et le curage total de l'orbite, avec raclage du périoste, s'imposent pour avoir des effets durables.

Il y a enfin des cas d'épithéliomes extrêmement étendus, soit par l'incurie du malade ou sa répulsion pour tout soin médical ou chirurgical (comme on en voit encore, surtout chez les paysans), soit par des récidives multiples. On enlèvera ces vastes dégénérescences, qu'un tissu cicatriciel, disgracieux, mais non dangereux, remplacera, lorsqu'on sera assuré, quelles que soient les difformités ultérieures, de dépasser en largeur et en profondeur les limites du mal, par suite, de tailler en plein tissu sain.

La perfection de l'hémostase et l'antisepsie dans les pansements consécutifs, autorisent ces larges interventions, dont le résultat cicatriciel n'est, après tout, qu'analogue aux cicatrices qu'engendrent les ablations de maxillaires et tant de profondes blessures faciales par les éclats de projectiles de guerre, les écrasements par coups de pied de cheval, etc. C'est au prix d'énormes délabrements qu'on recouvrira le terrain opéré, soit par l'autoplastie à pédicule, soit par de très vastes autoplasties par glissement (Angelucci), lorsqu'elles sont possibles, même avec de larges incisions libératrices. S'il y a impossibilité de ce côté, la greffe, par apposition de vastes lambeaux cutanés, pris au bras ou dans d'autres régions, pourra donner des résultats rapides et heureux. Il ne s'agit plus alors d'esthétique, mais de la vie même du sujet, et tant que le périoste et les os ne sont pas pris, on pourra intervenir. Dans la plupart de ces cas, la greffe sera faite immédiatement pour que la cicatrisation se produise aussi promptement que possible.

On sera donc autorisé à intervenir dans l'immense majorité des cas et on s'en repentira rarement, si l'ablation a été faite dans le tissu sain. Le *pronostic* de l'épithélioma reste, en effet, moins grave que celui du sarcome palpébral où l'opération la plus vaste donne souvent une guérison locale totale, mais n'empêche pas l'apparition d'une volumineuse et mortelle métastase (ganglions, foie, etc.)

Il y a des cas inopérables, soit par suite de l'étendue extrême et l'infiltration osseuse ou ganglionnaire de la lésion, soit par l'âge des sujets, vieillards cachectiques, atteints de graves infirmités ou d'affections viscérales. On ne se hâtera pas d'opérer, en présence de l'état stationnaire de certains épithéliomas multiples des joues et des paupières, que les malades portent pendant de longues années sous formes de croûtes noirâtres, qui sommeillent indéfiniment, si on ne vient pas les irriter. Il faut y toucher largement ou pas du tout, et s'abstenir dans les cas végétants, de toute intervention partielle qui tend alors à faire développer le cancroïde dans la profondeur au lieu qu'il s'épanouit en surface.

Dans toute opération sur l'épithélioma palpébral, il sera prudent de laisser de côté, pour éviter toute greffe néoplasique, les instruments ayant servi à l'ablation du néoplasme qui constitue le premier temps opératoire, et d'en employer de nouveaux. En tous cas, une ébullition soignée ou un flambage à l'alcool serait le minimum de précautions indispensables.

L'examen *histologique* de la pièce donne quelques présomptions sur le pronostic post-opératoire, suivant la forme pénétrante, diffuse ou superficielle, se développant vers l'extérieur ou barrée par le tissu fibreux. Aussi les différences de nature de ces épithéliomas faciaux suffisent-elles à expliquer en partie les succès et les insuccès du même mode de traitement, topique ou opératoire, et le peu de valeur des statistiques générales.

Des recherches intéressantes sur le pronostic des tumeurs par la recherche du *glycogène* sont aussi à l'ordre du jour à ce sujet.

Sarcome. — Le sarcome *primitif* des paupières nécessite de larges interventions précoces : il se prête mal à l'application des topiques et les injections interstitielles n'ont pas toujours sur lui d'effet satisfaisant. De plus, si la récidive locale est souvent évitée, les métastases ganglionnaires et autres sont rapides. Le sarcome *métastatique* palpébral ne serait opéré qu'à titre palliatif et si l'état général l'autorise. Il en est de même des *autres variétés* de tumeurs malignes et en particulier du lymphadénome. L'ensemble du pronostic chirurgical est plus sombre, comme résultat et comme échéance, que celui de l'épithélioma.

§ V. — Affections musculaires et nerveuses.

Spasme de l'orbiculaire. — Le blépharospasme, après insuccès des divers moyens thérapeutiques généraux, médicamenteux et suggestifs (hypnotisation), des moyens locaux (dilatation forcée de l'orbiculaire avec les doigts ou l'écarteur, canthotomie, raies de feu) ou de voisinage (moxas, vésicatoires, ablation de dents suspectes, compression des points spéciaux), qui ont donné des succès isolés, a été traité par l'élongation et la résection des diverses branches périorbitaires du trijumeau. En somme ces opérations « illogiques » (Valude) n'agissent nullement d'une façon *régulière*.

Aussi l'élongation du facial, nerf moteur, constitue une opération qui pourrait entrer en ligne. Cette opération, bien qu'ayant été pratiquée 14 fois, ne paraît pas toutefois destinée à une vogue croissante (Chipault[1]).

La *section* recommandée par divers auteurs (Schulek) donnerait peut-être une paralysie, et en somme on doit se demander ce qui vaut mieux d'un blépharospasme ou d'une lagophtalmie paralytique.

La *section et la résection de l'orbiculaire* ont été pratiquées, soit sous forme de canthotomie, soit en excisant, avec ou sans la peau, des portions verticales (Janson) ou horizontales du muscle, soit par la section sous-cutanée, imaginée par Cunier et exécutée par Philips, Pétrequin, en divisant les fibres du muscle sous la peau dans une grande étendue. Ces opérations échouent généralement dans le

1. CHIPAULT, Chirurgie opératoire du système nerveux, 1894.

blépharospasme vrai, tandis qu'elles peuvent donner un certain résultat dans l'entropion temporaire. La section du tendon direct de l'orbiculaire ne donnerait probablement pas de succès, car elle n'aurait pas pour effet de sectionner l'anneau musculaire et d'agir, comme les opérations précédentes, sur les fibres nerveuses.

La technique des opérations sur les grosses branches du trijumeau a été parfaitement exposée par Farabeuf[1] et par Chipault[2], et, comme elle s'éloigne du cadre que nous nous sommes imposé ici, nous préférons renvoyer à ces deux excellents ouvrages.

L'*arrachement du nasal externe* (fig. 8) a été recommandé par Badal, dans le glaucome et les douleurs ciliaires persistantes plutôt que dans les névralgies sans point de départ oculaire et le blépharospasme. Le nerf nasal externe se présente à son émergence orbitaire en deux ou trois rameaux. Le doigt indicateur étant appliqué sur

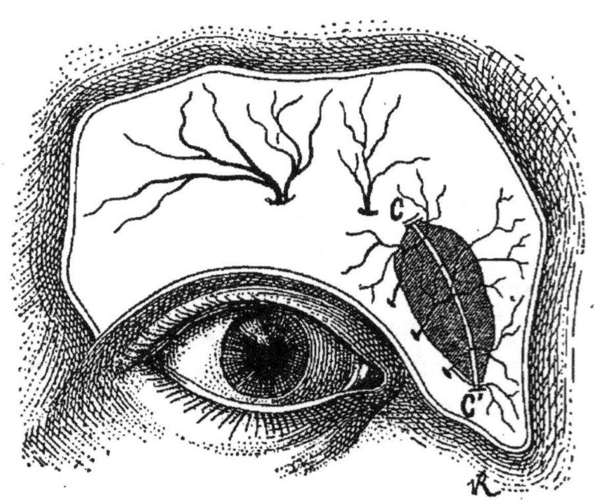

Fig. 8. — Arrachement du nasal externe.

le globe, sous le rebord orbitaire supérieur, la face palmaire en avant, le point d'émergence du nerf se trouverait assez exactement sur le milieu de l'ongle (Lagrange). On fait une incision courbe allant de l'angle interne de l'œil à la poulie du grand oblique, sur la partie supéro-interne du rebord

1. Farabeuf. Manuel de médecine opératoire. Paris, 1895.
2. Chipault, *loc. cit.*

orbitaire. Sur une étendue de deux centimètres, on sectionne les fibres orbiculaires et on voit les filets nerveux accompagnés d'une artériole et d'une veinule. On charge tout le paquet sur un crochet à strabisme, puis on isole sur le crochet les filets nerveux et on les arrache en deux ou trois temps, si on n'a pas pris d'emblée les 2 ou 3 filets nerveux à déchirer. On suture ensuite la peau.

Enfin on a utilisé de larges ligatures sous-cutanées coupantes (Pes) comme dans l'opération de Dransart pour la blépharoptose.

Tics douloureux. — Les *tics douloureux* des paupières, lorsqu'ils ne cèdent pas aux moyens médicaux (opium, etc.), à l'ablation de certaines causes (dents cariées, corps étrangers), au traitement des diathèses ou des infections générales ou à l'électrisation quelquefois si utile, dont la technique spéciale a été bien indiquée par Bergonié (*Presse méd.*, 5 janvier 1898), peuvent réclamer des interventions sur les branches du trijumeau. La cautérisation ignée ou chimique, la névrotomie, la névrectomie, combinée ou non à l'élongation et à la cautérisation, l'arrachement, les innombrables procédés de résection des branches diverses du trijumeau avec ou sans résection du plancher de l'orbite, enfin les interventions intracrâniennes (ganglion de Gasser), se trouvent parfaitement résumés, ainsi que leurs résultats, dans le travail de Mauclaire (*Presse méd.*, 9 juin 1897). Chipault a enlevé, sur le conseil d'Abadie, le ganglion cervical supérieur du sympathique pour une névralgie faciale rebelle.

On se rappellera toutefois aussi les insuccès, les dangers pour la vie et pour l'œil (troubles trophiques, diplopie paralytique, etc.), de façon à réserver ces opérations aux cas où elles sont indispensables, en présence d'une tendance manifeste au suicide, si les crises sont absolument intolérables et la morphinomanie avancée ; c'est alors que l'ophtalmologiste devra faire intervenir le chirurgien.

Quant aux *névralgies péri-orbitaires pures*, souvent aussi terribles, leur traitement, lorsque tous les moyens, anesthésiques, électriques et médicaux, ont échoué, doit s'inspirer de la ligne de conduite précédente.

Paralysie de l'orbiculaire. — La paralysie de l'orbiculaire expose la cornée à des ulcérations graves si l'exposition permanente de la cornée à l'air se prolonge trop longtemps, malgré l'emploi du bandeau compressif souvent sale et irritant et la mise en œuvre d'autres palliatifs (frottage de l'œil avec la paupière, pommades, etc.). Dans les cas de longue durée ou dans ceux qui sont incurables, il est nécessaire de protéger la cornée d'une façon constante et pour cela on ne saurait penser qu'à souder chirurgicalement les bords palpébraux. Cette opération a reçu le nom de tarsorrhaphie.

Tarsorrhaphie et ses diverses variétés. — C'est Walther qui le premier (1826) eut l'idée d'aviver les bords palpébraux à la commissure externe et de faire une *canthorrhaphie externe*. Lisfranc exécuta[1] pour combattre un staphylome, une blépharorrhaphie totale, sauf dans la région lacrymale restée libre pour l'écoulement des larmes, mais cette opération passa inaperçue. Mirault fit aussi (1842) la tarsorrhaphie *totale,* dans l'ectropion cicatriciel. Toutefois ses résultats ne furent largement publiés que plusieurs années après que Maisonneuve eut exécuté (1846) des cures d'ectropion cicatriciel avec tarsorrhaphie et eut pu justement se croire l'inventeur de cette méthode digne de son esprit inventif. En recommandant d'aviver seulement la partie *rétrociliaire,* meibomienne, du bord palpébral, il fit de cette intervention une des plus élégantes et des plus utiles de la chirurgie oculaire ; lorsqu'on supprime ensuite d'un coup de ciseaux la soudure, le sol ciliaire ayant été conservé, l'aspect de l'œil est rétabli à l'état normal, chose capitale

1. Lisfranc. *Gaz. des Hôp.,* 1836.

dans une région où l'esthétique doit être si soigneusement respectée.

Bowman (1871) limita la tarsorrhaphie à la partie *médiane* du bord palpébral dans divers cas et en particulier dans l'ectropion paralytique et l'ectropion cicatriciel limité. Panas a également recommandé cette intervention pour l'ectropion paralytique...

Rognetta, Baudens, Bull et Hansen ont fait une *canthorrhaphie interne*.

Nous faisons depuis plusieurs années une tarsorrhaphie *en dehors* des points lacrymaux qui mérite d'être appelée une tarsorrhaphie *interne* (fig. 11), et que nous avons, ainsi que Terson père, appliquée avec succès. Il y a donc une tarsorrhaphie totale et 3 variétés de tarsorrhaphie partielle, interne, externe, médiane, sans compter les canthorrhapies externe et interne.

La *technique* de la tarsorrhaphie est simple, mais elle a été souvent discutée. Les uns avivent la partie rétrociliaire avec un bistouri, la paupière étant tendue et reposant sur une large spatule. D'autres se servent des ciseaux que de Wecker préfère avec raison. Nous avons toujours pratiqué l'opération avec rapidité et sûreté avec des ciseaux à peine courbes et très pointus. Avec eux, bien mieux qu'avec le bistouri, les paupières étant écartées par les doigts de l'aide, on *ébarbe* régulièrement et suffisamment la partie à aviver et on abat l'angle postérieur du bord palpébral, dont on a saisi l'extrémité avec une pince-érigne très fine, plus sûre que la simple pince à griffes ou une érigne seule. On *découpe* ensuite la quantité que l'on veut. Il n'y a plus qu'à passer les fils très fins qui doivent entrer et sortir très près des bords de la plaie et qu'on laisse 5 à 6 jours en place.

La tarsorrhaphie *totale* partira à 1 millimètre des points lacrymaux et se terminera à 1 millimètre de l'angle externe qu'il est préférable de ne pas intéresser, laissant ainsi un pertuis utile pour le passage des larmes et pour ne pas faire une commissure cicatricielle.

Les tarsorrhaphies *externe, médiane, interne,* seront d'une étendue variable suivant le cas, mais qui ne saurait être moindre de 4 à 5 millimètres. Pour la canthorrhaphie *externe,* on pourra, si le rétrécissement palpébral doit rester définitif, enlever le sol ciliaire en totalité (fig. 9) comme dans l'ancienne canthorrhaphie. — Toutefois on laisse aussi sans difformité choquante les 2 ou 3 cils correspondants, si la tarsorrhaphie n'atteint pas la commissure, et d'ailleurs on agira toujours ainsi quand la tarsorrhaphie ne doit être que *temporaire.*

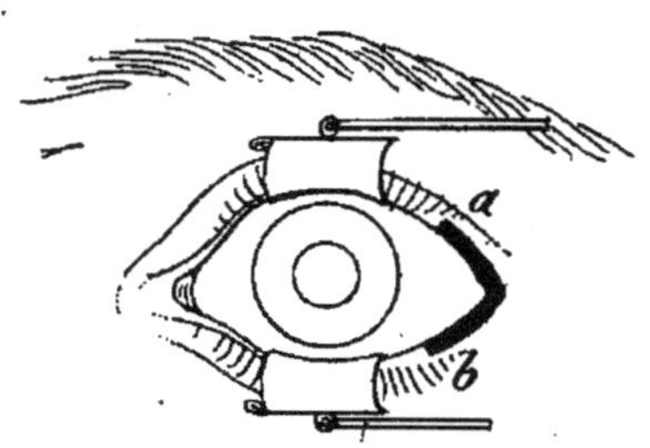

Fig. 9. — Avivement (*a, b*) pour la canthorrhaphie externe.

Dans l'ectropion paralytique, la tarsorrhaphie totale est un trop grand sacrifice et ne permet plus de vérifier l'état de l'œil. La tarsorrhaphie externe est peu efficace, et ne relève pas assez le point lacrymal inférieur et l'angle interne de la paupière inférieure, qui sont déviés, en ptose véritable. La tarsorrhaphie médiane (fig. 10) modifie totalement l'aspect de l'œil. La tarsorrhaphie interne (fig. 11) conserve une fente oculaire, est invisible *de profil,* permet

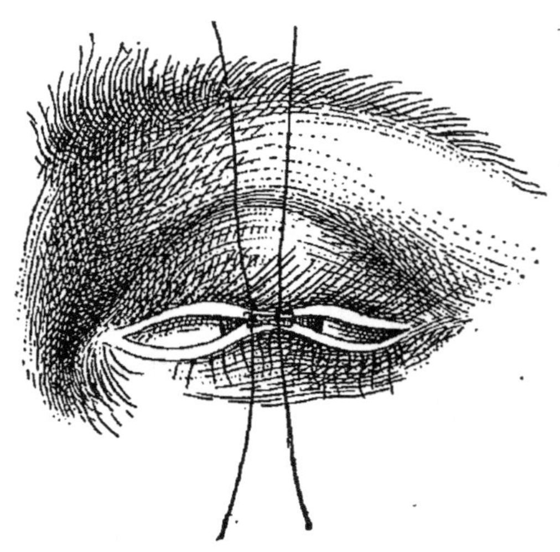

Fig. 10. — Tarsorrhaphie médiane.

d'inspecter et même d'opérer encore l'œil et ne gêne jamais la vision ni de près ni de loin.

Il y a quelquefois avantage à combiner ces deux opérations, c'est-à-dire, dans les cas graves, à faire avancer jusqu'au milieu la tarsorrhaphie interne, de façon à pouvoir plus tard la sectionner peu à peu par son côté externe et à

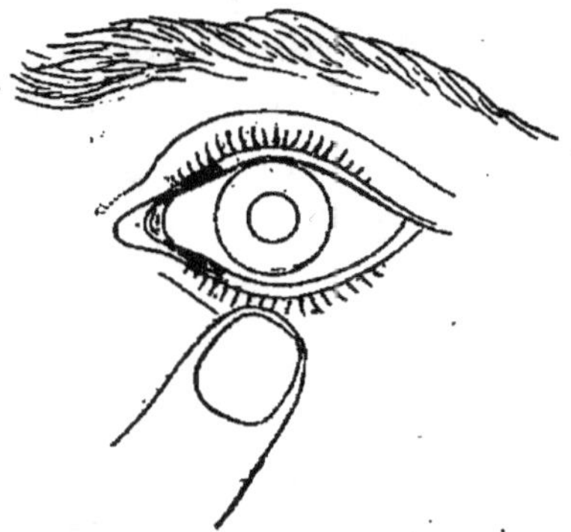

découvrir progressivement la cornée, tout en conservant un pont interne qu'on réduit à une bride juxtalacrymale, qui, dans les cas incurables, continue, à relever le point lacrymal, à rapprocher les paupières du globe et à jouer en somme un rôle protecteur utile.

FIG. 11. — Avivement pour la tarsorrhaphie interne.

INDICATIONS GÉNÉRALES DE LA TARSORRHAPHIE. — Chaque variété de tarsorrhaphie a ses indications, la tarsorrhaphie totale étant surtout faite pour l'ectropion cicatriciel et les opérations blépharoplastiques où elle assure la fixité du plan profond.

La tarsorrhaphie partielle *médiane* sera réservée, seule ou combinée à l'interne, aux graves ulcérations cornéennes neuroparalytiques et exophtalmiques et employée aussi pour lutter contre le kératocone et le staphylome.

Les autres variétés seront utilisées :

1° L'*interne*, pour le lagophtalmos paralytique et certains cas d'ectropions partiels internes ;

2° L'*externe*, pour rétrécir des fentes palpébrales trop larges, ou trop élargies en diverses circonstances (ténotomies monolatérales avec débridements capsulaires excessifs, exophtalmie spontanée ou traumatique de diverse nature, luxation du globe, volume exagéré d'un œil très myope par rapport à l'autre œil dans les cas d'anisométropie extrême).

De plus, elle suffit dans certaines opérations d'ectropions partiels *externes* (brûlures, scrofulides malaires, etc.)

Les tarsorrhaphies partielles sont la monnaie de la tarsorrhaphie totale : elles rendront de réels services lorsque le chirurgien saura apprécier exactement pour chaque cas particulier le siège et l'étendue à leur donner.

Elles n'entraînent aucune suite fâcheuse : le trichiasis serait observé si on faisait une trop forte perte de substance.

On aura soin de ne les supprimer que lorsque leur rôle sera absolument terminé et en général on ne supprimera pas d'un seul coup tout le pont artificiel. — Dans l'ectropion cicatriciel, en attendant le temps nécessaire (près de deux ans), et dans l'ectropion paralytique, la tarsorrhaphie a pu quelquefois jouer à *elle seule* un rôle curatif.

Nous rappellerons combien elle rend de services à *titre préventif*, si on la fait de bonne heure avant la cicatrisation complète des vastes ulcères des paupières (brûlures, lupus, pustule maligne, etc.), et celui qu'elle joue pour prévenir et guérir rapidement de graves ulcérations cornéennes qui se cicatrisent sous elle d'une manière fort prompte. C'est le bandeau compressif le plus élastique, le plus permanent et le plus naturel pour l'œil et le seul bon moyen d'immobiliser les paupières.

On l'a faite aussi, mais sans succès, dans le xérosis.

On a pratiqué d'autres variétés de sutures *pré-ciliaires*, en découpant, en avivant des bandes de peau à distance des cils. Mais tous ces procédés ne méritent pas de confiance, sont peu solides, provoquent l'inversion des cils en dedans et, tout en donnant une difformité considérable, ne valent pas mieux que les bandelettes agglutinatives, à rejeter complètement. Fuchs à l'angle externe, Truc à la partie médiane, ont taillé la peau en volets de diverses formes de façon à faire ainsi une blépharorrhaphie d'un genre nouveau. On doit se demander si, dans les cas où la tarsorrhaphie est impossible, les paupières n'arrivant pas à se toucher (exophtalmie), des incisions libératrices horizontales avec dédoublement de la paupière soit par la peau, soit par le tarse, et même avec autoplastie, ne permettraient pas la jonction des bords libres.

On évitera toute autre intervention que la tarsorrhaphie partielle dans la lagophtalmie paralytique et on se gardera, bien entendu, de toute *résection conjonctivale* ou *cutanée* latérale, procédés à réserver à l'ectropion sénile où il y a trop de peau et trop de conjonctive. Dans la lagophtalmie paralytique, il n'y a ni l'un ni l'autre.

Rappelons enfin la singulière idée de Dieffenbach, qui proposa de couper le releveur palpébral de façon à provoquer la chute de la paupière supérieure, pour protéger l'œil contre les suites de la lagophtalmie.

Paralysie du sympathique. — La paralysie du sympathique entraîne, en même temps que le myosis, une blépharoptose *légère*, qui, si la paralysie est incurable et si le malade n'est pas satisfait de la *mydriase* et de l'*agrandissement* temporaire de la fente que lui donne, quand il le désire, une instillation de cocaïne, nécessitera une opération. Cette opération, vu le peu d'intensité de la lésion, peut être d'abord une résection purement cutanée, avec ou sans ligature sous-cutanée rejoignant le muscle frontal. Dans les cas où la ptose est si peu marquée que tout se réduit à un léger rétrécissement de la fente palpébrale du côté paralysé, on pourra se borner à faire *du côté sain* et en conservant soigneusement les cils, un point de tarsorrhaphie *externe* qui suffit à *égaliser* les deux fentes palpébrales et à masquer temporairement (ou définitivement) la difformité.

Blépharoptose. — La cure opératoire de la blépharoptose définitive est encore une des opérations des plus délicates de la chirurgie oculaire et une de celles où il est facile d'arriver tantôt à un résultat insuffisant, tantôt à un résultat excessif aggravant l'état du malade. Il est difficile, plus encore que pour le strabisme, de doser avec une grande précision les opérations appropriées.

Les moyens *palliatifs* sont préférés par quelques malades. Ils consistent, tantôt dans l'apposition sur un repli de peau d'une serre fine à branches aplaties (Sichel), tantôt dans divers moyens que les malades trouvent tout seuls, relevant fortement le sourcil ou étirant la peau du front avec le chapeau solidement enfoncé comme chez un de nos malades atteint de double ptose ophtalmoplégique, tantôt dans le port de lunettes et de binocles spéciaux dont la monture porte une serrefine (Fano), une petite tige ou un ressort à boudin refoulant en arrière la paupière supérieure. Ce dernier moyen (Constantin Paul, Masselon) est le meilleur, et binocle ou lunettes masquent absolument la difformité, comme nous avons pu nous en assurer plusieurs fois.

Dans les cas où le malade n'est pas contenté par ces diverses atténuations à son sort, et surtout s'il s'agit de sujets jeunes, l'opération s'impose.

Évolution historique et nature des méthodes opératoires. — Toutes les méthodes utilisent deux principes, mais à un degré très variable : 1° le raccourcissement plus ou moins grand de la paupière; 2° la mise en œuvre d'une force voisine pour faire mouvoir la paupière paralysée.

Le raccourcissement de la paupière a été obtenu, soit par des résections de la peau (procédé antique) ou du tarse (procédé moderne), soit en faisant passer le lambeau cutané sous le sourcil (Panas), soit en pratiquant une large ligature palpébrale profonde appliquée à la ptose par Dransart d'abord (1880).

L'idée d'emprunter de la force au *frontal* est évidemment venue à l'esprit de tout opérateur qui a observé que les malades eux-mêmes réalisent à tout moment cette opération en plissant le front et en élevant ainsi la paupière avec le muscle frontal.

Aussi Morand et Acrel avaient-ils déjà formulé nettement cette proposition opératoire (Carron du Villards) et Morand avait eu l'idée très ingénieuse d'enlever un morceau horizontal de la peau du *front* pour avancer pour ainsi dire le frontal du côté du sourcil et de la paupière paralysée. Mais ce procédé aurait l'inconvénient de relever encore plus le sourcil du côté paralysé, et l'on sait qu'il n'est déjà que trop relevé par les manœuvres incessantes de plissement du front des ptosiques.

Hunt (1838), en rapprochant considérablement du sourcil l'excision cutanée palpébrale, fit l'inverse de la proposition de Morand, dans le même but et par une opération, beaucoup plus justifiée, car il n'enlevait rien au-dessus du sourcil. Il *avança* ainsi fortement et plus efficacement que dans les résections cutanées ordinaires, la paupière vers le sourcil et par conséquent vers le muscle frontal (fig. 12).

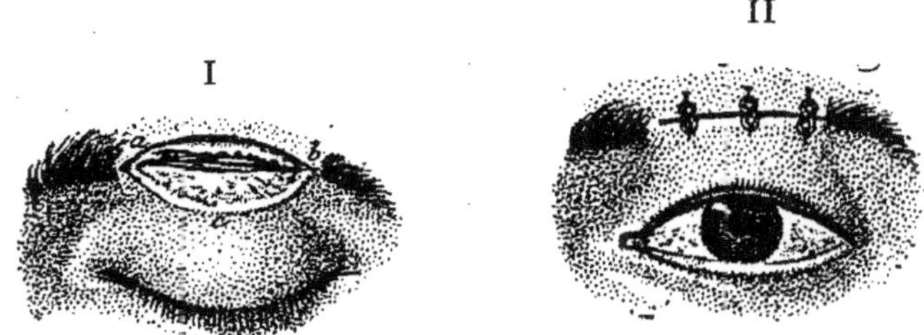

Fɪɢ. 12. — Procédé de Hunt.
I. *a*, *b*, *c*, tracé du lambeau excisé. — II. Suture.

Sédillot a proposé d'employer le *sourcilier*, en désinsérant sa partie externe pour tâcher de l'insérer vers la partie supérieure de la paupière.

Le raccourcissement de la peau a été très anciennement tenté par des cautérisations chimiques, quoique Ware (surtout dans l'entropion) cautérisât même le tendon du releveur au fer rouge pour le rétracter.

Bartisch se servait d'une petite presse en bois saisissant un pli cutané d'étendue suffisante qui s'éliminait au bout de quelques jours sous la pression de cet appareil singulier.

De Graefe, reprenant les résections cutanées, insistait sur la *résection de l'orbiculaire* de façon à *affaiblir l'antagoniste* du releveur. Mais, outre que l'orbiculaire, muscle peaucier, a été certainement le plus souvent enlevé avec la

peau dans le procédé ancien et banal, ce qui enlève toute
originalité réelle à celui de Graefe, il n'y a ni intérêt à
affaiblir l'orbiculaire, ni résultat bien grand à attendre d'une
opération qui ne porte pas sur la partie malade et qui n'agit
qu'indirectement sur la lésion. De Wecker, en combinant
à cette opération la suture de Dransart, a réuni à l'action
de la résection cutanée, le rattachement au muscle frontal.

D'autres ont inséré directement au niveau *du sommet
du tarse* et du ligament suspenseur, les fils qui passent
ensuite sous le sourcil. Ils ont réalisé ainsi directement les
indications : 1° de remonter le *squelette même* de la paupière ; 2° d'agir par la partie profonde, et de substituer un
mouvement d'élévation oblique, au lieu du mouvement d'é-
lévation pure et simple donné par la résection de peau ou la
suture directement sous-cutanée.

Panas a disséqué un lambeau cutané qu'on glisse sous un
pont sourcilier.

Gayet a pratiqué avec une anse galvanocaustique la
suture de Dransart d'une manière extemporanée. Mules a
employé une suture métallique permanente.

L'inconvénient des ligatures et des tractus cicatriciels
sous-cutanés, c'est qu'ils sont ordinairement insuffisants,
soit immédiatement, soit tardivement.

Le désavantage des résections cutanées et des résections
portant sur le tarse, c'est que, bien que le dosage soit en
apparence assez facile, même sans employer l'ancienne
pince-béquille, il est beaucoup moins mathématique en
réalité. On s'expose le plus souvent, quand on est prudent,
à faire trop peu : le malade continue, sa paupière étant
plus basse que celle du côté sain, à plisser démesurément
son front et à élever disgracieusement son sourcil du côté
opéré. L'opérateur imprudent expose au contraire son
malade à ne plus pouvoir refermer sa paupière, à subir
une kératite lagophtalmique et des opérations autoplastiques pour réparer la situation.

Certains chirurgiens (Denonvilliers et Gosselin) ont été jusqu'à proposer simplement de pratiquer en pleine paupière une fenêtre ou un vaste colobome pour permettre au malade de voir à travers.

Galezowski a recommandé la résection d'un lambeau comprenant la peau et le plan profond de la paupière, tandis que Bowman et Gillet de Grandmont conservaient la peau tout en réséquant le tarse et en suturant les bords de la plaie tarsienne et sustarsienne (ligament suspenseur et insertion tarsienne du releveur).

Divers auteurs, après Bowman, en pratiquant, soit la *résection du tarse*, soit le *plissement* du releveur ou de ses insertions par ligature sous-conjonctivale, ont parlé d'*avancement du releveur*. Toute opération qui raccourcit le trajet des insertions de ce muscle réalise en effet une sorte d'avancement, de même qu'en raccourcissant la paupière on avance en quelque sorte aussi le frontal. Mais il ne faut pas s'illusionner sur la *nature* et le résultat *fonctionnel vrais* de l'opération, lorsque dans la ptose congénitale, on « avance » un releveur soit paralysé, soit peu ou pas développé, comme cela arrive le plus souvent dans cette maladie.

Vautrin et Darier ont employé des lambeaux *musculaires* comme anastomose sous-cutanée, le premier avec des lambeaux du *frontal*, le second avec des lambeaux de l'*orbiculaire*.

Un assez grand nombre de modifications de détail ont été apportées à ces divers procédés.

Enfin, alors qu'on s'était jusque-là adressé à la seule force motrice frontale, une nouvelle idée a été de s'adresser au muscle *droit supérieur*, sauf bien entendu, les cas où il est lui-même paralysé.

Ce muscle est en effet synergique du releveur dans le regard en haut, et sous tous les rapports anatomiques, physiologiques et cliniques, l'idée de s'adresser à lui est justifiée. C'est à Motais qu'en est due la première réalisation (1897). Parinaud, qui dit avoir eu autrefois avec Deroque la même idée, a modifié, après Motais, le procédé opératoire. Dans le procédé de Motais, une languette *médiane* du tendon du droit supérieur est détachée en volet et suturée dans une boutonnière creusée à la face antérieure du tarse : dans celui de Parinaud, on passe simplement une ligature en anse tarso-musculaire, sans détachement de lambeau tendineux ; ces deux procédés ressemblent à l'avancement musculaire et à l'avancement capsulo-musculaire.

Nous examinerons successivement la technique opératoire des procédés de Wecker, de Panas, de Motais et de Parinaud.

TECHNIQUE OPÉRATOIRE

1º PROCÉDÉ DE WECKER. — Le lambeau à réséquer occupant la peau et l'orbiculaire est tracé, sa limite inférieure étant à 4 ou 5 millimètres du bord libre. On pénètre ensuite avec les aiguilles suivant le trajet indiqué (fig. 13), de façon à passer au-dessus du sourcil. Chaque pont embrassé par l'anse de fil a 5 à 6 millimètres et entre les deux anses il y a un centimètre de distance. Les fils sont noués sur des drains avec un nœud (fig. 14), qui permet de serrer

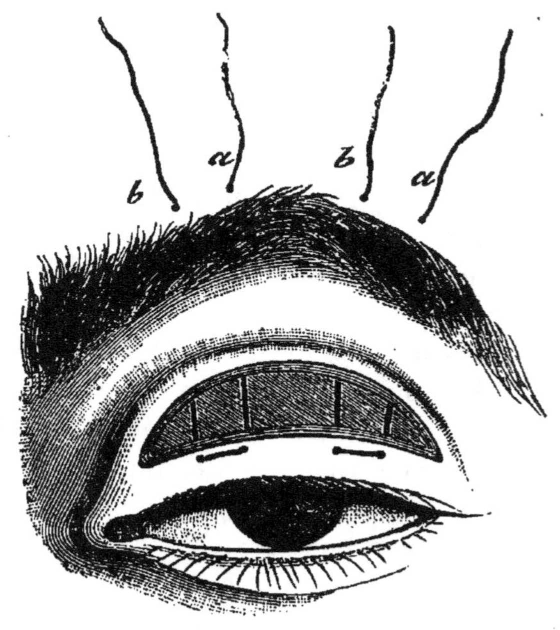

FIG. 13. — Procédé de Wecker.

I. Excision. — *a, b,* anses de fil.

ou de desserrer de suite et les jours suivants la ligature

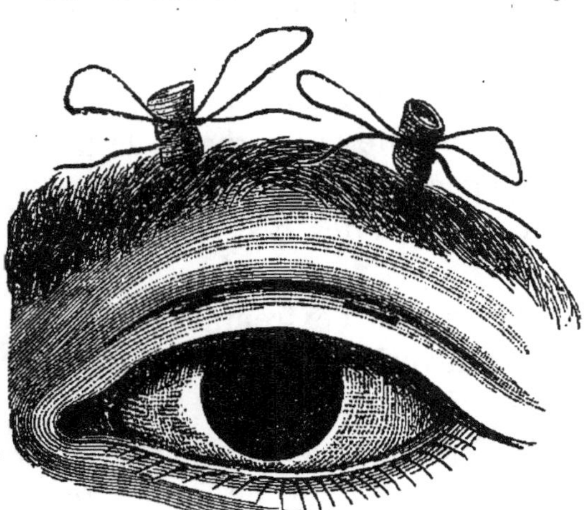

Fig. 14. — Procédé de Wecker. — II. Ligatures.

dans la mesure convenable, que l'on appréciera en priant le malade de fermer ses paupières. Sauf suppuration, il est bon de laisser séjourner les fils plusieurs semaines et les laisser couper plus ou moins complètement le trajet sous-cutané, tout en les resserrant de temps à autre.

2° PROCÉDÉ DE PANAS. — Dans le procédé de Panas, on pratique une incision horizontale au niveau du pli orbito-palpébral supérieur et on met à nu le ligament suspenseur : deux autres incisions divergentes en partent et arrivent presque vers le sommet du tarse ; on les dirige alors obliquement vers les angles palpébraux. On dissèque le lambeau en languette, on fait une incision le long du bord supérieur du sourcil, puis avec le bistouri on mobilise la partie profonde du pont, en pas-

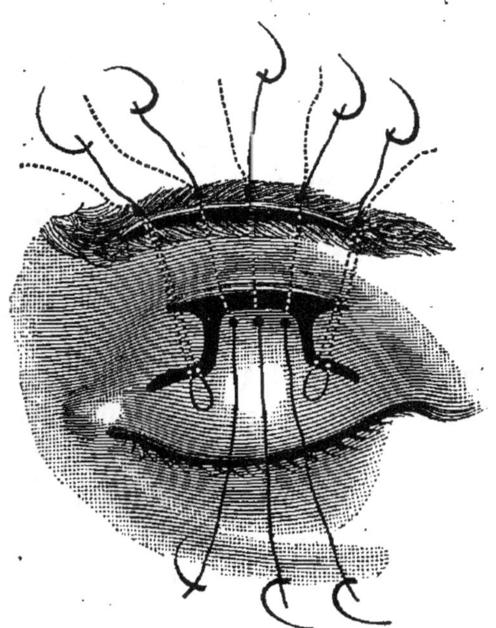

Fig. 15. — Procédé de Panas.

sant sous les muscles ; plusieurs sutures ou mieux une

anse à deux aiguilles font passer la languette (dont on excise, s'il y a lieu, une partie) sous le pont et on la suture à la lèvre supérieure de l'incision sourcilière. S'il y a une tendance marquée à l'ectropion, un point de suture profond est passé de chaque côté de la languette de façon à ramener la paupière en arrière (fig. 15). Lorsqu'il n'y a pas de suppuration, on enlèvera les fils vers le 6e ou 7e jour.

Nous avivons et curettons un peu l'extrémité de la face cutanée de la languette pour favoriser par un raclage son union plus rapide à la surface cruentée du pont sourcilier. De même nous traçons et excisons de chaque côté de la languette centrale un triangle rectangle de peau, *avant* de libérer la languette de façon à ce qu'en remontant, la surface que recouvraient ces triangles soit naturellement remplie par l'ascension des parties voisines et ne forme pas un pli disgracieux.

3° PROCÉDÉ DE MOTAIS. — La paupière étant renversée par un crochet, le droit supérieur est mis à nu et la conjonctive incisée jusqu'au sommet du tarse. La mise à nu du droit supérieur ne diffère en rien de la prise du tendon dans une opération de strabisme. Puis une languette de 3 millimètres 1/2 de large est détachée sur le milieu du tendon à deux millimètres de son insertion. On la saisit avec une pince à arrêt ou un crochet double à avancement et on la transperce avec une anse de fil à 2 aiguilles en allant de la face superficielle à la face profonde. On fait ensuite aux ciseaux une boutonnière au-devant du tarse et on débride la surface cutanée du tarse sur une étendue d'un demi-centimètre environ. On introduit les aiguilles dans cet infundibulum, on transperce avec elles le tarse, et on attire dans l'entonnoir la languette du droit supérieur. Les aiguilles sont distantes de 2 millimètres environ. On noue ensuite les fils sur la conjonctive tarsale (fig. 16).

On insérera plus ou moins haut les fils à suture suivant

le degré d'action à obtenir. Les fils sont enlevés le 8ᵉ jour. On peut suturer transversalement l'incision de la conjonctive du cul-de-sac.

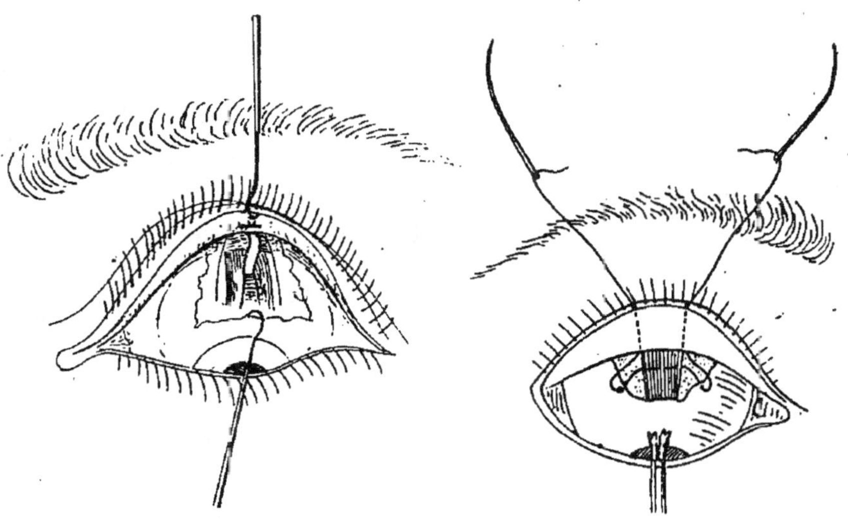

FIG. 16. — Procédé de Motais.   FIG. 17. — Procédé de Parinaud.

4° PROCÉDÉ DE PARINAUD (fig. 17). — Une incision est pratiquée avec les ciseaux sur une étendue de 1 centimètre 1/2 au niveau du bord supérieur du cartilage et parallèlement à lui ; on libère le droit supérieur et on passe au-dessous du muscle en comprenant la capsule avec un fil muni de deux aiguilles. On fait ensuite passer ces aiguilles entre le cartilage et la peau jusqu'au niveau des cils, à 7 millimètres l'une de l'autre et on noue leurs extrémités d'une façon qui permette de serrer ou desserrer plus ou moins, sur un bourrelet de coton ou sur un drain. Le fil est enlevé du 4ᵉ au 6ᵉ jour. Pour accentuer, s'il le faut, l'effet opératoire, on résèque une partie du cartilage, ce qui facilite le passage des aiguilles.

Indications opératoires. — La ptose palpébrale est d'une nature assez variée pour qu'on puisse être amené à faire appel à divers procédés suivant les cas.

A. Les ptoses nées surtout d'un relàchement et d'une distension de la *peau,* soit congénitale. (Blépharochalasis) soit acquise, seront traitées par le procédé ancien consistant dans une résection cutanée semi-lunaire dont on déterminera avec une pince à double mors (Desmarres) les dimensions exactes et dont on dessinera la forme avec le crayon dermographique : l'extrême extensibilité de la peau de la paupière pourrait empêcher sans cela une exécution bien symétrique du lambeau. On s'adressera ensuite pour terminer l'opération, soit à la suture *cutanée pure,* soit à la suture comprenant à la fois la *peau,* le *ligament suspenseur* et le *sommet du tarse* (Hotz), afin d'offrir à la peau relàchée une solide fixation profonde, soit, s'il y a un réel affaiblissement des mouvements palpébraux, à la suture palpébro-frontale, comme dans le procédé de Wecker.

B. Dans les cas de ptose complète par paralysie, acquise, congénitale ou traumatique, si le *droit supérieur* est également *paralysé,* on devra s'adresser à l'union avec le muscle frontal, dans les cas légers et moyens par le procédé de Wecker, dans les cas extrêmes par le procédé de Panas. En cas d'insuccès, on en viendra au procédé de Galezowski par résection prudente d'une partie de la paupière.

C. Dans les cas où le droit supérieur n'est pas paralysé, on aura l'idée de s'adresser à l'anastomose du tarse avec le droit supérieur. Malgré divers essais, les uns heureux, les autres malheureux, la question n'est pas encore tranchée et d'ailleurs on ignore les résultats tardifs des opérations réussies. Le procédé de Parinaud qui ne sectionne rien du muscle et où la ligature pourrait être retirée, desserrée ou resserrée les jours suivants, mérite d'être comparé régulièrement à celui de Motais.

On est, dans certains cas, amené, soit avant, soit pendant l'opération (Parinaud), soit après avoir rendu à la paupière la motilité grâce au droit supérieur, à compléter l'opération par des résections cutanées ou tarsiennes destinées à accentuer, s'il y a lieu, le relèvement de la paupière.

Il n'y a donc pas à abandonner d'une façon totale les procédés anciens pour les nouveaux. Mais il faut reconnaître que *seule* l'anastomose du droit supérieur à la paupière supérieure rend à la paupière paralysée son *mouvement physiologique*, c'est-à-dire son attraction *en arrière* vers l'orbite, tandis que les autres procédés se bornent à relever plus ou moins obliquement *en haut* la paupière en élevant le sourcil et plissant le front.

La diplopie résultant de l'opération disparaîtrait rapidement dans les cas heureux. De plus ces procédés ont l'avantage de ne laisser aucune cicatrice cutanée et de laisser possibles, en cas d'insuccès, les anciens procédés opératoires.

§ VI. — Déformations et déviations.

Phimosis palpébral. — Si dans quelques cas la fente palpébrale paraît anormalement *large* et les paupières écartées du globe surtout à l'angle externe, ce que Desmarres appelait *euryblépharon*, il y a d'autres cas où la fente palpébrale est trop *étroite*, ce qui exagère beaucoup les accidents, lorsqu'il y a des affections inflammatoires de la cornée et de la conjonctive, ou lorsque le bord ciliaire est déformé et projette les cils contre le globe. Ce phimosis palpébral nécessite l'élargissement temporaire ou définitif de l'angle externe soit par débridement simple (canthotomie), soit par ablation d'une partie de cet angle (canthectomie), avec ou sans suture et reconstitution autoplastique (canthoplastie). Ce phimosis doit être distingué de l'*ankyloblépharon*.

Élargissement de la fente palpébrale. — L'élargissement de la fente palpébrale par un coup de ciseaux à la commissure externe sans suture consécutive n'est qu'un *débridement* momentané sans résultat définitif et qui n'est applicable qu'à des cas aigus ou comme préparation à diverses interventions sous-palpébrales ou orbitaires, quand il y a un véritable phimosis palpébral. C'est la *canthotomie*, qui pourra aller jusqu'au bord externe osseux de l'orbite (exentération).

La canthoplastie comporte une suture avec glissement autoplastique. C'est une opération plus importante qu'elle ne le semble tout d'abord, délicate à mener à bien, si l'on veut éviter qu'elle ne soit complètement inutile (la fente palpébrale restant alors aussi étroite et la commissure étant devenue épaisse et cicatricielle) ou qu'elle ne laisse des lésions définitives apparentes et peu réparables.

C'est à von Ammon qu'on doit la canthoplastie. La canthotomie est du reste une conséquence naturelle des opérations sur l'ankyloblépharon, connues de tout temps.

Stellwag a proposé de couper la paupière inférieure *obliquement,* ce qui augmente l'effet, mais provoque une échancrure mal placée et des difformités.

Un certain nombre d'auteurs, après RICHET, ont pratiqué un procédé très logique et très sûr, lorsqu'on veut obtenir le maximum de résultat; c'est d'exciser en 2 coups de ciseaux un petit V *cutané* de façon à créer une perte de substance triangulaire continuant absolument la forme de l'orifice palpébral, puis on suture la muqueuse à la peau. Dans la majorité des cas, c'est à ce procédé qui nous paraît mériter le nom de *canthectomie* que, de même qu'Abadie, nous donnons la préférence; il doit souvent remplacer la simple section avec suture, d'un effet médiocre au bout de peu de temps. D'autres auteurs (Cusco) ont dessiné un triangle à *sommet commissural.*

Dans quelques cas, on a interposé un lambeau cutané entre les lèvres de la plaie, par une minuscule autoplastie à pédicule (Cusco, Noyes). Ce procédé qui donne, même au prix d'une petite difformité, un agrandissement notable de la cavité palpébro-conjonctivale, a son indication surtout dans les cas où elle est si réduite que le port d'un œil de verre devient impossible, et dans les cas d'*ankyloblépharon* où l'on craint la récidive.

CANTHOPLASTIE PAR INCISION ET SUTURE (fig. 18). — On prolonge, le blépharostat étant en place, la commissure externe de la quantité voulue avec des ciseaux droits et mousses. Une hémorragie artérielle est la règle; on la combattra de suite (au lieu de se borner à la compression, ce qui laisse une ecchymose palpébrale beaucoup plus forte), en saisissant l'artériole avec une pince ou une serre-fine hémostatique. Puis, après avoir dégagé

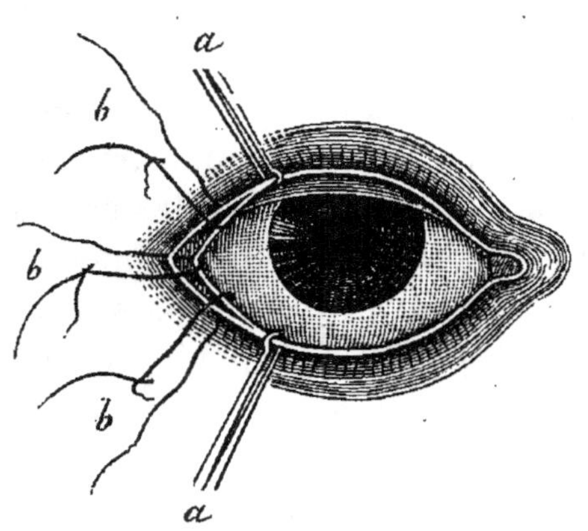

FIG. 18. — Canthoplastie.

a, pinces.
b, anses de fil.

un peu loin la conjonctive avec ou sans incision libératrice *bulbaire concentrique* à la cornée sur le diamètre horizontal, et avoir, s'il y a lieu, donné en haut et en bas un coup de ciseau *sous-cutané* sectionnant une partie du ligament suspenseur des tarses (Agnew, de Wecker), rappelant les anciennes sections sous-cutanées de l'orbiculaire, on suture à la soie en commençant par le point médian.

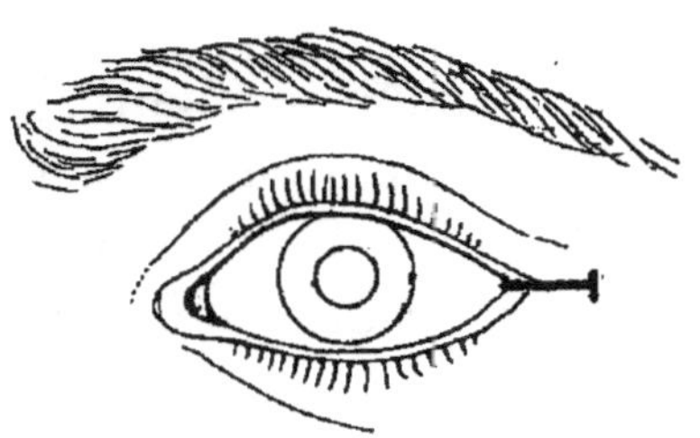

FIG. 19. — Procédé de Chalot.

Chalot a proposé une incision en T (4 millimètres en long, 2 en hauteur), dont l'effet serait plus complet (fig. 19).

Canthectomie ou Canthoplastie avec excision (fig. 20).
— On excise en 2 coups de ciseaux une petite bande de
l'angle externe des paupières; on
accentue l'effet, en donnant un coup
de ciseaux horizontal à la distance que
l'on voudra, et en faisant des débridements du ligament suspenseur, puis
on suture exactement la conjonctive
disséquée et mobilisée.

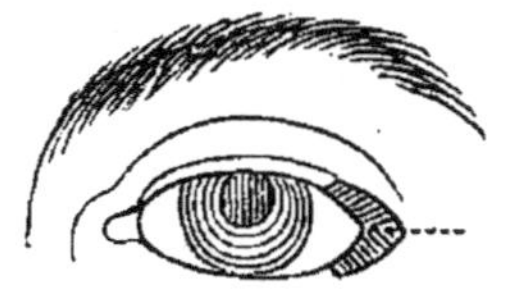

Fig. 20. — Canthectomie.

Canthoplastie avec interposition de lambeau. — Un petit
lambeau cutané à pédicule, de forme et d'étendue variable,
est amené entre les lèvres de la plaie, suturé par des points
latéraux, puis son extrémité libre retournée sur elle-même,
fixée à la partie profonde du lambeau et des tissus par un
point médian de suture perforante, en matelas. L'écueil de
ce procédé, si la fixation n'est pas *parfaite,* est son inutilité
compliquée d'une difformité.

Indications générales. — La canthoplastie, comme tout
agrandissement d'un orifice quelconque (iridotomie, iridectomie, etc.), est *préparatoire* ou *définitive*.

Préparatoire, elle est utilisable pour diverses opérations
lorsque l'orifice palpébral est manifestement trop étroit
(certains cas d'extirpation de la glande palpébrale, brossage des granulations, exentération orbitaire (Desault),
énucléation d'yeux énormes, etc.).

Dans certains cas (exentération et tumeurs orbitaires),
nous avons prolongé l'incision en T au moins de 1 centimètre au-dessus et au-dessous du rebord osseux de l'orbite,
ce qui donne beaucoup de jour sans difformité définitive
après suture.

La canthoplastie à lambeau trouve des indications dans
des cas fort rares (symblépharon, ankyloblépharon, pour
permettre le port d'un œil artificiel, etc.)

Dans un certain nombre d'autres cas, la canthoplastie agit
(kératites, conjonctivites), en plus de sa forte saignée

locale, en diminuant le tonus palpébral et le frottement de la cornée. Comme toute intervention juxta-oculaire, elle joue un rôle éclaircissant pour la cornée (Panas). Enfin elle a un rôle esthétique pour assurer l'égalité des deux fentes palpébrales, lorsqu'il existe une inégalité *spontanée* (exophtalmie, myopie extrême unilatérale, etc.) ou provoquée (strabotomie excessive et monolatérale, etc.).

On élargit alors la commissure de l'œil non opéré ou sain. On agira par section avec suture ou par excision triangulaire et suture, ce dernier procédé étant celui qui donne un effet plus marqué. Mais nous préférons la canthorrhaphie de l'œil trop saillant.

Un avivement de la nouvelle commissure externe (canthorrhaphie) réparerait facilement une canthoplastie démesurée, mais il est fort rare qu'on en vienne là, et la canthoplastie pèche plus souvent par défaut que par excès.

D'autres auteurs n'ont pas hésité dans les cas d'ophtalmie purulente grave (Schmidt, Critchett père) ou dans le cas de blépharoptose (Denonvilliers et Gosselin), à sectionner la paupière en son milieu et à créer ainsi un vaste colobome. Ces tentatives brutales ne doivent être que citées pour mémoire; de même ces incisions ont été faites aux deux extrémités de la paupière supérieure pour l'exentération orbitaire (Dupuytren), mais il y a avantage à leur préférer ordinairement les débridements externes.

Entropion et trichiasis. — L'entropion n'a guère d'effet nocif que par l'inversion des cils; aussi les méthodes applicables à sa cure sont-elles les mêmes que celles applicables au trichiasis, sauf pour des cas rares de trichiasis tout à fait localisé ou ceux d'entropion temporaire.

L'ENTROPION TEMPORAIRE se produit presque toujours à la paupière inférieure chez les vieillards ou les sujets dont la paupière inférieure est ordinairement flasque. Une conjonctivite, une blépharite, l'occlusion de l'œil surtout après les opérations, amènent un léger œdème sous-cutané et le bord ciliaire bascule en arrière, tourne autour de la ligne solide formée par le tarse inférieur si peu développé et les ligaments latéraux qui le réunissent aux deux angles.

Lorsque le collodion et les bandelettes agglutinatives ne suffisent pas, l'application d'une serre-fine à ptosis, et, en cas d'insuccès, l'ablation d'un losange, d'un rectangle ou d'un ovale horizontal de peau à 2 à 3 millimètres des cils est indiquée et préférable à la ligature sous-cutanée de Gaillard.

On disséquera aussi un volet (procédé de Brach) presque jusqu'aux cils (voy. page 71), de manière à sectionner en partie l'orbiculaire et à créer des adhérences profondes.

La canthotomie est quelquefois faite avec succès, mais, seule, ou combinée avec une ligature sous-cutanée éversive, elle peut échouer.

Entropion et trichiasis permanents. — Nous examinerons d'abord l'entropion et le trichiasis complets, étendus à toute une paupière.

A. Dans ces cas, c'est pour ainsi dire toujours à la suite de l'*incurvation du tarse par le trachome* que se produit la maladie.

Aussi les procédés qui ne redressent pas le tarse échouent-ils presque toujours ou du moins laissent se produire la récidive.

En plus de l'*épilation* et la *frisure* (?) des cils, moyens palliatifs, les procédés employés pour la guérison de l'ectropion et du trichiasis sont fort nombreux et se groupent de la manière suivante :

1° *Ablation du bord ciliaire*. — Cette opération radicale a été utilisée dès les temps les plus anciens et reprise par Bartisch, Flarer, et d'autres. Elle consiste à supprimer le mal en supprimant l'organe et en excisant tout le bord ciliaire. L'ouverture palpébrale se trouve réduite alors à un orifice plissé, à bords cicatriciels et rugueux où on a substitué une difformité définitive à une difformité curable.

4.

2º *Destruction des cils et de leurs bulbes.* — Bien des opérateurs ont essayé de détruire les cils tantôt en pénétrant les bulbes avec de petits cautères ou des aiguilles qu'on faisait rougir avec un fer à friser après leur implantation (Carron du Villards), tantôt en disséquant les bulbes *par la racine* après incision cutanée (Vacca Berlinghieri, fig. 21), tantôt par l'électrolyse. Ces procédés sont douloureux, longs, sujets à la récidive et détruisent les cils au lieu de les remettre en bonne place. Toutefois *l'électrolyse* conserve des indications dans le trichiasis *partiel.*

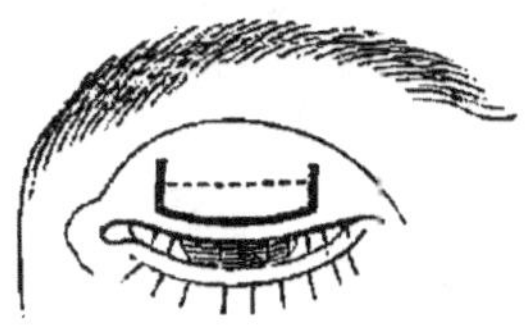

Fig. 21. — Dissection des bulbes ciliaires (Vacca Berlinghieri).

3º *La déviation des cils et leur changement de direction par une petite anse de fil ou de cheveu,* sorte de tuteur (Celse). Procédé n'ayant que des résultats temporaires et impossible même à appliquer à tout le bord ciliaire.

4º *Le raccourcissement de la peau* et la déviation consécutive du bord ciliaire laissé en place et non libéré. On a ainsi agi par *l'écrasement* avec des pinces à demeure, des *ligatures* constrictives (Bartisch, Gaillard) et le séton, par des *excisions* cutanées, horizontales et verticales, par des *cautérisations* ignées, les unes transversales, selon les procédés arabes, les autres verticales (Vieusse). Tous ces procédés, *s'ils sont limités à la peau,* laissent la récidive se produire, donnent des douleurs et des cicatrices difformes. Mais la *cautérisation ignée transversale* doit être conservée dans certains cas, *à condition d'aller jusqu'au tarse* (Delpech, Jobert, Magni). Elle pourra alors guérir, comme tout procédé *tarsien.*

5º *La transplantation du bord ciliaire libéré* en pont (Aétius, Jäsche, Arlt). — La figure 22 explique cette transplantation du bord ciliaire en escarpolette. Mais, même avec greffe cutanée *au-dessous* du bord ciliaire déplacé, les cicatrices sont souvent très marquées, le *tarse incurvé n'ayant pas été touché,* le bord ciliaire redescend peu à peu et la récidive du trichiasis est fréquente.

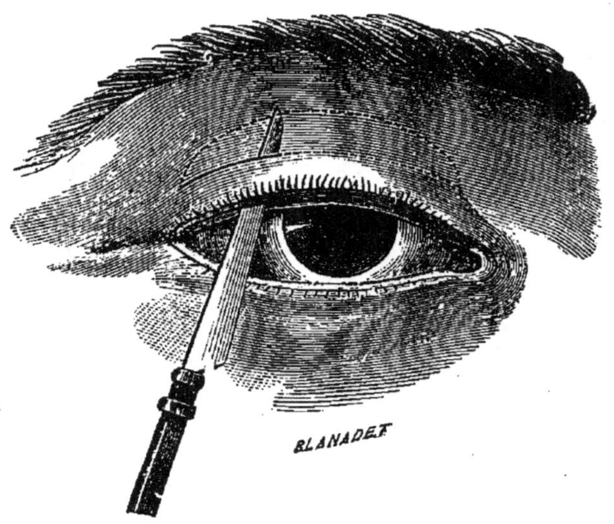

Fig. 22. — Transplantation du sol ciliaire.

6° *Le déplacement du bord ciliaire par une autoplastie à pédicule latéral* (Spencer Watson, fig. 23). — La transplantation du bord ciliaire au lieu de se faire en pont, se fait avec un pédicule ; c'est une petite *blépharoplastie* latérale par échange de lambeaux, utilisable pour les trichiasis *angulaires.* Comme elle pourrait donner lieu à du

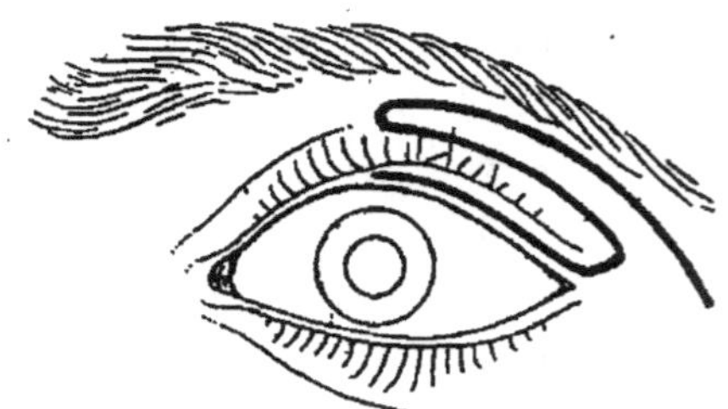

Fig. 23. — Blépharo-marginoplastie.

sphacèle et à des difformités, elle ne saurait prétendre à être une méthode générale. Elle rendra quelquefois service comme méthode d'exception, surtout pour les angles, et après insuccès des autres méthodes : on la préférera, dans ces cas, à l'ablation pure et simple du bord ciliaire.

7° *Les opérations sur le tarse.* — Ces opérations ont consisté tantôt dans l'ablation du tarse (Saunders), dangereuse

et inutile, tantôt dans la *tarsotomie* qu'après les anciens
(Aétius), Richter et von Ammon, entre autres, ont recommandée surtout par la conjonctive, tantôt dans l'*évidement*
et l'amincissement du tarse (Streatfield, Snellen, fig. 24).

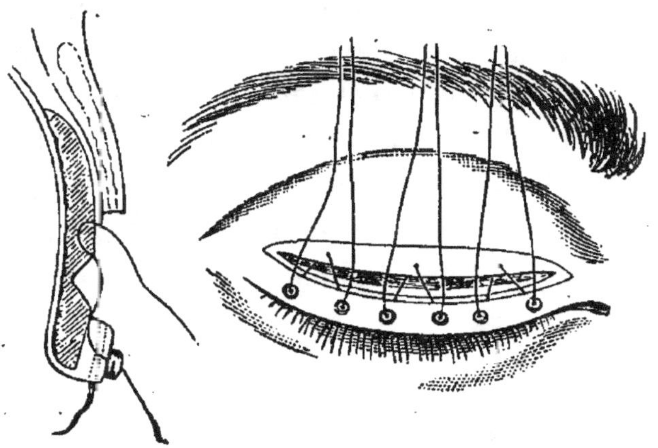

Fig. 24. — Opération du trichiasis. Procédé de Snellen.

Une heureuse combinaison de la tarsotomie avec des
sutures allant jusque
dans le ligament sus-
penseur (Anagnosta-
kis (fig. 25), Hotz)
est due à Panas, dont
le procédé élégant
reste d'une efficacité
générale contre l'en-
tropion compliqué de
trichiasis et n'a subi
aucune modification
utile. C'est un redres-
sement du bord ci-

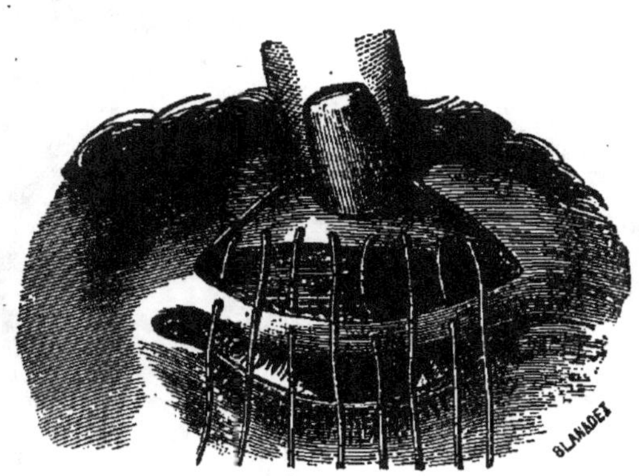

Fig. 25. — Opération du trichiasis. Procédé
d'Anagnostakis.

liaire qui se relève et vient se couder sur son ancien
emplacement.

PROCÉDÉ DE PANAS. — Le procédé de Panas s'exécute de
la manière suivante pour la *paupière supérieure*. Un aide

exercé tend la paupière supérieure sur une large spatule, préférable en général aux pinces hémostatiques à vis ou à verrou. Il est chargé de bien éponger et de bien tendre, car il faut y voir clair.

Une incision horizontale à 2 millimètres au-dessus des cils est faite : on dissèque (l'excision est ordinairement inutile) l'orbiculaire qu'on fait récliner avec un crochet tout en disséquant en haut la peau jusqu'au sommet du tarse et aux fibres verticales du ligament suspenseur qui s'y insèrent.

En bas, on dissèque le bord ciliaire en volet jusqu'à ce qu'on voie le *fond* des bulbes ciliaires comme une traînée de points noirs.

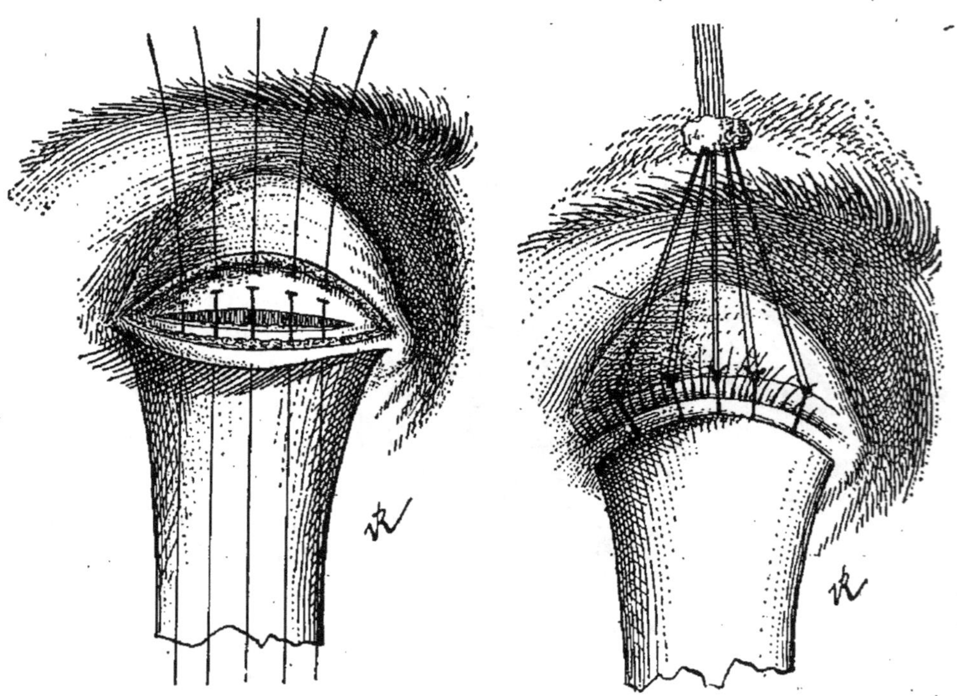

Fig. 26. — Opération du trichiasis. Procédé de Panas.
I. Dissection. — II. Suture.

Enfin on incise le tarse à ciel ouvert jusqu'à la conjonctive inclusivement, en général à 3 millimètres au plus du bord ciliaire (fig. 26). Cette incision variera légèrement

comme siège et étendue avec l'étendue même, la forme et
le raccourcissement du tarse assez variables avec les sujets.
Si on place *trop haut* la tarsotomie, on a un ectropion,
écueil de l'opération, qui oblige à désunir la suture plus
tôt que de coutume et à pratiquer des cautérisations muqueuses ultérieures. Si on la place trop bas, le bord ciliaire
chevauche et remonte trop haut.

La suture est placée (5, quelquefois 4 à 6 points) en
entrant *sur le bord ciliaire* exactement en arrière des cils,
ressortant dans l'angle du volet inférieur disséqué, allant
reprendre le ligament suspenseur et le *sommet du tarse,*
puis ressortant sans passer par la peau. On serre les fils,
en évitant toutefois de *trop* serrer et de transformer, comme
on l'a cru à tort nécessaire, le bord ciliaire en un véritable
chapelet, ce qui donne des déformations inutiles et on
laisse les fils collés au front, à la manière ancienne, pendant cinq jours.

Sur de très nombreux cas, nous n'avons guère vu et
obtenu que des succès. Un de nos malades avait un trichiasis datant de Desmarres. Il a guéri cependant radicalement. Dans ce cas où le tarse était très épaissi et
bosselé, nous avons combiné un amincissement préalable
du tarse, en enlevant quelques lamelles, à la tarsotomie
faite ensuite.

Le sphacèle et les autres accidents sont dus ou à des
fautes opératoires ou à une inexacte appréciation du siège
et de l'étendue de la tarsotomie, point délicat de l'opération. Quelquefois de petits bourgeons naissent au niveau
des glandes de Meibomius sectionnées, mais l'ablation et la
cautérisation les suppriment vite.

Pour la paupière inférieure (fig. 27), Panas procède à
l'ablation partielle d'un volet de peau disséquée jusqu'au
bord des cils et combinée ou non à une *tarsotomie,* suivant
l'intensité et la nature du mal (entropion ou trichiasis).

Brach (1838) cité par Zeiss, Deval et Fano, employait

déjà le procédé suivant. Il incisait transversalement la peau au niveau du bord *adhérent* de la paupière. Deux autres incisions, partant des extrémités de la précédente, convergeaient légèrement pour aller se terminer près des cils. Le lambeau était *soigneusement* disséqué jusqu'au bord ciliaire, Brach affirmant que les adhérences profondes cicatricielles rendaient son procédé supérieur à la simple excision transversale de la peau, puis il retranchait sur la base du lambeau ce qu'il fallait pour redresser l'ectropion. On terminait en suturant la peau.

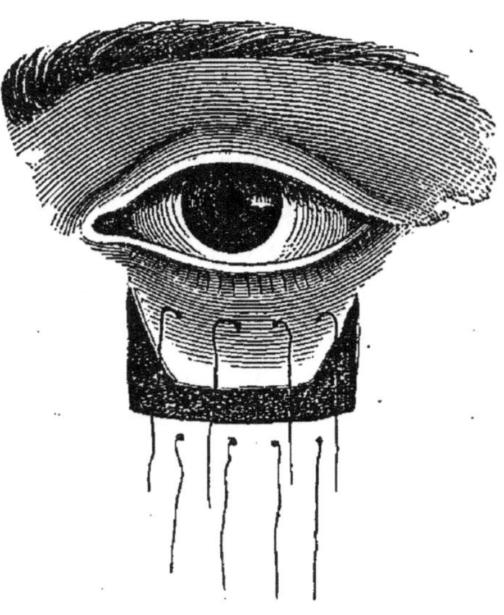

Fig. 27. — Opération du trichiasis, pour la paupière inférieure (Panas).

Mais la paupière inférieure est un mauvais terrain, vu la maigreur du tarse, ennemi presque insaisissable ici, comparé au tarse supérieur, souvent très difforme, mais de prise largement accessible et modifiable.

Indications opératoires générales. — A. *Trichiasis total avec entropion.* — 1° *Paupière supérieure.* Dans la grande majorité des cas, le procédé de Panas sera pratiqué d'emblée. Très exceptionnellement la cautérisation ignée transversale à 3 millimètres du bord ciliaire, allant jusqu'au tarse et l'*entamant* sans le traverser (une incision cutanée préalable est inutile, si l'on se sert d'un cautère cultellaire), sera faite, ou en place de ce procédé, ou en cas d'insuccès. Toutefois, dans un des rares insuccès que nous avons vu par le procédé de Panas, nous avons répété l'opération de Panas et obtenu un succès complet et définitif maintenu depuis 5 ans.

Dans les cas où avec un symblépharon assez marqué et

un phimosis palpébral extrême, les opérations précédentes répétées sont suivies d'une récidive, la déviation autoplastique. à pédicule du bord ciliaire ou enfin sa suppression sont une ressource ultime.

Dans les cas au contraire où malgré un trichiasis trachomateux ou non, le tarse est mince et peu malade, on *évitera* la *tarsotomie perforante* qui donne un ectropion et on se bornera à une tarsotomie incomplète, à un évidement léger du tarse ou au procédé d'Anagnostakis.

2° *Paupière inférieure*. La cautérisation ignée, quelquefois l'excision d'un volet de peau avec tarsotomie, très rarement la marginoplastie ou l'ablation du bord ciliaire, seront indiquées.

Enfin, dans les cas de symblépharon concomitant et curable, la cure du symblépharon devra précéder celle du trichiasis.

B. ***Trichiasis et entropion partiels***. — Quand il n'y a que quelques cils diversement déviés, on pensera à d'autres interventions ou aux précédentes exactement *localisées* et *limitées* au voisinage de la partie malade. L'*ablation partielle* (fig. 28), totale ou inter-marginale, de forme variable, est quelquefois possible, mais on préférera généralement la *cautérisation ignée* ou exceptionnellement l'*électrolyse* qui se pratiquera comme pour les poils.

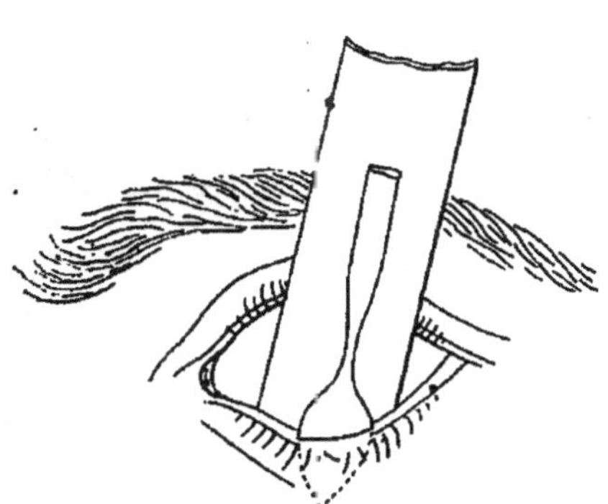

Fig. 28. — Excision partielle du sol ciliaire.

Électrolyse. — L'aiguille coudée de Brocq est introduite le *long* du cil dévié (cathétérisme du bulbe) jusqu'à ce qu'on soit arrêté par le fondde la cavité. On fait alors passer le courant (électrolyse *négative*) de 3 à 5 milliampères pendant 15 à 20 secondes, le pôle positif étant appliqué sur la tempe. On voit pendant le passage du courant (il est bon de prévenir le sujet pour éviter un soubresaut) une sorte de mousse blanchâtre se former contre le poil, qui est ensuite facilement retiré (n'adhérant plus, preuve d'une bonne opération) avec une pince.

On opérera plusieurs cils dans la même séance : toutefois, s'ils sont rapprochés, on évitera d'en opérer trop pour ne pas risquer un sphacèle, qui est à peu près le seul accident possible, si on exagère l'intensité du courant ou la durée d'application. L'aide d'un bon électricien ou d'un bon appareil mensurateur est indispensable pour le maniement du courant. Mais, comme l'opération est assez douloureuse, que les récidives sont fréquentes, quoique partielles et pouvant guérir par des opérations successives, comme pour l'hypertrichose en général, il faut être prévenu de ces conditions pour pouvoir faire, suivant les cas, le choix du procédé à employer. De plus, les procédés de redressement, en particulier la cautérisation ignée à 2 ou 3 millimètres des cils déviés, les *laissent subsister* tout en les redressant, et n'ont pas l'inconvénient de créer une *brèche* dans la rangée des cils.

L'*hypertrichose intersourcillière* pourrait être traitée ainsi sur la demande du malade, si les moyens qui peuvent la masquer (décoloration à l'eau oxygénée, etc.), étaient jugés insuffisants.

Ankyloblépharon. — L'ankyloblépharon comporte la section *simple* s'il s'agit de brides séparées par un pont de bord ciliaire sain. Si toute la commissure est cicatricielle, on est obligé, pour empêcher la récidive, de joindre souvent à l'autoplastie par incision libératrice et *glissement conjonctival bulbaire,* avec ou sans excision d'un triangle du bord commissural, l'interposition d'un petit lambeau cutané que l'on adossera au besoin à lui-même par un point en matelas (voir *Canthoplastie*).

Ectropion. — Le bord palpébral, presque toujours celui

de la paupière *inférieure*, s'il s'agit d'ectropion spontané, s'affaisse soit dans toute son étendue, soit dans sa portion lacrymale. Dans ces cas-là, le bord palpébral n'est pas *attiré* en bas ; il *tombe,* c'est une *ptose* de la paupière inférieure, que nous devons mettre en face de la ptose supérieure que l'on s'est trop habitué à regarder comme unique. Nous rappellerons aussi la ptose inférieure par *paralysie* orbiculaire. Le sphincter orbiculaire a perdu sa tonicité et le muscle de Duverney-Horner laisse *pendre* au dehors le point lacrymal inférieur. Toutes les fois qu'on voit ce dernier sans toucher à la paupière, c'est qu'il n'est pas à sa place. Chez un certain nombre de sujets jeunes, l'ectropion est d'un autre ordre : il commence par une lésion des voies lacrymales, *rétrécissement* ou *dacryocystite.* C'est véritablement un ectropion lacrymal. Chez le vieillard, au contraire, ce mécanisme est exceptionnel ; tout consiste au début dans un relâchement du muscle orbiculaire, des points lacrymaux, et de la peau. C'est à *la suite* de ces lésions primitives, que le point lacrymal ne sert plus à rien : l'affection lacrymale est *consécutive*, l'ectropion sénile *devient lacrymal*, au lieu de commencer par naitre d'une affection lacrymale. Il s'exagère, s'irrite et augmente ensuite sous l'effet de l'irritation des larmes et de l'absence d'écoulement régulier, mais il faut faire une distinction pathogénique *fondamentale* entre l'ectropion non cicatriciel des jeunes sujets et l'ectropion sénile. Le mécanisme en est inverse. D'ailleurs, bien fréquemment, l'éversion du point lacrymal inférieur n'arrive pas à constituer l'ectropion sénile typique, et il n'y a qu'une éversion sans bourrelet hypertrophique.

Une deuxième grande variété constitue un ectropion que nous appellerons *mixte,* intermédiaire entre la variété cicatricielle franche et la chute pure et simple avec ou sans irritation consécutive de la paupière inférieure. C'est cet ectropion pseudo-cicatriciel, ectropion *sténodermique*

(Panas), qu'on a appelé *brachydermique* (Truc) et qu'on pourrait nommer *sclérodermique*. Il s'agit de sujets généralement jeunes, atteints *ou non* de rétrécissement des voies lacrymales, et dont toute la peau du visage est quelquefois lisse, tendue, comme trop *étroite* pour renfermer les parties sous-jacentes. Le visage et les paupières sont *luisants,* unis. Peu à peu la paupière inférieure, dont la peau, déjà si mince de par la constitution spéciale du sujet, est en plus irritée par les larmes qui y coulent, s'ectropionne ; le bord ciliaire enflammé perd ses cils, sa forme et son volume : il se réduit à un liséré rougeâtre où la peau et la muqueuse se succèdent sans séparation nette. Ici il n'y a *presque pas de peau* et presque jamais un fort bourrelet conjonctival hernié ; ce n'est plus l'ectropion sénile où l'on prend pour ainsi dire à pleines mains les poches palpébrales relâchées : ce n'est plus la *chute* de la paupière, c'est une atrophie lente de toute la peau de la paupière inférieure y compris le bord ciliaire, et peut-être même les éléments des tissus profonds : en tous cas, c'est une sorte de transformation cicatricielle qui *attire* en bas le bord ciliaire ou ce qui en reste. Cette pathogénie est tellement différente des autres que, pour guérir la maladie, on peut être obligé *d'ajouter de la peau* à ces paupières qui en manquent, tandis qu'on doit en *retrancher* dans l'ectropion sénile, où il y en a trop.

La troisième variété d'ectropion est franchement *cicatricielle* : par un processus infectieux ou traumatique, la *charpente* palpébrale a disparu en tout ou en partie, et souvent son soubassement osseux : enfin il y a éventuellement fusion avec le globe (symblépharon).

A côté de ces variétés, il existe des ectropions *inflammatoires momentanés*, siégeant surtout à la paupière *supérieure* : nous nous rappelons un jeune malade chez lequel, pendant plusieurs semaines, au cours d'une ulcération scrofuleuse de la cornée, la paupière supérieure considérablement gonflée resta complètement retournée.

Toutes ces variétés d'ectropion nécessitent un traitement différent, *pathogénique.*

Dans *tous les cas*, sauf quelquefois dans la variété inflammatoire temporaire, il faut rétablir les voies lacrymales *par le point lacrymal inférieur,* même si le point lacrymal supérieur est à sa place et paraît normal au sondage.

Il est nécessaire de rétablir à la fois la perméabilité du conduit et la position normale de son orifice d'aspiration.

Le conduit sera généralement incisé un peu plus loin que d'habitude, mais toujours obliquement vers le cul-de-sac conjonctival, puis canalisé. On y joint quelquefois le *bandeau compressif* et des onctions répétées de pommade (oxyde de zinc) sur la peau de la paupière inférieure et de la joue. Dans les cas légers, ce traitement suffit, joint à quelques cautérisations du cul-de-sac inférieur à la solution de nitrate d'argent à 1/5o, et à condition de surveiller plus tard les malades.

Quand le point lacrymal ne remonte pas par ces moyens, on résèque un fragment de conjonctive en arrière du point lacrymal, ou on cautérise au fer rouge pour produire un redressement cicatriciel du point dévié.

Toute sécrétion lacrymale démesurée comporte, au bout d'un certain temps, l'*ablation de la glande lacrymale.* On s'adressera à la portion palpébrale, plutôt qu'à l'orbitaire.

L'électrisation de l'orbiculaire a peu de chances de succès.

Dans quelques cas de relâchement simple de l'orbiculaire avec légère tendance à l'ectropion, il y a intérêt à retrancher divers fragments cutanés, surtout dans la région de la commissure *externe,* fragments de diverses formes, ovalaires, triangulaires, semi-circulaires, d'étendue variable. Arlt et surtout Weber ont particulièrement insisté sur les heureux résultats qu'on pouvait ainsi obtenir. Le résultat cosmétique est déjà très appréciable sur des paupières inférieures simplement languissantes. Avec une injection sous-cutanée de cocaïne et des sutures aseptiques, ces opérations exécutées avec prudence et sûreté, ont un effet plastique excellent et sont d'une grande simplicité. On se gardera d'intéresser la commissure externe, pour éviter tout défaut d'harmonie dans le rétrécissement palpébral *concentrique* qu'on doit se proposer. On évitera ainsi de transformer une commissure saine en une commissure cicatricielle dont l'aspect et les fonctions sont fort différentes.

Dans des cas exceptionnels, on fera, comme nous l'avons proposé, en dehors du point lacrymal, une *très petite* tarsorrhaphie interne, à laisser un certain temps.

On est quelquefois consulté par des personnes d'un certain âge qui, sans aucun ectropion, se plaignent que leurs paupières, surtout les inférieures, forment *poche*. Une excision de peau et le dégraissage de l'orbite, analogue au dégraissage abdominal, seront évités le plus souvent.

Ectropion inflammatoire. — L'ectropion *inflammatoire* momentané, lorsqu'il ne guérit pas par le traitement de la lésion originelle, les bandelettes agglutinatives et le bandeau compressif, est justiciable d'une tarsorrhaphie médiane, pour éviter de voir la cornée courir les plus grands dangers. On pourrait penser d'abord à la simple *infibulation* (sans excision du bord rétrociliaire) par deux ou trois fils en pleine paupière, ou dans la peau préciliaire, mais ce procédé expose à la section par les fils, de ces tissus extrèmement infiltrés, au frottement des cils, et aussi à des infections secondaires de la paupière suivant le trajet des fils.

Ectropion sénile. — Au point de vue opératoire, le traitement de l'ectropion sénile était, il y a peu d'années encore, extrèmement mal établi. On reste étonné du nombre des procédés proposés, en somme très différents entre eux ; il est convenable de se rendre compte que s'il n'y a pas un seul et même procédé pour guérir tous les cas, de forme, d'âge et d'intensité variables, il y a certains procédés qu'il faut rejeter comme dangereux et d'autres qu'il faut rejeter comme insuffisants.

Les ligatures réductrices, très anciennes, remises en honneur par Snellen (fig. 29) et d'autres, relève, comme toutes les ligatures de tissus, de la chirurgie du passé et des tendances de la chirurgie sous-cutanée préantiseptique. Si, dans des cas légers, il y a des résultats *temporaires*, la paupière reste relâchée et l'ectropion finit souvent par se reproduire.

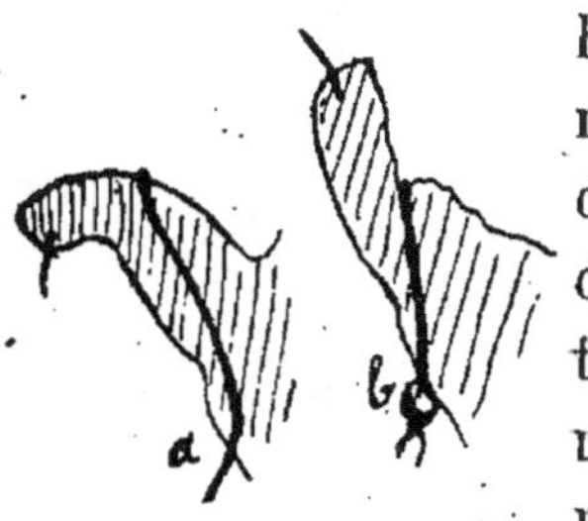

Fig. 29. — Ligature de Snellen : *a*, passage du fil ; *b*, ligature nouée.

Antyllus, comme Kühnt l'a refait depuis, réséquait une partie du tarse, un coin vertical. Ce procédé donne quelquefois un bourrelet disgracieux terminé par un godet, une sorte de *bec* de cafetière juste au milieu du bord ciliaire. Même avec la mobilisation des parties et la modification des sutures proposées par Müller, il nous semble, aussi bien dans le sens *vertical* que dans le sens *horizontal* où divers opérateurs ont aussi pratiqué des résections *tarsiennes*, il faut s'abstenir de toucher au tarse, sous prétexte d'un allongement, discutable d'ailleurs, de cette région. En tout cas, un nombre assez grand de succès en le laissant intact nous a prouvé que cette pratique qui pourrait entraîner des cicatrices vicieuses et compliquées (trichiasis, symblépharon), était ordinairement inutile.

Adams n'avait pas hésité à enlever un V de la paupière entière, ce qui prédisposait à un colobome traumatique ou à une cicatrice vicieuse, avec symblépharon. Le procédé latéral d'Ammon était déjà moins dangereux (fig. 30).

La cautérisation conjonctivale *horizontale* au thermo-

cautère et la cautérisation *perpendiculaire* au bord ciliaire, en gril, peuvent être incertaines ou avoir des inconvénients analogues au procédé pré-
cédent. La cautérisation *chimique,*
surtout au *nitrate*, en solution forte
ou au crayon mitigé, nous a plusieurs
fois donné chez des malades qui refu-
saient l'opération, d'heureux résultats
dans des cas de moyenne intensité,
combinée au rétablissement des voies
lacrymales. Mais c'est un moyen à
appliquer pendant assez longtemps.

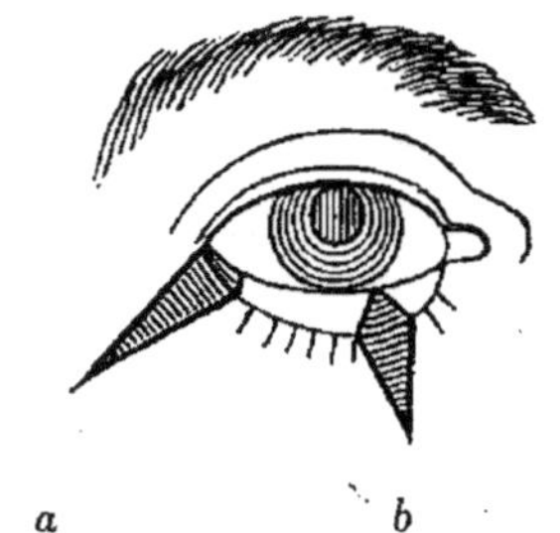

Fig. 30. — Ablation d'un
lambeau cunéiforme de
la paupière.

a. Procédé d'Ammon.
b. Procédé d'Adams.

Restent en présence :

1° La *tarsorrhaphie.* — La can-
torrhaphie *externe* aide au redressement et pourrait suffire quelquefois. La tarsorrhaphie *interne* sera réservée à
l'ectropion paralytique et à certains ectropions cicatriciels. Mais, de même que par les opérations suivantes, la
forme de la fente palpébrale est modifiée comme allure et
comme dimensions, ce qui est parti-
culièrement mauvais quand l'ectropion est unilatéral ou tout à fait différent d'intensité de chaque côté.

2° Le *procédé de Dieffenbach* (fig.
31), heureusement modifié par Szymanowski (fig. 32, p. 80), est un très
bon procédé, mais le dernier a l'inconvénient de relever à la chinoise

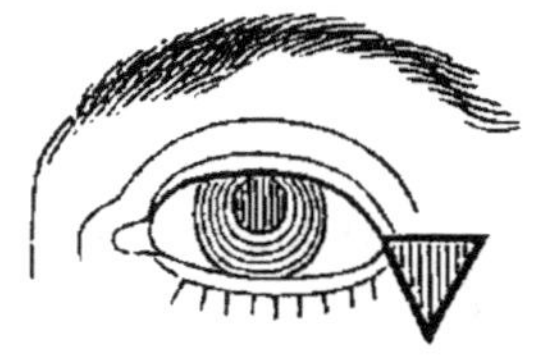

Fig. 31. — Excision la-
térale. Procédé de
Dieffenbach.

la commissure externe et de rétrécir l'orifice palpébral.
Toutefois, comme bien d'autres, nous en avons obtenu
d'assez bons résultats.

3° *Fixation de la conjonctive à la peau.* — Dieffenbach
a également pratiqué le procédé suivant. Il incisait la peau
de la paupière au niveau du sillon orbitaire inférieur, puis
traversait la base de la paupière jusqu'au cul-de-sac con-

jonctival. Le cul-de-sac, attiré au dehors avec une pince
à travers la boutonnière ainsi formée, était suturé en ce
point et redressait la paupière, fixée en arrière par la traction conjonctivale.

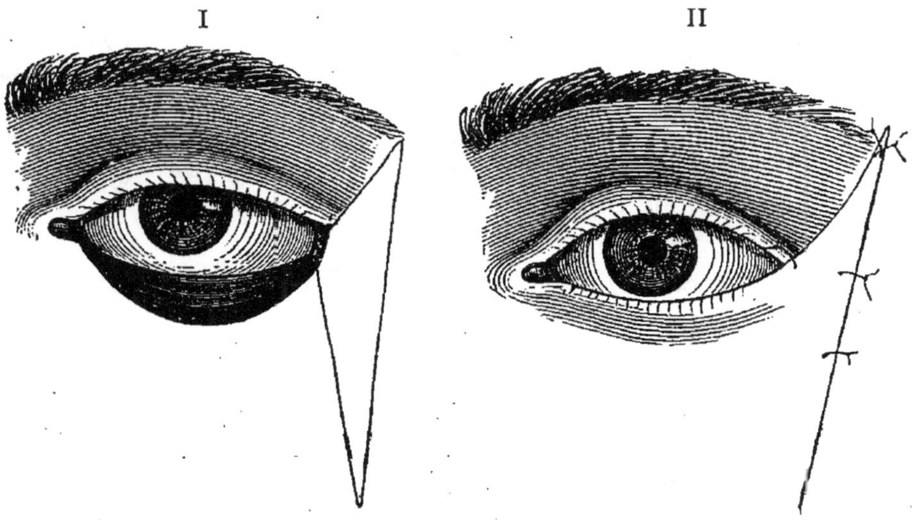

Fig. 32. — Excision latérale. Procédé de Szymanowski.
I. Excision. — II. Suture.

4ᵉ Le *procédé en vanne* (voir page 83). — Ce procédé
(Truc) nous semble mieux approprié aux cas où la conjonctive n'est pas hypertrophiée et où surtout la peau
n'est pas distendue ; dans l'ectropion sénile vrai, il y a trop
de conjonctive et trop de peau ; aussi préférons-nous le
procédé suivant :

5° *Résection conjonctivale combinée à une résection
cutanée juxta-commissurale* (A. Terson).

La résection conjonctivale dans l'ectropion, connue des
anciens, reprise au xviiiᵉ siècle (Bordenave, Pellier), est
suffisante dans les cas très légers. La résection d'un
lambeau cutané par les procédés de Weber convient
aux cas où les paupières sont relâchées et tombantes, mais
où la conjonctive n'est pas charnue et hypertrophiée. La

réunion de ces deux interventions, que nous préconisons depuis quelques années, convient aux cas les plus accentués, et supprime l'obstacle conjonctival tout en diminuant la laxité palpébrale en retranchant un lambeau de peau et d'orbiculaire, ce qui fixe la paupière en bonne place et lui redonne un tonus convenable.

Les figures ci-contre (fig. 33 et 34) nous dispensent d'une description totale, mais

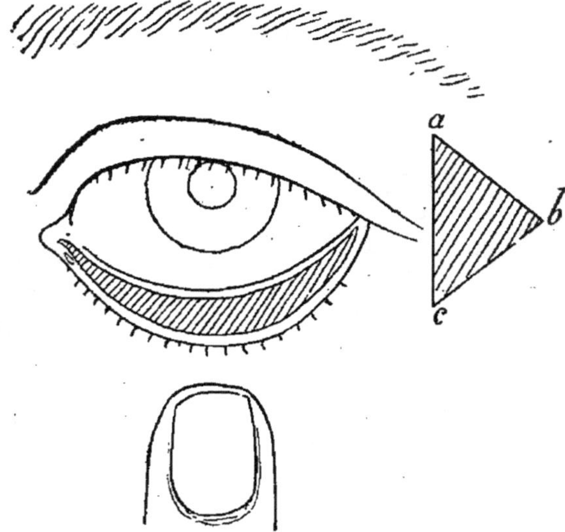

FIG. 33. — Résection conjonctivale et cutanée. Procédé de A. Terson.

I. Excision.

nécessitent des remarques importantes. La résection *conjonctivale* sera faite aux ciseaux et portée jusqu'en arrière du point lacrymal inférieur qu'il s'agit de relever et qui aura été préalablement incisé et sondé pendant quelques jours. On enlève la partie *malade* de la conjonctive. Cette partie forme un *bourrelet bien visible* qui correspond à la *région postérieure du tarse* de la paupière infé-

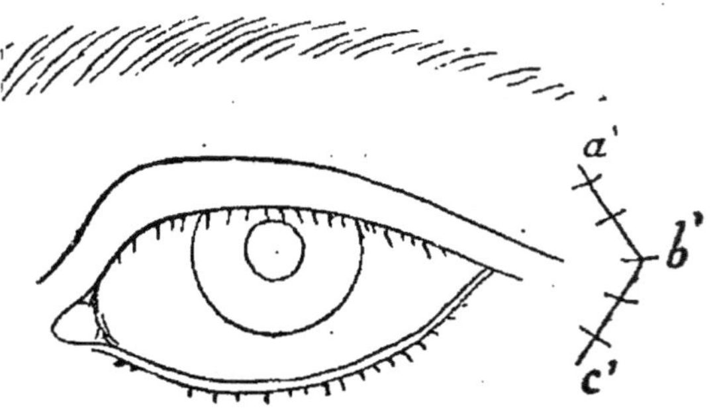

FIG. 34. — Résection conjonctivale et cutanée. Procédé de A. Terson.

II. Suture (*a' b' c'*).

rieure. Il faut rester à 1 *millimètre* au moins du bord meibomien, et à *plusieurs millimètres du cul-de-sac, qu'il faut absolument éviter de toucher*, pour ne pas avoir de symblépharon. On enlève la quantité malade, variable avec chaque cas, en restant dans les limites précédentes. On étanchera la petite hémorragie en nappe et on *ne fera pas de suture*. Nous l'avons toujours évitée et obtenu en 5 à 6 jours une cicatrice linéaire, la suture exécutée par d'autres opérateurs pour compléter (?) ce procédé, donne une cicatrisation irrégulière, plissée, que ne produit pas l'effort naturel linéaire de la cicatrisation, au niveau du plan tarsien.

Le triangle (on a varié la forme du lambeau, ovalaire, losangique, etc.), sera dessiné au bistouri, puis enlevé au bistouri ou aux ciseaux. Il correspondra comme étendue à celle que donne la prise de la peau avec une pince corrigeant l'ectropion. C'est dire que la quantité à enlever variera, sera *dosée*, comme la résection conjonctivale, avec chaque cas. Ces deux opérations doivent se combiner comme la ténotomie et l'avancement dans la strabotomie. On suturera (fig. 34) toujours la plaie *cutanée*. Si on enlevait un triangle *trop grand*, il pourrait en résulter un écartement de la commissure s'éloignant ainsi du globe et une *canthorrhaphie externe* serait nécessaire pour combler le vide.

Les cicatrices deviennent invisibles. On pourra, comme nous l'avons obtenu sur 20 malades avoir, ainsi que d'autres confrères, de très bons et très durables résultats (nous avons revu récemment notre premier opéré exactement dans le même état qu'après sa guérison opératoire) sans modifier en quoi que ce soit la forme et les dimensions de la paupière et, sans courir de risque, si l'on a soin de se tenir loin du cul-de-sac. Avec ce procédé, on conserve l'aspect esthétique si précieux à la face, on agit en dosant la quantité à enlever suivant les cas et on réalise les indications lacrymales et fonctionnelles. L'essentiel est de n'appliquer ce procédé combiné qu'à *l'ectropion sénile* qu'il concerne presque exclusivement.

L'injection sous-cutanée et l'instillation de cocaïne nous ont toujours suffi comme anesthésie.

Ectropion pseudo-cicatriciel, mixte, sténodermique. — Il est des cas, où la peau de la paupière, bien que n'ayant subi aucune cicatrisation apparente, se rétracte, souvent chez des sujets jeunes (ectropion *juvénile* de Truc), quelquefois même concurremment avec celle des lèvres, de la face et d'autres régions du corps, par *sténodermie* localisée ou généralisée. Ces cas méritent donc bien le nom d'ectropion sténodermique (Panas) ou *sclérodermique*. La peau subit une rétraction profonde et renverse le bord ciliaire. On conçoit que dans des cas légers, la cautérisation, la résection de la conjonctive herniée (sans atteindre le cul-de-sac) ou son déplacement en *vanne* (Truc) puissent suffire. Les résections cutanées de l'angle externe sont souvent peu utiles ou peu indiquées, la peau étant déjà trop étroite. C'est de la peau qu'il faudrait ajouter, et une peau très fine, vu que chez ces sujets, il n'y a aucune cicatrice et que les autoplasties *habituelles* à pédicule et les greffes seraient tout à fait disgracieuses et donneraient des cicatrices.

A. *Déplacement de la conjonctive en vanne* (Truc).

Le procédé, bien décrit dans une thèse récente [1], s'exécute de la façon suivante :

1° Incision intermarginale *(i)* d'une commissure à l'autre en arrière des cils, de façon à dédoubler la paupière en *deux lames*, lame antérieure (peau et orbiculaire) *(b, c)*, lame postérieure (tarse et conjonctive) (fig. 35, page 84) ;

2° On fait redescendre la muqueuse et la lame postérieure vers le cul-de-sac *(a)* tandis qu'on élève, en la faisant glisser, la lame antérieure ;

3° On fixe par des points de suture *(d)*, placés à la base de la paupière, la muqueuse dans sa situation nouvelle C'est un *reculement* de la muqueuse. La cicatrisation de

____

1. LEPRINCE. Th. de Montpellier, 1898.

l'espace cruenté laissé à nu aidera la correction de l'ectropion. On n'a pas signalé de trichiasis ni d'entropion, ni d'autre accident grave et les résultats seraient satisfaisants. Dans certains cas d'ectropion à la suite de l'énucléation (voy. Énucléation), on pourrait, en détachant un lambeau cutané voisin de la commissure externe et en le faisant passer sous une boutonnière palpébrale, venir le suturer sur l'espace cruenté, comme cela a été fait pour la cure du symblépharon.

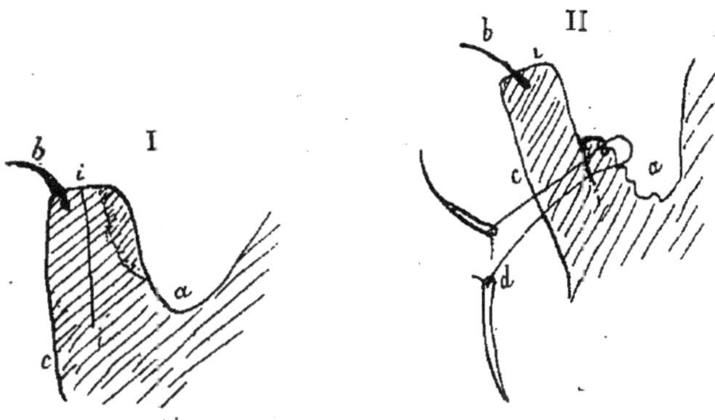

Fig. 35. — Procédé en vanne (Truc).

I. Incision. — II. Mobilisation du plan postérieur et passage des fils.

B. *Autoplastie palpébropalpébrale à pédicule* (Panas). Dans un cas de ce genre, Panas, désireux de faire l'autoplastie avec une peau de même consistance et de même couleur que la peau de la paupière inférieure, a exécuté[1] une autoplastie à pédicule où le lambeau destiné à allonger la paupière inférieure était pris à la peau de la paupière supérieure et non à la tempe ou à la joue, suivant le procédé habituel. De plus la résection de la conjonctive ectropionnée fut faite comme premier temps. Les cicatrices furent peu visibles et le résultat satisfaisant.

L'opération fut pratiquée ainsi :

1. PANAS. *Clin. opht.*, 1899.

1° Section de la peau de la paupière *inférieure* à 4 millimètres du bord libre ;

2° Dissection de la peau et de l'orbiculaire, de façon à donner à la paupière sa hauteur normale ;

3° Taille d'un lambeau de peau à la paupière *supérieure* au niveau de la *partie supérieure du tarse* et allant d'une commissure à l'autre, le pédicule étant en dehors ;

4° Dégagement de la commissure externe qui se trouvera ainsi relevée ;

5° Excision d'une lanière suffisante de la conjonctive ectropionnée ;

6: Fixation du lambeau autoplastique sur l'espace cruenté de la paupière inférieure et suture de l'emplacement qu'occupait le lambeau sur la paupière supérieure.

Ce procédé n'est autre que la classique blépharoplastie à pédicule, mais son originalité consiste en ce que le lambeau pédiculé est pris sur la paupière supérieure dans une région où il ne risque guère de provoquer par son emprunt un ectropion. La cicatrice devient invisible, et le lambeau, s'il prend, a les qualités de la peau de la paupière, puisqu'il est de même *étoffe*.

Aussi dans les cas où les procédés lacrymaux, conjonctivaux, et aussi *les procédés* par *exhaussement* (Sanson, Warthon Jones) combinés à une *tarsorrhaphie temporaire totale ou partielle* n'auraient pas suffi, on doit penser en dernier lieu à une autoplastie du genre de celle signalée plus haut, les autoplasties habituelles et les greffes pouvant au contraire donner un résultat esthétique disgracieux. Ces cas diffèrent donc totalement comme pathogénie et comme traitement de l'ectropion dit *sénile* où il y a au contraire trop de *peau* à la paupière inférieure *relâchée* et *non attirée* en ectropion.

Ectropion cicatriciel. — ÉVOLUTION HISTORIQUE DES MÉTHODES OPÉRATOIRES. — Les progrès de la blépharoplastie et la cure régulière de l'ectropion cicatriciel sont véritablement une conquête du xixᵉ siècle. Sans doute, dès les temps les plus anciens et au moyen âge, on proposait souvent l'incision libératrice des cicatrices, la mobilisation des points voisins pour tâcher de réaliser des autoplasties par glissement. Mais les incisions libératrices n'étaient pas comblées par l'apport d'une autoplastie, les lambeaux étaient insuffisamment étendus, et surtout l'absence d'un terrain opératoire *fixé en bonne position* par la suture des bords palpébraux, faisait presque constamment échouer l'opération qui d'ailleurs ne pouvait s'appliquer qu'à des cas peu accentués, tous les autres restant sans traitement sérieux. Celse déclare par exemple que la lésion est *incurable,* si la paupière entière fait défaut.

L'autoplastie par la méthode indienne a été appliquée pour le nez, mais, si elle a été appliquée pour les paupières avant notre siècle, il n'en est pas fait mention dans les auteurs anciens. De même la méthode par lambeau pris à distance qu'on attribue souvent à Garengeot, mais qui est beaucoup plus ancienne (les Hindous, Mondeville), ne paraît pas avoir été signalée pour les paupières avant ce siècle et il en est de même pour la méthode italienne, si usitée pourtant dans d'autres régions au temps de Branca et de Tagliacozzi.

Les tentatives de Le Dran constituent une autoplastie palpébrale par glissement bien rudimentaire et d'ailleurs suivant la méthode ancienne. C'est bien à Græfe (1816) et à Dzondi qu'il faut rapporter les premières blépharoplasties à lambeau rabattu sur la surface cruentée avec forte torsion du pédicule, donc par la méthode indienne, mais c'est à Fricke qu'il faut rendre les succès décisifs (1829). Puis on remarqua que la torsion du pédicule prédisposait au sphacèle. Alors de grands lambeaux à pédicule furent taillés comme dans la méthode indienne, mais dans une position telle que le pédicule n'eut pas à subir une forte torsion (Blandin et A. Bérard) et ne fit qu'un léger mouvement de rotation. De plus on inséra le pédicule dans la perte de substance au lieu de le laisser former un pont difforme et de le couper plus tard lorsque le lambeau avait pris la place créée par l'incision libératrice. La partie libérée vint par une simple traction prendre la place du lambeau transporté à côté, et une fois suturée, permettre une reconstitution *immédiate* de la partie empruntée.

Les noms de Blasius et de Dieffenbach doivent rester attachés en Allemagne à cette période primitive, de même que ceux de Jobert et de Blandin en France.

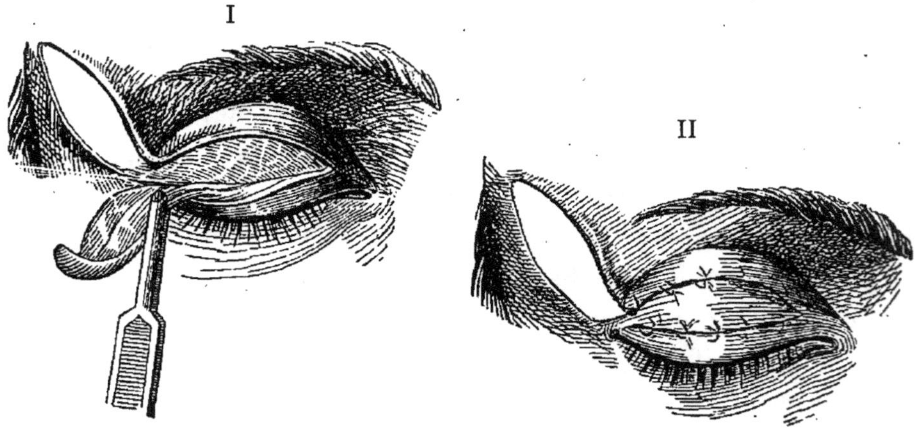

Fig. 36. — Blépharoplastie à pédicule.
I. Incision. — II. Suture.

Mais la véritable raison qui a permis d'obtenir des succès par toutes ces méthodes et d'en multiplier les applications est l'application de la *suture des bords palpébraux* à la cure de l'ectropion cicatriciel par Mirault et Maisonneuve. La suture partielle des paupières (canthorrhaphie externe) avait déjà été faite par Walther et la tarsorrhaphie totale par Lisfranc.

Les anciens chirurgiens s'étaient bien souvent aperçus que pour lutter contre la rétractilité de la cicatrice et pour empêcher les incisions libératrices de se refermer totalement et de remettre tout en question, on devait accoler les paupières. Cette idée n'est donc nullement attribuable à Mirault, mais il a montré qu'il fallait *aviver* et *suturer* une partie *avivée* pour obtenir une fixation de longue durée. Les chirurgiens se bornaient auparavant à tenir les paupières fermées par des bandelettes agglutinatives, à étirer du côté opposé à la tendance rétractile la paupière ulcérée par des fils passés en plein tarse et collés sur la joue (Carron du Villards), ou même, comme le fit Acrel avec des fils passés dans l'épaisseur même des paupières et réunissant leurs bords. Sans avivement, ces moyens étaient temporaires et voués à l'insuccès. Mirault relata ses cas en 1851, alors que Maisonneuve (1846) avait largement insisté sur cette méthode bien digne de son esprit sagace et audacieux. Les opérations de Mirault dataient de 1842, mais n'avaient alors été l'objet que d'une brève mention. Huguier rapporta aussi, avant la seconde communication de Mirault, un cas de suture des bords libres où les points interne et externe avaient tenu seuls, mais où l'ectropion ne s'était cependant pas reproduit. Notons que Maisonneuve et Huguier *respectaient les cils* et faisaient la tarsorrhaphie actuelle, tandis que Mirault avait surtout avivé la partie conjonctivale de la paupière.

La tarsorrhaphie unie aux incisions libératrices ne devait être qu'un *acheminement* vers la méthode définitive. En même temps qu'on suturait les paupières et qu'on les immobilisait par des fondations solides, il *fallait combler l'incision libératrice* et reconstruire les paupières, en remplaçant la cicatrice par du tissu sain. Le nom de Denonvilliers doit rester attaché à cette *combinaison* des deux méthodes, désormais *indissolubles* dans la très grande majorité des cas, qu'il a pu mettre largement en œuvre grâce aux progrès de l'anesthésie générale. Auparavant, en effet, les insuccès relatifs et les inconvénients de certains lambeaux avaient compromis l'adoption large de la reconstitution des paupières. Il faut donc à notre avis considérer 3 grandes périodes pour la blépharoplastie, l'une avant la tarsorrhaphie, la seconde la tarsorrhaphie, la troisième, l'union de la tarsorrhaphie avec les autres méthodes.

L'histoire évolutive de cette précieuse conquête est là-dedans toute entière. Unis à la tarsorrhaphie, les procédés par glissement purent également donner de meilleurs résultats. De plus la *greffe* par lambeaux séparés du corps, usitée dans l'Inde concurremment avec la méthode à pédicule pour la rhinoplastie, reprit, après une longue période d'incrédulité et de sarcasmes ridicules, une place importante, surtout à la suite des expériences sur les animaux qui montrèrent avec quelle régularité la zooplastie s'effectuait. Reverdin fit de petites *greffes épidermiques* : c'est à Le Fort (1869), à Lawson et à de Wecker que l'on doit la remise en faveur de la *transplantation* de lambeaux cutanés *entiers*. Enfin Ollier et Thiersch en vinrent aux vastes lambeaux *dermo-épidermiques*.

La *zooplastie* reprit également une certaine vogue.

La méthode *italienne,* sur laquelle Græfe insistait de nouveau dès 1816, a donné récemment de beaux succès entre les mains de P. Berger, Abadie et d'autres.

La greffe systématique de régions *pileuses* a été plusieurs fois tentée. Des lambeaux frontaux ont été pris en conservant sur leur bord quelques poils du *sourcil* de manière à constituer de nouveaux *cils* (Beck). Toutefois la reconstitution des *cils* qu'on a même *plantés* dans de petites incisions sur le bord des nouvelles paupières (Dzondi, Dieffenbach, Wiesemann) nous semble avoir autant d'inconvénients (trichiasis) ou d'insuccès que d'avantages problématiques. Il est beaucoup plus naturel de chercher à construire un *sourcil (ophryoplastie)* en prenant un lambeau d'une région pileuse, soit frontale, soit temporale, soit par greffe. Jobert a obtenu ainsi un bon résultat par autoplastie à pédicule d'un lambeau encore muni de quelques cheveux,

Enfin on a plusieurs fois appliqué l'autoplastie à la reconstitution du sac *lacrymal* fistuleux (dacryocystoplastie), comme l'ont fait, entre autres, Delpech, Burggraeve, Dieffenbach.

Comme toutes les choses grandes et nouvelles, la blépharoplastie à *pédicule,* d'ailleurs encore très imparfaite, ne fut pas adoptée sans résistance. Dans la période qui a précédé l'union féconde (Denonvilliers) de la tarsorrhaphie à l'autoplastie pédiculée, les résultats n'étaient pas toujours satisfaisants, et le malade était quelquefois notablement enlaidi. Il en fut de même dans les premiers temps de la strabotomie et on pourrait en dire autant pour presque toutes les opérations de chirurgie oculaire ou plastique. Le malade mourait assez souvent de cette opération faite sans anesthésie et en pleine chirurgie sale, et cet accident n'en paraissait que plus triste à la suite d'une opération que bien des chirurgiens considéraient comme faite par complaisance, dans un but de coquetterie. Cet argument, si faux à cause de l'importance sociale des défauts esthétiques de la face et de l'œil (ectropion, strabisme, leucomes), a été trop souvent répété pour d'autres opérations. Quoi qu'il en soit, Roux considérait la blépharoplastie à pédicule « comme une ressource extrême », insistait à plaisir sur ses imperfections, et bien d'autres grands chirurgiens avec lui ne se sont guère doutés des admirables succès que la tarsorrhaphie unie à la blépharoplastie à pédicule donnerait plus tard avec Denonvilliers, par un nouvel exemple du bon résultat que donnent combinées des méthodes qui, séparées, réussissent peu ou réussissent mal[1].

---

1. Il sera utile de consulter à ce sujet les travaux suivants :
Blandin. Autoplastie, 1836.
Rigaud. De l'anaplastie des lèvres, joues et paupières, 1841.
Cazelles. Traitement de l'ectropion cicatriciel (Denonvilliers). *Th.* de Paris, 1860.

Aussi la blépharoplastie, malgré les succès nombreux obtenus en Allemagne et en France, n'a pris un essor définitif et complet qu'avec Denonvilliers et à son époque. C'est ainsi que de grands opérateurs restaient sceptiques en face de la bléplaroplastie à pédicule, privée d'ailleurs à ce moment-là du secours puissant de la *tarsorrhaphie*, de l'*antisepsie* et de l'*anesthésie*. Un assez grand nombre d'opérateurs utilisaient surtout les procédés assez pauvres par glissement, mais il est hors de doute aujourd'hui que les procédés par glissement donnent des résultats autoplastiques moins parfaits en général que ceux par transfert de lambeaux.

INDICATIONS GÉNÉRALES. — Procédant comme nous le ferions en face des différents problèmes thérapeutiques qui se présentent dans la pratique, nous établirons d'abord les indications générales à remplir, puis la technique exacte et détaillée de l'intervention opératoire, intervention où la peau de la face, si vasculaire et si mobilisable, présente d'excellentes conditions pour agir, à condition de bien savoir où l'on va et de *mesurer* ses lambeaux. Dans les classiques, on est frappé de la multiplicité des procédés opératoires déjà employés dans l'ectropion cicatriciel : on doit cependant affirmer qu'il y a encore divers procédés à appliquer à des cas particuliers, que parmi les procédés publiés, un certain nombre ont toujours été très défectueux, inférieurs à d'autres, et qu'enfin plusieurs sont caducs et méritent d'être renouvelés.

Cas où une seule paupière est totalement renversée, le bord ciliaire étant conservé. — Lorsque le reste de la face n'est pas également impropre à fournir les

Cruveilhier fils. De l'ectropion cicatriciel (Denonvilliers). *Th. d'ag.*, 1866.

Armaignac. De la greffe animale. *Th.* de Paris, 1876.

Métaxas-Zani. Des anaplasties secondaires. *Th.* de Paris, 1887.

Gagnard. Autoplastie par la greffe d'Ollier Thiersch et par la méthode italienne modifiée. *Th.* de Paris, 1896.

matériaux d'une autoplastie à pédicule, on fera, après tarsorrhaphie complète facilitée par une incision dédoublant la
partie cicatricielle de la paupière, l'autoplastie à pédicule
(fig. 36). La greffe sera faite, lorsque toute autoplastie à
pédicule est impraticable, et, en cas d'insuccès de la greffe,
on pourra ou répéter cette dernière opération ou en venir à
la méthode italienne.

Cas partiels. — Dans les cas *partiels* suffisamment
étendus où les procédés *d'exhaussement* (Sanson, Warthon
Jones (fig. 37), Guérin, etc.), ne pourraient pas réussir, ou
resteraient très difformes, on agira surtout par la blépharoplastie à pédicule, rarement par les autres méthodes.

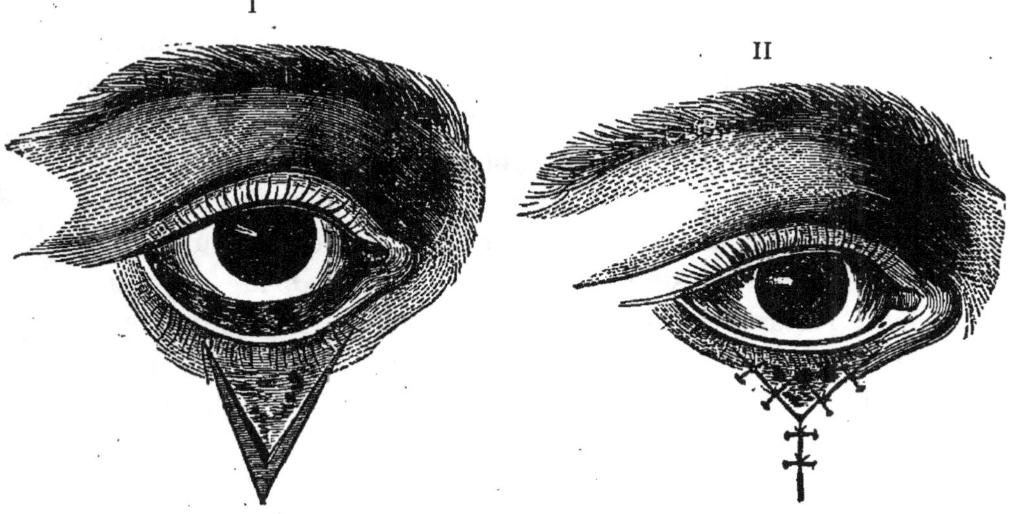

Fig. 37. — Blépharoplastie par glissement (Sanson et W. Jones).
I. Incision. — II. Suture.

Dans les cas où la paupière inférieure est ectropionnée
dans le *voisinage du sac lacrymal*, une tarsorrhaphie *interne*
est indiquée, et même sans lambeau autoplastique, si l'ectropion n'est pas extrêmement marqué. Les autoplasties à
pédicule fronto-nasal se prêtent aussi mal que possible,
quoi qu'on puisse en dire, à cette reconstitution. Le lam-

beau, « *gibbeux* » (Blandin), tordu et noueux, que l'on emprunte aux parties voisines, constitue une difformité définitive, souvent très pénible pour le malade, en plus d'une cicatrice rougeâtre en plein front, dont les bords ont une tendance à l'écartement ou à la kéloïde.

Ectropion avec lésions osseuses. — Il y a des cas où l'ectropion est accompagné d'enfoncement des *parties osseuses*. Ces cas sont surtout consécutifs à la tuberculose malaire où quelquefois il n'y a qu'une cicatrice déprimée et adhérente à l'os sans *ectropion*. Nous en avons vu aussi à la suite de sinusites.

De même que pour la reconstitution de la paupière après ablation de *cancroïde,* nous avons déjà traité des procédés à employer (voy. *Scrofulides palpébrales*), de façon à conserver le point de vue clinique et à rester dans chaque cas particulier en face du malade. Les problèmes thérapeutiques divers se perdent sans cela au milieu d'une description trop générale de la blépharoplastie.

Les cas les *plus graves* sont ceux où les os de l'orbite ont été écrasés et *défoncés* (coup de pied de cheval, chutes, etc.) et où l'on voit simultanément de larges *brides* surplombant les angles, l'énophtalmie, la ptose, l'ectropion et le symblépharon, en même temps que le recul souvent très prononcé du pourtour de l'orbite, surtout de sa partie inférieure. Ces cas sont quelquefois en partie au-dessus des ressources opératoires : l'ectropion, la ptose, pourront être modifiés, surtout en présence d'ulcérations cornéennes menaçantes, mais l'enfoncement osseux généralisé crée un aspect définitivement disgracieux. L'énophtalmie peut quelquefois être traitée par la section d'*un* (Fuchs) ou des *quatre* muscles droits (Darier), l'ectropion et la blépharoptose, par les méthodes appropriées ; dans certains cas d'enfoncement ou de cals vicieux, l'ablation ou la régularisation du séquestre, la remise en position du rebord orbitaire détaché en croissant, pourront très exceptionnellement être tentés :

on fixe alors le fragment avec des tiges d'ivoire ou de platine (Gayet). C'est une chirurgie identique à celle qui consiste à redresser les nez écrasés dont la charpente a disparu, comme chez les hérédo-syphilitiques. Les greffes d'os vivants ou d'os décalcifiés sont encore une ressource relative. Nous retrouverons tout cela aux interventions sur l'*orbite*.

Enfin, il y a des cas où la *commissure* est abaissée ou relevée. Le procédé par échange de lambeaux (fig. 38) après avoir soigneusement disséqué la commissure externe et quelquefois le cul-de-sac conjonctival sans les intéresser, est le procédé de choix. C'est en somme une sorte de transfert du cul-de-sac et de la commissure. Pour la commissure interne, un procédé identique donne un excellent résultat et remet l'angle interne dans la direction horizontale. Nous en avons vu ainsi un très beau succès chez un blessé atteint en même temps d'une fistule buccoconjonctivale.

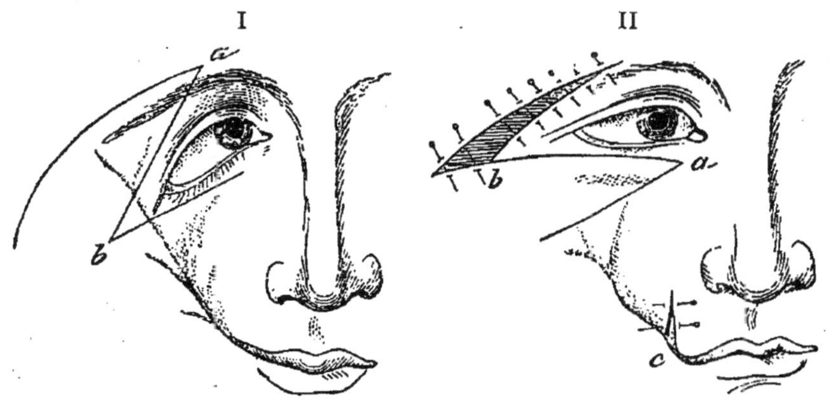

Fig. 38. — Relèvement de la commissure externe par échange de lambeaux *a, b*.

I. Incision. — II. Suture.

Inconvénients. — Il ne faut pas croire que la chirurgie de tous ces cas graves n'apporte pas avec elle certains inconvénients, même avec réussite opératoire parfaite. Toute blépharoplastie à pédicule entraîne des cicatrices dans le voisinage ; elles sont peu apparentes à la tempe, mais beaucoup plus apparentes et plus rougeàtres à la *joue*. Certains lambeaux sont assez disgracieux : la peau des paupières n'est guère comparable qu'à elle-même : elle est fine, souvent brune et foncée. Telle opération, admirable comme résultat chez un sujet âgé, où les paupières inférieures sont tendues et forment poche, simulant de loin un vrai lambeau blépharoplastique trop bien nourri, serait désastreuse sur un visage de jeune fille. En somme on opère pour conserver la vue et rétablir dans une certaine mesure l'aspect du visage. Le contentement du malade arrive rarement à l'extrême satisfaction, cependant sa situation est ordinairement améliorée infiniment. Il en est ici comme pour la prothèse après l'énucléation : souvent parfaite chez les sujets dont les yeux sont excavés, elle est médiocre chez les sujets dont les yeux sont proéminents. La méthode italienne a quelquefois des inconvénients analogues : enfin la peau du lambeau pris à distance par *greffe* a toujours une teinte beaucoup plus *claire* que la peau de la paupière et forme toujours une *tache* blanche. L'idéal serait de faire une autoplastie palpébro-palpébrale, comme celle que Panas a pratiquée dans l'ectropion sténodermique ; mais cette autoplastie serait généralement insuffisante, car la peau est très mince et de plus le lambeau ne peut pas être assez étendu, sauf pour certains cas d'ectropion interne léger de la paupière inférieure, pour donner des résultats dans le vrai et large ectropion *cicatriciel*.

On se trouvera enfin en face de cas où les paupières ont totalement disparu, et qui sont encore justiciables d'une autoplastie qui consistera (Panas) à enfermer l'œil qui s'ulcère, dans le *sac conjonctival disséqué en bourse,* en *corolle* péri-oculaire, à fermer cette bourse au-devant de lui par une suture rappelant la suture intestinale, et à doubler sa face cruentée soit par des lambeaux autoplastiques, soit par des greffes dermiques ou épidermiques.

En somme il n'est pas de cas si désespéré en apparence, qui ne soit en réalité accessible à une intervention utile.

TECHNIQUE OPÉRATOIRE GÉNÉRALE. — L'antisepsie est naturellement de rigueur, et elle ne risque pas, avec des antiseptiques choisis, de provoquer de lésion qui lui soit réellement imputable. On se servira de fils de soie très fins, ou un peu plus forts dans certaines sutures profondes, conservés dans des solutions antiseptiques ou bouillis au moment de l'opération. On peut aussi en laisser dans du chloroforme sur des bobines, si c'est de la soie *tressée* et *plate*, tandis que le chloroforme rend cassants les fils ordinaires. Le crin de Florence et les fils d'argent sont inférieurs et coaptent moins bien.

Le pansement sera stérilisé ou antiseptique, SEC, très légèrement compressif, afin de favoriser l'adhérence tout en évitant les escarres. Au cours de l'opération, les surfaces seront souvent épongées avec un antiseptique chaud. L'hémostase serait facile avec la gélatine en solution hémostatique, mais, une fois les artères bien *tordues* (Amussat), les ligatures étant en général inutiles et constituant des corps étrangers, la compression aux tampons suffit amplement, si on est bien aidé : la gélatine pourrait créer des risques d'infection en créant un milieu de culture favorable aux microbes.

Blépharoplastie à pédicule. — 1° SIÈGE DU PÉDICULE. — Dans une blépharoplastie pédiculée, le pédicule sera, quand cela sera possible, toujours situé dans la région qui doit par sa traction *aider* la nouvelle paupière à lutter contre l'ectropion. Pour la paupière supérieure, il serait donc inférieur, et supérieur, temporal, pour la paupière inférieure. En plus de l'aide fourni par la traction, cette situation a pour but d'*éviter la torsion* extrême du pédicule s'il est pris au même niveau que la partie à remplacer, torsion disgracieuse et favorisant le sphacèle.

L'incision libératrice prolongée jusqu'au pédicule du lambeau fera donc avec le bord correspondant de ce pédicule un angle aussi aigu que possible, de façon que le pédicule s'incline, pivote, sans se tordre. Nous avons aussi quelquefois *coudé* légèrement le tracé du pédicule pour éviter toute torsion excessive.

Dans toute blépharoplastie, on se rappellera de conserver toujours tout, surtout le bord ciliaire et la conjonctive. On se bornera à inciser et à libérer les cicatrices, qu'on n'enlèverait que si elles ont une difformité ou une adhérence extrêmes, une tendance kéloïdienne, une coloration particulièrement disgracieuse, ou si des replis cicatriciels en cordons fibreux étaient placés au-devant des orifices naturels et se prêtaient mal à l'incision libératrice, fosse à combler par l'apport du lambeau. On tiraillera et on tordra le moins possible le pédicule, *racine* du lambeau, au point de vue de sa nutrition encore plus qu'au point de vue esthétique.

Dans les cas où il y a impossibilité absolue à prendre le pédicule dans la région de la paupière opposée, on le prendra dans la région de la *même* paupière.

2° Tarsorrhaphie. — Nous n'insisterons pas de nouveau sur la tarsorrhaphie, premier temps opératoire : elle doit être ici ordinairement très complète et non partielle. Si elle exige un tiraillement marqué, on la fera précéder de l'incision à dédoublement libérateur, qu'on ne placera *pas trop loin* du bord ciliaire, de façon à pouvoir insérer bien à *plat* ce lambeau en totalité si possible *entre le bord ciliaire et le sillon orbito-malaire* en bas (*limite esthétique et fonctionnelle de la paupière inférieure*), et le creux situé au-dessous du sourcil pour la paupière supérieure.

On se gardera toujours d'agir *au jugé,* en se bornant à mesurer *à peu près* la longueur du lambeau qui est alors souvent indigent. On fera d'abord la tarsorrhaphie et la libération de la paupière. Il reste un emplacement à combler. On en prendra la mesure (comme le faisaient avec du papier les premiers autoplastes dont on doit suivre l'évolution) avec un tissu souple (protective), dont on laissera tremper un fragment à l'avance dans une solution antiseptique. Pour la blépharoplastie à pédicule, ce *patron* doit être d'un quart plus grand en tous sens que l'espace à recouvrir : pour la greffe, le lambeau doit être *de moitié* plus grand : outre le recroquevillement extrême et *immédiat* du lambeau détaché, cette variété de blépharoplastie a une telle tendance à se rétrécir *dans la suite* qu'il faut avoir d'emblée un lambeau beaucoup plus vaste.

3° DISSECTION ET MATIÈRE DU LAMBEAU. — Pour la blépharoplastie à pédicule, on utilisera le tissu sain ou à la rigueur le tissu cicatriciel, s'il n'est pas trop lisse, trop parcheminé, trop mince et adhérent à l'os. Sa couleur est souvent moins *voyante* que celle d'une greffe ou d'une autoplastie à l'italienne. On prendra tout le tissu y compris le peaucier, mais, au front en particulier, sans arriver à entamer le périoste. On dégraissera aux ciseaux, lorsqu'il s'agit de lambeaux pris à la joue, les lobules adipeux qui font hernie sur la face cruentée. Le lambeau reposera toujours sur une compresse imbibée d'un liquide antiseptique, les cheveux étant recouverts aussi de compresses mouillées, et les régions pileuses ayant été, s'il y a lieu, rasées. Toutefois on évitera de raser assez complètement pour ne plus reconnaître les régions pileuses et pour transplanter en pleine paupière des portions de barbe. Chez l'homme, il y a là dans certains cas une indication pour modifier le siège et la forme du lambeau malaire.

Il est généralement difficile, vu les hasards de la cicatrice à réparer, de tenir compte des *vaisseaux* et des *nerfs*. On évitera dans la mesure du possible les vaisseaux trop importants et les branches du facial. Mais, en ce qui concerne les vaisseaux, ils ne doivent jamais arrêter, si le seul emplacement utile du lambeau est à leur niveau.

On évitera en taillant le lambeau de lui faire une extrémité *très aiguë* qui s'adapte mal et se sphacèle facilement. Les extrémités seront donc généralement arrondies et convexes.

Le pédicule sera toujours assez large et on ne l'amincira pas outre mesure. La vitalité du lambeau est à ce prix, car le sphacèle est plus à redouter que la suppuration.

4° SUTURE. — Sans s'en abstenir comme autrefois, les sutures, entrecoupées (Jobert), ne seront pas trop rapprochées. On les espacera de la quantité nécessaire pour obtenir l'affrontement bien net, sans froncement et sans tiraillement. Le tiraillement est l'écueil. Si on a soin de tailler son lambeau sur *mesure*, on n'aura *jamais* de lambeau trop petit, ce qui supprimera, dans les neuf dixièmes des cas, le tiraillement. Mais, si même alors, il subsiste au niveau du pédicule un tiraillement marqué, on n'hésitera pas, si le lambeau paraît exsangue et d'une pàleur verdâtre, à *couper* quelques-uns des fils qui pourraient trop *aplatir* le pédicule contre l'os malaire, variété dangereuse de compression *par dessous,* surtout si le pansement comprime trop *par dessus.* Il vaut mieux, dans la plupart des cas, mettre tous les fils de façon à combler en entier la perte de substance. Sans cela, on s'expose inutilement à laisser une plaie bourgeonnante où la suture aurait pu s'exercer avec avantage. Aussi faut-il n'enlever que les fils qui, *une fois mis en place,* sont dangereux et dont le tiraillement modifie déjà la couleur du lambeau. Les scarifications (Dieffenbach) sont inutiles sur les lambeaux congestionnés.

Les fils seront supprimés en tout ou en partie entre le 5ᵉ et le 7° jour : les pansements rares doivent être la règle s'il n'y a pas de suppuration. Les paupières reconstituées par la blépharoplastie *à pédicule* gardent *toute la vie* leurs dimensions et leur forme. Quoi qu'on puisse en dire, toutefois, il s'agit de voiles sans grande mobilité, malgré leur doublure de muscles peauciers, et dont l'épaisseur même contrarie les mouvements par l'absence de souplesse. Des *massages* les assouplissent dans une certaine mesure. La peau du visage est un véritable cuir au niveau du front et des joues et ne ressemble guère qu'à elle-même, mais il faut savoir s'en contenter. La *sensibilité* des lambeaux est le plus souvent rapide. On constate la sensibilité, avec localisation exacte, dès le troisième jour, dans certaines opérations. Cependant le résultat varie avec les cas particuliers (Jobert).

La tarsorrhaphie doit rester en place tant qu'il y a du tiraillement; dans la blépharoplastie *à pédicule,* si on n'a pas fait un lambeau trop étroit, on pourra l'*enlever de bonne heure.* Nous l'avons supprimée une fois, à peine un mois et demi après l'opératiou, vu qu'il n'y avait aucune trace de tiraillement. Le résultat n'en fut pas moins défini-tif. Il *en est tout autrement pour la greffe* dermique. Nous croyons que dans la majorité des cas de greffe par lambeau séparé l'absence de récidive immédiate ou prompte ne tient qu'à la persistance et au rôle de la tarsorrha-phie. Ici on pourrait être amené à laisser plusieurs années les paupières soudées, car on sait que le tissu cicatriciel conserve *au moins deux ans* sa rétractilité pour la perdre à peu près complètement au bout de cette période. Mais on aurait beau attendre indéfiniment, si le lambeau greffé se rétrécit sans cesse, par absorption (voir les recherches de Garré et d'autres), la tarsorrhaphie toujours plus tiraillée, quelquefois *entre-bâillée* et cédant par places, restant la seule cause qui empêche l'ectropion de se reproduire. Le malade abandonne d'ailleurs souvent le médecin qui se refuse indéfiniment à couper une tarsorrhaphie et à remettre ainsi tout en question. Bien mieux vaudra, laissant la *tar-sorrhaphie en place,* proposer sans hésitation au malade une nouvelle autoplastie sur des bases meilleures déduites du résultat obtenu.

La tarsorrhaphie joue donc un rôle protecteur précieux,

mais qui en même temps rend l'œil inutilisable : elle a donc autant d'inconvénients que d'avantages si on la laisse subsister longtemps, sans parler de la difformité qui résulte de l'occlusion constante de l'œil. Aussi, malgré quelques succès signalés, devra-t-on très *exceptionnellement* et pour des cas très légers, se borner à la *tarsorrhaphie partielle ou totale sans autoplastie*. Même en attendant indéfiniment, on a presque toujours alors à constater la reproduction de l'ectropion, s'il est cicatriciel.

Méthode italienne. — Pour les restaurations palpébrales par la méthode italienne, ce sera toujours le bras et la région bicipitale auxquels on empruntera. Une série de préparatifs (détermination exacte de l'étendue, du siège et du pédicule du lambeau, construction de l'appareil et essais d'immobilisation), est nécessaire pour étudier la possibilité de cette opération si délicate. L'opération comprendra ensuite l'avivement habituel de la région à opérer, la taille du lambeau avec pédicule assez large et conservation de la plus grande partie de son tissu cellulaire (P. Berger), ses

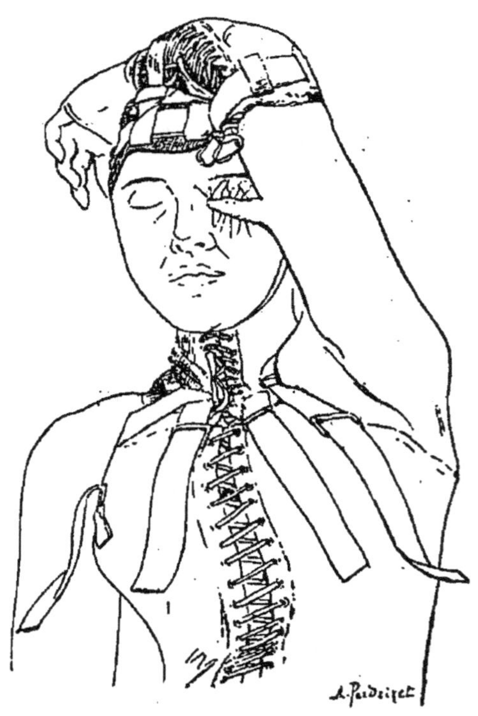

Fig. 39. — Blépharoplastie par la méthode italienne.

dimensions étant d'un tiers plus grandes que la surface à recouvrir, puis sa mise en place, sa suture et la fixation de l'appareil (fig. 39). Les pansements ne sont renouvelés que le moins possible et le pédicule coupé entre le 6e et le

12ᵉ jour. Lorsqu'il n'y a pas de sphacèle, les résultats sont beaux et la rétraction serait beaucoup moins accentuée qu'après la blépharoplastie par la greffe dermique, si simple toutefois, si on la compare à la méthode précédente, qui serait d'ailleurs une dernière ressource, en cas d'insuccès, même répété, de la greffe.

Greffe cutanée totale. — Le lambeau pris dans diverses régions, mais de préférence à la face interne du bras ou à la cuisse (face antéro-supérieure où l'emprunt sera moins visible, la peau étant glabre, souple, et bien mobilisable), sera tiré, bien entendu, du patient lui-même, et taillé avec un patron de protective, deux fois ou près de deux fois plus large que la région à recouvrir, vu l'extrême rétractilité et l'atrophie progressive que subira le lambeau, si bien greffé qu'il soit. On dégraissera généralement la face profonde du lambeau, mais sans sacrifier tout le tissu cellulaire sous-cutané riche en vaisseaux. Bien que la suture ait été quelquefois repoussée et qu'il ne faille pas multiplier les points, quelques points *espacés* nous ont toujours donné de bons résultats. On n'a pas besoin en général de fendre ou de découper les lambeaux en mosaïque (de Wecker), mais cette pratique est indiquée, si le lambeau s'applique mal sur les parties profondes ou est d'une étendue insuffisante. Un pansement sec, qu'on pourra enduire d'une pommade anti-septique, sera laissé en place et bien maintenu (collodion, bandes amidonnées), 5 à 6 jours, si c'est possible. On en-lèvera les fils entre le 6ᵉ et 8ᵉ jour.

On obtient généralement des résultats immédiats super-bes, sans sphacèle ni suppuration. Le seul ennui est la coloration blanche et trop voyante du lambeau. Mais plus tard l'atrophie du lambeau *étranger* s'accentue rapidement. Chez une de nos malades où la figure avait été presque complètement brûlée et où la peau de tout un côté était réduite à une sorte de parchemin luisant et mince rendant impossible la blépharoplastie à pédicule voisin, la greffe avec un énorme lambeau pris au bras nous permit de reconstituer assez la paupière pour permettre le port d'un œil artificiel qui jouit sur le moignon restant d'une grande mobilité. Ce lambeau était deux fois plus large que la surface à recouvrir, dont nous suspections la faible vitalité : il prit dans toute son étendue, mais un an après, il n'était pas même égal au tiers du lambeau primitif. Nous croyons que dans les cas où la région est particulièrement mal nourrie, on aura donc avantage à exagérer les dimensions du lambeau.

Greffe cutanée superficielle. — La greffe épidermique ou dermo-épidermique s'exécutera sous le chloroforme ou quelquefois la cocaïne, avec un rasoir d'histologiste détachant les lambeaux épidermiques généralement à la face externe de la cuisse, dont la peau est soigneusement tendue par l'aide. De très petits lambeaux ont été pris quelquefois derrière le pavillon de l'oreille et dans d'autres régions. La surface à recouvrir est aseptisée, légèrement abrasée à la curette si elle est bourgeonnante, ou recouverte directement, si elle résulte d'une opération immédiate. Les lambeaux sont ensuite placés sur une large plaque à paupières et appliqués, bien juxtaposés et même légèrement imbriqués (Thiersch), tous les interstices étant bien comblés, comme dans une mosaïque. Le pansement se compose de protective et d'ouate et sera laissé le plus longtemps possible (de 5 à 6 jours). On pourra pour le faire plus solide, condition de réussite, le fixer au collodion sur les bords et mettre ensuite par-dessus une bande amidonnée. On évitera de se servir de lambeaux empruntés à des morts, à des membres amputés ou à d'autres malades ; ces procédés sont répugnants et dangereux, sous tous rapports. Le sujet lui-même doit fournir son lambeau.

La *zooplastie* sera ordinairement délaissée, car elle est incertaine et généralement inférieure à la greffe épidermique.

Indications et technique pour chaque cas particulier. — Il est d'usage, dans la plupart des traités, de présenter, après des considérations générales sur la reconstitution des paupières, un certain nombre de schémas de blépharoplastie, *avant* et *après* la mise en place du lambeau. L'opérateur a l'embarras du choix entre des procédés qui sont loin d'être aussi bons en réalité que sur le papier et dont les schémas (qui ne ressemblent guère plus à la réalité qu'un squelette à un corps vivant) sont malheureusement trop privés des petites ou grandes défectuosités réelles dans la pratique et inhérentes au procédé (torsion du pédicule, tension excessive) et où même les dimensions ne sont pas toujours observées. Ces schémas sont utiles, ils constituent un *plan d'ensemble*, mais il ne faut pas les prendre à la lettre surtout comme dimensions. Il est bon d'avoir vu opérer, d'avoir souvent répété, fait répéter sur le cadavre et opéré sur le vivant, pour être au fait de ces différences avec la réalité. De plus, chaque blépharoplastie présente, suivant le malade, plus ou moins de différences avec le type classique. Toutefois Roux exagérait quand il disait que cette opération, presque jamais semblable à elle-même, n'avait jamais été pratiquée deux fois de la même façon.

Les procédés diffèrent entre eux, mais les cas se représentent avec assez de régularité pour que, sauf des cas exceptionnels, il y ait au contraire des types qui servent de guide général.

Rappelons que dans son ensemble la méthode indienne, avec *forte torsion* de la racine du lambeau, doit être abandonnée. C'est tantôt et *surtout* à la méthode par *pivotement,* tantôt à celle par *échange de lambeaux,* tantôt à celle par *glissement,* qui rappelle beaucoup la chirurgie des lèvres, qu'on aura recours dans les cas où on n'emploiera pas la méthode italienne et la greffe cutanée.

Ces dernières n'ont besoin d'aucune règle nouvelle pour le dessin et la forme des lambeaux. Il faut combler tout simplement la perte de substance par un lambeau de même forme, mais dont nous avons déjà précisé les *dimensions* si importantes.

I. MÉTHODE PAR GLISSEMENT. — *a*). La perte de substance *triangulaire*.

La suture des bords prédispose à l'ectropion et à une cicatrice étoilée et difforme. Mieux vaut prolonger un côté du triangle, à la Dieffenbach, par une incision, tantôt droite, tantôt oblique de bas en haut ou de haut en bas, suivant que cette ligne, une fois mise en place, doit présenter une forme légèrement concave ou légèrement convexe. Si la tension est trop forte, une incision *libératrice* permettra le déplacement en volet, mais il reste alors une surface à combler (fig. 40) par un nouveau glissement latéral ou par greffe.

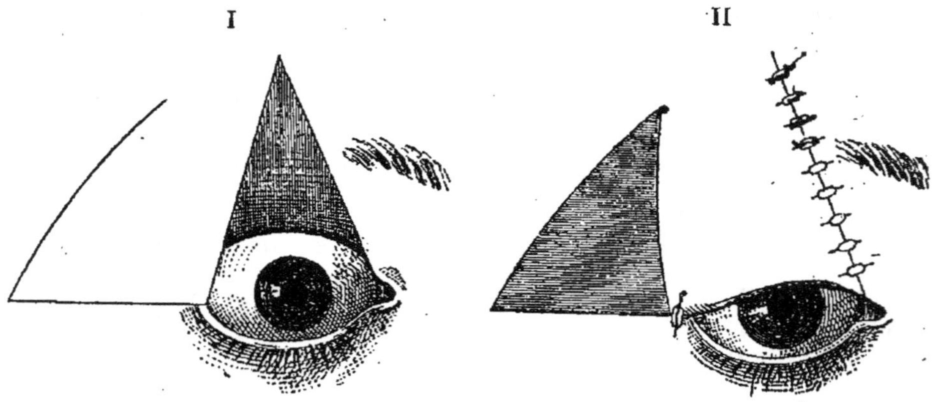

FIG. 40. — Blépharoplastie par glissement.

I. Incision. — II. Suture.

Le procédé de Burow (voy. fig. 4) exécuté soit avec un triangle *unilatéral*, soit avec un triangle *bilatéral*, a l'avantage de recombler les surfaces, mais provoque un très grand tiraillement des parties et supprime de la peau saine.

b) Si la perte de substance est *rectangulaire*, on fera, suivant le cas :

1° La suture simple ;

2° La suture verticale (mais elle donne de l'ectropion) ;

3° L'autoplastie par glissement de 2 volets à grand axe horizontal, au besoin avec incisions libératrices variées vers le bord adhérent du lambeau : Knapp (voy. fig. 3), et d'autres en ont obtenu de bons résultats. On pourrait combiner cette autoplastie avec l'excision de deux triangles à la Burow.

c) La plaie est *ellipsoïde,* ou triangulaire, horizontale ou verticale. Le plus simple est de fendre un côté verticalement en son milieu et de suturer ainsi plus facilement. D'autres fois une incision libératrice parallèle au grand diamètre facilitera l'affrontement, mais elle laisse alors une surface à combler ou à suturer partiellement, comme dans le procédé de A. Guérin (fig. 41). Dans celui de Sanson et Warthon Jones, on se borne à exhausser le lambeau en suturant le sommet du triangle formé par l'incision (voy. fig. 37). On pourrait aussi faire le sommet du triangle *près du bord ciliaire.*

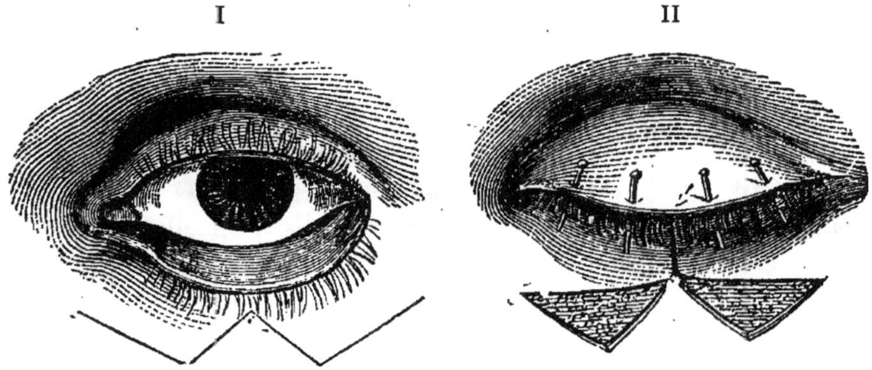

Fig. 41. — Blépharoplastie par glissement. Procédé de A. Guérin.

I. Incision. — II. Suture.

Une large plaie ellipsoïde peut se réunir complètement, en la complétant par 2 triangles à la Burow.

d) Si la plaie est *circulaire*, on la rend ellipsoïde en la tirant en deux sens opposés et on suture par points entre-coupés.

On évitera la suture en bourse de Dieffenbach qui expose à une difformité.

Pour les larges pertes de substances marginales ou angulaires (voy. fig. 5), les déplacements simples d'assez larges surfaces donnent de bons résultats, quand la surface à recouvrir n'est pas trop éloignée du lambeau.

Rappelons enfin les blépharoplastics *en pont* ou en *escarpolette* où une paupière sert à reconstituer l'autre paupière manquante. Mais ces procédés (Denonvilliers, Dianoux, Tripier), de même qu'un autre procédé singulier décrit par Mirault, sont peu applicables au traitement de l'ectropion cicatriciel et présentent des inconvénients qu'évitent les autres méthodes et procédés.

On aura soin de *mobiliser* les lambeaux assez profondément, de façon à avoir des lambeaux épais et par suite moins prédisposés à un sphacèle que la minceur et le tiraillement ne favorisent que trop. Quelquefois des sutures supplémentaires très profondes embrassant une grande partie des tissus et à distance diminuent le tiraillement (suture d'approche).

Il faut reconnaître qu'à de rares exceptions près (ablation de cancroïdes, ectropions peu étendus et peu accentués), la méthode par glissement est *de moins en moins* employée, surtout pour l'autoplastie primitive. Elle a en effet le grave défaut d'affaiblir les régions voisines, d'en découvrir une pour couvrir l'autre, de risquer des cicatrices difformes et des insuccès par désunion ou sphacèle des parties trop tiraillées, en dépit des incisions libératrices.

Aussi doit-elle presque toujours céder le pas, soit à la méthode par échange de lambeaux, où on se borne à *changer de place* la partie malade, sans rien détruire et sans rien tirailler, ou à l'autoplastie avec ou sans pédicule, où l'on vient *combler le vide par un emprunt* de peau nouvelle, auquel on doit donner des dimensions telles que le lambeau s'adapte parfaitement et sans tiraillement aucun.

II. Méthode par échange et interposition de lambeaux. — Cette méthode est excellente pour les déplacements angulaires et commissuraux. La figure 38 (Denonvilliers) en donne parfaitement la description et, aussi bien pour

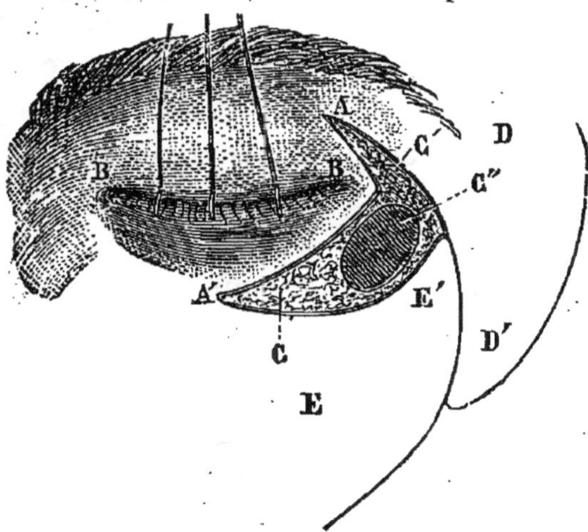

Fig. 42. — Procédé de Richet. — I. Incision. — AA′, double incision dont le but est de détacher toute adhérence à l'os. — BB′, blépharrorhaphie. — CC′, espace laissé à découvert par le détachement de la commissure et des paupières. — CC″, surface de l'os ruginé. — DD′, lambeau supérieur simplement tracé. — EE′, sera le lambeau inférieur.

l'angle interne que pour l'angle externe, c'est le meilleur procédé de *transport des commissures.*

Richet a appliqué avec succès un procédé mixte, ablation et échange de lambeaux dans l'ectropion inféro-externe avec cicatrice large et adhérente à l'os (fig. 42 et 43).

III. Autoplastie a pédicule. — 1° *Pour la paupière inférieure entière*, la figure 44, d'après une de nos opérées, donne le

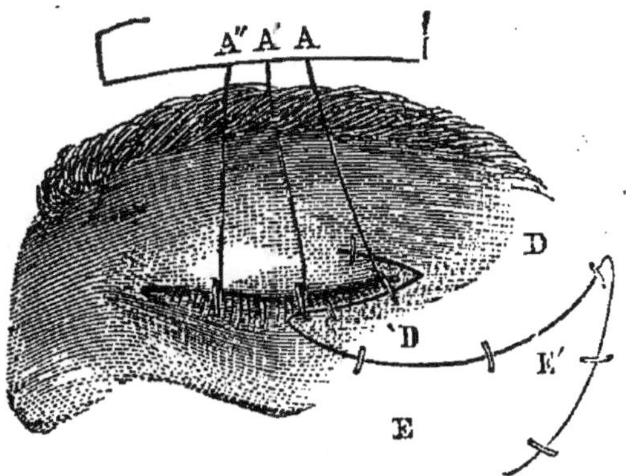

Fig. 43. — II. Suture. — AA′A″, fils réunissant les deux paupières. — DD′, lambeau supérieur. — EE′, lambeau inférieur.

tracé d'un lambeau (Fricke, Letenneur et Denonvilliers) dont nous avons eu plusieurs fois d'excellents résultats. Pour reconstituer une *partie* de la paupière inférieure, même procédé *partiel*, si c'est la partie *externe*. Mais pour la partie interne, les procédés où l'on prend le lambeau sur le front (fig. 7), donnent des lambeaux épais, noueux, qui comblent le sillon naturel orbitaire inférieur, et ne sont beaux que sur le papier.

En plus de la tarsorrhaphie interne, on recourra plutôt soit à la *greffe,* soit à une *autoplastie à pédicule* interne dépendant de la région *au-dessous* (et non au-dessus) du sourcil, où la peau est mince, foncée, très apte à se mêler à la couleur *cendrée* de la paupière inférieure, et où la cicatrice sera *dans l'ombre.*

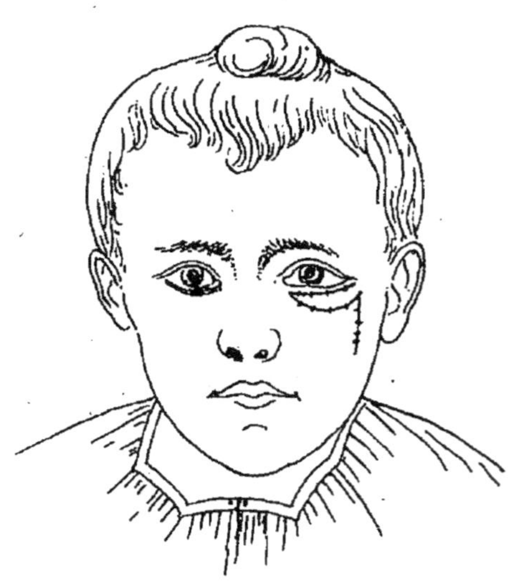

FIG. 44.

Blépharoplastie en faucille.

2° Pour la paupière *supérieure*, le type général est celui de Fricke (fig. 36), pour la réfection *totale* ou la réfection de la partie *externe*. Pour la partie interne, les lambeaux pris sur le front, où la peau est si épaisse et si dure, donnent comme pour la paupière inférieure, des difformités spiroïdes du lambeau et une cicatrice frontale disgracieuse. Dans le cas où nous sommes obligé de les accepter, nous faisons le pédicule presque horizontal sur le dos du nez pour éviter la torsion et nous plaçons le lambeau horizontalement au-dessus du sourcil, bien plutôt que *verticalement* entre les 2 sourcils. Si ce lambeau paraît même encore peu apte à remplir le but désiré (malgré l'apparente et fausse simplicité des schémas), nous recourons à la *greffe* pure et simple.

Tous ces procédés, sauf *beaucoup d'autoplasties par glis-sement*, comportent la tarsorrhaphie préalable, totale, ou partielle appropriée à la région à opérer.

3° Si les *deux paupières sont détruites,* on pourra, si le reste du visage admet l'autoplastie à pédicule ; 1° opérer *en deux temps,* par deux grands lambeaux en faucille, pris selon les règles habituelles (Denonvilliers) l'un à la

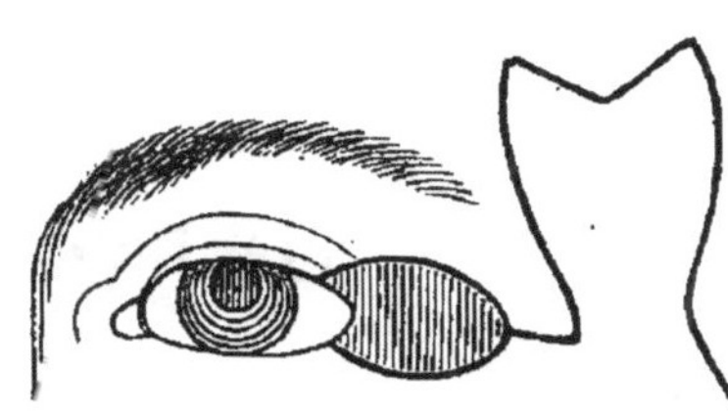

Fig. 45. — Blépharoplastie avec lam-beau en fourche.

tempe, l'autre à la joue ; 2° opérer en *un seul temps* par un lambeau *bifide,* dont une moitié sert pour la pau-pière supérieure et l'autre pour l'inférieure. Mais ce procédé (fig. 45), bon *pour la reconstitution des com-missures* (Hasner), est mau-vais quand il s'agit de reconstruire les 2 paupières entières. Il faut prendre alors un *énorme* lambeau malaire, ce qui crée une perte de substance beaucoup trop vaste, et de plus il n'est pas rare qu'une des branches de la fourche se sphacèle. C'est donc un procédé bon pour des restaura-tions partielles, surtout de la région palpébrale *externe.*

3° Enfin si la peau du visage est absolument impropre à l'autoplastie pédiculée, on pratiquera la greffe cutanée ou, à la rigueur, la méthode italienne.

La tarsorrhaphie, lorsque le bord des paupières a été détruit, est remplacée par une suture des bords conjoncti-vaux en adossant les surfaces et en s'inspirant des sutures intestinales.

Plus encore qu'au temps de Denonvilliers, car nous avons l'antisepsie en plus, il importe de ne pas abandonner la blépharoplastie à pédicule, comme Panas et ses élèves l'ont fait justement remarquer. La greffe reste une méthode pré-cieuse, mais une méthode d'exception. Plus que toute autre partie de la chirurgie oculaire, la blépharoplastie et la cure de l'ectropion cicatriciel exigent de celui qui veut être vraiment utile à son malade un abandon de tout parti pris pour un procédé ou une méthode, une science de tous les procédés mis en usage et une technique sûre pour l'exécution des procédés les plus compliqués comme pour celle des procédés les plus simples. Enfin il se présente des cas particuliers où la conduite à tenir n'a point été déjà complètement tracée, où le chirurgien doit instituer une stratégie et une technique nouvelles.

§ VII. — **Affections d'origine congénitale.**

Les affections congénitales des paupières (kystes divers sous-palpébraux, cryptophtalmie, ablépharie, colobomes) et du sourcil réclament dans certains cas la même thérapeutique que les affections acquises : on se règlera quelquefois aussi sur l'état de l'œil, souvent incomplètement développé ou kystique.

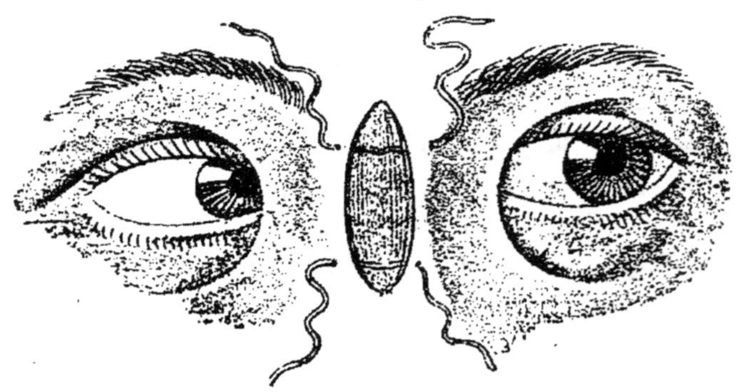

Fig. 46. — Rhinorrhaphie.

L'*épicanthus* congénital ne sera traité qu'après la dixième année, car le nez en se développant peut le déplisser, en le tendant et en le soulevant par la partie profonde. La rhinorrhaphie (fig. 46) (von Ammon), en passant ou non les aiguilles à l'avance (de Wecker), a été souvent recommandée, mais elle expose à une cicatrice rougé, très visible, kéloï-dienne, et assez disgracieuse par sa tendance à la disten-sion. L'excision au niveau des ailerons eux-mêmes (Arlt), donne des cicatrices latérales mieux cachées, et moins sujettes au tiraillement : on se servira pour la suture d'aiguilles *extrêmement courbes*, comme pour toute opéra-tion dans le creux orbito-nasal.

Il est préférable de substituer aux opérations médianes, dont la cicatrice est si visible, les opérations latérales au

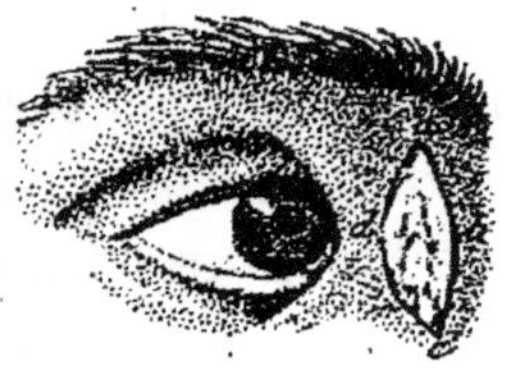

Fig. 47.

Opération de l'épicanthus.

milieu du repli, comme les figures ci-jointes (fig. 47 et 48) (Cl. Bernard et Huette, E. Berger et Lœvy) l'indi-quent et comme de Wecker l'a aussi conseillé. Sans exciser totalement le repli, l'excision d'un lambeau *ova-laire* ou *triangulaire (a, b, c, d)* suf-fit, par la suture des lèvres de la plaie,

à *déplisser* le reste de l'épicanthus. Le port d'un binocle a suffi dans certains cas très légers.

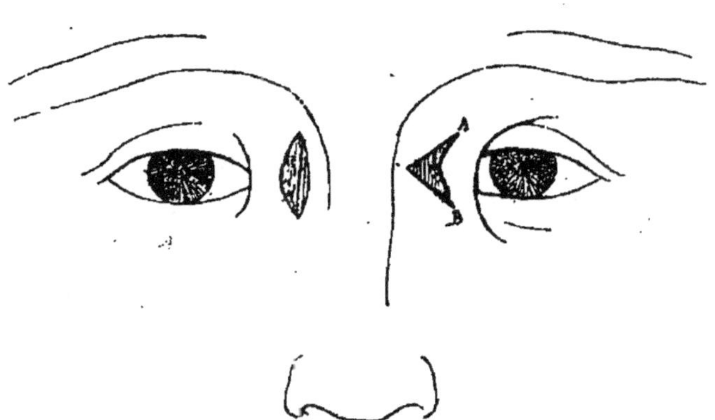

Fig. 48. — Opération de l'épicanthus (E. Berger et Lœvy).

L'épicanthus *acquis* forme des brides qui recouvrent, en les surplombant, l'angle externe ou l'angle interne de l'œil, soit par lésions ulcéreuses ou suppuratives graves, syphilitiques ou autres, soit par traumatismes étendus (fractures de la pommette par coup de pied de cheval, etc.).

On est alors amené à faire des autoplasties et à interposer, le plus souvent par la blépharoplastie à pédicule, un lambeau en travers de la bride sectionnée ou déplacée, afin d'empêcher la difformité de se reproduire. Dans quelques cas (effondrement des os du nez ou de l'orbite), l'ostéoplastie ou l'implantation de pièces métalliques appropriées (Cl. Martin) peuvent être indiquées.

Les *kystes dermoïdes du sourcil* seront disséqués, après incision horizontale de la peau, le sourcil étant rasé en partie et l'incision se faisant à son niveau. On les saisira avec une solide pince érigne et l'aide indispensable rétractera largement les lèvres de la plaie de façon à ce qu'on puisse enlever en totalité l'adhérence profonde qui existe souvent avec l'os, quelquefois creusé, au niveau du kyste. C'est une opération plus laborieuse qu'elle ne le paraît d'abord, mais, même si le kyste se rompt, la dissection doit être très complète pour éviter la récidive ou une fistule.

CARONCULE

L'ablation de *tumeurs* de nature diverse, bénigne ou maligne, l'ouverture des *orgelets* de la caroncule, primitifs ou consécutifs à des orgelets staphylococciques du bord ciliaire (A. Terson) dont la caroncule n'est qu'une partie, l'évacuation des *calculs*, le traitement chirurgical des *angiomes*, tout cela est *identique* aux interventions sur la paupière ou le bord ciliaire, parce que le terrain est identique.

Les *hémorragies caronculaires*, traumatiques ou opératoires, sont justiciables de la cautérisation ignée, combinée ou non à l'hémostase par l'instillation de *gélatine*, l'extrait de capsules surrénales et la compression. Si ces moyens n'en venaient pas à bout, on n'hésiterait pas à embrasser la région saignante entre les branches d'une forte pince hémostatique de Péan, ou, si l'hémorragie est minime, avec une de nos minuscules serrefines hémostatiques.

La *tuberculose caronculaire* nécessite le même traitement que la tuberculose conjonctivale.

Quant aux *infections caronculaires* chroniques (trachome), l'*ablation* (si tout autre traitement par scarifications, cautérisations chimiques et pointes de feu a échoué) de la caroncule est indiquée, et n'a pas les dangers (Celse) qu'on lui a si souvent attribués autrefois (épiphora continuel).

Le larmoiement coexiste plus souvent avec une caroncule malade qu'il n'apparaît après son ablation.

L'ablation est également l'opération la moins mauvaise contre le *trichiasis caronculaire* où les poils, humides, blancs et lanugineux, sont difficiles à saisir par l'électrolyse.

L'*hypertrophie de la caroncule*, dans les larmoiements chroniques, où on l'a même accusée de repousser en avant le point lacrymal inférieur, nécessiterait le même traitement après insuccès des interventions moins radicales. Cette thérapeutique chirurgicale doit être naturellement réservée aux cas où la caroncule est en cause et à ceux où les opérations destinées à redresser le point lacrymal inférieur ont échoué.

La caroncule a été quelquefois transportée en avant, quand elle s'était trop retirée à la suite d'une vaste ténotomie (*avancement* caronculaire).

CHAPITRE DEUXIÈME

APPAREIL LACRYMAL

§ 1. — Glandes lacrymales

La chirurgie des glandes lacrymales s'exerce sur les *trois* groupes de glandes qui sont : 1° la glande orbitaire ; 2° la glande lacrymale dite palpébrale, agglomération plus considérable des glandules conjonctivales dans la région externe du cul-de-sac supérieur, et qui n'est autre qu'un *groupe conjonctival externe* ; 3° les glandes conjonctivales de petit volume, invisibles sans des préparations spéciales, et qui siègent dans le reste du cul-de-sac supérieur (groupe conjonctival supéro-interne), dans le tarse (glandules lacrymo-tarsales), et même dans la caroncule (glandules lacrymo-caronculaires).

En réalité les lésions de ces dernières formations glandulaires sont de très petit volume et, si elles sont quelquefois justiciables d'un traitement chirurgical (curage, cautérisation, extirpation), elles ne peuvent être l'objet d'une intervention régulière et typique, comme la glande orbitaire et le groupe conjonctival externe dit palpébral.

Notre thèse (1892) contient l'analyse et la synthèse de tout le système lacrymal sécréteur, construit sur le même type histologique et anatomique d'une glande acineuse analogue à une glande salivaire et poussant sur divers points de la poche conjonctivale des rameaux de divers volumes dont certains vont assez loin pour aller se loger dans l'orbite.

Nous examinerons d'abord les indications opératoires dans les affections de l'appareil lacrymal sécréteur, puis la technique de l'extirpation des glandes. Cette chirurgie rappelle beaucoup celle du rein.

INDICATIONS OPÉRATOIRES.

Inflammations. — Les *dacryoadénites orbitaires* suppurées seront ouvertes par une incision analogue à celle qui constitue le premier temps de l'extirpation des glandes; mais plus courte et aussi déclive que possible. Un drain minuscule sera placé le temps nécessaire. Il ne faut pas toujours chercher à intervenir par la conjonctive dans des cas semblables, sauf si l'abcès pointe nettement sur la conjonctive ; des fausses routes, des inoculations orbitaires dangereuses (phlegmon total), la traversée inutile de la glande de Rosenmüller, la section du releveur palpébral (blépharoptose), pourraient en être le résultat. La cicatrice cutanée devient rapidement invisible et la fistule ne s'observerait qu'en cas de tuberculose, de lésion osseuse et cutanée ayant atteint la glande secondairement, ou enfin dans des cas tout à fait exceptionnels.

Pour la *dacryoadénite palpébrale* suppurée, l'incision sera au contraire toujours conjonctivale.

La dacryoadénite chronique comporte, après insuccès prolongé du traitement médical général, la cautérisation ignée interstitielle ponctuée avec un très fin cautère, l'électrolyse (Valude) surtout négative, enfin très exceptionnellement *l'extirpation,* si la glande grossit toujours, devient gênante, malgré les opérations partielles, et si l'on si l'on est autorisé à penser à un adénome ou à une tuberculose de la glande.

Traumatismes. — La *hernie* de la glande par une plaie du sourcil et de l'orbite ne sera *réduite* qu'autant que la glande n'est pas trop écrasée, souillée, remplie de corps étrangers, de terre (infection orbitaire, tétanos), et même desséchée en partie. Sinon, après une désinfection soigneuse (phéniquée), une ablation partielle ou totale de la glande est nécessaire et sans danger, vu la suppléance des divers systèmes glandulaires. Les points de suture comprendront à la fois la peau et les parties profondes pour éviter la blépharoptose due à la section traumatique du releveur et de ses expansions.

Glande lacrymale flottante. — Nous avons appelé ainsi[1] le déplacement de la glande lacrymale orbitaire, dont on a observé actuellement quelques cas.

Après avoir essayé la compression prolongée qui peut donner des succès (Snell), on a agi par l'extirpation (Noyes, Robertson, Golovine), ou la fixation (Golovine), vraie *dacryoadénoperie*.

La fixation de la glande a été exécutée par Golovine de la manière suivante. Après l'incision classique pour la mise à nu de la glande, l'organe fut saisi par une anse de soie par le milieu de son bord inférieur. Les aiguilles qui terminaient les bouts de l'anse furent poussées à travers les tissus et ressortirent en haut vers le tiers externe du sourcil. La ligature fut alors nouée et la glande attirée en haut. Pour la pousser encore plus haut, le fascia tarso-orbitaire distendu fut découpé comme un sac herniaire, et les bords de l'excision réunis par une suture ; une excision ovale de peau fut également faite et les sutures cutanées passèrent aussi par le fascia et le bord supérieur du cartilage un peu comme dans l'opération de Hotz pour le trichiasis. Les sutures furent enlevées entre le troisième et le cinquième jour.

---

1. Cholous. *Thèse* de Paris, 1898.

Il n'y a pas encore assez de faits pour juger, si l'extirpation, qui est d'un manuel opératoire simple et sans danger au point de vue de la sécheresse de l'œil, vu la suppléance glandulaire, doit céder le pas à la fixation, qui laisse le champ libre à la récidive.

Fistules. — Les *fistules* de la glande orbitaire, la *vraie fistule lacrymale* (Mackensie), nécessitent une opération, si la cautérisation, les injections caustiques, l'avivement et la suture n'ont amené rien de bon. Cette opération pourrait être d'emblée l'extirpation, que de Græfe a même pratiquée dans un cas semblable. D'autres opérations, plus compliquées, ont été également mises en œuvre, de même que pour les fistules des canaux salivaires. Bowman, entres autres, a obtenu un succès en opérant ainsi ; avec un fil terminé à chaque bout par une aiguille, il fit passer cette anse de la façon suivante. Une aiguille fut introduite par la fistule externe, puis traversa la paupière et la conjonctive au niveau de laquelle on fit ressortir le fil. Avec l'autre aiguille, on suivit le même chemin de façon à sortir à un demi-centimètre de la première. Les fils ressortaient par la commissure externe et étaient collés à la tempe. Plus tard on excisa la fistule et on sutura la plaie cutanée. L'anse de fil fut enfin retirée et la fistule ne se reproduisit pas. Il est probable qu'un canal conjonctival allant à la glande s'est maintenu.

Kystes. — Les kystes *glandulaires* seront traités par l'excision, avec incision cutanée, s'il s'agit de la glande orbitaire, avec incision conjonctivale, s'il s'agit de la glande palpébrale, avec incision conjonctivale ou cutanée comme un chalazion, s'il s'agit des glandules conjonctivales acinotarsales ou caronculaires. On aura soin de respecter le plus possible la conjonctive, lorsqu'on sera obligé de passer par cette voie.

Tumeurs solides. — Les *tumeurs* solides bénignes et malignes de la glande orbitaire ne diffèrent en rien du traitement des tumeurs orbitaires.

Parasites, calculs et corps étrangers. — Les parasites, les calculs et les corps étrangers devront être extirpés après incision par la voie qui permettra d'arriver le plus immédiatement au niveau de la lésion.

Troubles fonctionnels. — On devra se rappeler qu'en cas de larmoiement hypersécrétoire, souvent si abondant et après insuccès complet du traitement médical et du traitement local par la dilatation progressive et les diverses interventions sur les voies lacrymales, on est en définitive obligé, pour guérir, de s'attaquer aux organes sécréteurs qui peuvent être malades et dégénérés. On choisira ordinairement l'extirpation de la glande lacrymale palpébrale.

ABLATION DES GLANDES LACRYMALES

ÉVOLUTION HISTORIQUE DES MÉTHODES OPÉRATOIRES

L'extirpation de la glande lacrymale orbitaire a été faite d'abord pour ses tumeurs et un peu dans tous les temps. On a d'ailleurs constaté qu'il n'en résultait pour le patient aucun danger de sécheresse de l'œil.

L'idée d'enlever la glande contre un larmoiement incoercible est aussi fort ancienne. Mais elle avait été généralement repoussée jusqu'à notre siècle, pour une foule de raisons combinées. L'absence d'anesthésie, les craintes d'infection opératoire, l'importance et l'incertitude relatives de l'opération, ont longtemps fait reculer les opérateurs. Les chirurgiens étaient même retenus par l'idée, admise par beaucoup, avec Sténon, Janin et d'autres, que la plus grande partie des larmes venait de l'*humeur aqueuse* et des vaisseaux conjonctivaux ; aussi Pellier nous dit-il avoir déconseillé l'opération dans de tels cas, en se basant sur cette donnée anatomo-physiologique, reconnue aujourd'hui inexacte.

Toutefois on devait devenir plus actif dans cette voie, surtout quand, l'*œil étant enlevé*, on ne pouvait plus supposer, ni que les larmes venaient de l'humeur aqueuse, ni que l'œil pourrait souffrir de l'opération un dommage quelconque. En 1838, comme nous l'avons remis en lumière dans notre thèse, Nelle, d'après Velpeau, obtint un succès en enlevant une glande orbitaire pour *larmoiement incoercible après une énucléation*.

L'ensemble de ces faits nous semble important pour montrer dans l'ordre des idées et des faits par quel chemin P. Bernard (1843) en est venu à extirper délibérément les deux glandes du même côté pour un larmoiement incoercible. Il pratiquait même conjointement la destruction du sac, formule qui depuis a été périodiquement reprise.

Szokalski proposa la *ligature* seule des canaux excréteurs, dans le but d'atrophier la glande. Les ligatures étaient d'ailleurs fort en honneur à cette époque où la chirurgie à ciel ouvert offrait un imprévu considérable, vu l'infection opératoire et l'absence d'anesthésie. Szokalski était d'ailleurs partisan résolu des ligatures qu'il a aussi appliquées au ptérygion.

Quoi qu'il en soit, c'est plus particulièrement la glande orbitaire qui a été enlevée jusqu'à une période relativement rapprochée de nous (Textor, Lawrence, de Wecker, Abadie, Meyer, et de nombreux opérateurs). Les deux glandes orbitaire et palpébrale ont été quelquefois enlevées (Badal).

L'ablation de la glande palpébrale saillant dans le cul-de-sac conjonctival a été pratiquée à diverses reprises par Fano et Meyer pour l'hypertrophie glandulaire compliquée de larmoiement.

De Wecker a eu le grand mérite de l'appliquer systématiquement à la cure du larmoiement (1838) et d'en régler les divers détails opératoires de façon à en faire une des opérations fréquentes de la chirurgie oculaire. Il a été suivi dans cette voie par d'autres chirurgiens (Chibret, Terson père, Panas, Truc, A. Terson). Les recherches anatomiques qu'ont entraînées les diverses interventions sur l'appareil glandulaire, ont justifié, dans leur ensemble, les tentatives opératoires que le xixe siècle a inaugurées sur ce terrain, comme sur plusieurs autres de la chirurgie oculaire.

TECHNIQUE OPÉRATOIRE. — 1° *Glande orbitaire.* — On se gardera d'intervenir par la conjonctive. Ceux qui ont cru d'ailleurs enlever la glande orbitaire par la conjonctive, ont ou bien commis une erreur anatomique, et pris la palpébrale pour l'orbitaire, ou ont été obligés à des délabrements considérables (sacrifice préalable de la glande palpébrale, section des expansions du releveur, etc.). La crainte d'une cicatrice cutanée est ici tout à fait ridicule, vu que la cicatrice en plein sourcil sera invisible.

L'incision pourra même être faite au niveau du quart externe du sourcil rasé (fig. 49) (Halpin, Lawrence, Abadie). On évitera le procédé de Velpeau qui fendait et relevait ensuite la commissure externe, et le procédé d'Acrel qui incisait à côté du sourcil.

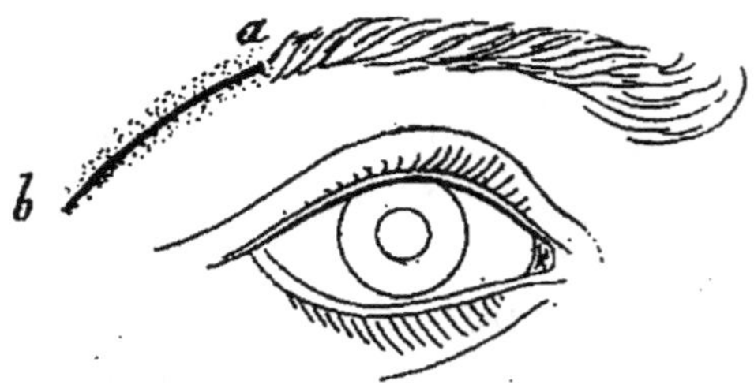

Fig. 49. — *a, b,* incision pour l'ablation de la glande orbitaire.

On incise sur le rebord orbitaire si facile à sentir, plan par plan, jusqu'à la loge glandulaire, en évitant le plus possible d'aller vers la ligne médiane, ce qui sectionnerait le tendon releveur si mince et si peu visible et donnerait une blépharoptose. On reconnaît la glande à son aspect gris rougeâtre et bosselé, et, vu son agglomération en choufleur dans une loge spéciale, on se propose de l'enlever

tout entière.(*énucléation* de la glande orbitaire). On l'attire
fortement avec une pince érigne. On la dégage et on sectionne le pédicule au ras de la glande. On pince avant ou
après l'artère et on la tord pour assurer l'hémostase dans
la loge qui sans cela se remplit d'un caillot. Des points de
suture à la soie fine doivent prendre la peau, mais aussi les
parties profondes, de façon à réunir les expansions aponévrotiques divisées. Le drainage (drain, crin de Florence)
est généralement inutile. On pourra laisser la partie déclive
de la plaie moins exactement suturée, pour assurer l'écoulement des liquides et surveiller leur nature. L'antisepsie la
plus rigoureuse (lavage phéniqué) sera combinée à l'asepsie
de tout le matériel opératoire.

Suites. — Les suites sont généralement bonnes, sauf le
phlegmon de l'orbite en cas d'erreur d'antisepsie, et la blépharoptose, en cas d'opération trop large, qui nécessite
des interventions complémentaires.

On reconnaîtra que l'ablation de la glande orbitaire,
sauf pour tumeurs, est de moins en moins employée contre
le larmoiement, vu la possibilité d'insuccès complet dans
ce cas, par la persistance de l'hypersécrétion lacrymale
de la glande palpébrale laissée en place, pour les autres
raisons qui ont toujours fait à bon droit considérer cette
opération comme une intervention d'exception, et plus que
jamais depuis que de Wecker a conseillé et réglé l'ablation
de la glande palpébrale.

2° *Glande palpébrale*. — Quoique l'opération *paraisse*
plus simple que l'extirpation de la glande orbitaire, il est
aisé de s'apercevoir que, pour l'exécuter *très complètement*
et *sans dégâts* fâcheux, il faut bien connaître le terrain anatomique sur lequel elle s'exerce, et être *parfaitement aidé*.
2 aides sont extrêmement utiles, si l'on veut opérer convenablement, pour fixer exactement le globe, la commissure externe et aussi pour éponger minutieusement.

L'anesthésie chloroformique ne serait indispensable que

pour des sujets pusillanimes, sinon la cocaïnisation par instillations est seule indiquée. On se gardera des injections sous-cutanées et sous-conjonctivales qui masquent absolument le terrain opératoire.

Le but est d'enlever la presque totalité des glandules conjonctivales externes, mais on doit se rappeler qu'étant moins massées que la glande orbitaire, et n'étant pas comprises dans une loge spéciale, c'est par une *dissection* conjonctivale soignée que l'on doit enlever la plus grande partie des glandes accumulées dans la région supéro-externe du cul-de-sac. *Pour être complète,* cette dissection doit descendre jusqu'au niveau de la commissure externe inclusivement. *Pour ne pas être dangereuse* (section du *releveur*), la dissection ne doit commencer en dedans que sur le point où, après avoir fait saillir *convenablement* la glande, manœuvre capitale, comme nous le verrons, les nodules glandulaires commencent à se dessiner. En aucun cas, elle ne devra dépasser en dedans le tiers externe du cul-de-sac supérieur.

L'*accessibilité* de la glande palpébrale est *notablement différente* suivant les sujets. Autant elle est facile à mettre en évidence avec les gros yeux saillants et les paupières larges et molles, autant il est difficile de la faire sortir chez les sujets dont les yeux sont enfoncés, les paupières courtes et bridant le globe. De plus cette glande a un volume apparent *très différent* suivant les cas : chez quelques sujets et plus souvent chez les sujets atteints de larmoiement très abondant, la glande est énorme, bosselée ; elle fait hernie comme un haricot à la plus légère tentative de projection. Chez d'autres, on n'arrive jamais qu'incomplètement à la faire saillir.

La première chose à faire consiste donc à amener à ciel ouvert et largement le terrain opératoire, comme de Wecker l'a indiqué. Pour cela, la mise en position des aides est indispensable.

Le malade étant couché, un des aides place un petit releveur à manche sous la paupière supérieure et un peu en dedans de façon à relever la partie supéro-interne du bord ciliaire : de l'autre main cet aide épongera le sang. L'autre aide saisira d'une main la pince à fixer et la placera exactement à côté du limbe *en dehors et en haut,* de façon à tirer vers lui l'œil du malade qu'on priera de seconder le mouvement en regardant le bout de son nez. Avec le pouce de l'autre main, l'aide appuiera *à côté* de la commissure externe et en la tendant contre l'os, on verra la glande, si elle est volumineuse, faire une saillie bosselée semblable à une petite gousse de légumineuse. Dans les cas où la glande est ou paraît petite et où les paupières sont bridées, on peut penser à la *canthotomie,* mais ce ne serait que s'il y a un véritable phimosis palpébral qu'on y aurait recours, car il se produit une hémorragie assez abondante et à laquelle l'hémostase ne remédie que pour l'artériole, sans parler d'une douleur assez vive, si le malade n'est pas chloroformisé. Dans ces conditions, il y a là une complication de début qu'on évitera le plus possible, et qui, en aucun cas, ne saurait faire partie de l'opération régulière et habituelle.

Si la glande ne sort pas suffisamment, on l'attire vigoureusement avec une petite pince érigne, instrument nécessaire à tous les temps de l'opération.

On a également exécuté ce premier temps en renversant la paupière et en introduisant sous la peau la spatule à paupières pour faire saillir la glande (Panas). Nous employons de préférence l'attraction directe par la pince érigne.

D'autres opérateurs (Chibret) ont encore proposé l'attraction avec un fil ou pensé à introduire par-dessous un crochet mousse, dans le genre de l'aiguille de Deschamps ou un crochet à strabisme. Si l'on emploie ces manœuvres généralement inutiles, on se méfiera de ne pas trop modifier les rapports du groupe glandulaire mobile qu'il reste à disséquer.

Pour cela, une incision au bistouri est faite sur le grand axe jusqu'à la commissure externe (fig. 50), puis à la pince et au bistouri, on dissèque la glande qui est comprise dans un tissu assez dense et assez adhérent à la conjonctive. On la libère peu à peu et on la saisit en plein avec la pince érigne, dès que les nodules ont commencé à *émerger* du fond de l'incision. On a soin de n'exciser la glande que lorsqu'elle est bien disséquée. On commence alors à la détacher avec les ciseaux courbes

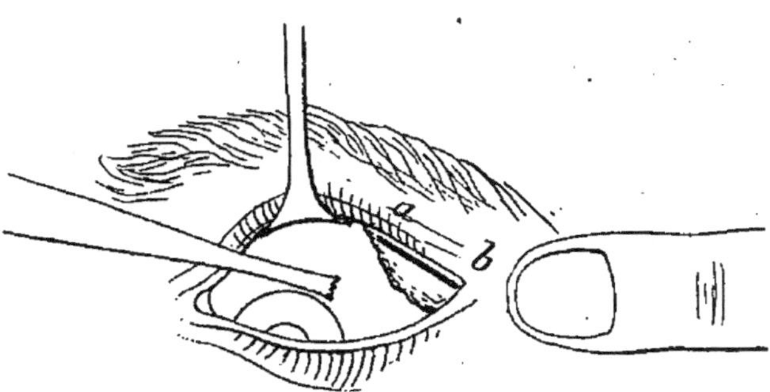

Fig. 50. — *a, b,* incision (ligne noire) pour l'ablation de la glande palpébrale.

mousses, sans enlever aucun morceau de conjonctive et en allant jusqu'au-dessous de la commissure externe. On extirpera en débutant, la partie interne, car c'est là le point dangereux, avec section possible du tendon du releveur palpébral. Il y a une règle habituelle, en médecine opératoire, de commencer à charger par le point dangereux pour s'en débarrasser de suite, le mettre hors d'état de nuire et marcher ensuite sans crainte. On charge ainsi dans les paquets vasculo-nerveux l'artère du côté du nerf pour éviter toute erreur finale de ce côté. Il y a une hémorragie artérielle quand on enlève les lobules les plus externes de la glande. Une pince hémostatique la réduira autant que possible. Toutefois il y a presque toujours une ecchymose palpébrale pendant une semaine et il est bon d'en prévenir les malades. On s'abstiendra de suture : la cicatrisation se fait sans encombre, et il n'y a ni infection si on n'a pas opéré au contact d'une dacryocystite et si on a été aussi propre que possible, ni blépharoptose, si l'opération a été conduite sans encombre et régulièrement.

Nous n'avons pas essayé le procédé qui consisterait à combiner la ligature de Szokalski à l'excision. Il serait possible, cependant, d'introduire sous la glande une aiguille de Deschamps armée d'un double fil et de lier ensuite en deux parties la base de la glande complètement pédiculisée. On exciserait ensuite la glande au-devant de la ligature, dont on conserverait les chefs en en collant à la tempe les extrémités avec du collodion, pour enlever facilement les soies au bout d'un temps à déterminer et suivant le degré de réaction. Ce procédé serait facile avec de grosses glandes assez mobiles et bien accessibles. Le procédé que nous avons décrit en détail et qui est celui de Wecker, a le mérite d'enlever la glande palpébrale et d'oblitérer les canaux de la glande orbitaire, qu'on enlève en même temps, car ils traversent la glande, et reste le meilleur à l'heure actuelle.

On a aussi proposé la simple cautérisation superficielle (Bettremieux) pour oblitérer les canaux glandulaires, la cautérisation profonde, interstitielle par le cautère actuel et l'électrolyse, moyen aveugle et qui n'est peut-être pas exempt de dangers (symblépharon) tout en pouvant rester insuffisant. Aussi réservera-t-on surtout ces procédés (de même que les ablations de nouvelles parties de la glande ou d'une bande de conjonctive à ce niveau, si on suppose que l'ablation a été incomplète) pour les cas où le résultat est insuffisant, le larmoiement continuant malgré tout.

Suites. — On a quelquefois observé après l'opération un catarrhe conjonctival chronique qui d'ailleurs a guéri peu à peu. Il n'est pas démontré que la sécheresse post-opératoire fût en cause ou fût la cause unique ; il peut y avoir eu des infections surajoutées : nous nous sommes demandé aussi si la section du nerf lacrymal et de ses filets n'avait pas eu une influence dystrophique ou mettant la conjonctive en état de moindre résistance aux infections.

Pour de plus grands détails dans ces interventions sur

la glande palpébrale, nous renvoyons à notre thèse et à un travail consécutif [1]. Rappelons aussi qu'on ne fera jamais l'extirpation de la glande dans le but d'agir sur le sac lacrymal suppurant ou sécrétant des mucosités.

Histologiquement, les glandes enlevées et qui sont d'habitude augmentées de volume ne présentent pas toujours de lésions caractéristiques. Toutefois il était permis de penser, comme nous l'avions dit, que, dans certains cas, on pourrait retrouver des lésions analogues à celles que Klippel et Lefas ont rencontrées dans les glandes salivaires des tabétiques atteints de sialorrhée.

Stanculeanu et Lefas ont retrouvé récemment dans diverses glandes enlevées des lésions de dégénérescence analogue et il y a là un fait de plus pour penser que dans beaucoup de cas de larmoiement la glande lacrymale n'est pas saine et que la dégénérescence de son tissu, secondaire ou non à une lésion vasculaire (artério-scléreuse) ou nerveuse, est une des causes de l'épiphora, quelquefois si abondant que le rétrécissement ou même l'obstruction des voies lacrymales, s'ils existent, n'en sont pas la cause principale. A plus forte raison, lorsqu'avec un canal lacrymal libre au point d'admettre facilement la sonde n° 5 et un orbiculaire fonctionnant bien, il y a toutefois un larmoiement incoercible justiciable de l'extirpation de la glande palpébrale.

Résultats. — Les résultats sont favorables, *quand il n'y a aucune suppuration des voies lacrymales.* Dans quelques cas, le larmoiement disparaît *totalement.* Chez une malade atteinte d'un épiphora extrême, alors que les voies lacrymales étaient *très larges,* l'extirpation de la glande lacrymale palpébrale nous a donné un succès absolument complet, persistant, identique depuis plusieurs années. Quelle que soit l'excitation extérieure (courant d'air en voiture découverte et à bicyclette), il n'y a jamais nécessité

1. A. Terson. *Archives d'ophtalmologie,* 1897.

d'essuyer les yeux et, chose tout à fait remarquable, à la suite d'un chagrin, la malade verse quelques larmes. Ceci est important à noter, car on a affirmé, aussi bien après l'ablation de la glande orbitaire que de la glande palpébrale, que les sujets ne pouvaient plus pleurer de chagrin. Dans notre thèse, nous basant sur l'anatomie, la physiologie et les résultats opératoires, nous avons pensé au contraire qu'il n'y a aucune différence de *nature* entre la sécrétion des trois grands systèmes glandulaires, orbitaire, palpébral, conjonctival. Il ne s'agit que d'une question de *quantité* en rapport avec la grosseur de la glande. En réalité, qu'il s'agisse d'une excitation physique ou psychique, on pleure avec toutes ses glandes lacrymales.

On s'abstiendra d'enlever la glande lacrymale, tant qu'il y aura la moindre sécrétion purulente ou muqueuse qui suffit à exciter la sécrétion de la conjonctive et de ses glandes qu'on ne peut enlever.

Enfin nous avons soutenu, nous basant sur *plusieurs* faits d'extirpation de la glande orbitaire et palpébrale *du même côté*, dus à Panas, Wagenmann et de Spéville, ou sur nos extirpations de la palpébrale seule (qui agit aussi en atrésiant les canaux de l'orbitaire) que lorsqu'il y avait *occlusion totale* du canal lacrymal, du sac ou des points et canalicules lacrymaux, l'extirpation glandulaire, même paraissant très complète, améliorait les malades, mais ne donnait pas sur le larmoiement des résultats aussi complets que lorsque les voies lacrymales sont perméables et même largement perméables, quoiqu'un larmoiement violent ait continué et ait donné l'idée d'une ablation glandulaire. D'après l'examen de nombreux malades, nous croyons en effet qu'il existe deux grandes variétés de larmoiement, *hypersécrétoire* et *hypoexcrétoire,* mais avec des cas *mixtes* où il y a simultanément lésion glandulaire et rétrécissement du canal ou lésion de l'orbiculaire.

On a souvent dit qu'après l'occlusion complète du sac,

les malades ne larmoyaient plus. Par l'observation atten-
tive de malades atteints, surtout par traumatismes (*fracture des os du nez*, section traumatique des canalicules,
destruction du sac, oblitération par diverses opérations,
telles que le sondage maladroit ou excessif des canalicules)
d'*occlusion totale* des voies lacrymales, nous avons remarqué que, s'ils pleurent quelquefois peu, en tous cas moins
qu'avant que l'occlusion du sac ou des points les ait débarrassés du reflux purulent du sac sur la conjonctive, beaucoup restent néanmoins fort gênés par le larmoiement et
viennent consulter pour en être débarrassés. La glande
palpébrale paraît souvent peu volumineuse chez ces sujets
et n'a pas le volume considérable (haricot) qu'elle présente
chez les hypersécrétoires. Enfin l'ablation de la glande
palpébrale ne nous a pas paru les guérir complètement
preuve que les voies lacrymales servent à quelque chose,
que leur suppression aboutit à un larmoiement plus ou
moins prononcé, mais réel, et que l'ablation de la palpébrale le diminue sans le supprimer tout à fait.

La question est de savoir si, lorsque l'ablation de la
glande palpébrale a échoué, on doit intervenir sur la glande
orbitaire. On a eu des succès dans cette voie (Truc), mais
on a eu aussi des insuccès, comme plusieurs observations
le prouvent, et l'extirpation des deux glandes ne suffit pas
toujours à guérir, pas plus que celle d'emblée de la glande
orbitaire. On commencera donc *toujours* par extirper la
glande palpébrale. L'opération suffira souvent et a de plus
une action sur la glande orbitaire. Si on échoue partiellement, cela peut tenir sans doute à une hypersécrétion de la
glande orbitaire, qu'on est toujours autorisé à enlever
comme dernière ressource, mais aussi à un rétrécissement
accentué des voies lacrymales, à leur obstruction totale,
ou enfin à des éversions des points et à un défaut de fonctionnement de l'orbiculaire. Peut-être même un développement excessif et une hypersécrétion des glandes *conjoncti-*

vales du cul-de-sac supérieur sont-elles en cause, sans parler des cas où l'extirpation de la glande a pu être incomplète.

Les opérations sur la glande lacrymale palpébrale sont donc justifiées, que l'organe soit sain en apparence, mais qu'il donne trop de larmes, ou qu'il soit hypertrophié et malade, comme l'examen histologique a paru le démontrer quelquefois.

Ces opérations constituent le meilleur moyen pour *diminuer* ou *supprimer* l'épiphora. Elles n'entraînent aucune perturbation profonde dans le fonctionnement de l'appareil lacrymal, car les recherches anatomiques nous ont enseigné que les trois grands systèmes de glandes lacrymales ne diffèrent pas comme qualité de sécrétion, et qu'un seul, le conjonctival, suffit à la lubréfaction de l'œil.

Si elles sont convenablement pratiquées, ces opérations n'entraîneront ni cicatrice, ni blépharoptose, ni suppuration, si on évite de les pratiquer chez des suppurants du sac. Elles permettent de *guérir* le *larmoiement hypersé--crétoire* que l'on considérait auparavant comme *incurable* (Galezowski) : elles *améliorent* les autres larmoyants et n'échouent que lorsque la glande n'est pas en cause. D'où la règle de ne jamais s'en tenir à ce moyen, dans le larmoiement, et de commencer toujours par faire tout le possible pour le traitement local d'une affection *diagnostiquée, du sac,* des *points lacrymaux,* de la *conjonctive,* de l'*orbiculaire* et quelquefois même d'une *névrose* ou d'une affection nerveuse organique (tabes).

Dans ces conditions et seulement alors, l'opération constitue un progrès réel dû à de Wecker.

§ II. — Voies lacrymales.

Beaucoup des procédés appliqués à la cure des affections lacrymales chroniques sont absolument inefficaces et un grand nombre aggrave considérablement la situation. Il suit de là qu'en raison de la difficulté du terrain et de l'époque généralement très *tardive* où les malades viennent consulter, les procédés utiles sont peu nombreux et ont reparu périodiquement sous diverses formes dans la cure des affections lacrymales.

Une étude historique des grandes lignes thérapeutiques montrera ce qui revient aux anciens et aux modernes sur ce sujet qui serait beaucoup moins touffu qu'il ne l'est dans les livres, si on se préoccupait de grouper les méthodes et l'évolution des idées au lieu de se borner à indiquer les innombrables détails de procédés qui se sont si souvent copiés mutuellement.

INCISION DU SAC

ÉVOLUTION HISTORIQUE DES MÉTHODES OPÉRATOIRES

Les chirurgiens grecs et romains ignoraient l'anatomie des voies lacrymales, tandis qu'ils connaissaient les glandes, aussi ne se sont-ils pas préoccupés du sondage. Ils se bornaient à traiter les abcès, les fistules et les tumeurs du sac, comme des abcès, des fistules ou des kystes vulgaires. Mais ils avaient trouvé l'os malade dans certains cas et vu la nécessité de l'atteindre par la cautérisation. Aussi les livres de Celse, de Galien, d'Aétius et de Paul d'Égine donnent-ils des descriptions de l'incision, du raclage, de la cautérisation ignée et chimique, enfin de l'extirpation du sac lacrymal. Aétius indique même de cautériser l'embouchure des canalicules dans le sac, quand on fait la cautérisation ignée. Les livres des Arabes, les livres des chirurgiens du moyen âge (Guy de Chauliac), et du xvie siècle (A. Paré, Guillemeau) ne contiennent absolument rien de nouveau. La cautérisation ignée, avec l'antique cautère à boule, reste le moyen curatif le plus fréquent. Toutefois Fabrice d'Acquapendente insiste beaucoup sur le *raclage du sac* et donne la description de plusieurs « ratissoirs » pour cet usage.

Ces moyens furent repris par Nannoni, Desmarres et bien d'autres chirurgiens (Chalot, Fonseca, Panas) : mais il n'y a aucune différence essentielle avec la pratique des anciens, sauf le bénéfice réel provenant des conquêtes de l'anesthésie, de l'électricité et des autres moyens accessoires.

Certains, avec Bosche, trouvèrent plus simple d'oblitérer la communication avec le sac en fermant les points lacrymaux, soit par excision, soit avec des aiguilles rougies par le feu ou l'électricité. De nos jours, ce procédé a reparu et on a même lié les canalicules (Eversbuch).

Les anciens, avec Archigène, recommandaient aussi de *créer* dans certains cas de *nouvelles voies osseuses,* et c'est pour cela qu'ils perforaient souvent l'unguis. Tous ces procédés insuffisants ont été repris dans tous les temps, et on a été jusqu'à tâcher de diriger les larmes dans le sinus maxillaire.

D'innombrables cautérisations chimiques renouvelées des anciens ont été pratiquées : plus près de nous, le crayon de nitrate d'argent (Heister), le chlorure de zinc en flèche, le beurre d'antimoine ont été surtout employés.

Toutes ces cautérisations se faisaient par une incision *cutanée* du sac.

C'est à Pouteau que reviennent l'idée et la pratique d'ouvrir le sac lacrymal, non par la peau, mais par le *cul-de-sac conjonctival.*

La découverte des voies lacrymales (Vésale, Fallope) a inauguré une ère nouvelle. On chercha à sonder les voies lacrymales et on y réussit. Anel (1713) employa ce nouveau procédé, quoiqu'il semble avoir été précédé dans cette voie par diverses tentatives peu connues. C'est à lui qu'on doit le sondage par les canalicules, surtout le supérieur, et les injections à la seringue, surtout par le canalicule inférieur. Plus près de nous, Bowman, en fendant le point lacrymal, a amélioré la méthode d'Anel, surtout en introduisant par les points lacrymaux incisés des bougies dilatatrices de volume progressif que certains chirurgiens sont arrivés à faire énormes.

Foubert et J.-L. Petit reprenant des idées antérieures, combinèrent la méthode des anciens avec celles des modernes en incisant le sac par la peau et en introduisant des canules dans le canal lacrymal. Tous ces procédés avec diverses canules, jusqu'à la *canule-monstre* d'A. Bérard, ont eu une vogue incroyable et charlatanesque dans les mains des plus grands chirurgiens : mais tous ces procédés à corps étrangers sont délaissés aujourd'hui, on sait ce qu'il faut penser du sort de ces opérés que l'on proclamait guéris dès que la canule venait d'être mise plus ou moins en place, de gré ou de force.

Enfin on songea à sonder le canal par en bas de même qu'on l'avait fait par en haut. Laforest, puis Gensoul sont deux noms à retenir à ce sujet, bien que quelques tentatives aient été faites avant Laforest; mais des difficultés anatomiques ont, plus encore que pour les autres procédés, empêché la généralisation de ce procédé si peu pratique et dont rien ne prouve la supériorité, quoique reparaissant périodiquement.

Ces manœuvres furent suivies de l'introduction et de l'acheminement à travers le canal d'objets de diverse nature (fils, corde à violon, mèches, flocons de soie, etc.).

Mentionnons aussi l'*électrolyse* (Gorecki) et le curettage repris par Mandelstamm, Despagnet et Terson père sous diverses formes.

C'est au xixᵉ siècle qu'on s'est adressé à l'ablation des glandes lacrymales.

En somme des différences minimes et accessoires séparent la pratique de nos jours de celle des siècles précédents, sauf en ce qui concerne l'extirpation des glandes, qui est la dernière méthode venue.

INDICATIONS OPÉRATOIRES

Nous examinerons maintenant les *indications opératoires* dans les maladies des points et des canalicules.

Éversion du point lacrymal inférieur. — Nous avons vu plusieurs fois des malades atteints de larmoiement avec légère éversion du point lacrymal inférieur. Ces malades avaient été soignés ailleurs par la simple dilatation du point lacrymal et les sondages : ils *larmoyaient autant qu'auparavant,* car le point lacrymal béant et dilaté ne baignait pas suffisamment dans le lac lacrymal. Il nous a suffi d'en pratiquer la sphinctérotomie oblique pour qu'en continuant des sondages désormais efficaces, le larmoiement fût guéri. On devra donc absolument se garder de l'exclusivisme de la dilatation pure et simple : les sondes les plus grosses peuvent être alors de nul effet. Si donc il est permis en l'absence absolue, en somme rare, d'éversion des points lacrymaux, de se borner à la dilatation, on pratiquera au contraire l'incision d'emblée, à la plus légère éversion, ou après avoir constaté l'insuccès de la dilatation.

On doit se demander dans des cas semblables, si, *concurremment* avec la dilatation ou la sphinctérotomie, il n'est pas indiqué de pratiquer des opérations destinées à remettre à sa place et même à attirer plus fortement en arrière le point lacrymal inférieur. Plusieurs chirurgiens sont entrés dans cette voie par des opérations *conjonctivales.* Desmarres père rapporte dans son traité qu'il a agi déjà dans ce sens, soit en enlevant des portions de conjonctive, soit en cautérisant simplement la muqueuse. Mais il se déclare peu satisfait des résultats.

Nous avons plusieurs fois aussi pratiqué soit une résection conjonctivale, soit une cautérisation ignée en arrière du point lacrymal, en traînée *perpendiculaire*. Bien qu'assez justifiées, ces opérations, pratiquées avec prudence, n'ont pas entraîné un redressement très marqué, et, si on avait enlevé ou cautérisé une grande étendue de conjonctive dans l'étroit espace qui sépare le canalicule inférieur du cul-de-sac, il est permis de penser qu'un symblépharon partiel en aurait été la conséquence et que la grosse bride cicatricielle consécutive aurait provoqué des ennuis divers, constitué une lésion nouvelle et peut-être dévié, déformé ou même rétracté par trop le point et le canalicule.

Dans l'ectropion paralytique, c'est plutôt à la tarsorrhaphie *interne* qu'on s'adressera pour remonter le point lacrymal inférieur.

Sans rejeter ici absolument les opérations *conjonctivales* dans l'angle interne quand il n'y a qu'un léger degré d'éversion, nous pensons qu'elles sont insuffisantes dans les inversions marquées, que trop étendues elles pourraient être nuisibles et que, si une incision canaliculaire un peu large par exception, ne suffit pas, il vaut mieux s'adresser à une opération *cutanée* ou la combiner avec le reste.

Ces opérations cutanées, très simples, n'occasionnant après réunion par première intention aucune cicatrice, sont celles que Weber a si justement recommandées pour diminuer la laxité de certaines paupières. On les fera de préférence dans le voisinage de la commissure *externe*. En serrant dans les mors d'une pince la quantité de *peau* et d'*orbiculaire* peaucier à réséquer pour rendre aux paupières flasques leur tension et leur élasticité primitives, on réséquera soit un triangle à base tournée vers la commissure externe et placé en général près du milieu de cette commissure, soit un croissant.

On aura soin de bien mesurer à l'avance la quantité de peau à enlever, au besoin de la dessiner, en cas d'inexpérience, au crayon dermographique, de façon à ne pas dépasser les dimensions suffisantes, et à ne pas entraîner un écar-

tement disgracieux de l'angle externe des paupières qui
resterait un peu éloigné du globe en cas de résection excessive. Cet accident serait aisément réparable par un ou deux
points de canthorraphie externe, mais il est naturellement
préférable de l'éviter.

On combinera ces opérations avec toutes les autres interventions, même la résection conjonctivale rétro-canali-
culaire, pour rendre aux paupières leur fonctionnement
régulier. C'est en somme un rétrécissement chirurgical de
la peau doublée de l'orbiculaire qu'on exécute pour lutter
précisément contre la laxité démesurée de certains orbiculaires qui récupèrent ensuite leur action sur l'absorption des
larmes et secondent l'effet de la canalisation.

Fistules. — Les fistules des canalicules (Jobert) sont fort
rares : on est amené quelquefois à les oblitérer par la cautérisation chimique ou ignée, combinée à la canalisation.

Oblitération. — On éliminera le larmoiement résultant
d'une oblitération totale du sac, par inflammation, traumatisme ou opération destructive. De même on vérifiera
avec soin par le sondage prudent ou à la rigueur l'injection
qui est plus difficile à interpréter, le degré de perméabilité
des deux canalicules, et on se rappellera que si le canalicule
inférieur est totalement et définitivement bouché, il est
permis d'intervenir largement sur le canalicule supérieur.

Dans les cas d'atrésie totale des canalicules ou d'imperforation des points, on a pensé *à créer une large ouverture*
(Petit, Léveillé) faisant communiquer la conjonctive et
le sac à plein canal, suivant l'incision de Pouteau, mais
on a échoué jusqu'ici quand il s'est agi de conserver une
communication large et définitive, même avec canule à
demeure.

Le *cathétérisme rétrograde* a été aussi tenté, mais, outre
ses difficultés, on ne voit pas comment il pourrait, même
avec une sonde ou un fil métallique à demeure, créer un
canalicule *définitif*. C'est la même question que pour le

symblépharon, sur un terrain encore plus mauvais. Si le larmoiement est considérable, ce qui n'est pas constant, mais ce qui arrive quelquefois, on n'a à proposer que l'extirpation glandulaire, surtout celle de la glande palpébrale. Mais on n'arrivera pas toujours à un résultat complet, même après extirpation de la glande orbitaire et de la glande palpébrale. La sécrétion des glandes conjonctivales persiste, et nous croyons que l'oblitération totale des voies n'est pas non plus étrangère à la persistance d'un certain degré de larmoiement hypoexcrétoire.

Quoi qu'il en soit, comme on n'a pas l'embarras du choix, c'est à l'ablation de la glande qu'on s'adressera pour améliorer, sinon pour guérir.

Tumeurs. — Les tumeurs, polypes, ou les néoformations massives (tuberculose), seront traités par l'extirpation, le raclage et la cautérisation ignée.

Corps étrangers et calculs. — Les corps étrangers (cils, barbes de blé, fragments de canules, de sondes et de couteaux, de projectiles, etc.) et les calculs seront, *lorsque l'extraction sera justifiée et possible*, extraits avec la pince, soit par une incision plus ou moins large au niveau de la saillie qu'ils font, soit, s'ils sont dans le canal, par une incision cutanée, ou enfin refoulés dans les fosses nasales. On pourra aussi penser à l'attraction par un gros aimant pour les corps magnétiques.

La *radiographie* combinée à l'extraction par les fosses nasales, avec une forte pince, a donné à Mounier un beau succès qui servira de modèle[1]. Ce fait nous indique que nous sommes mieux outillés qu'autrefois pour la recherche des corps étrangers des voies lacrymales et là, comme ailleurs, maniée avec prudence, la radiographie rendra service. Autrefois on extrayait les corps étrangers des voies lacrymales surtout quand ils émigraient après avoir produit

____

1. Mounier. *Soc. franç. de rhinologie*, mai 1898.

des dégàts. Une statistique célèbre et qui, plus que toute autre considération, inspirera d'utiles réflexions sur les résultats des méthodes brutales, est celle de Darcet, citée par Carron du Villards sur les lésions produites par les canules ambulantes qui voyageaient, au prix de perforations osseuses, dans les sinus, les cornets et les autres régions voisines des voies lacrymales.

Kystes. — On observera très exceptionnellement, comme chez une de nos malades, une formation *kystique* dans un des canalicules, formation à ne pas confondre avec un chalazion. Après insuccès du cathétérisme, le curettage ou l'ablation sont indiqués, si la difformité s'accroît, mais il y aura une récidive, si on laisse la plus petite partie du kyste.

Technique opératoire.

INCISION DES POINTS LACRYMAUX.

L'incision des points lacrymaux se fera après avoir bien tendu le canalicule avec l'index ou le pouce de la main gauche. Il est auparavant utile de dilater au stylet conique *le point*, même paraissant large, et le *canalicule*. On l'emploiera presque toujours, l'enfonçant et le roulant dans les doigts, presque dans le sac, pour préparer à l'incision et au sondage immédiats. A plus forte raison est-il indispensable lorsque le point est éversé, réduit et atrophié.

On incise ensuite avec le couteau boutonné, préférable aux ciseaux à branche boutonnée qui ont été employés quelquefois. On veillera, comme de Wecker l'a recommandé, à faire le plus souvent une petite incision (sphinctérotomie) *oblique* vers le cul-de-sac conjonctival, au lieu d'une large et *machinale* incision de tout le canalicule jusqu'à la caroncule, comme on le fait encore trop souvent. Ce n'est que pour le point supérieur qu'on se permettra de longues incisions. Landolt propose même dans certains cas d'infection d'inciser largement les canalicules inférieur et supérieur et de sectionner d'un coup de ciseaux le pont qui sépare les deux incisions, de façon à ouvrir le sac le plus largement possible. Mais, si larges et utiles que soient quelquefois les incisions de ce genre, on ne saurait abandonner complètement et définitivement les incisions par la paroi antérieure, cutanée, du sac dans le *phlegmon*, où un débridement externe n'expose pas aux fausses routes, au phlegmon de l'orbite et évacue le pus sur la joue au lieu de le ramener sur l'œil.

Dans quelques cas rebelles on a pratiqué sur le canalicule inférieur des opérations un peu différentes de celles qu'on emploie ordinairement. Critchett, après d'autres, enlevait la paroi postérieure du canalicule de façon à donner une vraie gouttière; c'est la *sphinctérectomie* par rapport à la *sphinctérotomie* simple.

Ces procédés ne doivent donner guère d'autres résultats que ceux de l'incision totale du canalicule, incision dont on connaît les fréquents insuccès. La résection de la caroncule que l'on accusait d'éverser le point lacrymal agit peut-être par rétraction cicatricielle.

Ces diverses interventions sont destinées à passer d'énormes sondes. Nous croyons que si on se décide à de très grandes incisions, il vaut mieux les réserver pour le canalicule *supérieur*, où la grande incision n'a pas les mêmes inconvénients, et où l'entrée *large,* en *ligne directe,* dans le sac lacrymal, offre des avantages pour l'introduction de grosses sondes métalliques ou médicamenteuses (sondes au protargol d'Antonelli, etc.) et de certains instruments (curettage sans incision cutanée). Le canalicule lacrymal *inférieur* au contraire devra être soumis seulement à des incisions petites

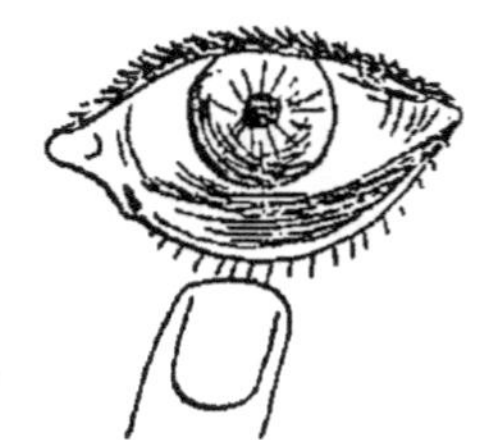

Fig. 51. — Sphinctérotomie du canalicule lacrymal.

ou moyennes (fig. 51) et l'introduction de volumineuses

sondes a *facilement* pour résultats, en violentant le canalicule inférieur qui *se coude à angle droit* avec la direction du sac, des atrésies, des hémorragies et quelquefois l'*oblitération totale.* Aussi toutes les interventions larges et la stricturotomie seront de préférence pratiquées par le canalicule supérieur, après une large incision du canalicule (fig. 52).

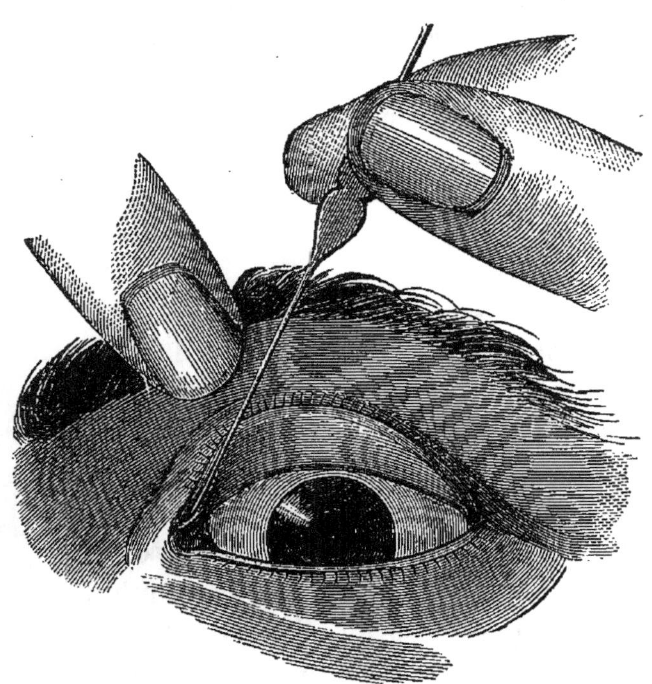

Fig. 52. — Cathétérisme du canalicule lacrymal supérieur.

Galezowski a recommandé de respecter le point lacrymal et de faire à une petite distance l'incision du canalicule. Que dans ces conditions l'incision puisse donner quelques résultats, combinée à la canalisation, rien que de naturel. Mais que le point lacrymal serve alors encore à quelque chose, voilà ce qu'on ne saurait comprendre, pas plus que l'aspiration par le bout d'un cigare largement crevé sur un point. Il nous semble donc inutile de compliquer et de déplacer ainsi l'incision du canalicule lacrymal inférieur, sauf si le point est atrésié.

D'autre part, si, pour le larmoiement seul, on n'est pas résolu à inciser les deux canalicules, il est plus utile d'inciser le canalicule inférieur que le supérieur. En plus des résultats de l'expérience, il suffit de voir la perturbation et le larmoiement résultant de l'éversion du point inférieur, le *point supérieur restant absolument en place,* pour comprendre que le point inférieur est celui auquel il faut surtout s'adresser pour lutter contre le larmoiement. Son incision, tour à tour trop vantée et trop décriée, est une bonne opération qui, avec le cathétérisme, permet de guérir complètement nombre de malades, à condition de la combiner aux autres moyens et procédés logiques, de l'appliquer aux cas qui en sont justiciables et de la pratiquer convenablement.

CATHÉTÉRISME

Le cathétérisme sera, lorsqu'on l'exécutera pour la première fois, précédé de la dilatation du point lacrymal au moyen du petit stylet à pointe mousse. Il faut de plus *dilater le canalicule* qui lui fait suite, en faisant rouler le stylet entre les doigts jusqu'au niveau du sac. Il arrive sans cela quelquefois que le cathétérisme échoue, se bute contre un obstacle paraissant insurmontable et qui n'est autre qu'un rétrécissement du canalicule près de sa jonction avec le sac. Il y a donc tout intérêt à dilater systématiquement le canalicule. Le stylet conique est préférable à tous les autres dilatateurs, par sa simplicité et son mode d'action lente et progressive. La sphinctérotomie au couteau boutonné est faite ensuite.

Le cathétérisme comprend ensuite trois temps : d'abord *attraction de la paupière* avec le doigt de façon à *tendre* le canalicule. Une fois le point chargé, on pousse la sonde presque horizontalement dans le sac, surtout pour le canalicule inférieur, jusqu'à ce qu'on sente la paroi osseuse.

En *un second temps,* on relève la sonde verticalement, *sans que son extrémité quitte le contact ostéo-muqueux,* et en relâchant faiblement, sans la lâcher complètement, la paupière correspondant au canalicule sondé (fig. 53).

Enfin, en *un troisième temps,* on pousse la sonde *verti-calement* en bas et un peu en arrière. La direction oblique en dehors, recommandée par beaucoup d'auteurs, peut faire défaut et prédispose aux fausses routes sur le plancher orbitaire. En poussant verticalement, la sonde suit la direction du canal et prend, s'il y a lieu, tout naturellement, l'obliquité correspondante et variable. On enfoncera la sonde dès qu'on aura pu réussir à pénétrer dans le haut du canal nasal. Mais, si on n'est pas assuré d'être dans le sac, on se gardera de forcer pour éviter une fausse route, et, au lieu de tout faire à la fois dans ces conditions difficiles et sur un malade qui souffre déjà de l'incision, on remettra la tentative à une autre fois.

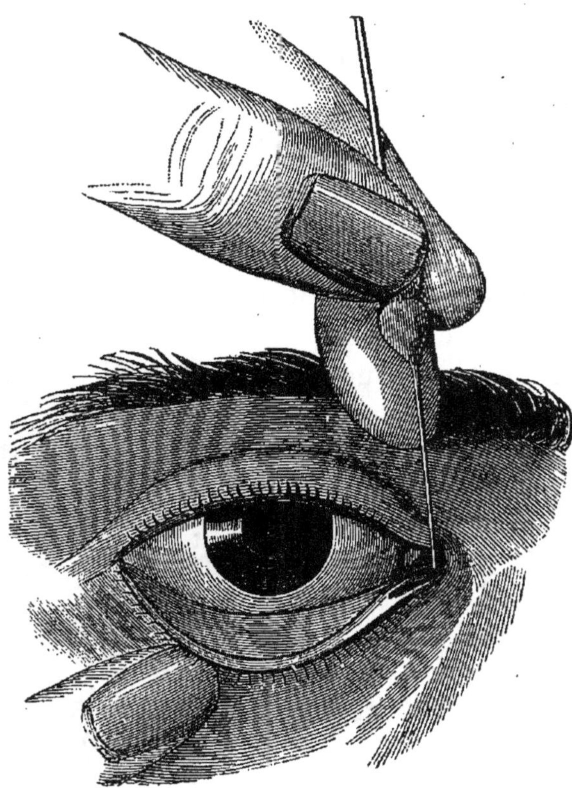

FIG. 53. — Deuxième temps du cathétérisme par le canalicule lacrymal inférieur.

Certains malades arrivent à se sonder eux-mêmes devant une glace grossissante.

On évitera toute autre sonde que les sondes à bout olivaire et surtout les sondes à dilatation variable et dangereuse (laminaire), fragiles ou impossibles à flamber (celluloïd).

Même pour le côté droit nous croyons qu'il vaut mieux pour le point inférieur que l'opérateur reste placé en face du malade.

Le cathétérisme échoue, par rétrécissement *infranchissable* et cicatriciel des canalicules, du sac ou du canal nasal. Il y a des cas où on ne passe pas. On a quelquefois proposé (Jäsche, Weber, de Wecker), de passer avec le couteau de Weber, ou avec un petit bistouri mousse (couteau de Stilling) de façon à créer une voie. Mais ce procédé n'est qu'exceptionnellement utile, et quelquefois suivi de cicatrices rendant le rétrécissement aussi étroit qu'auparavant. On pourra y avoir recours, lorsque le rétrécissement est presque infranchissable. Ce procédé, analogue à *l'uréthrotomie interne*, sera suivi du cathétérisme immédiat avec une grosse sonde, telle que la sonde biconique de Weber, ou de l'application d'une sonde à demeure. Mais ces dernières sont souvent irritantes et ne donnent guère de résultats plus *définitifs* que les cathétérismes espacés.

La *divulsion* avec la sonde biconique nous paraît quelquefois préférable à la section du rétrécissement avec l'instrument tranchant. Ces opérations se feront le plus souvent par le canalicule lacrymal *supérieur*, incisé aussi largement que possible et pour éviter l'atrésie qui pourrait suivre le passage de grosses sondes ou d'instruments tranchants à travers la partie juxta-sacculaire du canalicule inférieur.

Ces divers cathétérismes, tranchants ou non tranchants, sont destinés à établir la dilatation progressive, sans arriver à dépasser en général le n° 4 de la filière olivaire. (Les filières varient beaucoup avec le fabricant, même si elles portent le même nom d'auteur. Chaque opérateur devra choisir avec le plus grand soin une filière pas trop flexible dont il prenne l'habitude et qui lui serve de base.)

La sonde sera laissée généralement un quart d'heure en place et appliquée tous les deux jours pendant le temps nécessaire.

On se rappellera que des phlegmons des *paupières*, des *phlegmons de l'orbite*, des *atrophies névritiques* du nerf

optique, des phlébites orbitaires et des sinus de la dure-
mère avec mort, ont été plusieurs fois observés après le
cathétérisme, soit seul, soit suivi d'injection.

Injections. — On évitera, tout en procédant en général
avec prudence dans le cathétérisme dont bien des praticiens
peu expérimentés devraient savoir s'abstenir, toute injection après un cathétérisme ayant entraîné une hémorragie,
et dans les cas où le cathétérisme a été simplement difficile.
L'injection sera faite avec la sonde creuse de Wecker et la
seringue. Ce n'est que dans les cas où le canal, bien qu'infecté, n'a plus de rétrécissement, que l'injection sera faite
uniquement avec la seringue et sans forte pression; ordinairement *avant* le cathétérisme dont elle nettoye le terrain
on. On usera rarement des injections abondantes au
siphon ou à la pompe (Fano).

Résultats. — Les résultats du cathétérisme dans le larmoiement sont assez variables, mais s'expliquent en grande
partie parce que l'opération est d'abord quelquefois hors de
propos. On devra bien savoir que lorsque le 3 ou le 4 passent *facilement,* et que le larmoiement ne diminue pas, on
a affaire à un larmoiement dû à une hypersécrétion de la
glande et que l'extirpation de la glande palpébrale est alors
indiquée.

C'est dans ces cas autrefois considérés comme incurables,
que l'on obtient des guérisons quelquefois absolues (voyez
page 128).

A côté des cas rebelles au cathétérisme seul et plus ou
moins curables par l'ablation de la glande lacrymale palpébrale, on voit toutefois guérir *complètement* des larmoiements abondants, par le cathétérisme et la dilatation
progressive moyenne. Chez ces malades, on trouve généralement au début un rétrécissement simple, portant sur
le canal lacrymo-nasal, ou *sur le canalicule* inférieur seul,
après qu'on a constaté que le point lacrymal était en
bon état et en bonne situation. Ces cas, franchement

hypoexcrétoires, sont alors souvent bien guéris par un cathétérisme régulier. On se bornera à *surveiller* ensuite ces malades, en les cathétérisant à de longs intervalles.

Technique des incisions et opérations sur le sac lacrymal. — Pour aborder le sac lacrymal autrement que par les voies naturelles ou par le cul-de-sac conjonctival, on est obligé de faire une incision à sa paroi cutanée antérieure. Cette incision a besoin d'être précisée, d'abord afin de tomber exactement sur le sac lacrymal, ensuite pour ne pas léser les vaisseaux ou d'autres organes voisins, enfin et surtout pour ne pas déterminer une complication tardive regrettable, l'ectropion de la partie interne de la paupière inférieure attirée par la cicatrice.

Les incisions sur le sac lacrymal distendu, abcédé fistuleux ont été faites dans tous les temps, sans gr précision anatomique. Il faut reconnaître d'ailleurs que dans les cas où le sac est énormément dilaté, l'incision ne présente pas une régularité comparable à celle où on incise un sac peu distendu et dont les rapports anatomiques et les dimensions ne diffèrent guère de la normale. Quand le sac est très dilaté ou que les tissus qui l'entourent sont œdématiés par l'inflammation, c'est au point culminant de la tumeur qu'on incisera. Même alors, nous recommandons formellement de faire une incision *presque complètement verticale,* dût-on pour la faire assez grande sectionner le tendon de l'orbiculaire ; de cette façon, la traction se répartit sur la paupière supérieure et sur la paupière inférieure, et, s'il y a tendance à l'attraction palpébrale, elle ne pourra se faire directement en bas et n'aura pas de tendance à provoquer l'ectropion.

Les incisions préconisées par J.-L. Petit et beaucoup de chirurgiens à sa suite, sont très obliques et prédisposent à l'ectropion, surtout quand la brèche reste longtemps béante, laisse passer une suppuration abondante, reçoit des cautérisations répétées, des mèches, etc.

Dans les cas où le sac peu ou pas distendu est le siège de lésions assez graves pour nécessiter une intervention externe, il est bon d'avoir un point de repère qui permette d'arriver sur ce sac qui révèle mal sa présence à l'extérieur.

La manière de préparer les tissus à l'incision a été jusqu'ici la suivante :

On tend vigoureusement la *commissure externe*, de façon à brider les paupières et à tendre aussi le *tendon direct* de l'orbiculaire, qui, on le sait, passe au-devant du sac. Puis on recommande d'inciser au-dessous de ce tendon, après avoir reconnu avec le doigt le bord tranchant du *pourtour orbitaire interne* qui passe au-devant de la loge osseuse du sac formée par l'unguis, et d'inciser en dedans du pourtour ainsi reconnu.

Ces diverses manœuvres peuvent servir utilement, surtout sur des sujets maigres : mais il est hors de doute que, si l'attraction exercée sur le tendon de l'orbiculaire est utile dans les cas non enflammés (dans les cas enflammés, elle ne sert à rien et ne parvient pas à faire saillir le tendon), la recherche du pourtour orbitaire interne et le point précis où il faut inciser au-dessous de la barre horizontale formée par le tendon, sont vagues dans la majorité des cas. Il suffit d'avoir fait opérer un grand nombre de débutants sur le cadavre, et de se rappeler ce qu'en disent certains auteurs (Lisfranc), pour s'apercevoir que ces points de repère n'ont pas assez de précision et que si on s'en tenait à eux, on ne trouverait pas toujours et on inciserait souvent à côté du sac. Ce qui expose, dans un sens, à la blessure de l'artère faciale, et de toutes façons à un insuccès opératoire, l'opérateur incisant de tous côtés, rencontrant l'os, ne trouvant pas le sac et le canal qui lui fait suite, et se contentant quelquefois d'une intervention manquée, après avoir erré autour du sac.

Point de repère. — Aussi avons-nous fait de nombreuses recherches sur le cadavre pour arriver à déterminer un troisième point de repère [1]. En nous servant d'un compas dont une des branches était plantée sur l'extrémité de la commissure interne, point bien facile à déterminer, nous avons remarqué que l'autre branche du compas pénétrait dans le sac et le canal nasal à une distance de 3 *millimètres et demi* à partir de la commissure interne. Bien que nous ayons opéré sur une série de sujets, la distance en question nous a toujours paru, jamais supérieure à 4 *millimètres*, jamais inférieure à 3 millimètres. Il suffira donc d'inciser *au moins* à 3 millimètres de la commissure interne et il vaudra mieux une distance générale de 3 *millimètres et demi* surtout chez les sujets dont le sac peut être un peu distendu ; de cette façon, nous avons *toujours* pénétré *directement* et *immédiatement* dans les voies lacrymales sur le cadavre et depuis sur le vivant. Si l'on ne veut pas se servir d'un compas, une petite réglette métallique aseptisable suffira : puis, avec de l'habitude, on se rappelle suffisamment cette distance de 3 millimètres et demi pour n'avoir pas un besoin absolu de la mensuration.

Ainsi donc, on *tendra le tendon* orbiculaire en bridant la commissure externe et on *incisera à 3 millimètres et demi de la commissure sur une ligne horizontale* qui part directement de cette commissure.

Nous avons retrouvé depuis nos recherches que La Faye incisait à 3 lignes de la commissure interne (additions au cours de Dionis), A. Græfe et Schreiber à 4 millimètres, ce qui serait généralement trop éloigné.

La question est de savoir s'il faut inciser *au-dessous* du tendon, comme le voulait J.-L. Petit, ou s'il faut le sacrifier comme beaucoup d'auteurs avant et après lui et l'ont recommandé avec Monro pour traiter à ciel ouvert le cul-de-sac qui se trouve derrière ce tendon. En réalité la section du tendon n'a nullement l'importance qu'on

1. A. Terson. *La Clinique ophtalmologique,* 1900.

pourrait lui attribuer. La cicatrice ressoude suffisamment le tendon sectionné. Aussi dans tous les cas où la lésion sera assez grave pour mériter une opération très complète et large, on pourra inciser *sur* le tendon de l'orbiculaire, en se servant du point de repère indiqué plus haut, ou bien on prolongera sur le tendon l'incision, commencée au-dessous de lui, en retournant en haut la lame du bistouri. On prendra alors un bistouri de Stilling mousse si on craint de piquer dans l'orbite.

Si on ne veut pas couper le tendon, on incisera exactement au-dessous de lui.

On n'incisera *jamais au-dessus* du tendon, ce qui expose à faire des fausses routes et à ouvrir l'orbite.

Ce que nous venons d'exposer est la *clef* de toutes les opérations sur le sac par la voie cutanée. De même que dans l'extraction d'une cataracte, une incision convenable et de siège exact est *le point principal et celui d'où découle* l'exécution de tous les temps opératoires, une fois la bonne incision faite, le reste de l'intervention est beaucoup plus facile à exécuter et n'a qu'une importance moindre.

Cette incision *générale* (fig. 54), dont *la longueur verticale* pourra avoir d'abord *un centimètre* à partir de ce point de repère indiqué plus haut, mais qu'on fera ensuite plus grande s'il y a lieu, *sans jamais la prolonger notablement au-dessus du tendon orbiculaire*, tandis qu'on a plus de latitude au-dessous servira seule ou élargie

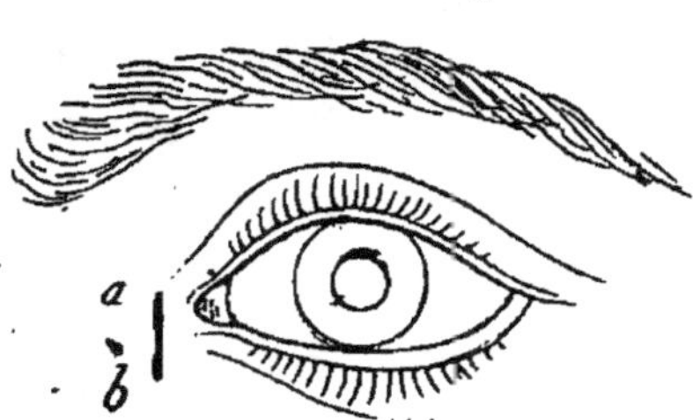

Fig. 54. — *a, b*, incision du sac lacrymal.

en T ou en angle, après écartement de ses bords avec de petits releveurs ou de simples crochets à strabisme, si on est bien aidé (sans qu'il soit besoin de recourir à un écarteur à ressort dont il existe quelques modèles) :

1° Au *curettage du sac par la voie cutanée* ; .

2° A la *cautérisation ignée,* qui pourra être faite soit seule, soit après curettage, selon le procéde ancien. On la fera toujours précéder de l'incision, au lieu de porter le cautère directement sur la peau qu'il faut absolument ménager.

La cautérisation ou le curettage doivent être faits largement dans tous les sens avec les instruments appropriés, et être suivis de l'introduction de mèches antiseptiques pendant plusieurs semaines. Quant à l'introduction, par cette voie, de clous et de canules dans le canal nasal, elle est de plus en plus abandonnée :

3° A l'*extirpation du sac lacrymal* que l'on dissèque après l'avoir solidement accroché avec une pince-érigne.

Ces diverses opérations entraînent assez fréquemment l'oblitération totale des voies lacrymales : aussi ne doivent-elles être faites que *lorsqu'on ne peut pas faire autrement,* après insuccès répété des moyens conservateurs. Elles laissent persister un certain degré de larmoiement, *très variable* suivant les sujets, très peu accentué chez certains, absolument intolérable chez d'autres et nécessitant alors une intervention sur la glande lacrymale, généralement la glande palpébrale. On a vu des cas où l'extraction des deux glandes n'a pas entraîné de résultat suffisant. Toutefois, si l'on a exagéré en niant, comme l'ont fait plusieurs des partisans de la destruction fréquente du sac, l'existence de ce larmoiement, il est souvent peu marqué, moindre que celui qu'entraînait l'infection du sac, infection que l'intervention radicale a détruit, et en somme la situation est plus satisfaisante dans la majorité des cas, après qu'avant l'intervention. Aussi ne doit-on se ranger ni dans les conservateurs ni dans les destructeurs à outrance ; on devra, sans faiblir, appliquer à chaque cas le traitement conservateur ou destructeur qui lui convient, mais il est juste de n'en venir aux moyens destructeurs par ablation ou cautérisation, qu'après insuccès des moyens conservateurs.

CURETTAGE DU SAC LACRYMAL

Le curettage du sac lacrymal s'effectue de deux manières : 1° par la peau ; 2° par les voies naturelles.

1° *Par la peau.* — L'*incision* du sac se fera suivant les règles exposées plus haut et qui comportent la recherche des trois points de repère : tendon direct de l'orbiculaire, pourtour osseux inféro-interne de l'orbite, mensuration de la distance qui sépare le sac de l'angle interne de la commissure palpébrale.

A 3 millimètres et demi de cet angle, on tombera directement dans le sac lacrymal.

L'incision une fois faite, on écartera les parois de l'incision cutanée et de l'incision du sac, de façon à mettre à nu sa cavité.

Il est généralement inutile (et quelquefois impossible, vu l'oblitération des canalicules lacrymaux dans certains cas de mucocèle) d'introduire par les points lacrymaux une sonde dans le sac et le canal nasal, de façon à se guider sur elle et à la voir paraître dans le sac lorsque l'incision de la poche est terminée. Toutefois cette manœuvre préliminaire peut être facilement exécutée, sans beaucoup compliquer l'opération.

On retire la sonde, si on l'a placée préalablement, et on curette dans tous les sens la surface intérieure du sac lacrymal. Sauf dans des cas légers, il y aura intérêt à toucher au nitrate ou au fer rouge la partie curettée comme le faisaient les anciens et comme Fabrice d'Acquapendente et Chalot l'ont systématiquement ajouté au curettage. Cette pratique offre plus de sécurité pour tarir la sécrétion purulente.

Il vaudra mieux s'abstenir de suture si on a cautérisé, et bourrer l'intérieur de la cavité avec des mèches antiseptiques, de façon à empêcher une réocclusion trop prompte pouvant conduire à la récidive.

2° *Par les voies naturelles*. — Le curettage par les voies naturelles s'exécutera par le procédé suivant (Terson père). On incise largement le conduit lacrymal supérieur avec le couteau boutonné. Ceci peut avoir été fait depuis quelques jours. On arrive à passer dans le canal nasal la sonde de Bowman n° 4. Puis une petite curette fenêtrée courbe est introduite par le canalicule supérieur, promenée dans tout le trajet du canal et du sac, comme un écouvillon, enfin retirée en évitant de curetter le canalicule.

Il n'est pas inutile, quelques jours après, de pratiquer quelques cathétérismes pour vérifier et maintenir la perméabilité du canal.

Résultats. — Les résultats de ces opérations sont généralement assez favorables. Elles pourraient être insuffisantes, si on les applique à des cas trop avancés et trop développés, où l'extirpation et la destruction totale du sac sont indiquées. Plus conservatrices, elles aideront souvent le traitement par les sondages et les injections caustiques et antiseptiques, lorsque la maladie résiste à ces moyens prolongés assez longtemps. Le curettage par incision cutanée s'applique aux cas où il y a une dilatation manifeste, quoique *moyenne*, du sac. Celui sans incision cutanée sera plus particulièrement pratiqué dans les cas où des sacs peu ou pas distendus à l'extérieur, sont cependant le siège d'une dacryocystite *purulente* tenace et surtout de la variété *glaireuse* où un mucus gélatineux sort en abondance, strié ou non de quelques filaments purulents. C'est à cette variété que le curettage sans incision cutanée pourra fréquemment s'appliquer, car on sait combien elle est plus rebelle aux injections et aux cathétérismes que la variété purulente elle-même.

On évitera de curetter trop énergiquement le canal nasal et on supprimera tout curettage dans les canalicules, pour éviter l'atrésie qui suivrait ces manœuvres.

EXTIRPATION DU SAC LACRYMAL ET CAUTÉRISATION IGNÉE

L'extirpation du sac lacrymal comporte la même incision rarement élargie en T ou par une ligne oblique terminale, en ayant soin de la limiter d'abord à la peau, de façon à disséquer et à mettre à nu la paroi antérieure du sac que l'on saisit avec une pince-érigne et que l'on dissèque avec un bistouri, *comme un kyste*. L'aide s'attachera à écarter la peau avec des crochets à strabisme. La paroi postérieure du sac étant absolument adhérente à l'unguis, il n'y a pas à chercher à la disséquer. On détachera aux ciseaux toute la paroi antérieure du sac (Boyer, Velpeau), puis on curettera à fond la loge osseuse. Enfin, pour agir plus complètement encore et supprimer de suite l'hémorragie, une cautérisation ignée de toute la loge qu'occupait le sac, en respectant attentivement la peau, sera exécutée avec le cautère olivaire. Très généralement on évitera la suture et on remplira la cavité avec des mèches de gaze antiseptique.

Les *résultats* de cette opération sont en général heureux, mais il ne faut l'appliquer qu'aux cas désespérés. et caractérisés tantôt par une énorme dilatation du sac, tantôt par une fistule intarissable résultant d'un processus tuberculeux ou scrofuleux. Dans ce dernier cas, il existe des lésions ostéopériostiques qui rendent indispensable l'intervention au niveau de l'os, après échec des moyens modificateurs et du traitement général.

Ces procédés entraînent fréquemment l'*oblitération totale* du sac, en ce sens que tout cathétérisme et toute injection deviennent impossibles. On ne chercherait donc à repasser régulièrement dans les voies lacrymales que s'il était démontré qu'une sonde ou une injection peuvent arriver dans les fosses nasales. Quant à un cathétérisme forcé et brutal, il est d'autant plus à rejeter que le passage pénible de la sonde sera suivi d'une nouvelle et rapide oblitération.

Le *larmoiement* n'est pas toujours très abondant, bien que souvent des plus réels (car les voies lacrymales servent à quelque chose, malgré leur petit volume), à la suite de ces opérations de *nécessité* : on pourra le diminuer, sans obtenir régulièrement sa suppression, en enlevant la glande lacrymale palpébrale.

La persistance ou la *récidive du mal* sont rares après une opération bien faite.

La *cicatrice* devient à peu près invisible et ne prédispose pas à l'ectropion, si on a soin de faire l'incision à peu près *verticale*.

Les *inconvénients* de l'opération destructive sont peu de chose, comparés aux avantages de la suppression totale d'une infirmité constituant un grave danger pour l'œil. Mais on doit se garder de les nier ou de les considérer comme une quantité absolument négligeable. Aussi devra-t-on faire tout le possible pour conserver, sauf à détruire, s'il le faut, et très exceptionnellement. Il y a là une obligation commune à toutes les opérations de chirurgie conservatrice comparées aux opérations de chirurgie destructrice, en particulier à l'énucléation du globe, dont on a si souvent exagéré les avantages et les inconvénients, mais dont néanmoins on est enfin arrivé à restreindre considérablement la fréquence.

Quant aux *dangers opératoires*, ils seront évités par une connaissance exacte de l'anatomie et des points de repère de la région, permettant d'éviter les fausses routes, qui ont entraîné quelquefois des hémorragies abondantes et même le phlegmon de l'orbite.

Suites. — Les *suites opératoires* de ces interventions sont en général peu graves, comparées à leur importance apparente.

Si l'incision est bien placée, la *cicatrice* est sans danger, au point de vue de l'ectropion, et disparaît rapidement, au point de vue de l'esthétique. Ce n'est que s'il y a des foyers rebelles et osseux (tuberculose) que la cicatrice reste visible et lorsqu'il y a eu des ulcérations suppurant pendant de longs mois. Mais ceci n'est pas imputable à l'opération.

Les *infections orbitaires* ne sont guère à craindre, si l'on s'attache à ne *jamais opérer en haut du tendon*, limite invariable de l'opération.

L'oblitération des voies lacrymales est fréquente, mais, avec une opération identique et aussi complète, on ne peut pas toujours affirmer à l'avance que la suppression du sac sera obtenue.

La *récidive* de l'ulcération, des *abcès* et de la *fistule* peut nécessiter une nouvelle opération ignée ou chimique (petite flèche de Canquoin laissée en place pendant deux heures, grain, de nitrate, beurre d'antimoine, etc.) que nous avons vu guérir plusieurs fois, en dernier lieu.

Les résultats curatifs sont précieux, lorsqu'on obtient un résultat définitif, alors que les malades sont exposés depuis de longues années à la gêne et aux ennuis résultant de phlegmons à répétition, de tumeurs lacrymales, de fistules. Il y a quelquefois des inoculations orbitaires *spontanées* dans le phlegmon du sac et on connaît les graves dangers d'une dacryocystite pour la cornée, lorsqu'elle est l'objet d'un traumatisme, même minuscule (ulcère phagédénique des moissonneurs), ou d'une opération, en particulier l'extraction de la cataracte.

L'opération *radicale*, après insuccès de tous les moyens conservateurs, est alors une ressource *curative* et *préventive* d'une utilité considérable.

§ III. — Indications générales.

Nous reprendrons maintenant dans un tableau d'ensemble la conduite à tenir au point de vue chirurgical dans les maladies si variées de l'appareil lacrymal.

1° *Larmoiement.* — On recherchera d'abord si les points lacrymaux sont parfaitement en place, non éversés, et s'il n'y a aucune oblitération congénitale ou acquise. On pressera ensuite sur le sac pour voir s'il n'y a aucune sécrétion. La paupière et l'état de l'orbiculaire, la conjonctive, la cornée, la réfraction, les fosses nasales et même la bouche et les dents seront examinés et traités s'il y a une lésion.

Nous avons dans un cas obtenu la cessation complète d'un larmoiement rebelle, par l'ablation d'une canine volumineuse et déviée.

On cherchera aussi dans l'état général s'il n'y a aucune névrose ou maladie nerveuse (hystérie, tabes, goitre exophtalmique, etc.), qui puisse être en cause. Si l'on ne trouve rien, on devra vérifier, s'il ne s'agit pas d'un *rétrécissement* simple, comme cela se voit assez fréquemment.

L'injection, par exemple celle d'une solution de cocaïne à 1 pour 100, a été recommandée, pour voir si le canal est perméable : mais, outre qu'elle expose, dans les cas de rétrécissement très serré, à un épanchement de liquide dans le tissu de la paupière, elle ne donne pas toujours de résultats nets. Nous préférons en général le cathétérisme, pratiqué doucement et avec cocaïnisation, après dilatation du canalicule au stylet conique et sphinctérotomie du point lacrymal, exceptionnellement avec dilatation simple. Le stylet olivaire n° 2 est le meilleur : il expose moins à des fausses routes que le n° 1. Les numéros suivants sont trop volumineux pour commencer.

S'il y a une forte éversion des points lacrymaux, on augmentera l'incision et on agira par les opérations complémentaires que nous avons déjà signalées.

En tout cas, si, au bout de quelques semaines, on n'obtient pas par le passage facile des n°s 3 et 4, une amélioration *considérable* ou la guérison, on sera amené à proposer l'extirpation de la glande lacrymale palpébrale.

Les sondes à demeure (forme tubulée à béquille) ne seront usitées que dans des cas fort rares et sont souvent mal tolérées.

Dans les cas d'imperforation ou d'oblitération des canalicules et du sac, on agira comme il a été dit.

2° *Dacryocystite chronique.* — Si, au lieu d'une absence totale de sécrétion, la pression sur le sac fait refluer une quantité notable de matière tantôt glaireuse, tantôt muco-purulente, tantôt franchement purulente, c'est cette sécrétion qui sera plus difficile à supprimer. On commencera toujours par plusieurs séances de cathétérisme pour rétablir la *voie aussi large que possible,* bien que le rétrécissement soit souvent moins prononcé qu'on ne le croirait.

Pour lutter contre l'infection, il faut que des liquides antiseptiques et modificateurs arrivent au niveau de la paroi muqueuse enflammée.

Dans certains cas, les *pressions fréquentes* sur le sac faites par le malade et combinées aux *instillations* conjonctivales de nitrate à 1/100 et à 1/200 donnent déjà de grandes améliorations ; l'écoulement disparaît, au point qu'on pourrait croire le sujet guéri ; mais, outre que cette guérison n'est souvent que momentanée, ce procédé échoue éventuellement : aussi c'est en injections dans le sac (Heister, Richter) que le nitrate à 1/100 devra ordinairement être appliqué. Dans d'autres cas, le sulfate de zinc, le permanganate, secondent l'effet du nitrate, qu'on peut, dans des cas très rebelles, employer aussi en instillations *dans le sac* même et à 1/50.

Lorsque, malgré le rétablissement large du canal par le cathétérisme, avec ou sans incision interne et divulsion, irrigations et instillations, *quelques* cas ne guérissent point, on modifiera directement la muqueuse par le curettage sans incision cutanée, s'il n'y a guère de dilatation du sac, par le curettage avec incision cutanée, avec ou sans légère cautérisation, s'il y a un certain degré de dilatation.

L'extirpation, la cautérisation *à fond* au thermocautère seront réservées aux cas rebelles ou à ceux où la dilatation est énorme.

3° *Dacryocystite infantile.* — Une mention spéciale doit

foyers interstitiels caséeux, mais surtout *pour seconder l'effet des topiques.*

On fera auparavant quelques scarifications qui facilitent son action.

Scarifications, piquage. — Les scarifications, le piquage, l'électrolyse (Lindsay Johnson, Malgat, de Wecker), ont aussi leur utilité dans certaines formes de trachome ; leur action est de plusieurs ordres : elles écoulent un sang et des produits morbides manifestement infectés, elles provoquent un afflux de sang nouveau et un phagocytisme utile, elles favorisent l'action des topiques dans le tissu *intra-granuleux* : on pourrait ajouter qu'elles ont une action cicatricielle et sclérosante délicate qui entre en ligne de compte.

On les laissera saigner le *plus longtemps possible,* au lieu d'appliquer de suite l'eau très froide ou l'eau très chaude et les hémostatiques liquides, et sans laisser trop tôt retomber la paupière supérieure qu'on malaxe. On les fera plus ou moins serrées, obliques dans la plupart des cas, quelquefois presque *transversales,* pour éviter l'arrachement de tractus muqueux (avant le brossage par exemple).

On appliquait autrefois des *sangsues* sur la conjonctive et même sur le globe, non sans danger.

Lorsque nous craignons que la scarification ne nous donne pas assez de sang, nous la faisons précéder d'un massage conjonctival avec un tampon mouillé ou la poudre d'acide borique. La muqueuse turgide donne alors, surtout si dans les cas extrêmes on pratique l'enroulement de la paupière, une hémorragie infiniment plus marquée et dont l'effet est plus accentué. Il faut se rappeler en effet qu'on obtient peu, tout en fatiguant beaucoup le malade si on se borne à quelques scarifications au niveau du tarse retourné et sans autre préparation.

Cautérisation ignée. — La *cautérisation ignée,* usitée déjà par les Grecs, les Romains et les Arabes, devra être réservée à quelques granulations isolées, sous peine de destruction muqueuse rétractile trop étendue et d'aggravation de la tendance au trichiasis et au symblépharon.

Greffe. — La substitution systématique d'une greffe muqueuse au tissu granuleux (van Millingen, Sapejko) ou l'inversion du tarse (tarsostrophie de Bitzos) nous paraissent peu recommandables et souvent inutiles.

Massage. — Le massage, datant des anciens (Severus), fait avec l'index et la poudre d'acide borique sur la conjonctive de la paupière *bien retournée* et souvent même enroulée sur la pince, est un *excellent moyen* dans les cas où il existe des rugosités granuleuses, peu sécrétantes et peu infiltrées. Nous *terminons* cette manœuvre en scarifiant les tissus qui se dégorgent alors plus facilement et donnent plus de sang, et, après une irrigation destinée à enlever l'excès de poudre, nous instillons du sublimé à 1/1000. Le massage et les scarifications seront répétés tous les deux jours : on s'*abstiendra* du *sulfate de cuivre* le jour où on a massé et scarifié, mais on en mettra les jours suivants.

Il existe enfin des cas où une infiltration lardacée occupe les tarses et les culs-de-sac, transformés en une série de bourrelets volumineux.

Les traitements topiques et les scarifications n'ont souvent alors qu'un effet insuffisant. Il en est de même de la cautérisation ignée et électrolytique.

On doit en venir quelquefois à des interventions plus larges.

Excision du cul-de-sac. — Employée par Benedict, Himly Saunders et Lutens[1], systématisée par Galezowski, l'excision des granulations et celle du cul-de-sac granuleux doivent être réservées à des cas rares. Mais, lorsqu'il y a d'énormes rangées de granulations dans le cul-de-sac supé-

---

1. Carron du Villards, *Guide prat. pour l'ét. des mal. des yeux*, t. II, 1847.

rieur, on est autorisé à enlever à la pince et aux ciseaux une étroite bande du tissu du cul-de-sac supérieur, en évitant d'aller trop profondément et d'intéresser le tarse et le releveur. Pour le cul-de-sac inférieur, on se bornera généralement à des scarifications. Aucune suture n'est nécessaire.

Raclage et brossage. — Les anciens, les Arabes et les chirurgiens du moyen âge pratiquaient le raclage avec divers instruments (blépharoxystron, etc.).

Woolhouse reprit le frottage avec une brosse.

Le hersage avec une sorte de brosse ou de râpe métallique fut recommandé dans notre siècle surtout par Borelli.

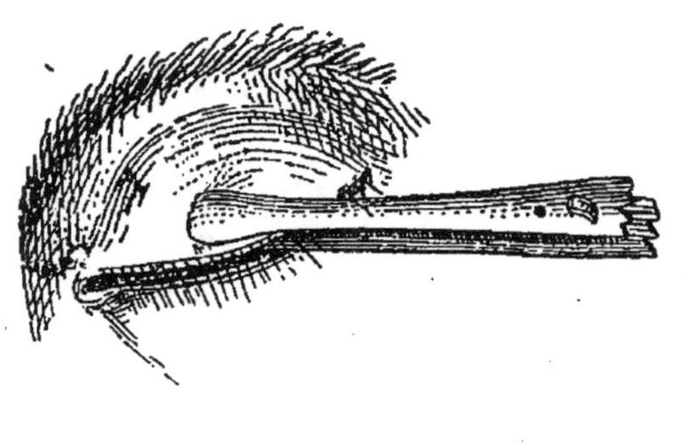

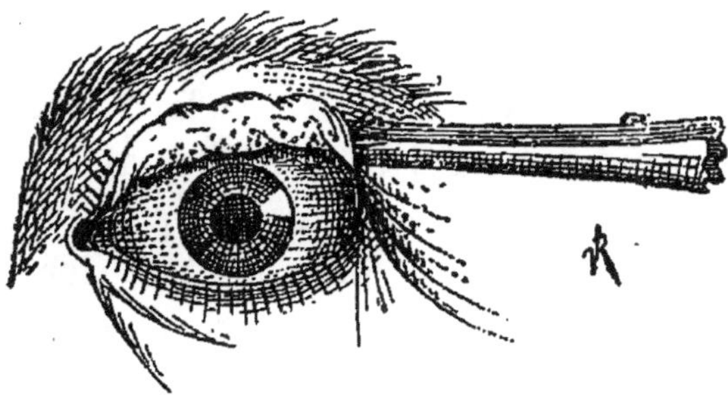

Fig. 56. — Enroulement des paupières.

Toutes ces interventions ont considérablement bénéficié de l'emploi des anesthésiques et du mode de retournement des paupières supérieures fait (Sattler, Abadie, Darier) avec une pince (fig. 56) de diverses formes.

Les scarifications et le brossage doivent être exécutés sur toute l'étendue de la muqueuse malade, aussi bien en dedans (caroncule et repli semi-lunaire) et en bas qu'en haut.

Le frottage avec un tampon ou une éponge ont également été employés. Un curettage léger et un brossage avec une brosse à dents (les pinceaux métalliques sont quelquefois utiles) et du sublimé à 1/1000 sont faits, sans une trop grande violence pour éviter le symblépharon, sans cela possible. Dans certains cas, la canthoplastie est utile comme temps préparatoire.

Sauf dans un certain nombre de cas où l'indocilité et l'extrême sensibilité du sujet empêcheraient certainement de faire complètement l'opération, la cocaïne suffit, à condition de pratiquer d'assez nombreuses instillations à 1/20 et des injections à 1 pour 100 *sous la peau* des paupières. Au niveau du cul-de-sac, les injections déforment considérablement la région et masquent le terrain sur lequel on doit opérer ; de plus elles sont impossibles dans le tarse. Avec l'injection sous-cutanée et les instillations, l'anesthésie est le plus souvent suffisante.

Des pansements humides et des désinfections soigneuses (pommade iodoformée, irrigations) sont pratiqués les jours suivants.

On évitera, sauf énorme prolifération granuleuse, le grattage en masse de la cornée panneuse qui risque d'exagérer les leucomes et les ulcérations. Une large périectomie, combinée à l'incision *transversale* et *longitudinale* des *vaisseaux cornéens* (Deval), suffira, dans les cas où les opérations sur la conjonctive palpébrale n'auraient pas entraîné une vive amélioration du pannus.

Dans les cas peu sécrétants, mais très infiltrés et lardacés, l'opération du brossage rend des services remarquables, mais elle n'est applicable qu'à ces cas-là, sous peine d'être dangereuse ou inefficace. Comme l'a dit justement Darier, il serait aussi exagéré de vouloir traiter chirurgicalement toutes les conjonctivites granuleuses qu'il serait rétrograde de vouloir rejeter toute intervention armée dans les cas ayant résisté aux traitements médicaux. Nous ajouterons que le massage facilite beaucoup l'action des topiques, en particulier du sulfate de cuivre, qui, si utile qu'il soit, est lent et ne doit pas être prôné comme l'unique traitement du trachome.

Le brossage (qui ne mérite ni l'excès d'honneur, ni l'indignité où on l'a souvent placé) et très exceptionnellement l'excision du cul-de-sac, sont indiscutablement utiles dans les trachomes lardacés et charnus. Mais il est de toute nécessité de reprendre quelques jours après et de continuer jusqu'à guérison tous les topiques utiles contre le trachome, en particulier le sulfate de cuivre et l'ichtyol. Sans cela, les récidives seraient fréquentes et les améliorations moins sensibles.

Lorsque le pannus épais né s'est pas atténué ou n'a pas complètement disparu peu à peu après les interventions précédentes, il est indiqué de cautériser les vaisseaux du limbe, lorsqu'ils sont très isolés, avec le fer rouge. Mais lorsqu'il y a un réseau assez épais, la cautérisation ignée reste souvent insuffisante et il ne faut pas hésiter à pratiquer la circoncision péricornéenne.

Péritomie. — Cette opération est des plus anciennes, on la trouve déjà dans Guy de Chauliac qui la tenait des Arabes qui ne l'avaient peut-être pas inventée. On l'employait aussi au xviiie siècle. On ne sait pourquoi elle est continuellement attribuée à Furnari qui, vers le milieu de ce siècle, l'a de nouveau vantée, en y joignant le raclage et même la cautérisation au nitrate de la partie cruentée, manœuvre à éviter et pouvant donner des escarres sclérales graves.

On fera d'abord des instillations à 1/20, puis une injection sous-conjonctivale tout autour de la cornée, avec de la cocaïne à 1 pour 100. Cette injection rend très supportable cette intervention, sans cela redoutée des malades au point de nécessiter le chloroforme. Puis, après avoir attendu 5 à 6 minutes, on enlève jusqu'au *limbe* 2 à 3 millimètres de conjonctive, en décoiffant un peu le globe avec les ciseaux allant jusque dans le tissu sous-conjonctival. Pour éviter le décoiffement trop complet qui a lieu, si on enlève tout autour de la cornée une bande circulaire de conjonctive, nous laissons en un ou deux endroits (fig. 57, *a, b*) un très petit pont de conjonctive intact et qui suffit à empêcher un recul trop grand de la conjonctive sectionnée. En tous cas, on doit arriver *jusqu'à la cornée*, car on sait que le limbe est pourvu d'une *double* vascularisation sur laquelle il faut agir. Dans des cas légers, la section simple, sans ablation de conjonctive, a pu suffire, c'est la simple

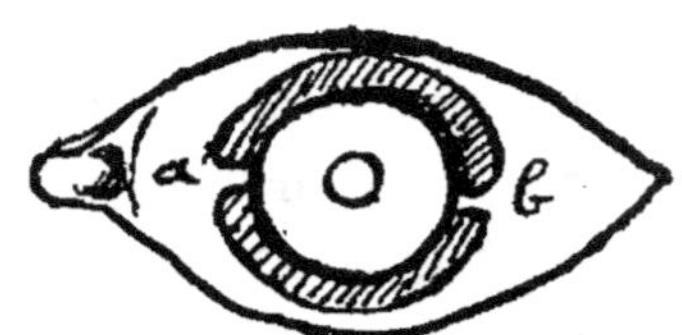

Fig. 57. — Périectomie.
a, b, ponts de conjonctive conservée.

péritomie; l'autre opération constituant une *syndectomie* ou *périectomie*. Une cicatrice invasculaire blanchâtre, de la teinte de la vieille faïence, suit, après quelques semaines, cette opération qui guérit admirablement, malgré son aspect si brutal.

La périectomie est un moyen précieux dans beaucoup de cas, pour les pannus de toute nature et pour les taies vascularisées. Elle constitue, en la réduisant à l'incision, un bon moyen de saignée locale. Certains ulcères cornéens peuvent en bénéficier (Pellier, Prouff), mais on ne la fera jamais à la période aiguë des vascularisations cornéennes dans la kératite parenchymateuse. Cette « section des vaisseaux variqueux » de la conjonctive et de la cornée, comme on l'appelait autrefois, doit donc être réservée aux cas où l'intransparence de la cornée est *stationnaire* et résiste à tous les autres moyens. Enfin l'effet n'est jamais immédiat, et demande, bien que très réel, des semaines et des mois à se produire : toutefois nous en avons obtenu des résultats excellents dans des pannus datant de 10 à 12 ans, aussi bien après les kératites, que dans le trachome.

On se rappellera que dans les cas de *granulations sèches* et de *pannus très épais* et *invétéré*, l'emploi du jéquirity (de Wecker) éclaircira quelquefois mieux la cornée que les interventions chirurgicales les plus énergiques.

§ IV. — **Pinguécula et ptérygion.**

Il y a trois grandes catégories de ptérygions : ceux qui sont rapidement envahissants, et qui ont une marche réellement *maligne* : ceux qui, sans être stationnaires, ont une croissance extrêmement lente : enfin il existe une variété de dégénérescence conjonctivale en *nappe,* qui *n'empiète jamais sur la cornée,* qui est une sorte de *ptérygion à rebours,* dont la base correspond à la cornée, tandis que dans les deux variétés précédentes, la *pointe* envahit la cornée. Nous nous sommes attachés particulièrement à différencier cette variété, souvent confondue avec les deux autres, mais qui en est profondément différente et nécessite rarement du reste, malgré l'extrême fréquence de la maladie, un traitement chirurgical. Ce n'est donc pas essentiellement sur l'étendue du ptérygion, sur sa forme et son volume, que doit se baser le traitement chirurgical. C'est sur l'*évolution* qu'il doit être basé. Aussi serons-nous bref sur l'examen critique et sur l'exposé des nombreux procédés auxquels on a eu recours pour lutter contre le ptérygion, sans faire la différence des variétés de ptérygion et du traitement qui leur est applicable. Nous chercherons d'abord quelles sont les indications à remplir, suivant la variété du mal, et il nous apparaîtra ensuite clairement quel doit être le procédé *de choix* et jusqu'à quel point les auteurs ont rempli l'indication thérapeutique dans chaque cas.

ÉVOLUTION HISTORIQUE DES MÉTHODES OPÉRATOIRES. — Les anciens ne paraissent guère s'être préoccupés de poser des indications précises et détaillées à ce sujet. Celse et à sa suite les chirurgiens du moyen âge attiraient le ptérygion avec un crochet ou un fil et le sectionnaient; la plaie était laissée sans suture et fréquemment touchée avec des caustiques chimiques qu'on employait d'ailleurs quelquefois seuls contre le ptérygion.

La cautérisation de tout l'emplacement et l'absence de suture devaient entraîner des récidives et des cicatrices rétractiles avec possibilité de diplopie.

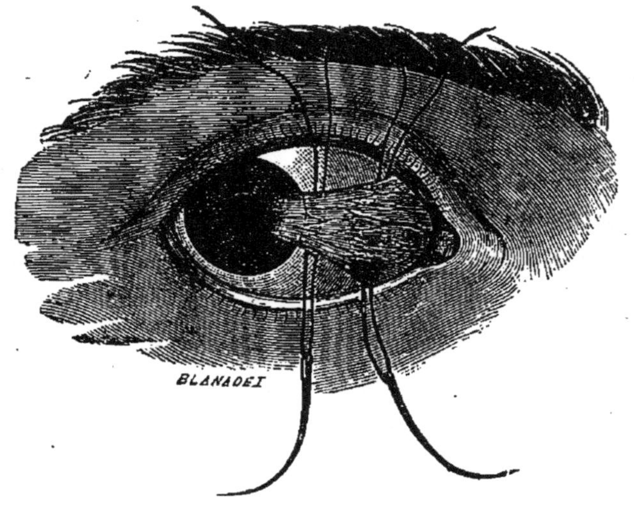

FIG. 58. — Ligature du ptérygion.

Plus près de nous, on a cherché à atrophier le ptérygion *par ligature* (Szokalski, fig. 58) et l'on répète souvent encore que ce procédé simple pourrait se justifier chez des patients pusillanimes : outre qu'il ne faut être guère plus courageux, même sans cocaïne, pour admettre des aiguilles et des fils sur sa conjonctive, qu'une pince et des ciseaux, ce procédé ne pouvait se maintenir : car avec lui la *tête* du ptérygion, seul danger permanent pour la cornée, la masse du ptérygion lui-même et enfin l'aspect disgracieux qui préoccupe assez certains malades pour les conduire à l'opérateur, tout cela subsistait. Pas plus que la ligature des canaux de la glande lacrymale due également à Szokalski, la ligature du ptérygion ne devait être un procédé de choix.

Bien que Scarpa ait conseillé de ne plus enlever comme autrefois le ptérygion tout entier, frappé sans doute qu'il était des rétractions conjonctivales cicatricielles pires que le mal primitif, et persuadé à juste titre qu'il vaut mieux avoir encore trop de conjonctive que pas assez, Desmarres proposa de *transplanter* le ptérygion *(déviation)* sans en enlever (fig. 59).

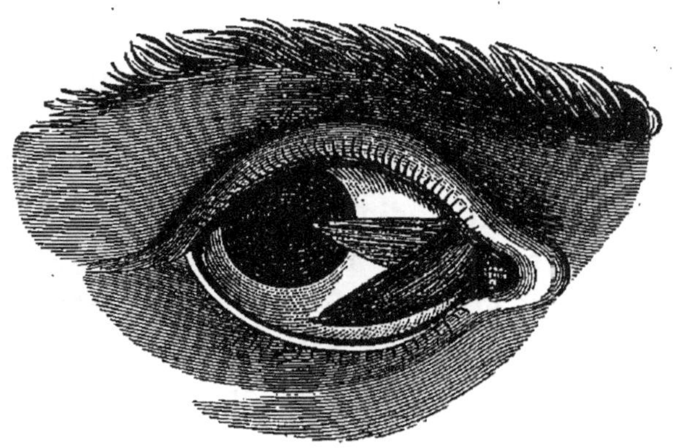

Fig. 59. — Déviation du ptérygion.

Knapp a même recommandé de faire une transplantation en haut et en bas, *bifide,* en *fourche.* Il s'agit en somme d'un diminutif des autoplasties par échange de lambeaux. Maurel a inséré la pointe du ptérygion désinséré *sous un pont* de *tissu conjonctival* (fixation sous-conjonctivale). D'autres auteurs se sont bornés à le détacher en laissant sa base intacte (Arlt) et à le laisser pendre et s'atrophier plus ou moins (Pagenstecher).

Galezowski fixe le sommet du ptérygion au fond de la plaie *(enroulement).* D'autres auteurs ont même ajouté de la la conjonctive au ptérygion, et l'ont *distendu* en le barrant à son milieu par une petite autoplastie conjonctivale à pédicule (Gayet). Mais la *tête* du ptérygion, qui est la partie dangereuse, subsiste et peut continuer sa marche envahissante. L'aspect esthétique reste d'ailleurs compromis, même si l'état est stationnaire.

Enfin on a été jusqu'à greffer (Hotz) sur la plaie du voisinage de la cornée un lambeau épidermique emprunté à la face postérieure du pavillon de l'oreille. C'est remplacer une difformité par une autre difformité sans que le bénéfice en soit bien réel, et ce procédé ne paraît pouvoir entrer à la rigueur en ligne de compte qu'en cas de récidive. Il en est de même pour les greffes de muqueuses éloignées.

L'*indication fondamentale* pour le ptérygion envahissant, rouge, gonflé, absorbant le repli sémi-lunaire, ou même de marche plus timide, a été de viser d'abord à la *tête* du ptérygion.

Nous trouvons cette indication dans des auteurs relativement modernes; auparavant on craignait de toucher la tête cornéenne du ptérygion et on recommandait même d'en laisser une petite partie (Dionis). Richter se bornait au contraire à enlever l'extrémité cornéenne du ptérygion, ce qui montre l'importance justifiée qu'il attachait à cette indication.

L'indication définitive était trouvée ; que l'on détruise la tête du ptérygion, en la cautérisant, en l'enlevant, en la curettant, l'idée est la même, et, dans les petits *ptérygions*, où la conjonctive saine, légèrement attirée, joue le rôle de comparse et reprend vite son rôle effacé dès que le chef de file n'existe plus, cette *destruction peut suffire à atrophier le ptérygion.* L'indication est donc tout à fait *opposée* à celle de la thérapeutique ancienne où on s'est simplement préoccupé de la partie accessoire, la queue du ptérygion.

La deuxième *indication* formelle était de réunir les bords *de la plaie* : la suture s'imposait ici plus que jamais, comme pour toute plaie chirurgicale dans les tissus cruentés, pour éviter le bourgeonnement si fréquent du tissu sous-conjonctival, le plastron cicatriciel consécutif et l'attraction de la conjonctive ambiante, ajoutant l'effet désastreux du pseudo-ptérygion cicatriciel (ptérygoïde) à celui du ptérygion vrai. Coccius a rempli le premier cette indication, qui,

jointe à celle de l'ablation de la tête du ptérygion, constitue
le procédé *moderne*.

Pour suturer les lèvres de la plaie, il faut pouvoir réunir
la conjonctive, sans trop de force, les fils coupant sans
cela, et le chirurgien se trouvant au premier pansement
en face d'une plaie où une vaste surface cruentée nécessite,
dans de mauvaises conditions, une nouvelle suture. Dans
les cas où on enlève beaucoup de conjonctive, on est
donc amené à pratiquer des *incisions libératrices* avec
dégagement en pont des parties conjonctivales voisines du
ptérygion, des autoplasties et même des greffes conjonctivales ou muqueuses, dont la nature, la forme et la technique
ne présentent rien de spécial. Elles s'appliquent du reste
à des cas des plus mauvais, à des récidives, et elles peuvent
souvent aggraver la situation, en touchant encore à la
conjonctive saine, ou subir les insuccès presque inhérents à l'autoplastie conjonctivale, comme pour le symblépharon.

Procédé de choix. — Il consistera d'abord, après cocaïnisation à 1/20, dans l'ablation *de la tête du ptérygion*. Ici
divers détails de technique, généralement omis ou considérés comme quantité négligeable, nous paraissent utiles
à signaler. On a procédé à l'ablation à la pince et au bistouri, soit d'*avant en arrière*, soit d'*arriere en avant*. Dans
les grands ptérygions à *tête large,* il est prudent d'aller de la
cornée vers le ptérygion avec une pince ou un petit bistouri
myrtiforme étroit, mais plus convexe que le couteau de
Græfe. Par contre, nous procédons, après avoir soulevé en
pont le ptérygion près du limbe, à l'ablation de sa tête,
par transfixion, avec un couteau de Græfe, lorsque sa tête
est exiguë et qu'il n'y a ainsi aucun danger de traverser
la cornée, tout en faisant une ablation parfaite, car *elle
dépasse les limites du mal.* On sait, en effet, qu'avec le
procédé précédent, il reste au fond de la plaie cornéenne,
tandis qu'elle est lisse avec le procédé par transfixion, des

débris d'aspect tendineux qu'il est fort difficile d'enlever même par le grattage à la curette qui déchiquette la cornée saine, de sorte qu'on en est réduit à la cautérisation ignée pour en venir à bout. Si par transfixion, *dans les cas* où, nous le répétons, *la forme du mal s'y prête,* on enlève tout d'un seul coup, cette cautérisation ignée devient inutile, puisqu'elle porterait en plein tissu sain et augmenterait la rétractilité du tissu cornéen cicatrisé.

Lorsqu'on a procédé au détachement de la tête, on termine par une excision losangique aux ciseaux de la partie exubérante du ptérygion, en péchant *par défaut* plus que *par excès,* car une partie du ptérygion non coupé, qui est du tissu sain, se dégonflera et s'atrophiera. Dans quelques cas, le procédé par transfixion commencera au milieu du ptérygion et on fera en un seul temps, élégamment, en terminant par la cornée, avec la prudence la plus minutieuse, l'excision de tout ce qu'il y a à exciser.

Faut-il cautériser, *lorsqu'on n'a pas procédé par transfixion,* la partie cornéenne où adhérait le mal ? Il est entendu qu'on ne doit jamais cautériser la partie *épisclérale* de la plaie.

On a recommandé de *curetter seulement* l'emplacement de la pinguécula enlevée (Deschamps).

Mais, peut-être plus qu'avec la cautérisation ignée (qu'on fera avec le galvano ou le thermocautère, avec son extrémité *plate* et très fine, au besoin avec un stylet rougi), on peut avoir des récidives. Il y a quelquefois des récidives même pour des cas en apparence complètement opérés par les deux procédés. La cautérisation ignée sera préférée (Martin) : en tous cas elle doit être faite avec prudence et peu profonde.

Pour faire la suture, les éléments sont tout trouvés, si on a, avec le plus grand soin, évité d'enlever le *corps* du ptérygion, et surtout le repli semi-lunaire. Le ptérygion lui-même va fermer la plaie qu'on lui a faite : la suture faite en commençant exactement *au ras du limbe* sera pratiquée, avec ou sans incision libératrice à une certaine distance de la section. Mais ici encore plusieurs points techniques sont à signaler.

Le catgut a été souvent recommandé et nous l'avons nous-même employé avec des résultats suffisants : d'autre part, nous avons également assisté plusieurs fois à la résorption *trop rapide* du catgut. Aussi avons-nous été amené à lui préférer la soie fine : le nᵒ 00 est approprié à cette suture. Sans faire le procès complet du catgut (détestable quand il y a trop de tiraillement, car il n'offre aucune résistance dans ses faibles numéros, et il est, dans ses numéros plus forts, des plus mauvais comme matériel de suture), si, chez les enfants, il a pu paraître indiqué pour ne pas nécessiter d'ablation ultérieure, quel que soit son mode de préparation, la soie lui est en général supérieure et expose moins à un accident.

Enfin nous prenons avec chaque point de suture (2 à 3), commençant et finissant par le rebord conjonctival de la plaie, un peu de *tissu épiscléral* (fig. 60). Cette prise solide et sans nul danger nous paraît assurer la *fixité* profonde de la suture, ce qui est important aussi bien pour le résultat immédiat que pour le résultat ultérieur. On laissera les fils *longtemps en place*, 7 à 8 jours au moins,

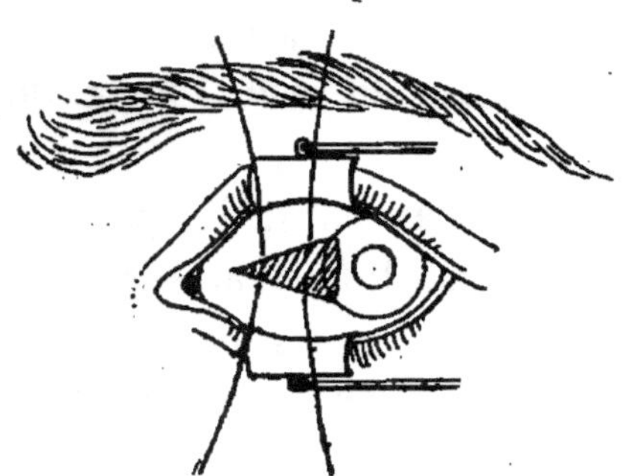

Fig. 60. — Suture conjonctivo-épisclérale après ablation du ptérygion (A. Terson).

après les avoir *modérément* serrés, de façon à ne les enlever que lorsque la plaie cornéenne sera plus ou moins complètement recouverte d'un épithélium protecteur.

On rejettera les procédés qui ne touchent pas à la tête du ptérygion, ceux qui se bornent à le cacher sans enlever

la partie envahissante, à la distendre ou à greffer un fragment disgracieux au niveau de la partie enlevée. Si on se
rappelle que l'excision doit être prudente, on ne trouvera
pas grand bénéfice à en laisser flotter l'extrémité sans la
couper, car elle est inutile ou dangereuse. C'est l'abaissement, mieux vaut l'extraction.

On évitera les grandes ablations de conjonctive et surtout la cautérisation de la partie conjonctivale. Plusieurs
malades sont venus nous consulter après avoir été opérés
ailleurs de ptérygion et présentant un symblépharon *incurable,* occupant tout l'angle interne. Bien qu'on ne voie
jamais que les mauvais cas des autres, il est permis d'affirmer qu'il y a eu un excès de cautérisation ou d'ablation.

Les *scarifications*, la *cautérisation*, seules, sont insuffisantes ou dangereuses. Le traitement par les topiques est
en général inefficace.

La récidive nécessiterait le plus souvent la même intervention que la première fois.

La *pinguécula*, dès qu'elle devient volumineuse ou
qu'elle touche le limbe, est justiciable d'opération, car elle
est très généralement (Horner, Fuchs) la vraie cause du
ptérygion.

Les *ptérygoïdes* cicatriciels, causés au contraire par des
ulcères cornéens ou des destructions conjonctivales, ne seraient opérés qu'en cas de nécessité absolue : ils sont exposés
à toutes les incertitudes des autoplasties conjonctivales
dans le symblépharon.

Ptérygion stationnaire. — Dans la variété absolument
stationnaire, la cornée n'est jamais intéressée. On n'enlèvera
donc que la partie exubérante, lorsqu'elle vient, comme on
le voit souvent, *pendre* sur le bord palpébral qui la pince à
chaque clignement. On ne touchera à cette lésion peu accentuée que si le malade, même dans un but esthétique,
réclame avec insistance l'opération. On se bornera à suturer
les bords de la plaie avec ou sans incision et dégagement

libérateur, et *on ne touchera jamais à la cornée,* qui ne risque rien ici.

On résistera aux sollicitations des malades lorsque, l'opération n'étant suivie d'aucune récidive, il reste plus tard un peu de vascularisation anormale à la base de l'ancien ptérygion. Tout au plus quelques légères pointes de feu blanchiraient cette lésion qui n'a rien d'inquiétant.

En somme, si l'on choisit exactement les cas, en se pénétrant de l'indication thérapeutique et de l'examen soigneux de la marche du mal, on arrive à obtenir de bons résultats, dans une maladie qui semble bien peu de chose, mais qui est fort apparente, dans laquelle il est facile de faire trop ou pas assez, et où toute intervention excessive ajoute à l'aspect disgracieux un trouble visuel (diplopie) que les ténotomies, les avancements de l'antagoniste et autres opérations musculaires peuvent, dans les cas où on pourrait exceptionnellement y penser, laisser sans guérison totale.

Avant l'opération de la cataracte, les replis du ptérygion constituent un certain danger d'infection par les amas microbiens qui s'y trouvent inclus. D'ailleurs un ptérygion se produit surtout sur des yeux irrités. Si l'on réussit quelquefois cependant en sa présence, comme on l'a dit (Trousseau) et comme nous l'avons vu, il est plus raisonnable et plus prudent d'opérer la lésion quelque temps à l'avance. Il y a là une bonne précaution qu'on ne négligera qu'en présence de très petits ptérygions : on évitera d'y placer la pince à fixer pendant l'opération de la cataracte, et on pincera au-dessus ou au-dessous : la laxité du ptérygion permet des mouvements trop étendus à l'œil, et le col du ptérygion se *déchire* facilement quand on pousse le couteau dans les mouvements de ponction, de contre-ponction et de transfixion de la cornée, d'où une très mauvaise incision cornéenne.

§ V. — **Xérosis.**

Les moyens palliatifs médicamenteux doivent être seulement employés. La tarsorrhaphie n'a qu'un effet absolument limité au temps où on la laisse en place. De plus le *trichiasis* la contre-indique quelquefois. Les opérations du symblépharon sont ici plus indiquées, quelquefois pour la prothèse.

§ VI. — **Dégénérescence amyloïde.**

Cette lésion pourra être traitée par le curettage des parties malades.

§ VII. — **Tumeurs.**

Kystes. Ostéomes. — L'ablation sera faite, avec suture, en gardant le plus possible de conjonctive. Il en sera de même de toutes les autres tumeurs *bénignes*.

Angiomes. — Suivant leur volume, ils seront traités par l'électrolyse ou la cautérisation ignée (s'ils sont punctiformes). L'électrolyse négative est le procédé de choix.

La cautérisation ignée large et l'ablation sont dangereuses, toutes les fois que la tumeur est un peu vaste.

Les injections interstitielles (chlorure de zinc, liqueur de Piazza) présentent une incertitude plus grande que les méthodes précédentes.

Tumeurs congénitales. — Là aussi on interviendra surtout si le malade *désire* être débarrassé de sa lésion apparente et diverse : tantôt il s'agit du dermoïde cornéen inféro-externe classique, d'autres fois il y a le lipo-dermoïde sous-conjonctival en croissant externe, en demi-croissant, ou une bride unissant un dermoïde cornéen au lipo-dermoïde sous-conjonctival externe. On sera d'autant plus réservé (sauf pour le dermoïde cornéen à enlever et à curetter) que les ablations peuvent ne plus laisser assez de conjonctive pour recouvrir la plaie, que la lésion est essentiellement bénigne et que ce qui reste après une ablation prudente finit par s'atrophier. Quant au lipome sous-conjonctival, si fréquent chez la femme, où nous l'avons presque toujours vu et où nous l'avons plusieurs fois opéré, là aussi on n'interviendra pas à la légère. On sacrifiera cependant, si elle est très épaissie, une petite bande de conjonctive et on retirera *ce qu'il faut de graisse* pour qu'en rapprochant les lèvres de la plaie, la lésion disparaisse immédiatement. On évitera donc d'aller trop loin vers l'orbite et de trop tirer, pour commencer, sur les pelotons adipeux : on enlèvera au contraire fragment par fragment, sans aucune règle préalable, l'opération étant d'ordre esthétique et variant d'étendue et de forme avec chaque cas particulier.

L'antisepsie des instruments, des sutures, et de toutes les conditions opératoires (nettoyage de la plaie, désinfection des dacryocystites, blépharites, etc.) s'impose d'autant plus qu'avant la période antiseptique, on a rapporté des cas de *double* phlegmon de l'orbite à la suite de cette opération (Fano). Ce sont des désastres qui doivent être rappelés pour rendre rares les opérations de complaisance dans les cas légers. On évitera de pousser trop loin l'ablation dans les lésions étendues, ou de la priver des précautions les plus minutieuses.

Tumeurs malignes. — On supprimera pour la plupart des tumeurs malignes, l'*autoplastie* et la *suture conjonctivale* qui emploie de la conjonctive utile, et *masque les récidives*. Il en est ainsi pour certaines tumeurs palpébrales et après l'exentération orbitaire. C'est un principe qui gagne à être généralisé à la conjonctive. Les tumeurs malignes seront excisées, curettées et subiront une profonde et large cautérisation ignée : chacun de ces temps opératoires correspond à une indication formelle tirée du siège et de la nature de la tumeur et pour notre part nous avons *toujours* exécuté ainsi l'opération dans plusieurs cas que nous suivons depuis des années, et chez lesquels nous avons détruit la tumeur en conservant la vision. Exceptionnellement, la cautérisation ignée intensive laisse quelquefois la récidive se produire *plusieurs années après* des résultats absolument complets en apparence et qualifiés de guérison. Même parmi les cas d'essence maligne, au point de vue histologique, il y en a, si large que soit l'opération ignée, de *plus ou moins prédisposés aux récidives.* Le cas le plus malin que nous ayons vu est greffé sur un nævus qui existait à la naissance, et où l'*hérédité cancéreuse* existait chez le malade : il s'agissait cependant d'un *très petit* épithélioma mélanique.

Les cas où la conjonctive se prend sur une très vaste étendue sont désastreux, car les ablations ou cautérisations nombreuses entraînent des cicatrices conjonctivales et palpébrales : le malade s'en plaint d'autant plus que son œil y voit toujours bien (diplopie).

Il y a aussi des cas monstrueux, bien banals d'ailleurs et signalés en tous temps, où d'énormes masses recouvrent la cornée et la conjonctive ambiante. La récidive est possible, après l'ablation la plus complète, mais comme pour les très vastes épithéliomas palpébraux ayant envahi le globe (ce qui revient au même que lorsqu'un épithélioma du globe envahit les paupières), on est, s'il y a récidive, en présence d'une énucléation à faire avec exentération orbitaire et sacrifice plus ou moins total des paupières, en admettant que le cas, pour divers motifs, ne soit même pas inopérable.

Très exceptionnellement enfin, il y a des épithéliomas à *tendance perforante* du côté de l'angle de filtration : mais ils seront d'autant plus exceptionnels qu'on interviendra de bonne heure. Aussi l'énucléation ne doit pas s'imposer pour commencer, et tous les opérateurs ont à leur actif des cas, où l'épithélioma, enlevé et cautérisé très largement dès *le début,* n'a plus jamais montré de tendance ni à la récidive sur place, ni à la propagation, ni à la perforation sclérale.

Ce qu'il faut, c'est opérer *de bonne heure* et complètement. Pour les cas qui arrivent trop tard, on agira suivant la matière et la forme de la lésion : mais c'est bien plus l'*extension sur la conjonctive* que la progression dans l'œil qui constitue le danger et les cas les plus difficiles restent bien ceux où avec un *globe intact,* il y a une *très large plaque conjonctivale* épithéliomateuse récidivant en surface. L'énucléation n'empêchera certainement pas ici la lésion de récidiver, puisque c'est la *conjonctive* qui est en jeu, et qu'on s'efforcera d'ailleurs d'enlever largement, en respectant l'œil, dans la mesure du possible. Là aussi, il faudra s'inspirer de chaque indication particulière et se rappeler que l'énucléation ne peut entrer en ligne de compte que pour les cas récidivant sur *le même point en profondeur,* résistant aux moyens les plus énergiques et que cette énucléation devra *toujours* être accompagnée d'une *telle ablation de conjonctive* que le port d'une pièce artificielle sera ordinairement difficile.

En tous cas, le pronostic de l'épithélioma (qui toutefois n'est certainement pas identique dans tous les cas de même aspect histologique et qui n'est pas d'une façon absolue en rapport avec l'opération, ce qui serait par trop simple) est meilleur que celui du *sarcome.* Il en est d'ailleurs ainsi pour l'épithélioma des paupières. Les récidives sur des points voisins conduisent à des interventions considérables (ablation des paupières et cxentération de l'orbite) auxquelles les métastases ganglionnaires ou viscérales succèdent quelquefois : les ganglions ou les viscères peuvent avoir déjà, comme pour les métastases du sarcome intra-oculaire, le germe sans lésion apparente au point de vue clinique. C'est dire que l'examen histologique, du reste indécis dans les cas anciens et volumineux où l'élément épithélial et l'élément cellulaire embryonnaire se confondent, est utile même au point de vue du *pronostic*, le *sarcome* restant plus grave que l'épithélioma. On pourra aussi penser à la recherche du glycogène (Brault).

CHAPITRE QUATRIÈME

CORNÉE

§ I. — **Traumatismes et corps étrangers.**

Les plaies de la cornée seront désinfectées dès l'accident. Si elles s'infectent, leur traitement est le même que celui des ulcères et abcès de la cornée. Si elles sont fort étendues, leur traitement s'inspirera de celui des ruptures *sclérales*.

Les corps étrangers incrustés dans la cornée seront enlevés à l'aiguille spéciale ; une aiguille, un cure-dent ou un cure-oreille en cas d'urgence. Une petite curette-gouge, une pince rendront quelquefois service pour enlever certains corps implantés profondément ou l'*aréole* des corps étrangers métalliques. L'aimant (F. de Hilden) ou l'électro-aimant seront très exceptionnellement utilisables.

On pourra, si le corps est solidement implanté, faire une incision cornéenne avec un fin couteau, l'entraîner ou le pousser avec le tranchant du couteau.

Quand le corps étranger (épine, fragment d'aiguille) traverse la cornée et proémine dans la chambre antérieure, si l'aimant ne suffit pas (corps magnétiques), on est amené à ouvrir la chambre antérieure à la périphérie, et à repousser au dehors, avec le couteau (Desmarres), avec un stylet ou une curette, le corps étranger par le trajet qu'il a suivi, si on ne le ramène pas dans la curette, ce qui sera le cas s'il est *libre* dans la chambre antérieure. L'aimant pourrait aussi l'attirer au dehors. Une iridectomie entraînant l'iris et le corps étranger devra souvent être faite pour les corps fortement implantés dans l'iris.

§ II. — Ulcères et abcès.

Le traitement des ulcères et abcès de la cornée comprend deux indications principales : la désinfection du foyer microbien inclus dans la cornée, et, dans quelques cas, la désinfection de la chambre antérieure contaminée ; la suppression de la cause qui a donné naissance à l'ulcère. Ces deux indications doivent être remplies *simultanément*.

L'état général étant en même temps tonifié, les causes de voisinage seront immédiatement traitées et surtout chirurgicalement. Les voies lacrymales seront canalisées et désinfectées. Si l'on ne peut assurer suffisamment la désinfection du sac, il ne faut pas hésiter à créer une autre issue *qui ne ramène pas le pus vers l'œil*, à ouvrir le sac par sa paroi antérieure, et à le bourrer de gaze iodoformée. L'ozène, les stomatites, les périostites, seront de suite confiés à un spécialiste.

Les conjonctivites, les blépharites, le trichiasis et l'ectropion seront traités et opérés. L'ulcère au début ne s'accompagne ordinairement pas *d'empyème* de la chambre antérieure (hypopyon). Il faudra donc prévenir cet empyème en soignant *d'urgence* l'ulcère, de façon à éviter son retentissement dans l'intérieur de l'œil. On emploiera d'abord les collyres diffusibles (bleu de méthyle), la pommade iodoformée à 1/20, et on placera un bandeau occlusif ouaté dans tous les cas *où la dacryocystite n'est pas intense* et où il n'y a pas de conjonctivite. Autant le bandeau est détestable dans les conjonctivites, en enfermant le pus dans l'œil, autant il est utile dans la majorité des kératites, quoi qu'on en ait dit, en permettant à la cornée de s'aplanir et de se réépithélialiser sous l'occlusion antiseptique. Que de fois nous avons vu, comme G. Pinto et Valude l'ont aussi signalé, des hypopyons disparaître en 3 à 4 jours et l'ulcère guérir sous ce pansement laissé chaque fois au moins 2 jours en place! Ce pansement ouaté est donc à essayer, même en présence d'un hypopyon de degré moyen qui peut parfaitement disparaître sans *paracentèse*. D'une façon générale, c'est *sur l'ulcère* qu'il faut agir, car l'hypopyon n'est qu'une conséquence et si l'on se bornait à traiter l'hypopyon par des paracentèses en *négligeant l'ulcère*, on aurait bien souvent des *insuccès*, l'ulcère continuant à envahir la cornée.

Si les compresses chaudes, le pansement ouaté et la désinfection des causes de voisinage sont insuffisants ou n'ont qu'une action lente, il faudra agir plus directement sur ce foyer infectieux. Dans certains cas, une instillation de nitrate à 1 pour 100 donne une désinfection utile. De plus, à la levée de chaque pansement, on lavera les *culs-de-sac* où se trouvent accumulés les germes infectants, avec une canule en verre ou un bock laveur, peu élevé, contenant une solution chaude de biiodure de mercure à 1/20000, d'acide borique ou de permanganate à 1/5000. L'irrigation directe avec un jet sur l'ulcère (Récamier, Desmarres) est mal tolérée. Des insufflations d'air chaud avec la poire des dentistes mériteraient d'être essayées également, disions-nous en 1897. Bourgeois en a publié récemment de bons résultats.

RÉVULSION CONJONCTIVALE. — On emploiera en même temps la révulsion conjonctivale, plus utile que la révulsion temporale, qui a pu quelquefois donner des succès (érysipèle). Les *injections* quotidiennes de sublimé (1/2000) sous la conjonctive (Rothmund, Secondi, Abadie, Darier), à dose modérée de 3 à 4 gouttes chaque fois, agissent peut-être en désinfectant le terrain sous-conjonctival, mais nous croyons aussi que leur action est révulsive et favorise l'afflux leucocytaire. Les autres liquides (trichlorure d'iode, eau salée, cyanure de mercure) ont moins d'avantages que le sublimé. Le collyre au sublimé à 1/1000 instillé plusieurs fois par jour, nous a paru bien souvent aussi actif et mieux toléré que les injections sous-conjonctivales. La *cautérisation ignée de la conjonctive non loin de l'ulcère* nous a aussi donné d'excellents résultats, analogues à ceux que Prouff avait retirés de la *péritomie partielle,* et d'autres avant lui, des scarifications conjonctivales bulbaires (Pellier).

Curettage. — Le *curettage* (Badal, Verdèse, Meyhoffer, de Wecker) et ses dérivés, tels que le frottage (Jocqs), avec ou sans excision de la pellicule bordante, sont rarement utiles.

Cautérisation ignée. — La cautérisation ignée (Martinache, Gayet, Abadie) s'impose, lorsque l'ulcère gagne en étendue et que l'hypopyon augmente. Bien faite, la cautérisation ignée n'entraîne guère une cicatrice plus étendue que l'ulcère lui-même ; en l'abandonnant, on se prive, dans certains cas, d'un moyen que *rien* ne peut remplacer et on laisse arriver la panophtalmie. On se contentera, le plus souvent, avec le galvano-cautère au rouge sombre (à son défaut avec une fine pointe spéciale de thermocautère ou même avec un crochet à strabisme, une aiguille à tricoter sur un bouchon), de cautériser l'ulcère *et son pourtour*, en ménageant le fond pour ne pas amener une perforation immédiate.

Fistulisation. — Certains auteurs (Dujardin, Gayet) ont cependant proposé de perforer délibérément l'ulcère et la chambre antérieure du même coup de thermocautère : l'hypopyon se vide alors par la perforation, qui se maintient plusieurs jours. Mais cette fistulisation ignée, qui arrête fréquemment le processus pyogène, entraîne presque toujours (comme toutes les opérations perforantes pratiquées au niveau même de l'ulcère) des synéchies iriennes qui, au lieu d'une simple taie de la cornée, donnent un leucome adhérent avec toutes ses conséquences graves et la nécessité d'opérations complémentaires.

Toutefois on peut en obtenir d'*excellents résultats* (Terson père) et dans les cas désespérés qui résistent à tout (cautérisations, injections sous-conjonctivales, paracentèse du limbe), c'est le meilleur moyen pour empêcher la destruction totale de la cornée, faire la part du feu et sauver l'œil de la panophtalmie ou tout au moins du staphylome complet. Dans les cas presque absolument voués au staphylome total, on fera sortir le cristallin transparent par une large transfixion, pour obtenir une cicatrice *plate*.

Fano, après Richter, perforait la partie inférieure de la cornée avec un crayon de nitrate d'argent et rouvrait ensuite la plaie au stylet pendant plusieurs jours : mieux vaut la paracentèse.

Paracentèse. — Si l'empyème augmente malgré tout, et arrive à remplir la moitié de la chambre antérieure, il faut l'évacuer : c'est l'opération de l'*empyème* de la chambre antérieure.

Au niveau de l'ulcère, Saint-Yves, Pellier de Quengsy et les oculistes français du xviiie siècle pratiquaient déjà des incisions perforantes, combinées (Saint-Yves) au lavage de la chambre antérieure avec une petite seringue et de l'eau tiède.

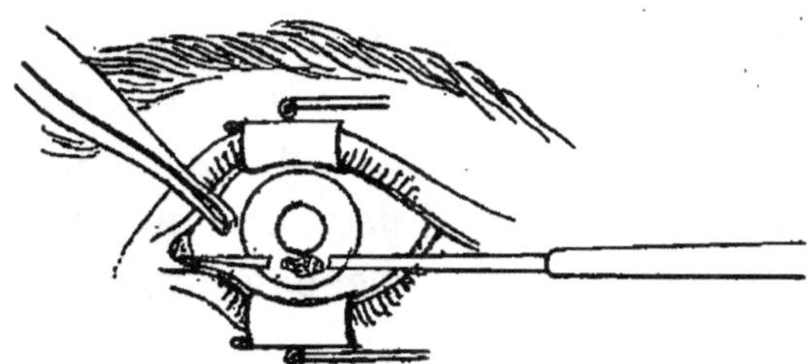

Fig. 61. — Transfixion de l'abcès cornéen (Sæmisch). — I. Incision.

Pellier parle d'un abcès cornéen qu'il ouvrit *de côté*.

Sæmisch (1870) a fait une opération analogue. Avec le couteau de Græfe, il pénétrait dans le tissu sain à 1 millimètre de l'ulcère (fig. 61) ressortait au delà de la même distance et, tournant le tranchant en avant, transfixait le foyer purulent (fig. 62). Cette

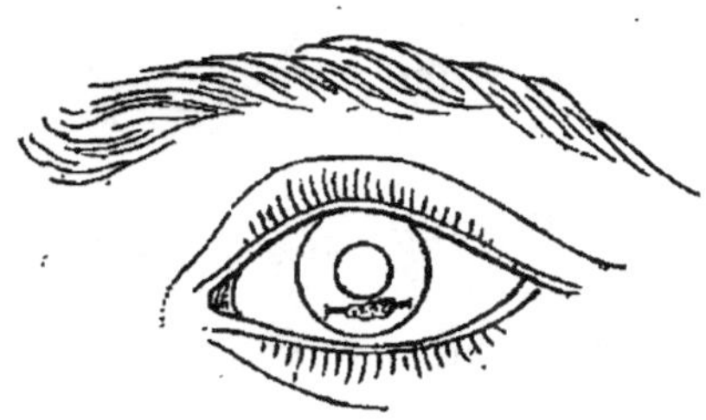

Fig. 62. — II. Section.

opération avait un bon effet et l'ulcère se détergeait peu à
peu, surtout si on rouvrait la plaie les jours suivants. Mais
les synéchies étaient à peu près constantes. Aussi n'exécu-
tait-on cette opération que dans les cas graves.

Quand l'hypopyon est très vaste, une paracentèse au
limbe est indiquée. Cette opération est très ancienne (Galien, Aétius). Justus la combinait à la succussion de la
tête (!) pour déplacer l'hypopyon. Très usitée aux XVIIe et
XVIIIe siècles, même avec *succion* à l'aiguille creuse (Verduc,
Scultet, Pellier), on l'a aussi unie au lavage de la chambre
antérieure (Panas). On peut être obligé d'extraire l'hypopyon avec une pince à caillots ou le crochet de Tyrrell (Bourgeois). L'iridectomie, quelquefois forcée si une hernie se
produit par une paracentèse trop large ou faite à tort au
couteau de Græfe, a même été érigée en méthode opératoire
contre l'ulcère même (de Græfe, Horner). Il nous paraît
souvent préférable de la reculer à une période tardive où on
la placera d'une façon plus précise.

On a usé et abusé de la paracentèse de la chambre antérieure au point de la répéter tous les jours dans les cas les
plus divers. Mais il faut reconnaître qu'elle reste une utile
ressource dans les ulcères de la cornée et dans certains cas
d'iritis, en évacuant l'humeur aqueuse chargée de produits
infectieux et peut-être en excitant sa reproduction.

Technique opératoire. — Pour son exécution, les instruments les plus appropriés
sont un couteau lancéolaire ou une petite
lance à arrêt de Desmarres, imitation des
anciens modèles.

Le malade est placé dans un fauteuil, ou
sur le lit d'opérations. La fixation, *toujours
utile,* se fera au limbe, au point diamétralement opposé à l'entrée du couteau lancéolaire
(fig. 63), qui doit être admirablement *aiguisé*

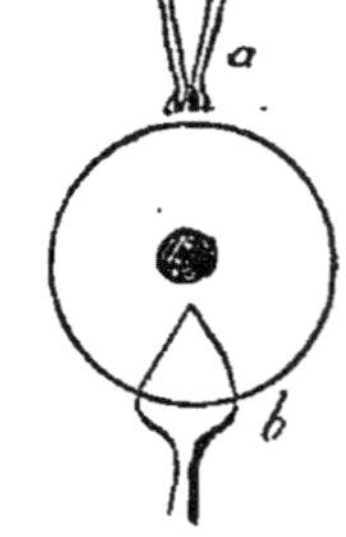

Fig. 63. — Pa-
centèse de la
cornée.

a, pince à fixer.
b, couteau lan-
céolaire.

sous peine d'exercer une trop forte pression et de déterminer
de graves accidents, souvent la perforation d'un ulcère situé
sur un autre point de la cornée. On fait la paracentèse dans
le quart inférieur de la cornée si on a le choix et exactement
au limbe : on *évitera* de pénétrer dans la partie opaque ; les
yeux sur lesquels on fait la paracentèse, sont en général
fort douloureux malgré la cocaïne, et la pénétration est plus
rapide et moins pénible dans la cornée transparente. Ce n'est
que dans le cas où il serait utile d'avoir une filtration prolongée que la *sclérotomie* au couteau étroit devrait être
préférée à la paracentèse, et dans certains cas, nous croyons
qu'il y a tout intérêt à préférer la *sclérotomie* à la paracentèse en général refermée après 24 heures, mais qu'on peut
rouvrir au stylet plat) qui donne une détente quelquefois
insuffisante et qu'il faut alors répéter, au grand ennui du
malade.

On emploiera le blépharostat à ablation instantanée, au
lieu des doigts pesants et glissants d'un aide.

On abaissera le manche du couteau dès qu'on aperçoit
sa pointe dans la chambre antérieure, et on le retirera,
comme dans toutes les plaies faites au couteau lancéolaire,
en tournant rapidement sa pointe vers l'angle de la chambre
antérieure pour éviter tout contact avec le cristallin et l'iris
projetés en avant.

Nous avons quelquefois employé, au lieu de l'aiguille à
arrêt de Desmarres, un petit instrument usité en dermato-
chirurgie, et qui est une simple pointe à arrêt beaucoup
plus aiguë que l'aiguille de Desmarres et pénétrant mieux ;
on pourra légèrement l'incliner sur son axe de façon à faire
une plaie angulaire un peu anfractueuse qui filtre plus longtemps que la section linéaire.

Pour tout prolapsus irien qui ne se réduirait pas en
quelques jours avec le stylet, le massage de l'œil et surtout
les instillations répétées de ésérine, on pourrait avoir l'idée
d'exciser ou de cautériser.

Cependant on doit l'éviter dans la très grande majorité des cas : d'abord cette pratique peut occasionner l'ophtalmie sympathique, de plus on aura beau exciser l'enclavement, il restera toujours des tractus iriens enclavés. Il vaut mieux s'abstenir, à moins d'un énorme volume de la hernie irienne, ce qui est rare, et attendre patiemment que la chambre antérieure se soit définitivement reformée, même avec l'enclavement qui fait tampon. C'est alors qu'on pourra faire au *limbe* une large plaie avec une bonne iridectomie ; dans quelques cas, une section au couteau de Græfe, avant de faire la contre-ponction, aura raison des adhérences. On terminera l'opération par une iridectomie que l'opacité cornéenne, la tendance glaucomateuse, rendent généralement nécessaire pour améliorer la vision, ou même la restituer, et prévenir non seulement l'hypertonie, mais aussi les dangers d'infection tardive que l'enclavement définitif d'un débris irien fait courir à tout sujet porteur d'un leucome adhérent. En agissant *tardivement* sur un œil privé d'inflammation, on obtient avec moins de dangers des résultats meilleurs qu'en opérant avant que le leucome et l'enclavement soient arrivés à un état presque définitif.

AUTOPLASTIE CORNÉO-CONJONCTIVALE. — Schöler, Kühnt et Meyer se sont appliqués à recouvrir certains prolapsus avec un *fragment de conjonctive*, de façon à les protéger définitivement. Il reste à rechercher dans quelle mesure cette opération délicate est *utilement* applicable à la grande majorité des cas.

On combinera l'*iridectomie* bien périphérique, antiglaucomateuse, à la *tarsorrhaphie* si un staphylome partiel tend manifestement à se produire. C'est le seul moyen de mettre en œuvre contre la tendance staphylomateuse une compression permanente, élastique et bien supportée.

Les collyres seront variables (atropine, s'il y a iritis manifeste, ésérine ou pilocarpine, s'il y a hernie irienne).

On se rappellera surtout, au point de vue du *pronostic* et des indications, qu'il y a beaucoup de variétés d'ulcères cornéens. Beaucoup, même à hypopyon, guérissent par les moyens conservateurs. Le seul véritablement dangereux est l'ulcère serpigineux à fond jaune verdâtre, avec iritis rapide, hypopyon abondant et *fonte phagédénique* de la cornée. C'est contre celui-là qu'il faudra appliquer délibérément les moyens les plus actifs et les plus rapides *sur l'ulcère même*, au lieu de se contenter de la paracentèse du limbe, qui rend service pour de petits ulcères avec *hypopyon très abondant,* mais qui est souvent insuffisante pour l'ulcère phagédénique et destructeur. Certainement c'est à cet ulcère-là et à *lui seul* qu'il faut penser lorsqu'on parle de guérison d'ulcères graves de la cornée, et ce n'est que sur celui-là que doivent être faites, sous peine d'être entachées d'erreur, toutes les *comparaisons opératoires* ou *thérapeutiques.*

En tous cas, la paracentèse du limbe ne doit jamais faire négliger le traitement direct sur l'ulcère, et, s'il s'agrandit malgré elle, *il vaudra quelquefois mieux perforer en plein ulcère,* si on veut éviter la panophtalmie.

L'ulcère cornéen le plus rapide, est *blennorragique* ou *diphtérique.* Ce dernier sera surtout traité par les moyens généraux (sérothérapie) et l'antisepsie locale.

L'ulcère blennorragique réclame d'abord et tout le temps, le traitement de la *conjonctivite* originelle par le traitement *combiné* (nitratation et irrigation antiseptique des culs-de-sac, surtout au permanganate) que nous avons recommandé dès 1892. Mais, chez l'adulte, et dans les cas non traités au début, de graves ulcères nécessitent des interventions supplémentaires. En plus des cautérisations ignées superficielles ou perforantes, des paracentèses, soit au niveau de l'ulcère, *soit sur un autre point* de la cornée et qui peuvent ainsi quelquefois empêcher la perforation large ou arrêter la perte de toute la cornée, nous avons plusieurs fois obtenu la guérison, en faisant l'excision multiple du chémosis bulbaire en *écumoire*, préférable à la *péritomie* souvent usitée dès les temps les plus anciens dans les cas de ce genre, et qui compromet la nutrition cornéenne, tout en créant, au bord de la cornée, une *rainure* où s'accumulent les foyers d'infection gonococcique.

De même qu'Abadie, nous avons eu de bons résultats en piquant au thermocautère sur divers points les cornées qu'on nous amenait véritablement en bouillie ; enfin, dans plusieurs cas, la *cautérisation ignée du chémosis*, toujours en *écumoire* et *en allant presque jusqu'à la sclérotique*, nous a donné de suite l'amélioration cherchée. Tout cela ne vise d'ailleurs que l'ophtalmie redoutable de l'adulte, mais où, quoi qu'on en ait dit, on *sauve beaucoup d'yeux*, si on les prend à temps et si on lutte, pour ainsi dire pied à pied, avec le mal, par des moyens raisonnés et appropriés à chaque cas. La situation n'est nullement perdue à l'avance, et on peut faire beaucoup de bien et beaucoup de mal dans ces cas-là.

Dans l'ulcère *neuroparalytique*, on évitera très généralement les irritants et les opérations sur la cornée. Si le bandeau et l'antisepsie n'amènent pas une amélioration rapide, on recouvrira de suite l'œil par une tarsorrhaphie médiane ou *médio-interne*. L'amélioration est alors très prompte : l'ulcère se répare. Puis on sectionnera, en commençant par le côté *externe*, la tarsorrhaphie, au bout de *quelques mois*, tout en laissant le plus longtemps possible un petit pont interne, point d'arrêt souvent très utile. Ces opérations transforment rapidement l'état de l'œil et permettent d'intervenir plus tard par une iridectomie, s'il y a eu des adhérences iriennes nombreuses. L'iridectomie est possible dans les cas de ce genre et donne, malgré les appréhensions qu'on pourrait avoir, de bons résultats.

Fistule. — L'iridectomie sera presque toujours combinée à l'oblitération prudente de la fistule par une légère cautérisation ignée et chimique (nitrate) ou un léger curettage. L'occlusion par un lambeau conjonctival pourrait aussi entrer en ligne, mais nous avons oblitéré sans elle et avec les moyens précédents, des fistules déjà anciennes. On réussit aussi, à l'exemple de Desmarres, en fendant la fistule pour la transformer en *plaie simple*.

HÉMORRAGIE EXPULSIVE. — Nous avons vu *plusieurs fois* des leucomes donner lieu à des hémorragies expulsives souschoroïdiennes *subites* avec hernie de la choroïde et de la rétine à travers la cornée, sur des yeux depuis longtemps glaucomateux et qui avaient pour ainsi dire éclaté.

Nous n'avons fait *ni énucléation ni curage* : nous avons coupé au ras de la cornée ce qui dépassait et obtenu ainsi un moignon devenu rapidement indolore.

§ III. — Taies.

Les taies de la cornée, après épuisement des moyens éclaircissants directs (collyres, pommades), ou indirects (périectomie, péritomie ignée), ont été traitées aussi par le séton filiforme, par l'électricité et l'électrolyse. Dans certains cas, les anciens faisaient l'*abrasion* de la taie. Cette opération a été reprise au xviiie siècle par plusieurs chirurgiens, dans notre siècle surtout par Malgaigne. Dieffenbach enleva même totalement le fragment opaque et sutura ensuite la cornée. Ces opérations sont à rejeter dans beaucoup de cas à cause des dangers auxquels elles exposent si elles ouvrent la chambre antérieure, et d'ailleurs à cause de leur inutilité (nouvelle taie cicatricielle, astigmatisme irrégulier, etc.), si elles ne l'ouvrent pas. Toutefois Desmarres et d'autres déclarent avoir éclairci certaines taches par scarification directe. On se bornera à employer le raclage, s'il y a des incrustations *calcaires* ou *métalli-*

ques manifestes : on sectionnera et on grattera *en long* et *en large* les vaisseaux qui se rendent aux leucomes anciens.

Comme traitement palliatif, on pourra par contre être amené à noircir ce qu'on ne peut éclaircir, et à tatouer la cornée.

TATOUAGE. — Le tatouage des taies de la cornée, né peut-être de la constatation de la tolérance de certains corps étrangers cornéens, est une opération fort ancienne, puisqu'on le trouve décrit dans Galien. Le tatouage coloré était même fréquemment employé par les anciens (Galien, Paul d'Égine), tandis que le tatouage en noir est actuellement l'opération la plus courante. Le tatouage était retombé dans le plus complet oubli jusqu'en 1869. Certains (Rava) affirment avoir tenté quelques tatouages, mais des infections avaient arrêté ces essais qui n'avaient pas été publiés par leurs auteurs. Si l'on remonte même plus haut, l'on voit, malgré l'absence de toute mention à ce sujet dans les traités d'ophtalmologie, qu'au xviiie siècle, on n'ignorait pas la possibilité de cette opération, comme le prouve la thèse de Boury (Tubingue, 1743) où le traitement des taches de la cornée est du reste exposé en totalité avec un luxe et une précision de détails qui semblent d'hier.

Quoi qu'il en soit, de Wecker, sollicité par une question de son élève Abadie, pratiqua, dès 1869, des tatouages à l'encre de Chine avec une aiguille creuse.

Taylor proposa de se servir d'un faisceau d'aiguilles ; Parisotti d'une aiguille creuse, munie à sa base d'une poire contenant l'encre et formant une sorte de stylographe, et Malakoff, de la plume électrique d'Edison.

Le faisceau d'aiguilles de Taylor reste un bon instrument pour le tatouage cornéen, mais on emploiera quelquefois l'aiguille creuse.

Nous examinerons successivement la technique opé-

ratoire, les indications et le résultat du tatouage cornéen.

On nous permettra d'abord une remarque : l'opération du
tatouage de la cornée semble une opération cosmétique,
une sorte d'embellissement facultatif. Il n'en est rien, et
de Wecker a bien justement insisté là-dessus. Ce n'est pas
toujours dans la classe riche que l'opération du tatouage
est indispensable. Sans doute, en masquant la difformité
si apparente d'une cornée blanche, elle y joue un rôle
social dont il ne faut pas méconnaître l'importance. Dans
les professions qui exigent de la part de ceux qui les
exercent une apparition continuelle en public (comédiens,
orateurs, médecins, etc.), plus encore dans la classe pauvre
en quête du pain de chaque jour, cette opération, prétendue
de complaisance, masque une infirmité qui, trop apparente,
fait constamment refuser l'ouvrier, le domestique qui de-
mandent une place, et l'on a pu citer des employés qui,
impitoyablement refusés pour un leucome, se faisaient
tatouer et étaient ensuite acceptés d'emblée.

On pourrait multiplier les exemples : tous prouveraient
que le tatouage cosmétique est rarement une opération de
complaisance, presque toujours une opération de nécessité,
quelquefois d'urgence.

TECHNIQUE OPÉRATOIRE. — On prépare ordinairement dans
un godet une sorte de bouillie d'encre de Chine qu'on pourra
stériliser, on la prend avec une spatule et on en recouvre la
surface à tatouer. Puis, après une série de coups d'aiguille,
on fait pénétrer l'encre dans le tissu cornéen.

Peut-être faut-il apporter plus de précautions encore à
cette opération très délicate : aussi nous permettra-t-on de
la décrire point par point.

La fixation de l'œil ne sera jamais faite avec la pince
ordinaire qui crée une sorte de plaie conjonctivale s'infil-
trant facilement d'encre et donnant alors en pleine sclérotique une tache noire du plus déplorable effet.

On se servira, par exemple, d'un crochet à strabisme en se bornant à appuyer ce crochet sur l'œil, ou dans le cul-de-sac conjonctival. De la sorte, aucun tatouage conjonctival n'est à redouter.

Nous préparons toujours l'encre à tatouer de la façon suivante :

Nous laissons tremper l'extrémité d'un bâton de bonne encre de Chine dans de l'eau bouillante pendant une demi-heure environ avant l'opération, puis, au moment de l'opération, nous raclons vigoureusement le bâton ramolli avec une curette tranchante qui recueille ainsi une purée d'encre de Chine, et qui nous servira de palette. Ensuite, au lieu de placer directement l'encre sur la cornée, nous trempons l'extrémité du faisceau d'aiguilles (2 à 4) dans la bouillie préparée et nous commençons avec ces aiguilles embourbées le tatouage de tout l'emplacement de la tache à recouvrir. De la sorte, l'encre étant très épaisse, il n'y a aucune diffusion sur les parties avoisinantes et on ne tatoue que ce qu'on veut.

Les coups d'aiguille sont faits obliquement en divers sens et assez rapidement. Si on ne fait chaque coup d'aiguille que lentement, on arrive à marbrer la tache sans obtenir ce noir vernissé peu à peu par l'épithélium, et désirable pour figurer le centre de la pupille.

Après une première série de coups d'aiguille, on enlève toute l'encre d'un coup de tampon pour juger de l'effet, puis on recommence à tatouer. Un aide essuie les larmes, pendant toute la durée de l'opération, ou on place (Vacher) un tampon d'ouate dans le coin de l'œil pour les absorber.

Bien entendu on aura soin de graduer l'épaisseur du tatouage, suivant qu'on veut figurer la pupille ou seulement l'iris. Il faut éviter de transformer une tache blanche en une énorme tache noire absolument difforme, quoique un peu moins apparente.

En principe, on évitera de dépasser d'emblée la mesure. On fera le fond du tableau dans une première séance et plusieurs séances compléteront le fini du tatouage, dont le résultat durera plusieurs années.

Il est si facile de répéter à la cocaïne cette opération indolore que l'on ne s'arrêtera pas à la considération que la durée, d'ailleurs variable, du tatouage n'est pas toujours absolument indéfinie.

Un bandeau aseptique sera porté 4 à 5 jours en tout.

Résultats. — Le tatouage ainsi pratiqué transforme absolument la physionomie des malades. De plus, lorsqu'il s'agit d'une tache translucide, il augmente l'acuité visuelle (tatouage *optique* de Wecker), si une partie de la pupille est restée libre ou a été libérée (sphinctérectomie). En effet, en opacifiant la tache, il diminue la diffusion gênante analogue à celle que l'on éprouve en regardant le jour avec un verre dépoli.

On doit se demander si le tatouage coloré serait d'une grande utilité et, dans certains cas d'iris bleu ou marron clair, ou encore, s'il s'agit de dessiner tout un iris de cette couleur, il est assez indiqué.

Après les essais antiques, il faut citer ceux de Vacher et de Maklakoff entre autres. Mais la question reste à l'étude et nécessite de nouvelles recherches. Il en est de même de la reprise de la cautérisation ignée de Galien, car il est probable que par la petite escarre qu'elle entraîne, l'encre serait peu régulièrement fixée dans le tissu cornéen.

Baiardi a proposé de faire avec une aiguille à discission une petite cavité dans l'épaisseur de la cornée, et d'y introduire une masse d'encre de Chine, mais les cornées à tatouer sont quelquefois si minces que nous croyons cette pratique aléatoire.

Accidents. — Les accidents du tatouage sont peu à redouter si on observe les restrictions suivantes :

1° On pratiquera avant l'opération l'irrigation antiseptique des culs-de-sac : si le malade est atteint d'une dacryocystite, d'une blépharite, d'une conjonctivite, on n'interviendra qu'après guérison de ces causes d'infection qui amèneraient peut-être une panophtalmie. On flambera les aiguilles avant de s'en servir, ou on les fera bouillir ; l'encre sera stérilisée.

2° On évitera de tatouer une cornée encore enflammée et on attendra au moins un an que l'œil soit entièrement dérougi et n'ait plus donné de douleur ;

3° On se méfiera avec le plus grand soin de perforer la cornée : à ce propos nous nous servons quelquefois avant l'opération de la petite lampe électrique, usitée par les rhinologistes pour l'éclairage des sinus, et que Reuss et Rochon-Duvigneaud ont appliqué à l'éclairage de l'œil. On délimite alors très bien les parties les plus épaisses de la cornée, celles qui sont adhérentes à l'iris, restent plus opaques, tandis que les parties extrêmement minces, auxquelles il serait quelquefois dangereux de toucher sous peine de perforation, s'éclairent et se délimitent. Nous avons eu déjà plusieurs fois l'occasion d'appliquer ainsi l'appareil, pour cette indication nouvelle.

4° On évitera, vu la possibilité d'accidents iridocyclitiques et même sympathiques (Panas, Trousseau), de tatouer les leucomes trop adhérents ou tout au moins les parties iriennes manifestement enclavées dans la cicatrice. On fera auparavant une ou plusieurs iridectomies, souvent nécessitées du reste pour l'effet optique ou autre et pour détacher le plus possible les synéchies. Il n'en est pas moins vrai qu'on sera souvent obligé de tatouer certains leucomes en partie adhérents, sans qu'il en résulte d'accidents irritatifs, on serait sans cela presque toujours obligé de refuser le tatouage ; mais on n'interviendra qu'après avoir par les opérations précédentes mis l'œil dans les conditions les meilleures. On s'abstiendra sur les yeux hypotones et irritables.

Il arrive, lorsqu'on tatoue des yeux trop désorganisés, de se trouver en présence d'un épithélium cornéen si peu solide qu'il s'enlève comme la pellicule d'une phlyctène. De tels yeux se prêtent mal au tatouage : de même les taches vasculaires et panneuses doivent être préalablement traitées par la cautérisation et la péritomie ignée ou sanglante.

Indications générales. — Les indications sont surtout les suivantes :

1° Les taches indélébiles de la cornée, à moins d'adhérences trop marquées, de fistule ou d'ectasie staphylomateuse exubérante ;

2° Le kératocone (de Wecker, Grandclément). Le sommet du cône est tellement mince et il est si facile de le perforer avec les aiguilles qu'il vaut mieux tatouer ultérieurement la cicatrice résultant des opérations destinées à affaisser le kératacone au lieu d'essayer de tatouer la taie primitive. On sera quelquefois obligé de faire préalablement ou plus tard l'iridectomie ;

3° Après l'ablation du staphylome (de Wecker). Le moignon ainsi obtenu est quelquefois assez gros pour qu'on se propose d'en tatouer le centre. Néanmoins il reste fréquemment après la staphylectomie une tache grise, suffisante pour simuler une petite cornée et un iris, et, d'autre part, il est généralement préférable de s'en tenir au port, par-dessus le moignon, d'une coque artificielle qui, vu la mobilité et la grosseur du moignon dans ces cas, donne une prothèse idéale.

4° On évitera le plus possible de tatouer une cornée *saine* pour cacher une cicatrice irienne ou une tache cristallinienne inopérable. Le tatouage prend mal sur ce tissu non cicatriciel : les tissus absorbent et rongent l'encre et, de plus, le tissu sain pourra réagir violemment. On ne tatouera donc généralement qu'une cornée fibreuse, cicatricielle, cuirassée pour ainsi dire ;

5° On tâtonnera dans certains cas pour savoir de quelle utilité sera le tatouage dans certaines opacités profondes, telles que celles entraînées par la sclérose, qui donne des infiltrations parenchymateuses aussi blanches que la porcelaine ;

6° S'il y a un strabisme ou une cataracte de l'œil à tatouer, on les opérera avant de procéder au tatouage.

Avec de grandes précautions, un choix raisonné des cas qui en sont justiciables et un manuel opératoire extrêmement minutieux et artistique (Masselon[1]), l'opération du tatouage cornéen rend des services considérables. L'essentiel est de ne pas discréditer une excellente opération en l'appliquant à des cas où elle est inutile ou dangereuse, et de ne pas la refuser systématiquement partout et toujours, car elle est très souvent inoffensive, en plus de ses grands avantages.

Rappelons les recherches histologiques de Villard et d'autres sur le tatouage.

§ IV. — Leucomes adhérents et staphylomes partiels.

1° *Leucomes adhérents*. — Lorsqu'il y a de très petites adhérences à la cornée, on s'abstiendra souvent de toute intervention. Si l'adhérence est un peu plus forte et susceptible d'inspirer des craintes pour l'avenir (glaucome, iridocyclite tardive, etc.), le procédé le plus sûr est de la détacher par une synécho-iridectomie faite à ce niveau (iridorrhexis de Desmarres). On la sectionne quelquefois au couteau de Græfe en transfixant la cornée, après avoir chargé l'adhérence sur le couteau tant que la chambre antérieure est pleine. Nous sommes au contraire peu partisan des synéchotomies exécutées, une fois la chambre antérieure vidée, avec des instruments de diverses formes,

1. Masselon. *Bull. méd.* 1900.

qui, dans une chambre antérieure vide, peuvent donner une cataracte traumatique. Le procédé de Passavant (voir Opérations sur l'iris) est au contraire possible pour quelques synéchies peu étendues.

Quand il y a de très vastes adhérences de l'iris à la cicatrice, on commencera toujours par de larges iridectomies très périphériques, *extracornéennes,* à la fois pour lutter contre le glaucome et pour ne pas diminuer encore, par une cicatrice opératoire, l'étendue souvent si faible de la cornée transparente. Dans quelques cas, la tendance au glaucome continuant malgré tout, on pensera à l'ablation du cristallin, qu'on trouve d'ailleurs quelquefois déjà cataracté, au cours d'une iridectomie, dont on n'a qu'à élargir la plaie aux ciseaux pour pratiquer régulièrement l'extraction de la cataracte, comme cela nous est arrivé. Enfin des sclérotomies, des irido-sclérotomies et des sclérotomies équatoriales seront employées. L'ablation partielle ou totale de la cornée et l'énucléation seront rarement indiquées.

S'il y a des complications, l'*ophtalmie sympathique* nécessitera l'énucléation. La *panophtalmie* au début peut être *arrêtée* complètement par la *cautérisation ignée* directe du point cornéen infecté (Terson père), les injections sous-conjonctivales et les instillations de sublimé (A. Terson), les paracentèses répétées. La panophtalmie croissante et déclarée sera traitée par le curage de l'œil et non par l'énucléation.

Des précautions sont à prendre et des réserves à faire pour le *tatouage* des leucomes adhérents et des *moignons* qui nécessitent nombre de séances.

2º **Staphylomes partiels.** — Lorsqu'il y a une ectasie partielle de la cornée, une iridectomie sera pratiquée en face de la partie transparente. Quelquefois des iridosclérotomies au niveau de la partie opaque seront exécutées. Si le staphylome grossit, l'ablation de son sommet au couteau à cataracte, sans suture consécutive, est indiquée ; si le staphylome progresse encore, son *ablation totale avec sutures fines* à la soie devient nécessaire. On extraira le cristallin par la plaie, de façon à obtenir la *cicatrice plate* désirée, lorsqu'il n'y a pas à espérer de vision suffisante par l'iridectomie en regard de la partie transparente, s'il n'y a pas de perception lumineuse et si l'hypertonie récidive. On rentre ainsi dans les interventions applicables au staphylome total.

§ V. — Staphylome total.

Évolution historique des méthodes opératoires. — Le staphylome de la cornée a été traité dès les temps les plus anciens par des opérations appropriées. On doit les diviser en deux groupes : celles qui consistent dans l'ablation totale ou partielle du staphylome, et celles qui interviennent sur le globe, mais sans ablation du staphylome.

Nous rappellerons que dans notre siècle l'*énucléation* a été assez souvent pratiquée pour le staphylome et que d'autre part Lisfranc[1] *a suturé* les *paupières* au-devant d'un staphylome. Cette opération hardie nous paraît indiquée pour lutter, *tout au début d'un staphylome,* contre sa progression : mais elle serait inadmissible quand le staphylome est complet depuis longtemps.

1° *Interventions sans résection du staphylome.*

Les unes ont porté sur le staphylome, les autres sur d'autres régions du globe.

Sur le staphylome, on a pratiqué successivement :

1° Des *incisions* simples par transfixion transversale ou cruciale. Ces opérations, lorsqu'elles ont été suivies de *l'ablation ou de l'expulsion du cristallin*, ont souvent donné une *cicatrice plate*. Un assez grand nombre

1. Lisfranc. *Gaz. des hôp.*, 20 sept. 1836.

12.

d'auteurs parmi lesquels on doit citer Küchler, ont ainsi obtenu de bons résultats, surtout quand l'incision était combinée à l'ablation du *cristallin, point capital* (W. Jones, Coursserant et d'autres) ; sinon le moignon reste très volumineux et le cristallin continue à jouer un rôle hypertonisant.

2° Les *paracentèses répétées de la cornée* et la *compression,* moyen inefficace.

3° Les *paracentèses de la sclérotique.* Ce moyen, employé dès les temps anciens, et combiné après évacuation d'une partie des humeurs de l'œil à *l'emboîtement* du globe avec une lame de plomb (Guy de Chauliac), a été repris par Woolhouse et plusieurs autres opérateurs.

4° La *cautérisation du staphylome* à son centre. On a ainsi attaqué le staphylome avec des caustiques chimiques, le nitrate d'argent (Richter), le beurre d'antimoine (Beer), la cautérisation ignée. On s'efforçait de *fistuliser* le staphylome et on rouvrait la cicatrice à diverses reprises de façon à y maintenir une sorte de cautère ou fonticule. Tous ces procédés sont incertains et inférieurs aux résections.

4° Le *séton,* connu des Chinois et des Japonais, repris par Woolhouse et Pellier, a été également appliqué au staphylome. On l'a même quelquefois employé pour faire suppurer l'intérieur de l'œil.

5° La *ligature.* — Les anciens depuis Aétius, décrivent la ligature du staphylome (fig. 64) que

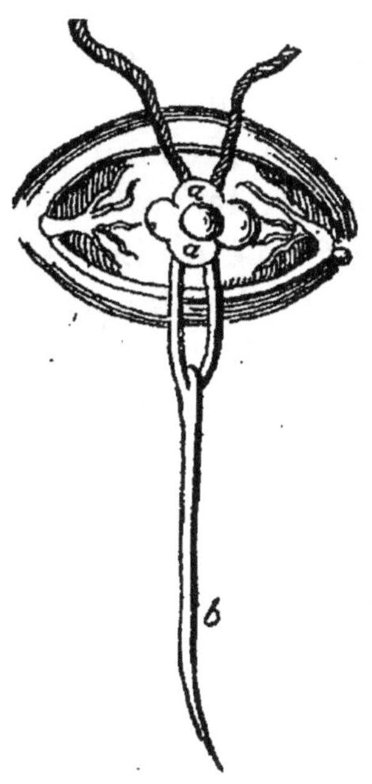

Fig. 64.

Ligature du staphylome
(Heister).

a, staphylome.
b, aiguille à anse de fil.

divers modernes (Roux, Borelli) ont repris (fig. 65), d'ailleurs sans avantage réel. Ce procédé est lent et risque de provoquer des accidents inflammatoires.

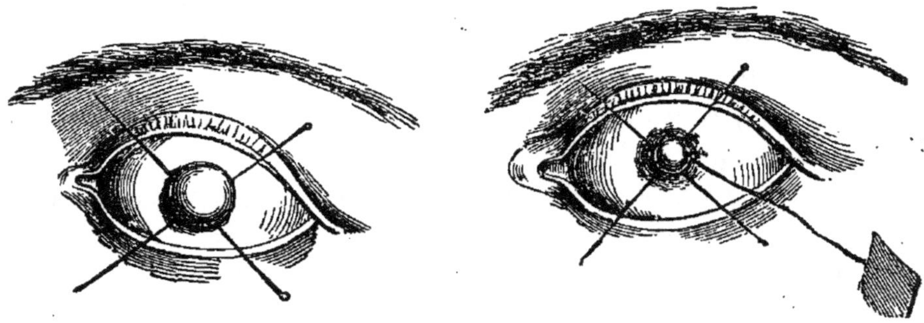

Fig. 65. — Ligature du staphylome.
I. Implantation des épingles. — II. Constriction des fils.

6° La *résection partielle ou totale du staphylome.* — Cette opération également appliquée, depuis l'antiquité, au traitement du staphylome, est logique et complète. Ce n'est guère qu'au milieu du XIXe siècle que la grande facilité donnée à l'énucléation par le procédé de Bonnet et l'anesthésie générale, jointe à la crainte de l'ophtalmie sympathique, a fait pratiquer l'énucléation totale du globe pour de simples staphylomes. Mais cette pratique, vrai massacre des innocents, a, depuis bien des années déjà, perdu du terrain et n'a d'ailleurs jamais été adoptée par un certain nombre d'opérateurs.

La résection du staphylome se pratiquait soit au limbe, soit en avant du limbe, suivant que la résection était totale ou partielle.

Dans l'immense majorité des cas, le cristallin et une partie du corps vitré sortait après l'ablation de la cornée. *Aucune suture* n'était faite après la résection, probablement pour les même raisons qui ont si longtemps empêché d'adopter régulièrement la suture après les amputations en chirurgie générale et à cause de la forme de la plaie.

Avec quelques variantes le procédé est resté le même de l'antiquité jusqu'à nos jours.

Celse enlevait un fragment lenticulaire du sommet du staphylome.

Au moyen âge, les méthodes en faveur sont la ligature, l'incision avec emboîtement par une lame de plomb, la cautérisation chimique.

Aux xviie et xviiie siècles, on employait tantôt les ponctions cornéennes, tantôt les larges ponctions sclérales, tantôt la résection du staphylome attiré avec un fil (Saint-Yves), ou même celle du *segment antérieur*.

Woolhouse proposa de reporter la section bien au delà du limbe et de faire systématiquement l'*ablation du segment antérieur* en enlevant la cornée, l'iris et une partie de la sclérotique. Scarpa et d'autres se sont élevés contre ce procédé et ont repris l'excision tantôt limitée au limbe ou le plus souvent en avant du limbe.

Demours avait imaginé de pratiquer une vraie décapitation du staphylome avec l'instrument de Guérin et Dumont, qui étranglait et sectionnait dans une glissière la base du staphylome. Arcoleo a repris plus tard ce procédé avec un instrument analogue à l'amygdalotome. Mais ces instruments et ces procédés compliqués ont subi le sort de ceux qui faisaient l'iridectomie en un seul temps et diverses manœuvres qui gagnent au contraire à être variées suivant le cas et méthodiquement exécutées.

Deval déclare, au sujet de la résection, que, « si l'opération a été bien faite, un anneau formé par une languette kératique d'un demi à un millimètre de largeur et par les débris de l'iris, constituera les lèvres de la plaie. Lorsqu'il reste quelques fragments qui auraient dû être enlevés avec la masse morbide, on les saisit avec des pinces et on les excise aux ciseaux. Le cristallin sort ordinairement après la formation du lambeau. »

Quant à Desmarres, il opérait au début en saisissant le

sommet du staphylome avec une érigne, plus tard il employa exclusivement une aiguille munie d'un fil pour attirer le sta-
phylome (Saint-Yves), puis il sectionnait la base avec le couteau triangulaire (fig. 66), ou un couteau à double tranchant Critchett (1863) reporta vers la région ciliaire la section (fig. 67) faisant aussi une *résection du segment antérieur*, contre laquelle Scarpa avait déjà réagi. Ce procédé était mauvais, d'abord parce qu'il replaçait l'intervention sur la région ciliaire,

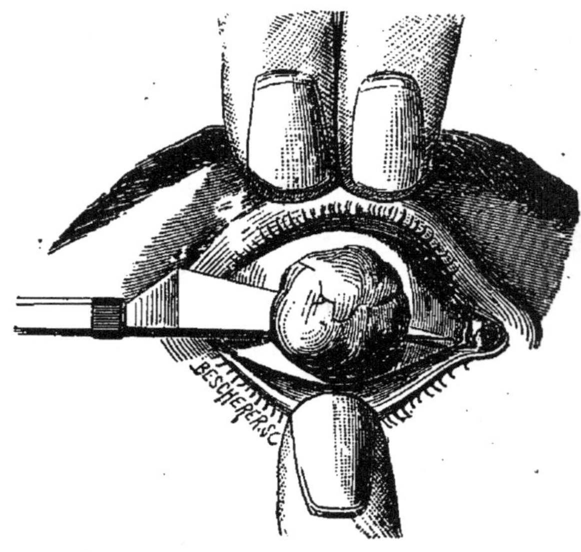

Fig. 66. — Résection du staphylome au couteau triangulaire.

d'où possibilité d'hémorragie et d'ophtalmie sympathique, ensuite parce qu'il intervenait ainsi au milieu du corps

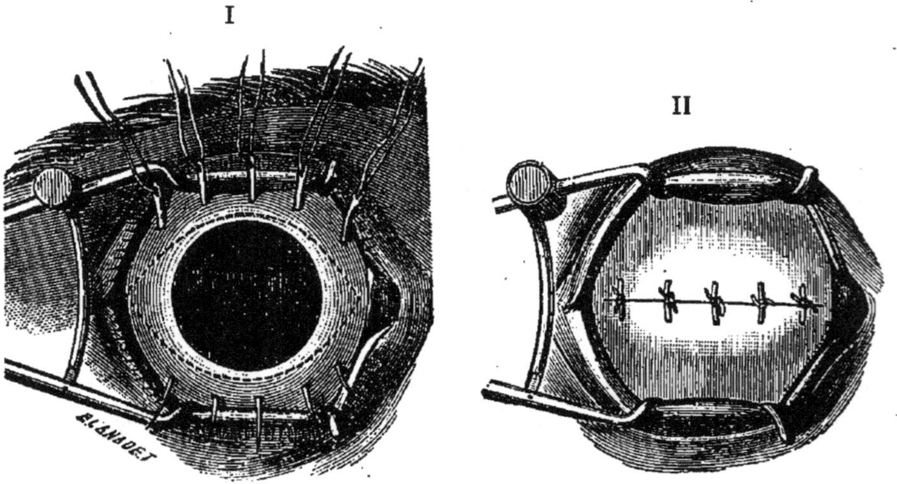

Fig. 67. — Opération de Critchett.

I. Passage des aiguilles. — II. Suture.

vitré qui s'écoulait à peu près totalement, enfin parce que la sclérotique se réunit beaucoup plus lentement et beaucoup plus difficilement que la cornée; d'où opération dangereuse, inférieure à celles qui l'ont *précédée,* et mauvais

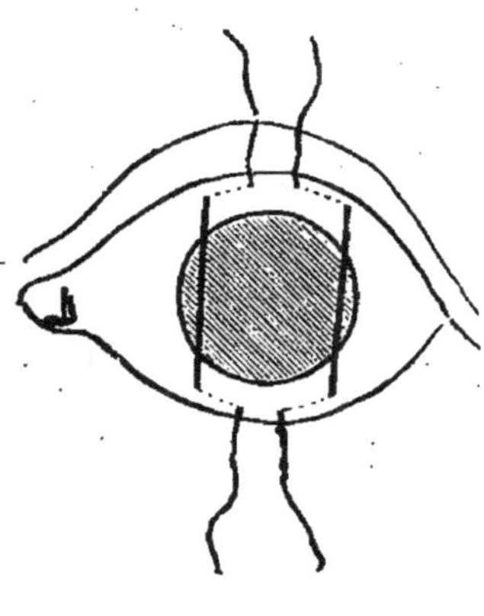

Fig. 68.

Résection du staphylome. Procédé de Knapp.

moignon. Mais il insista sur la nécessité de *suturer* la plaie, ce que Wilde (1847) avait déjà fait avec un seul point de suture.

Knapp (1868) (fig. 68), puis de Wecker (fig. 69) firent de nouveau porter la section à la limite du staphylome, et de Wecker employa la conjonctive, comme moyen d'occlusion pour éviter d'intéresser les parties dangereuses et avoir un moignon plus régulier. Mais ce procédé, qui toutefois donne souvent de bons résultats, a pour inconvénient que la conjonctive, vraie toile d'araignée, se déchire quelquefois trop vite et que le corps vitré fait hernie et contrarie la réunion.

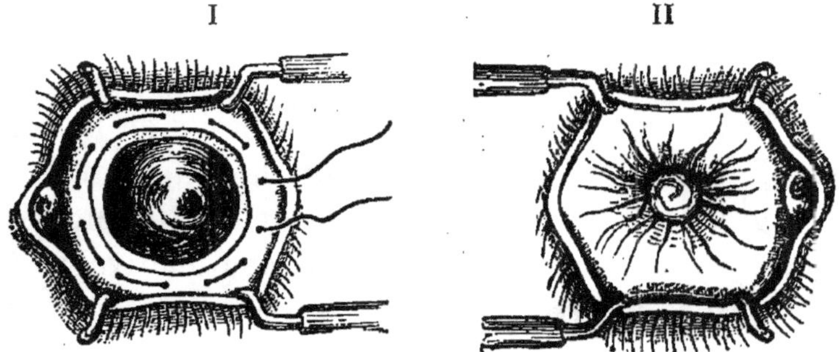

I   II

Fig. 69. — Résection du staphylome. Procédé de Wecker.

I. Passage des fils. — II. Suture en bourse.

Stellwag et Meyer ont employé de préférence une résection partielle avec sutures que Meyer décrit de la façon suivante[1]. On taille, avec le couteau à cataracte, un lambeau à la base du staphylome en détachant les deux tiers de sa périphéric. Le cristallin et une partie du corps vitré s'échappent. Puis, avec des ciseaux courbes, on retire du staphylome ainsi détaché partiellement une portion telle qu'il reste un *lambeau correspondant à l'ouverture,* puis on suture le sommet du lambeau au point correspondant de la sclérotique. On obtient ainsi une cicatrice plate et résistante.

Richet fit l'ablation du staphylome après évacuation des membranes profondes, réalisant déjà l'exentération.

Fano[2] faisait la résection au limbe, enlevait le cristallin et réunissait le milieu de la plaie par un point de suture.

Wicherkiewicz[3] dit avoir eu dans 42 cas d'excellents résultats en passant à la base du staphylome trois aiguilles courbes enfilées et en enlevant au couteau de Græfe tout ou partie du staphylome, faisant sortir le cristallin et nouant les fils. Il a plusieurs fois tatoué le centre de la cicatrice.

Galezowski[4] a pratiqué aussi la staphylectomie *au limbe* et réuni la plaie par plusieurs points de suture. Fuchs conseille de laisser un liséré cornéen pour placer les sutures.

Camo[5] recommande l'ablation d'une étoile de la cornée, de tout l'iris et du cristallin. Il dégage la conjonctive, racle la surface sous-jacente, et après avoir fait la suture cornéenne, fait par-dessus une suture conjonctivale. Cette dernière suture, reprise par divers auteurs, n'est pas indispensable.

1. Meyer. *Traité des opérations oculaires,* 1871.
2. Wenis. Th. de Paris, 1874.
3. Wicherkiewicz. *Przeglad Lek.,* 1884 et *Rev. gén. d'opht.,* 1885.
4. Galezowski. *Traité des maladies des yeux,* 1888.
5. Camo. *Archives d'opht.,* 1891.

Panas exécute la résection du staphylome au limbe, provoque l'expulsion du cristallin, d'abord « suivant qu'il était cataracté ou non [1] », puis dans tous les cas [2], avec la curette. L'iris est arraché à sa base, dans les cas où il n'est pas venu en même temps que la cornée. Panas a donné à l'opération le nom de kératectomie combinée. Dans le premier temps, le staphylome est généralement embroché avec une aiguille de Reverdin dont le fil n'est passé qu'après résection du staphylome. L'opération se termine par des sutures, avec abrasion des angles saillants de la plaie.

On voit d'après cet exposé historique que la staphylectomie, après s'être aventurée avec Woolhouse et Critchett dans la région dangereuse du corps ciliaire, est revenue, comme le voulait Scarpa, dans la région du limbe. De plus les sutures permettent dans cette région *cornéenne* une réunion plus rapide que dans la sclérotique. L'opération est donc au plus haut degré conservatrice.

7° La *trépanation*, proposée au xviiie siècle par Darwin, pratiquée par Bowman et de Wecker, avec des instruments spéciaux, ne donne pas des résultats assez définitifs pour être chaudement recommandée.

8° Il en est de même de la *kératoplastie*, dont les premiers essais dus à Reissinger (1824), ont été continués par Desmarres, Dürr et bien d'autres. Ni la greffe de *petits* lambeaux cornéens, ni la kératoplastie *totale*, même avec conservation d'un lambeau conjonctival péri-cornéen (Dürr) et suture, n'ont permis aux cornées *animales* ainsi greffées de conserver indéfiniment une transparence utile.

9° Mentionnons aussi la *cornée artificielle* (Pellier de Quengsy, Nussbaum, E. Martin), que les essais périodiques faits jusqu'ici n'ont pu rendre pratique. Il en a été de même

---

1. Panas. T. des m. des yeux, tome I.
2. Panas. *Clin. opht.*, 1899.

de la *trépanation sclérale* (pupille artificielle sclérale ou sclérectomie d'Autenrieth).

INDICATIONS OPÉRATOIRES. — Les staphylomes opaques *complets* nécessitent une intervention, pour dissimuler ou supprimer la *difformité*, et pour lutter contre les douleurs et la distension progressive que provoque l'*hypertonie* dont ces yeux sont généralement atteints. On ne pourra en effet rendre la vision à un staphylome complet, les essais précédents n'ayant donné aucun résultat stable.

Le tatouage n'étant que peu applicable aux staphylomes véritables, c'est surtout par le port d'un *œil artificiel* que se trouvera masquée la difformité. Mais l'œil staphylomateux ne constitue pas par lui-même un *bon moignon*, ordinairement il est *trop gros* pour qu'on puisse appliquer une coque d'émail : de plus il est presque toujours glaucomateux.

L'*énucléation* ne sera que très rarement appliquée aux staphylomes : ce serait dans le cas d'un œil énorme, mais à parois excessivement minces, devenues papyracées, qui ne formeraient qu'un mauvais moignon, et surtout quand l'œil est irrité et douloureux, qu'on pourra en venir à l'énucléation. Si l'on pratique une opération partielle, le moignon sera de beaucoup préférable, comme le croyaient les anciens.

L'*exentération* a l'inconvénient de donner un *moignon bien inférieur* à la simple staphylectomie sans curage de l'œil.

Les *ponctions de la sclérotique* faites sans enlever la cornée opaque, de façon à réduire l'œil sans toucher au staphylome, ne sont pas toujours efficaces : elles laissent persister le staphylome, l'iris et le cristallin, et, si elles sont au contraire trop largement faites, elles entraînent quelquefois l'atrophie douloureuse de l'œil. *On les emploiera* au contraire, s'il y a lieu, pour réduire le volume d'un moignon *resté trop gros* après la staphylectomie.

On pratiquera donc l'*ablation de la cornée staphylomateuse*, en y joignant celle de l'iris et du cristallin, désormais inutiles et particulièrement dangereux comme agents
d'hypertonie. D'ailleurs, dans la majorité des cas, l'iris
est enlevé en même temps que le staphylome dont il
fait partie intégrante, et quant au cristallin, il sort fréquemment de lui-même sans qu'on soit obligé d'aller le
chercher.

Technique opératoire. — L'opération comprend trois temps
principaux, souvent réduits à deux. Le premier est la résection du staphylome. Le second, l'évacuation du cristallin,
s'il n'est pas sorti. Le troisième, l'occlusion de la large
plaie béante.

1º *Résection du staphylome.* — On passera trois aiguilles
courbes à 1 millimètre en avant du limbe, puis saisissant
le sommet du staphylome avec une pince érigne, on le
transfixe avec un couteau à
cataracte de façon à le sectionner à un demi ou un
millimètre au plus en avant
des aiguilles (fig. 70). On
termine la résection avec le
couteau ou avec des ciseaux.
L'iris est arraché à sa base
avec des pinces à iridec-
tomie, s'il y a lieu, car très

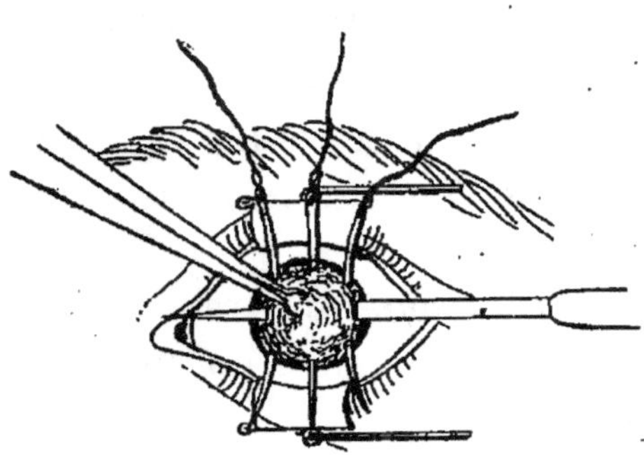

Fig. 70. — Résection du staphylome.

généralement il double le staphylome et est retiré avec
lui.

2º *Évacuation du cristallin.* — Avec le kystitome (et
non avec la curette qui ouvre d'emblée le corps vitré), on
évacue le cristallin souvent mou et qui passe entre les
aiguilles.

3º *Suture.* — Avec le porte-aiguille, on retire doucement
les aiguilles en les saisissant par la pointe, puis on noue
les fils de soie fine en commençant par celui du milieu. Les

angles seront abrasés s'ils sont trop saillants. Les fils sont laissés une semaine en place, si la cicatrisation s'effectue sans incident.

On évitera dans cette opération de cheminer seulement dans les lames de la cornée avec les aiguilles ou avec le couteau ; la cornée staphylomateuse est quelquefois mince, mais d'autres fois d'une épaisseur sept à huit fois plus grande que la normale.

Accidents opératoires. — La *suppuration* très fréquente encore au temps de Scarpa et de Desmarres, quand on employait des instruments sales et on laissait la plaie sans suture, ne se produit guère plus aujourd'hui.

Une violente *hémorragie expulsive* est fort rare. Il est inutile de tenter de l'arrêter par des pinces hémostatiques, même mises en arrière du moignon. Cet accident doit transformer de suite l'opération en exentération et, en quelques coups de curette, on videra l'intérieur de la coque oculaire. Si une hémorragie de moindre importance se produisait les jours suivants, on est amené à desserrer les fils et à évacuer par une ponction ou avec une *fine* curette, *une partie* du sang ou des caillots.

Accidents consécutifs. — Le *glaucome* ne se reproduirait que si on avait laissé en place le cristallin ou une trop grande partie du staphylome.

La *suppuration* tardive ou une *choroïdite* plastique peuvent envahir le moignon et nécessiter son curage ou sa suppression.

Si la suture se désunit, le vitré forme un *bourgeon polypoïde* qui sera réséqué et cautérisé.

L'*ophtalmie sympathique* est l'accident le plus redoutable. Van den Bergh, Little, Knapp, Carter, Chevallereau, Darier en ont rapporté des cas [1] et il doit y en avoir d'autres non publiés. L'*extrême rareté* de cet accident ne doit cependant-

---

1. *Soc. d'opht. de Paris*, 1900.

dant pas faire supprimer les opérations conservatrices, mais réserver l'ablation de la cornée aux cas qui ont été fortement *glaucomateux*, les yeux ayant passé par le stade de glaucome paraissant exempts (de Wecker) de la possibilité de donner une ophtalmie sympathique. De plus, comme Wolfe et nous-mêmes l'avons de nouveau recommandé, on se tiendra en avant du limbe au cours de l'opération, de façon à être suffisamment loin de la région ciliaire. L'ophtalmie menaçante ou déclarée sera traitée par l'énucléation et le traitement mercuriel.

Résultats. — Les résultats opératoires de l'ablation du staphylome sont souvent très beaux. Nous avons vu d'assez nombreux cas de longues années après l'opération pratiquée par divers confrères, de province ou de Paris, et où les moignons étaient restés superbes et *complètement utiles* à la prothèse. On n'oubliera pas qu'il s'agit d'opérations qui ne sont pas des opérations de complaisance, mais qui, en masquant une difformité repoussante, permettent à une foule de sujets de jouer, sans trop d'infériorité, leur rôle social, alors que l'énucléation aurait laissé des traces beaucoup plus visibles. De plus ces moignons n'étaient plus douloureux. Il en a été de même dans plusieurs cas opérés par nous.

L'opération donne donc généralement lieu à un beau *moignon*, indolent, solide, de forme assez régulière, bien qu'un peu ellipsoïde horizontalement, de volume parfait, moignon en quelque sorte *vivant*, c'est-à-dire pouvant subsister de longues années sans subir de retrait atrophique. Ce moignon est fort bon pour la prothèse qui y colle pour ainsi dire, à un niveau égal à celui de l'œil sain et possède une mobilité parfaite. Chez un de nos malades, la cicatrice noirâtre le satisfaisait assez pour qu'il se passât d'œil artificiel. On sera réservé dans les *tatouages* de ces moignons, afin de ne pas trop les irriter par les nombreuses séances que cette opération nécessite ici.

La suppression de la tendance hypertonique a été attribuée par Panas à un décollement rétinien qui se produirait dans le moignon. Ce décollement n'existe d'ailleurs pas toujours (G. Pinto). L'ablation du cristallin, de la barrière irienne et l'évacuation fréquente d'une notable partie du corps vitré, doivent également jouer un rôle antiglaucomateux.

Il faut reconnaître que ces beaux résultats prothétiques remontent bien haut, puisque Fabrice d'Acquapendente remarque que la prothèse sur les moignons avec « l'escorce de verre » faite à Venise donne de tels résultats que les plus clairvoyants s'y trompent et que Heister nous dit à propos de l'opération du staphylome d'après ses opérés que l'œil artificiel se meut avec tant de facilité que beaucoup de gens s'y méprennent au point de le prendre pour un œil naturel et sain. D'autre part Beer dit avoir fait l'opération du staphylome 216 fois sans accident sérieux.

La prothèse ne sera pas faite trop tôt, mais à titre provisoire environ un mois après l'opération, par conséquent plus tard qu'après l'énucléation.

§ VI. — **Kératocone.**

La *compression*, fort vantée par Demours et Desmarres, unie aux myotiques (Weber), considérée par d'autres comme inutile, a donné quelquefois de bons résultats (Panas). On peut la combiner à des opérations préliminaires (paracentèses, sclérotomies).

Quant aux *opérations* sur le globe lui-même, on s'est adressé un peu à toutes les interventions. L'*iridectomie* pure et simple et l'enclavement volontaire de l'iris (*iridodésis*) ont plus d'inconvénients que d'avantages. L'iridotomie *extracornéenne* de Vincentiis et Schöler serait beaucoup plus indiquée et bien plus justifiée que l'iridotomie intra-oculaire, dangereuse pour le cristallin, et que l'iridectomie qui accentue les cercles de diffusion.

L'avenir apprendra dans quelle mesure les enclavements iriens, si funestes pour l'avenir de l'œil, sont fréquents après cette opération qu'ils suffiraient à faire complètement rejeter, et si, dans le cas où elle paraît indispensable, une *sphinctérectomie* ne reste pas l'opération de choix, combinée aux autres opérations cornéennes. On recherchera préalablement dans quelle mesure l'atropine augmente la vision et faire la kératoscopie vraie au disque de Placido (Masselon).

Le *tatouage* (de Wecker) pourrait être indiqué, mais seulement s'il était manifeste que la taie, après ou avant la cautérisation ignée, est assez solide pour le supporter utilement et sans danger.

On a cherché à réduire la courbure cornéenne par diverses opérations venues en général de la *cure du staphylome opaque*. On a donc employé, comme on l'a fait si souvent pour le staphylome opaque, la cautérisation chimique du sommet du cône, puis l'excision d'un fragment cornéen (Fario (1839), Warlomont, Roosbroeck), avec ou sans sutures de la plaie (Bader).

Sichel père employait le nitrate d'argent pour cautériser le sommet du cône; de Græfe a repris ce procédé en faisant procéder la nitratation d'un léger curettage avec une aiguille creuse.

Nous avons vu un malade de Meyer très amélioré de la sorte par une cautérisation *paracentrale*. La pupille, sans iridectomie, était suffisamment libre pour permettre une vision satisfaisante.

Les *ponctions* cornéennes ont été souvent utilisées sans grand résultat.

La *sclérotomie* a été également employée (de Wecker, Snellen) et combinée à la compression.

Dans un de nos cas, le large lambeau de l'extraction de

la cataracte n'a pas entraîné de modification notable dans l'état de la cornée.

La *cautérisation ignée* (Gayet) semble actuellement l'opération de choix. On la fera sur le côté de la taie en empiétant sur elle. On pourra cautériser une certaine étendue à plusieurs reprises avant d'en venir à la cautérisation perforante, de façon à avoir une surface rétractile beaucoup plus grande.

On instillera de l'*atropine* après l'opération. Sans doute elle n'agira pas tant que la chambre antérieure restera ouverte ; mais, dès que la fermeture généralement rapide de la plaie s'effectuera, elle dilatera la pupille, calmera l'irritation irienne et écartera le sphincter du voisinage de la perforation. L'ésérine, si irritante, aurait, sauf une tendance glaucomateuse, plus d'inconvénients que d'avantages. On sera du reste à temps à suspendre l'emploi des mydriatiques ou à les remplacer par des myotiques d'effet plus doux que l'ésérine (pilocarpine).

C'est donc plutôt à la cautérisation ignée *paracentrale* combinée ou non plus tard à la sphinctérectomie et aidée par la tarsorrhaphie partielle qu'on s'adressera, dans les cas très marqués, pour opérer un kératocone.

Trélat et Abadie ont pratiqué des cautérisations ignées *périphériques*, de façon à rétracter par la périphérie l'excès de courbure. Ces tentatives paraissent moins justifiées, car elles diminuent la transparence de la partie saine de la cornée qu'elles attaquent.

Enfin la *suppression du cristallin* (Adams) a été tentée. Mais vu l'insuccès visuel possible et les dangers de l'opération, on sera réservé avant d'en venir à l'opacification et à l'extraction du cristallin transparent, qui n'agit pas sur le kératocone lui-même.

Nous avons préconisé [1] ici le premier l'emploi de la

1. A. Terson. Mal. de l'œil. *Traité de chirurgie clinique et opératoire,* V. 1897.

tarsorrhaphie pour lui faire jouer un rôle de compression élastique permanente, bien supérieur à celui du bandeau compressif, irritant, et que le malade est, comme nous l'avons vu plusieurs fois, obligé d'abandonner à divers intervalles, pendant lesquels le bénéfice acquis peut se reperdre. On sait au contraire comme la tarsorrhaphie est bien supportée et il était permis de penser que son action ininterrompue aurait une influence des plus heureuses. Kalt vient de fournir à ce sujet des résultats intéressants [1].

La tarsorrhaphie, lorsqu'elle sera acceptée par le malade qui s'y résoudra d'ailleurs quelquefois seulement après avoir constaté les ennuis nombreux du bandeau compressif, devra être considérée comme un très utile *adjuvant des opérations* portant directement sur la cornée. Il est possible qu'elle assure leur guérison et la persistance de leur effet.

Quant à la tarsorrhaphie pure et simple, elle aura une influence de la même nature (et même plus efficace, vu la continuité absolue de son action) que la compression par le bandeau combinée à l'usage des myotiques. D'ailleurs on pourra augmenter son action par le bandeau qui serait alors mieux toléré et dont on pourra de temps en temps cesser l'usage sans risquer de perdre le résultat obtenu, la tarsorrhaphie restant en place.

C'est à la *tarsorrhaphie médiane,* large, qu'il conviendra de s'adresser, sans oublier les myotiques. Tout en conservant un large pont médian, ici indiqué pour comprimer directement la cornée malade, on prolongera un peu ce pont du côté *interne* vers les points lacrymaux. De cette façon, lorsqu'on voudra (après un temps variable, encore difficile à préciser, mais qu'il y a certainement intérêt à prolonger dans la mesure du possible) soit s'assurer du résultat, soit obéir aux sollicitations croissantes du malade, on attaquera la tarsorrhaphie par le côté *externe,* sans la supprimer

1. Kalt. *Soc. fr. d'opht.* 1899.

entièrement du coup et en laissant persister en dedans un petit pont d'arrêt. Il sera facile ainsi sans faire complètement cesser l'effet de la tarsorrhaphie : 1° de vérifier l'état de la cornée; 2° de constater l'effet optique obtenu; 3° de pratiquer de nouvelles opérations sur la cornée, sur l'iris et même le cristallin, si elles paraissent nécessaires.

C'est envisagée de la sorte que la tarsorrhaphie réalisera probablement un progrès dans la thérapeutique, malgré tout assez décevante, du kératocone.

§ VII. — **Kératoglobe.**

Dans le kératoglobe, il est permis de se demander si l'extraction du cristallin transparent, pratiquée avec les préparations en usage dans la myopie extrême, ne serait pas utile, car d'une part, la cornée a une forme régulière, et d'autre part, le fond de l'œil et le corps vitré peuvent être en très bon état, ce qui n'est pas le cas dans la myopie excessive. Terson père, ayant opéré de la cataracte un malade atteint de kératoglobe, a obtenu un excellent résultat visuel.

§ VIII. — **Astigmatisme cornéen.**

La paracentèse de la cornée et diverses autres opérations (cautérisation ignée, scarification), ont été employées (Bates, Pflüger, Baiardi) pour modifier *l'astigmatisme* régulier. Ces opérations sont venues de la constatation des modifications de la courbure cornéenne à la suite d'opérations sur la cornée (extraction de la cataracte, iridectomie, etc.). Mais il n'est nullement encore prouvé qu'on puisse obtenir des résultats durables et susceptibles d'un dosage précis.

§ IX. — **Tumeurs.**

La grande majorité des tumeurs cornéennes ne sont que des propagations de tumeurs conjonctivales : leur opération a déjà été examinée avec elles.

S'il y a au contraire une tumeur réellement primitive de la cornée, il y a lieu d'en *prélever un fragment* pour déterminer s'il s'agit d'une tumeur bénigne (papillome, fibro-myxome, etc.), ou maligne (épithélioma, sarcome). Si la tumeur est démontrée *bénigne*, l'ablation et le curage (avec ou sans cautérisation ignée surtout périphérique et destinée à *barrer la route* conjonctivale et à intercepter l'appoint nutritif que la conjonctive fournirait à une récidive), sont indiqués, en respectant le plus possible les parties saines, qui recouvreront une assez grande transparence.

Dans le cas d'une récidive profonde ou d'une hypertrophie en masse de la cornée (fibro-staphylome hypertrophique), l'ablation de la cornée, de l'iris (pour éviter l'adhérence et ses dangers) et du cristallin désormais inutile, comme on les pratique pour le staphylome opaque complet, sera logique. C'était la pratique courante autrefois.

S'il s'agit d'une tumeur véritablement *maligne*, on fera l'ablation de l'œil et d'un assez grand anneau de conjonctive, après insuccès du traitement habituel (curage et cautérisation ignée large, profonde et portant *tout autour de la tumeur sur les parties qui paraissent* encore absolument *saines*).

§ X. — **Exentération et curages du globe dans la panophtalmie.**

L'exentération (curage total) et les curages partiels du globe ayant été en général pratiqués avec ablation ou vaste détachement de la cornée, c'est avec les opérations *cornéennes* que l'on doit les décrire, de même que l'énucléation, vraie désarticulation du globe avec désinsertion successive de tous les muscles, doit être décrite avec les opérations *sur les muscles de l'œil,* dont elle n'est qu'un dérivé.

Le curage de l'œil nécessite d'abord une large ouverture cornéenne ou sur un méridien de la sclérotique (Gifford). On fait même souvent l'ablation d'une calotte, d'une sorte de couvercle, permettant l'évacuation facile du contenu de la coque oculaire.

En face d'une panophtalmie déclarée, les opérateurs se sont contentés souvent de cataplasmes et d'applications chaudes, quelquefois de ponctions larges de la cornée ou de la sclérotique, exceptionnellement de l'ablation de la cornée.

En somme, ce n'est que si la panophtalmie est déjà très avancée et la cornée déjà tombée qu'on se contentera de la première conduite, surtout si le sujet refuse toute opération. Toutefois la mort peut survenir, avec ou sans phlegmon orbitaire, à la suite d'une panophtalmie *non traitée.* Les ponctions simples, cornéennes ou sclérales, sont presque toujours insuffisantes, car elles ne donnent généralement pas d'issue au pus trop concret. La ponction à la lance ou au thermocautère dans la chambre antérieure entrave quelquefois le développement d'une panophtalmie tout à fait commençante, au même titre que les autres moyens (collyres, injections sous-conjonctivales, cautérisations diverses) dont nous n'avons pas à nous occuper ici.

D'autres opérateurs plus radicaux ont enlevé non seulement la cornée, mais aussi le segment antérieur de l'œil. On sait de plus que divers chirurgiens, entre autres Scarpa, comprimaient, après ablation de la cornée, le globe avec les doigts pour évacuer une plus grande partie des humeurs et plusieurs autres opérateurs pratiquaient le curage partiel ou total de diverses manières sans y avoir largement insisté.

Wenis, dans sa thèse (1874), nous dit que dans un cas de staphylome, après ablation du segment antérieur, Richet a enlevé le corps vitré, la rétine et la choroïde et conservé un moignon convenable. Sichel enlevait aussi, paraît-il, les membranes internes avec l'ongle, après l'ablation cornéenne.

Dans tous les cas, c'est avec Noyes (1872) et surtout Alfred Græfe (1884) que l'on a systématisé et régularisé le curage du globe, surtout dans la panophtalmie, mais aussi depuis dans un certain nombre d'autres affections d'ensemble du globe, telles que l'hydrophtalmie et les vastes ossifications.

C'est la nécrologie, l'enregistrement périodique et croissant des morts (de ceux que leurs auteurs ont bien voulu publier), après l'énucléation dans la panophtalmie qui remirent en faveur les opérations partielles que bien des chirurgiens n'avaient d'ailleurs jamais abandonnées, mais c'est aussi la constatation de certains accidents, douloureux ou sympathiques, causés par les modifications pathologiques du contenu qu'on laissait dans l'œil après ablation de la cornée ou du segment antérieur, qui engagèrent à donner un coup de curette de plus, et à vider le reste du corps vitré, de la rétine et de la choroïde. Il ne restait plus alors que la coque, comme celle d'un œuf vidé.

TECHNIQUE OPÉRATOIRE. — Le curage de l'œil est une opération d'une simplicité enfantine : comme nous le disons, c'est le curage d'un œuf. On enlève la calotte cornéenne, d'ailleurs souvent déjà ouverte au limbe, avec des ciseaux courbes pointus ou avec un simple couteau à cataracte un peu large, qui serviront à faire toute la section. D'autres opérateurs font la première partie de l'ablation au couteau, et la seconde partie aux ciseaux, ce qui nécessite, sans aucun profit, un instrument de plus. Le procédé de Gifford (large section sclérale méridienne et curage, sans ablation

cornéenne) mérite d'être essayé. Dans quelques cas, le cristallin et une partie du corps vitré s'évacuent, dès que
l'ablation cornéenne est en voie d'achèvement. Quelquefois
au contraire, on voit, lorsque la cornée est enlevée, un plan
solide formé par l'iris adhérent et le cristallin restés en
place. On saisit alors l'iris avec une pince et on l'arrache
en le décollant rapidement et circulairement de ses attaches
ciliaires. Le cristallin est enlevé ici d'un coup de curette.
Puis l'ouverture du globe étant maintenue béante avec des
pinces, des crochets à strabisme, de petits releveurs ou tout
autre instrument, on plonge une large curette à bords légèrement émoussés jusqu'au fond du globe contre lequel elle
vient buter. On exécute alors un raclage des parois et on
ramène en deux ou trois temps tout le contenu. Au niveau
du muscle ciliaire les attaches sont plus solides et le raclage
devra être un peu plus énergique. Une irrigation antiseptique faible et hémostatique *très chaude* est dirigée dans
l'intérieur de la poche, qu'on a même éclairée avec l'électricité (de Wecker), pour voir si le curage est total. On fait
ensuite un point de suture au milieu des lèvres de l'excision
cornéenne. L'introduction d'une mèche iodoformée, d'un
drain, nous a généralement paru inutile, si le lavage très
chaud a été soigneusement exécuté. Les liquides intra-
oculaires s'évacuent suffisamment les jours suivants sur les
côtés de la suture médiane. Le point de suture est utile pour
masquer l'orifice béant et répugnant qui résulte de l'opération et ne gêne en rien : il vaudra
mieux le faire que de laisser la plaie
sans suture.

Avant la suture nous enlevons sur
le diamètre horizontal de chaque
côté un coin de sclérotique de manière à éviter des angles et à transformer l'ouverture circulaire en une
ouverture losangique (fig. 71).

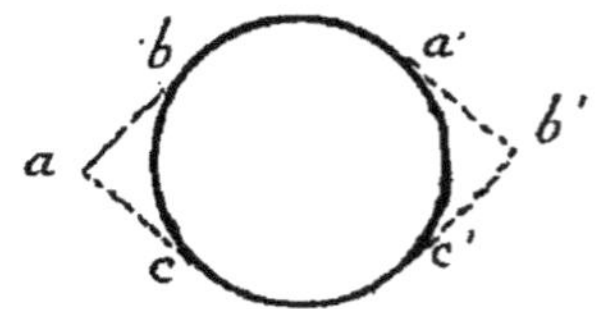

Fig. 71. — Ablation kérato-
sclérale losangique pour
l'exentération.

a, b, c. a', b', c', triangles de
sclérotique enlevés.

Il est inutile de faire une suture conjonctivale (Græfe) entrecoupée ou en bourse, au devant de la cornée.

Les curages partiels sont des diminutifs de la précédente opération et, malgré de petits avantages immédiats, ils ont l'inconvénient, sauf si l'on pratique l'ablation du segment antérieur (à rejeter, car c'est un traumatisme aussi grave et moins avantageux encore comme suites et comme moignon, que le curage total) de laisser le corps ciliaire et la choroïde en place, organes toujours dangereux pour la possibilité d'une ophtalmie sympathique et d'une ossification intra-oculaire tardive.

Quant à la cautérisation ignée dans l'intérieur de la poche complètement vidée (Guaita, Fage), elle nous paraît inutile, tandis qu'après le curage *partiel* nous l'avons faite dès 1895 plusieurs fois [1], dans le reste du vitré purulent, comme dans un anthrax et avec de bons résultats. De Lapersonne a fait depuis même toute l'exentération avec le thermocautère (exentération ignée). Toutefois l'exentération à la curette nous semble généralement plus nette et préférable; l'opération précédente pourrait entraîner le sphacèle de la coque.

Dans des cas exceptionnels tels qu'au *cours de la panophtalmie* les curages partiels, limités à l'ablation de la cornée, de l'iris, du cristallin, et de la partie antérieure du vitré purulent avec *cautérisation ignée espacée dans le reste du vitré,* seront préférés à l'exentération totale. Ils se font en effet souvent sans anesthésie générale, et entraînent une réaction post-opératoire moindre que l'exentération totale. Le moignon est un peu plus volumineux, et l'œil artificiel plus mobile au périmètre (Truc), mais on conviendra qu'il renferme des éléments qui constituent un péril pour l'avenir.

SUITES. — Les suites du curage total sont assez longues.

1. A. Terson. *Traité de chirurgie clinique et opératoire* de Le Dentu-Delbet, t. V, p. 172.

Le chémosis séreux est quelquefois très marqué et nécessite quelques scarifications les jours suivants, s'il empêche l'occlusion complète des paupières. Les calmants et les injections de morphine peuvent être indiqués le soir et le lendemain de l'opération. Mais tout cela est fort variable avec les sujets et un moignon s'établit peu à peu. Très rarement on a observé le sphacèle plus ou moins complet de la coque sclérale. Le pansement humide chaud, arrosé de temps à autre et changé souvent, est le meilleur pendant les premiers jours. On lui substitue ensuite un pansement sec.

Les suites des curages partiels ne diffèrent pas beaucoup de celles d'une panophtalmie, où la cornée a cédé et laissé échapper spontanément une partie des liquides intra-oculaires. Il faut plusieurs semaines pour que tout rentre dans l'ordre, mais la réaction immédiate est moindre.

La prothèse sera employée dès que l'inflammation et toute crainte d'ophtalmie sympathique ont disparu.

La modification la plus importante (Mules, 1885) qu'a subie l'exentération consiste, à la suite de la constatation des résultats obtenus en chirurgie générale par la *prothèse intra-organique*, à introduire dans la coque vidée des objets de diverse nature (boules de verre, de métal, de soie, d'éponge, etc.), destinés à renforcer le moignon.

Cette chirurgie à corps étrangers systématiques a pu donner quelques résultats, mais elle ne dispense nullement du port d'un œil artificiel, et laisse subsister des chances d'inflammation, même sympathique, sans préjudice de l'expulsion spontanée précoce ou tardive du corps étranger prothétique. Aussi déconseillons-nous cette pratique et croyons-nous que ces corps étrangers iront rejoindre dans un oubli mérité la cornée artificielle, les canules et les clous lacrymaux. Les opérés pourront payer d'une foule d'ennuis la satisfaction d'avoir pendant quelque temps, ou même toujours, un œil un peu plus gros.

Le moignon composé de la sclérotique et des muscles

de l'œil constitue un « œil moral », comme on l'a dit, suffisant et supérieur à l'amputation et à la suppression totales, qu'est l'énucléation. Il a été bien étudié histologiquement par Guaita, Forget, Waldisnuhl et d'autres.

INDICATIONS GÉNÉRALES. — C'est surtout dans la *panophtalmie* que le curage total ou partiel, total le plus souvent, trouvera son indication la plus formelle. Sans doute la panophtalmie a été traitée souvent à toutes ses phases par l'énucléation (Panas), mais le nombre des cas de mort avoués après l'énucléation dans la panophtalmie est déjà trop considérable pour qu'on ne doive pas considérer l'exentération comme beaucoup moins dangereuse. Il est absolument exceptionnel qu'on puisse mourir après une exentération (Bocci et Reymond, N. Hansen). La mort après l'énucléation paraît plus fréquente encore chez des sujets où l'infection générale était déjà avérée ; aussi doit-on formellement s'abstenir de l'énucléation chez ces sujets (Panas).

Mais il est de plus en plus prouvé que l'énucléation dans la panophtalmie présente un imprévu beaucoup plus considérable au point de vue de la vie, que le curage. Aussi s'abstiendra-t-on très généralement de l'énucléation dans la panophtalmie pour lui substituer les opérations partielles.

L'exentération est également indiquée comme complément de l'ablation de la cornée pratiquée pour un *staphylome* ou pour la *buphtalmie*, si une violente hémorragie se déclare, si l'on découvre une ossification intra-oculaire et d'une manière générale, dans tous les cas où on pourra éviter l'énucléation, sans danger pour la vie (tumeur) ou pour la vision (ophtalmie sympathique).

On s'efforcera donc de réduire le nombre des énucléations, et surtout chez les *jeunes sujets,* où les opérations partielles sont préférables.

En plus de nombreuses exentérations dans la panophtalmie chez l'adulte et chez l'enfant, nous avons pratiqué aussi l'exentération dans un cas où plusieurs semaines après un coup de bâton sur l'œil, le globe entièrement rempli de sang et sans perception lumineuse, causait des douleurs intolérables que les sclérotomies n'avaient pu réduire, mais sans irritation sympathique. Le curage complet de l'œil, dont tout l'intérieur était constitué par un énorme caillot, eut des suites régulières et rapides. Nous croyons qu'au cours d'une violente hémorragie expulsive après l'extraction du cristallin cataracté, l'exentération est en tous cas préférable à l'énucléation que quelques auteurs ont proposée. Mais on voit quelquefois *sans exentération* et *sans énucléation,* ces yeux s'atrophier sans de trop fortes douleurs. En tous cas, si une opération large est indiquée, on préférera l'exentération qui conserve encore une partie de cet œil auquel on avait prétendu rendre la vision et dont l'énucléation est pour le malade et le chirurgien un sacrifice plus pénible que jamais.

Les résultats de l'exentération et des curages sont généralement satisfaisants et fournissent une bonne prothèse. Toutefois les moignons dus au curage total deviennent quelquefois difformes ou minuscules et le curage partiel laisse les éléments d'une ossification future. Mais ce n'est qu'exceptionnellement en somme qu'on sera obligé d'énucléer finalement.

L'ophtalmie sympathique est très rare après l'exentération TOTALE, aussi rare peut-être qu'après l'énucléation.

C'est surtout parce que l'œil artificiel est beaucoup *moins enfoncé* tout en étant plus mobile, que l'exentération est préférable, toutes les fois qu'elle pourra être sans danger substituée à l'énucléation. Les meilleures pièces prothétiques, même les plus récentes, ne remédient en effet qu'imparfaitement aux inconvénients de l'amputation totale du globe. C'est donc après un examen consciencieux de chaque cas particulier que tout chirurgien, sans parti pris, devra se décider pour l'exentération ou pour l'énucléation, les indi-

cations de cette dernière n'étant absolues que pour les tumeurs l'ophtalmie sympathique.

.Dans tous les autres cas, on est, suivant les circonstances,
amené à exentérer ou à énucléer, si l'on veut être réellement utile.

Dans les panophtalmies *endogènes, métastatiques,* sans
lésion traumatique et opératoire, il est préférable, vu l'absence ou le peu d'intensité des douleurs, de s'abstenir d'opération, ou de la réduire, le cas échéant, à une simple
ponction scléro-vitréenne inférieure au couteau à cataracte,
sans curage le plus souvent. L'ablation d'un moignon douloureux serait possible, lorsque l'état général sera complètement rétabli, mais l'énucléation et même l'exentération
pourraient être inutiles ou dangereuses, quand le patient
est en pleine infection générale, en danger de mourir et de
perdre les deux yeux par suppuration intra-oculaire due à
l'infection sanguine. On sera d'ailleurs très réservé, même
en fait d'opérations partielles, pour intervenir dans les cas
de cette nature, le malade pouvant attribuer à l'opération
si souvent inutile la cécité dont il restera atteint.

CHAPITRE CINQUIÈME

SCLÉROTIQUE

La plus grande partie des opérations sur la sclérotique
vise à modifier des lésions de l'intérieur de l'œil. Aussi la
chirurgie de la rétine (décollement) et celle du corps vitré
(corps étrangers, cysticerques, etc.) participe à vrai dire à
la chirurgie de la sclérotique. Sauf l'intervention directe par
cautérisation, grattage, électrolyse, sur des foyers infectieux scléraux et épiscléraux (épisclérite, tuberculose, etc.),
par ablation de parties ectasiées (staphylomes, cicatrices
cystoïdes, etc.), sutures (plaies et ruptures), on passe en
général par la sclérotique pour aller *ailleurs*, vers un autre
but; c'est l'incision *laparotomique*. Il n'y en a pas de meilleur exemple que l'exécution de l'iridectomie dans la variété
antiglaucomateuse, où le siège de l'incision a une telle
importance que cette opération pourrait être aussi bien
rangée dans la chirurgie de la sclérotique que dans celle de
l'iris, ou plutôt tient également à l'une et à l'autre.

§ I. — Épisclérite.

Dans l'épisclérite, *après* insuccès des traitements conservateurs, tels que les *injections sous-conjonctivales* qui
peuvent, de même que dans la sclérite, donner (H. Snellen,

Gepner, Terson père, Grandclément) des résultats très satisfaisants, et, tout en continuant le traitement général, on est amené à intervenir plus énergiquement dans les cas rebelles. Les *scarifications* sont mal supportées et n'entraînent que d'assez mauvais résultats. Les *pointes de feu* lèsent la conjonctive qui en somme n'est pas malade et c'est plutôt un traitement sous-conjonctival qu'il faut à cette affection sous-conjonctivale.

L'abrasion avec dissection latérale de la conjonctive et *raclage à la curette tranchante* ne serait de mise que pour une épisclérite où certains nodules inflammatoires résistent à tout autre traitement, quelquefois pendant un temps extrêmement long. Nous en avons obtenu un bon résultat dans un cas.

Lorsqu'une épisclérite bien limitée et intense se prolonge malgré tout, il est indiqué, après insuccès de l'injection sous-conjonctivale, d'aller directement porter la cautérisation au centre même du foyer pour l'antiseptiser et le rétracter. Une fine aiguille rougie pourrait suffire, en cas d'un matériel imparfait, sinon on s'adressera comme nous l'avons fait le premier (1897), et comme depuis, Clavelier et Pansier en ont obtenu de bons résultats, à l'électrolyse *négative*.

Le pôle positif étant appliqué sur la joue, l'œil bien fixé et bien cocaïnisé, l'aiguille négative est introduite de façon à occuper le grand axe *transversal* de la base du bouton épiscléritique. Il faudrait ne pas avoir l'habitude de la chirurgie oculaire pour s'exposer à perforer l'œil et, malgré la petite douleur que provoque le passage du courant, le chloroforme nous a semblé absolument inutile. Une aiguille fine pénètre très bien : une aiguille légèrement lancéolée comme une aiguille à discission a une base un peu plus large et peut être employée à condition qu'elle pénètre bien dans le nodule et pas seulement sous la conjonctive. Un courant électrolytique de 3 milliampères pendant une minute est tout à fait suffisant. Un courant plus fort nécessiterait une durée moindre et aurait peut-être un effet escharotique excessif. On agira avec prudence, vu la grande force caustique de l'électrolyse négative. Une réaction analogue à celle de la cautérisation ignée suit l'opération, mais quelques jours après on s'aperçoit qu'une petite tache cicatricielle blanchâtre sous-conjonctivale a remplacé le bouton d'épisclérite.

§ II. — Sclérite.

Bourgeois a employé l'électrolyse dans la sclérite antérieure qui d'ailleurs nécessite la péritomie et l'iridectomie dans certains cas, mais l'absence fréquente des *nodules* véritables qui donnent une indication formelle à l'électrolyse dans le *bouton d'épisclérite* rebelle, nous a toujours, de même que l'*amincissement* de la sclérotique dans cette maladie, fait préférer les pointes de feu et les injections sous-conjonctivales.

L'ensemble de ces opérations ne présente aucune contre-indication à la continuation de tout autre traitement local ou général, mais on doit reconnaître qu'elles sont surtout indiquées dans les cas rebelles.

§ III. — Lèpre, tuberculose, hyperplasies.

La *lèpre* et la *tuberculose* sclérales ne diffèrent pas sensiblement comme traitement chirurgical de celles de la conjonctive bulbaire. Elles doivent, en tous cas, être traitées par les moyens *conservateurs* (abrasion, curages et iodoforme, cautérisation ignée, etc.) avant d'en venir, s'il y a lieu, à l'énucléation du globe. Il en serait de même des diverses *hyperplasies* sclérales encore si mal délimitées.

§ IV. — **Staphylomes.**

Les staphylomes scléroticaux antérieurs et équatoriaux
constituent quelquefois d'énormes saillies et de véritables
diverticules formant des appendices aussi gros qu'un grain
de raïsin. Dans ces cas-là, si la lésion se réduit à une volumineuse ectasie bien *limitée* et *suffisamment pédiculisée,*
très disgracieuse et très gênante pour le malade, on pensera à en faire l'ablation tout en conservant le globe de
l'œil. La *sclérotomie,* la ponction répétée et la *transfixion
de la poche,* *l'iridectomie* sont en effet inefficaces ou dangereuses : la *cautérisation ignée* est également inefficace,
si le staphylome est très large et, s'il est très mince, la
perforation ignée pourrait avoir des conséquences désastreuses, telles que l'atrophie douloureuse de l'œil.

L'*ablation de la cornée et de l'iris* fait disparaître ces
staphylomes (Desmarres), sans cependant qu'on touche à
l'ectasie sclérale : mais, même si elle n'est pas suivie d'*exentération du globe* (à faire si une violente hémorragie intra-
oculaire suivait l'ablation de la cornée), elle transforme l'œil
en moignon et oblige au port d'un œil artificiel. Avant d'en
venir à l'*exentération* ou même à l'*énucléation,* nécessaire
si les staphylomes sont multiples, l'œil douloureux et l'irritation sympathique menaçante, on se proposera l'*ablation
de l'ectasie* avec suture immédiate.

Les suites peuvent en être relativement bonnes, comme
dans certains cas récemment publiés (Galezowski, Panas).
Mais l'atrophie de l'œil accompagnerait une perte par trop
abondante du corps vitré et, d'autre part, le glaucome
continue quelquefois après l'opération, qui d'ailleurs pour
rait aussi provoquer l'ophtalmie sympathique. Il s'agira
donc donc de cas tout à fait exceptionnels, où le pédicule
sera suffisamment étroit, le staphylome étant cependant

volumineux, *nodulaire,* et très gênant sous la paupière supérieure.

Technique opératoire. — Cette opération est la répétition de celle qu'on emploie pour le staphylome cornéen et elle a suivi la même évolution, d'abord sans sutures, puis avec sutures. Mais elle a le grave désavantage de se pratiquer ici au niveau même du corps vitré. Mackensie et d'autres se bornaient souvent à saisir l'ectasie avec une anse de fil ou un crochet et à l'exciser sans suture, mais la plupart des opérateurs de son temps enlevaient le segment antérieur de l'œil en même temps que le staphylome, de façon à avoir un moignon plus inoffensif.

Après avoir légèrement dégagé la conjonctive, on enfonce les aiguilles dans la base du staphylome préalablement saisi avec une pince érigne, car il s'affaisse et s'évanouit pour ainsi dire à la première piqûre : puis on excise le staphylome à la pince et aux ciseaux, ou par transfixion plus pénible au couteau. On serre les fils de soie, sans pouvoir éviter une perte plus ou moins profuse de corps vitré, même avec l'anesthésie générale. On pourrait ensuite réunir la conjonctive disséquée, avec quelques points de suture, mais cette manœuvre complique encore l'opération : de plus les staphylomes sont souvent si près de la cornée qu'on ne trouve pas au niveau du limbe de conjonctive à suturer. Mieux vaut, si on veut faire la suture à double plan, scléral et conjonctival, disséquer la conjonctive et l'inciser au delà du staphylome en la laissant adhérer au limbe ou employer la suture en bourse de Wecker au-devant de la cornée. Mais tout cela a pour résultat d'abord de gêner au moment où on retire les sutures sclérales de soie (on ne doit pas employer du catgut qui se résorbe trop facilement et laisse la plaie sclérale béante), ensuite d'exercer de vives pressions sur un œil déjà en partie vidé, puisqu'on travaille en plein corps vitré.

On usera de fils aseptisés ou antiseptisés longtemps à

l'avance pour éviter dans la mesure du possible le phlegmon de l'œil entier par infection du corps vitré.

Dans les cas où le staphylome aurait déjà une tendance à se pédiculiser, il serait justifié de tenter de séparer peu à peu le staphylome du reste de l'œil par une ligature sous-conjonctivale enserrant son pédicule et qui, si elle était métallique (fil d'or comme pour le *drainage*) pourrait être amenée au dehors entre les paupières et tordue de temps à autre pour *isoler* progressivement le staphylome comme une cavité close appendiculaire.

Mais, outre que l'opération ne pourrait être tentée que dans des cas fort rares, nous sommes encore insuffisamment fixés sur le degré d'irritation directe ou sympathique qu'elle provoquerait. Elle ne paraît toutefois pas plus dangereuse que les opérations précédentes et peut-être arriverait-elle à les éviter. On doit aussi se demander si elle n'entraînerait pas, avec un fil trop fin et trop serré, une section trop rapide. On pourrait du reste, en faufilant, faire l'anse à la fois conjonctivale et sous-conjonctivale, pour avoir un peu plus de tissu.

§ V. — Plaies et ruptures.

Les plaies et les ruptures de la sclérotique sont d'un pronostic très variable. Parmi les *plaies*, on voit quelquefois des piqûres d'aiguille ou de pointe de ciseaux, guérir admirablement, sans aucune infection intra-oculaire. Dans une de nos observations, une piqûre d'aiguille en plein corps ciliaire détermina une petite cicatrice cystoïde et bosselée, mais ne s'accompagna d'aucune lésion irienne ou cristallinienne et d'aucun trouble visuel. A côté de ces faits, la piqûre avec une aiguille sale, un couteau malpropre, entraînera, pour une ouverture sclérale insignifiante, la panophtalmie en quelques heures, à cause de l'infection directe du vitré par l'instrument piquant.

Les *ruptures* ont *moins de tendance à s'enflammer* et, lorsque le contenu de l'œil n'est pas vidé et qu'il n'y a pas plus tard une cataracte ou un décollement rétinien, une vision satisfaisante subsiste. Nous avons vu plusieurs malades où une assez bonne vision existait avec d'énormes ruptures sclérales cicatrisées, des cicatrices cystoïdes difformes et même *l'expulsion et la disparition de l'iris* tout entier. Quelquefois, alors qu'une rupture sclérale paraît se cicatriser simplement, il survient inopinément une ophtalmie sympathique.

Quoi qu'il en soit, *l'énucléation d'urgence* doit être rare dans ces cas-là, bien qu'elle ait été à un moment donné recommandée (Warlomont) pour tous les traumatismes graves. Il y a des cas où des yeux presque complètement vidés, que le malade a quelquefois *refusé* de se laisser énucléer, fournissent ensuite, pour la prothèse, des moignons aussi bons qu'après l'ablation du staphylome cornéen : c'était le cas pour une de nos malades, buphtalmique, qui heurta un coin de table, et évacua presque tout le contenu de son œil. D'autre part il *faudra énucléer* à la moindre menace d'ophtalmie sympathique, les yeux restant mous et douloureux (phtisie douloureuse). Dans ces cas, on ne s'attardera pas aux opérations partielles (iridectomies, ablation de la cornée et de l'iris, exentération) qui donneraient même un coup de fouet à une ophtalmie sympathique au début, et on énucléera sans remords.

La conduite à tenir, lorsqu'un *corps étranger* a pénétré dans l'œil par la sclérotique, sera examinée avec la chirurgie du corps vitré.

S'il n'y a qu'une *piqûre* sclérale, on désinfectera rigoureusement et d'une façon permanente (irrigations, instillations, pommades antiseptiques), mais aucune opération n'est véritablement indiquée. S'il n'y a pas un trajet assez grand pour laisser baver le corps vitré, auquel cas une suture conjonctivale serait pratiquée au-devant de l'orifice,

une opération précoce sera inutile, plus ou moins dangereuse et mal interprétée par le malade souvent déjà en
puissance d'une panophtalmie. L'occlusion et l'expectation
antiseptique d'attente seront donc instituées.

Contre l'enclavement irien, les myotiques seront fréquemment instillés et combinés à la compression. Mais, à moins
d'un *énorme* enclavement rendant impossible la cicatrisation, on s'abstiendra pour les enclavements *petits* et *moyens*
de toute cautérisation et de toute résection, l'ophtalmie
sympathique ayant plusieurs fois suivi ces opérations, de
même que les opérations sur l'enclavement après l'extraction de la cataracte sans iridectomie.

Lorsque la plaie s'y prêtera par sa forme et son siège, on
pourra décoller la conjonctive et tenter de l'amener à en-
glober l'enclavement qui deviendra ainsi *sous-conjonctival*
et par suite d'un pronostic un peu meilleur pour l'avenir.

De Wecker a même décollé la conjonctive comme au premier temps de l'énucléation et de l'opération du staphylome
(procédé de Wecker) et l'a *suturée* au-devant de la cornée
rompue, *fracturée* (comme le disait Fano), en même temps
que la sclérotique. Les fils coupent au bout de quelques
jours cette enveloppe qui se rétracte ensuite sans adhérer
à la cornée. Ces manœuvres pourraient toutefois amener
l'évacuation d'une nouvelle quantité des humeurs de l'œil
déjà si largement ouvert par le traumatisme. Nous avons
vu si souvent de larges ruptures cornéennes guéries par les
simples pommades antiseptiques et sans aucune infection,
que nous considérons cette opération comme inutile dans la
majorité des cas.

Lorsque la plaie ou la rupture sclérale s'y prête, on pourra
suturer, mais, en prenant, avec des soies très fines, la conjonctive bien dégagée préalablement, et aussi les couches
superficielles de la sclérotique. Aller en pleine sclérotique
expose à des pressions et à des évacuations dangereuses. La
suture des plaies sclérales, longtemps regardée comme une

hérésie, a fini, après quelques succès anciens (Baretti, 1833), par prendre une certaine place dans la chirurgie oculaire, grâce aux efforts de Pomeroy, Bowman (1856), Critchett, Windsor, Lawson, Pooley, Galezowski et d'autres auteurs. Divers procédés ont été proposés, en plus de la suture simple de dehors en dedans (suture de Lawson, avec anse à double aiguille de dedans en dehors pour éviter de prendre la choroïde, suture en bourse de Nuel, dissection de lambeaux de Schöler). En somme la suture simple de dehors en dedans, *en évitant de traverser toute la sclérotique,* et en prenant la conjonctive dégagée qu'on adosse à elle-même, est le procédé à suivre ordinairement.

S'il est certain et démontré par l'expérience de tous les jours que beaucoup de plaies et de ruptures *sclérales* guérissent sans suture, il est juste de reconnaître qu'une bonne suture conjonctivale et épisclérale joue un rôle important pour les consolider et les protéger définitivement.

Lorsqu'une panophtalmie suit rapidement le traumatisme, c'est surtout à l'*exentération* que l'on devra s'adresser, mais on tâchera de prévenir la panophtalmie en cautérisant (Abadie) le trajet infecté avec le fer rouge.

Enfin, lorsque la rupture de la sclérotique n'a pas entraîné celle de la conjonctive, plus extensible, on observe la hernie du corps ciliaire et l'enclavement du cristallin sous la conjonctive. Ces deux lésions seront traitées par l'expectation et le bandeau compressif jusqu'au moment où le chémosis aura disparu. Une simple transfixion conjonctivale au couteau à cataracte permettra *alors* l'ablation du cristallin, sans perte du corps vitré, la rupture sclérale s'étant cicatrisée au-dessous de lui.

Nous avons, comme d'autres, exécuté plusieurs fois cette intervention qui n'a, faite en temps opportun, aucun des dangers qu'on lui a souvent attribués.

Enfin, dans les cas où l'irritation de l'œil persiste et où le cristallin joue le rôle de corps étranger, surtout s'il est resté partiellement enclavé dans la plaie sclérale, on sera quelquefois cependant amené à pratiquer son extraction avant la cessation de tous les phénomènes irritatifs.

La même conduite serait indiquée pour les *corps étrangers* inclus dans la membrane.

Il est difficile de porter de bonne heure un *pronostic* sûr pour les *suites éloignées* de ces plaies du globe, même traitées par la suture. Telle plaie guérira, avec conservation d'un certain degré de vision, alors que la plaie était fort étendue et qu'il y avait eu évacuation d'une partie du corps vitré. Telle autre, de même apparence, pourra entraîner une ophtalmie sympathique ou laisser un globe qui s'atrophiera lentement et constituera un moignon douloureux et dangereux. Le pronostic reste donc pendant longtemps incertain, comme pour toutes les plaies intéressant l'intérieur du globe et les membranes profondes.

Telles sont les opérations *sclérales* proprement dites : quant aux opérations dont le premier temps consiste seulement à traverser la sclérotique ou à celles qui agissent sur la sclérotique pour lutter contre une affection intra-oculaire, elles seront plus fructueusement envisagées dans une description ultérieure à la fois clinique et opératoire. Il en est ainsi pour le glaucome, la cataracte (extraction sclérale), le décollement de la rétine et diverses affections du corps vitré, susceptibles d'opérations à porte d'entrée sclérale. Elles seront ainsi en regard du but pour lequel elles ont été créées.

CHAPITRE SIXIÈME

IRIS

Les opérations sur l'iris sont assez nombreuses : toutefois il est juste de convenir que leur abondance stérile a été infiniment trop grande, que beaucoup d'entre elles n'ont tout au plus qu'un intérêt historique et que la plupart même n'étaient que des répétitions ou des modifications insignifiantes des procédés antérieurs. Grâce à Desmarres qui a déblayé ce terrain [1], la chirurgie irienne s'est allégée de ce lourd bagage et, grâce à une plus grande précision et à une sélection minutieuse dans les indications et la technique opératoire, grâce aussi au perfectionnement des instruments, a été considérablement simplifiée dans la seconde moitié du xixe siècle, tandis que la première moitié l'avait singulièrement et inutilement compliquée.

On divise en trois grandes sections les opérations qui sont encore aujourd'hui pratiquées sur l'iris. La première comprend la *libération de la pupille,* adhérente soit à la cornée, soit au cristallin. La seconde a pour objet la *section* simple de l'iris *(iridotomie) :* la troisième, la *suppression* d'une partie de cet organe *(iridectomie).* Ces deux dernières opérations ont pour objet de créer une *pupille artificielle.*

---

1. Les ouvrages vraiment utiles à consulter à ce sujet sont, outre le *Traité* de Desmarres, les *Traités de chirurgie oculaire* de Deval et de Wecker.

§ 1. — **Libération de la pupille.**

Les synéchies iriennes, par leur adhérence à la cornée ou au cristallin, provoquent quelquefois des accidents graves : les uns proviennent de l'hypertonie par hypersécrétion ou rétention mécanique des liquides intra-oculaires : les autres attirent ou conduisent l'infection dans l'œil (panophtalmie par leucome adhérent). Enfin dans quelques cas, les synéchies gênent certaines interventions sur le cristallin.

On les a accusées aussi d'être l'origine des récidives dans l'iritis à répétition. Sans qu'il soit possible de nier absolument le fait, il est certain que dans la majorité des cas, les récidives de l'iritis, si fréquentes même si une première atteinte n'a pas laissé de synéchies, auquel cas ces dernières ne sauraient être accusées, sont plutôt dues à l'infection ou à l'intoxication de l'organisme qu'à la présence des synéchies : il ne faut donc pas exagérer leur rôle.

C'est surtout pour pratiquer l'ablation du cristallin qu'on s'est efforcé d'abord de détruire des synéchies gênantes. Les oculistes du xviii⁰ siècle, Woolhouse, Wenzel, les déchiraient avec une aiguille avant l'extraction de la lentille ou passaient même quelquefois au-dessous d'elles avec le couteau lorsqu'elles oblitéraient presque complètement la pupille. C'était une *synécho-iridectomie* au couteau.

Streatfield, Weber ont essayé même de détacher les synéchies avec des instruments spéciaux à extrémité mousse et à tranchant concave. On rejettera définitivement ces opérations d'une conception et d'une exécution dangereuses. Si le cristallin est transparent, elles entraîneront facilement une cataracte traumatique : si le cristallin est opaque, on commencera au moins par une *iridectomie* bien placée, qui permettra toujours d'enlever le cristallin, même s'il persiste une ou deux petites adhérences sur un point de la partie de la pupille non excisée.

D'ailleurs, si le cristallin est transparent, deux méthodes générales se présentent, que la synéchie soit cornéenne ou cristallinienne. L'une consiste à *dégager* seulement la synéchie (corélysis) : l'autre à *sectionner* la synéchie (*synéchotomie*, cette dernière étant en somme une variété d'iridotomie).

Pour réaliser la *synéchotomie*, opération souvent pratiquée au temps de Desmarres et depuis par ses élèves, on s'est servi, une fois la chambre antérieure ouverte, de crochets tranchants et de serpettes ; on pourrait aussi penser au couteau boutonné. Cette opération offre, pour un bénéfice bien relatif quelquefois, de réels dangers (cataracte traumatique). Nous avons plusieurs fois, quand il s'agit d'une simple synéchie *antérieure*, passé au-dessous avec le couteau à cataracte et sectionné l'adhérence en terminant complètement ou partiellement la transfixion cornéenne. Nous avons aussi quelquefois fendu la synéchie à la lance. Mais ces procédés ne sont applicables qu'à quelques cas exceptionnels. Dans les autres cas, l'*iridectomie* unique ou répétée réalisera mieux, et avec un péril moindre, les indications opératoires et pourra même simultanément en réaliser plusieurs (indications optiques, antiphlogistiques, antiglaucomateuses, etc.), ce que la synéchotomie n'est pas toujours capable de faire.

Comme dans les cas de synéchies *totales*, surtout dans de vastes leucomes adhérents, il est impossible de libérer toutes les synéchies, *même avec plusieurs iridectomies*, Gayet s'est servi[1] d'une aiguille tubulée qui lui a permis d'introduire un fil embrassant tout le cône de synéchies de façon à le sectionner, en serrant l'anse, comme avec un serre-nœud. L'opération n'a pas donné de résultats encourageants.

Quant à l'arrachement total de l'iris, qui serait justifié

1. Gayet. *Élém. d'ophtalmologie*. Paris, 1893.

dans ces cas-là, il n'est pas toujours possible et serait souvent dangereux pour l'œil opéré et l'œil opposé.

Lorsque toutefois l'iridectomie sera inutile, la corélysis par le procédé de Passavant (1866) sera sans danger. A vrai dire, ce n'est pas une opération nouvelle : c'est le *premier temps de l'iridectomie*. Passavant s'est borné à détacher la synéchie avec la pince à iris, sans la couper ensuite. On dilate ensuite la pupille à l'atropine. Une très petite plaie cornéenne au couteau lancéolaire suffira et l'opération n'a aucun péril si elle est conduite délicatement. C'est là un type de ces *opérations dédoublées*, dont la sclérotomie et d'autres interventions nous offriront des exemples.

Malgré sa simplicité, il sera convenable de n'appliquer cette opération qu'aux cas où elle est raisonnablement indiquée et où elle peut avoir une utilité réelle.

§ II. — Iridotomie.

Évolution historique des méthodes opératoires. — La section simple du diaphragme irien, pour pratiquer la *pupille artificielle*, a été la première opération faite sur l'iris et dans les conditions où elle était plus facile, c'est-à-dire quand, le cristallin ayant été abaissé, la pupille s'était refermée sous l'influence d'une iridocyclite que l'emploi d'instruments septiques devait rendre relativement fréquente. C'est Woolhouse (1711) qui conçut la possibilité de l'opération, et c'est Cheselden (1728) qui l'exécuta pour la première fois. Il employait une sorte de petit couteau courbe et, passant par la sclérotique, il incisait l'iris d'arrière en avant, comme le refit plus tard Adams. Sharp l'incisa d'avant en arrière. La figure ci-contre (fig. 72) que nous reproduisons d'après des documents anciens (Heister) rend un compte suffisant de la manière dont l'opération était ainsi exécutée. L'opération pouvait échouer par la réocclusion inflammatoire de la boutonnière irienne et devait avoir souvent des conséquences assez graves, la plaie étant située en plein corps vitré et touchant même le corps ciliaire. Enfin, pratiquée sur un œil encore muni de son cristallin transparent, elle entraînait une cataracte traumatique, avec ou sans luxation de la lentille. Aussi d'autres opérateurs déplacèrent-ils déjà la plaie pour la mettre dans la région du limbe (Sharp, Heuermann) et faire la plaie irienne et cornéenne au couteau lancéolaire (Heuermann). De plus, on remarqua que l'iridotomie, faite avec un seul instrument, entraînait une dilacération du corps vitré et surtout une section peu nette et trop étroite, l'iris cédant péniblement et partiellement à la pression et au tranchant du couteau. Guérin faisait l'incision cruciale.

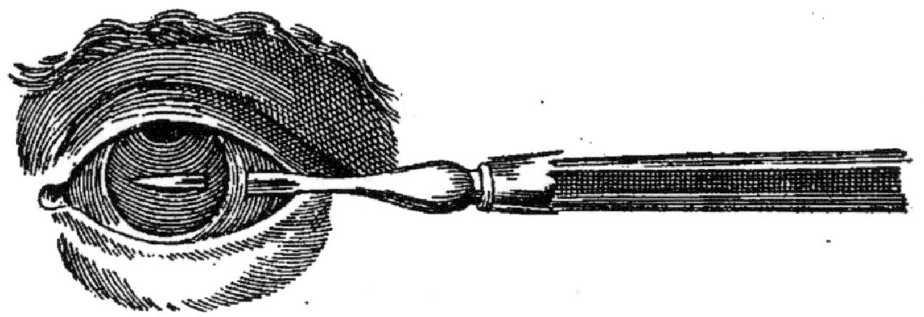

Fig. 72. — Iridotomie (Heister).

Aussi Janin (1772) a-t-il créé l'iridotomie *moderne,* mais il faisait une large plaie de cataracte avec le couteau de Wenzel, soulevait la cornée et incisait l'iris avec des *ciseaux* dont une pointe était aiguë. Il avait été conduit à l'opération en remarquant que la section accidentelle de l'iris, assez fréquente avec le procédé de Daviel, avait laissé plusieurs fois une ouverture irienne permanente et cela sans accidents. Encore un procédé définitif qui a été le résultat d'une opération involontaire

A Maunoir (1812) sont dus d'importants travaux sur l'iridotomie par le procédé de Janin. Il a beaucoup insisté sur les diverses formes que prennent ces pupilles artificielles suivant le sens et le siège de la section et sur les iridotomies *doubles* par plusieurs coups de ciseaux, donnant une forme pupillaire en V ou en parallélogramme. Malgré l'excellence certaine de ces procédés vantés de nouveau par Scarpa et leur supériorité sur l'opération faite avec un seul instrument, il est probable que l'absence d'asepsie instrumentale a contribué à les faire accuser d'entraîner des accidents ou d'échouer à peu près aussi souvent que les autres. Nous voyons Adams (1819), avec son *couteau à iris*, continuer des iridotomies par la sclérotique et essayer de trancher péniblement l'iris contre la cornée, et de Græfe lui-même se servir, avec d'autres opérateurs, du procédé d'iridotomie au couteau. Si nous cherchons à nous expliquer les causes de ce discrédit, poussé à tel point que Desmarres ne parle presque exclusivement que d'iridectomies et d'iridorrhexis, nous pensons que c'est la vogue de l'*iridectomie* et de l'*arrachement* de l'iris qui a nui considérablement à l'emploi de l'iridotomie, qui d'ailleurs pouvait léser le cristallin transparent, comme cela arrivait souvent (Rognetta). Enfin, pratiquée dans de *mauvaises conditions d'asepsie instrumentale,* il est clair que l'*ablation* d'un fragment d'iris est préférable à la simple section et aura moins de tendance à se refermer, la brèche étant considérablement plus large.

Quoi qu'il en soit, quelques rares chirurgiens tentèrent de réhabiliter l'iridotomie, et Bowman (1872) recommença à conseiller, dans les cas de taies et de cataractes partielles, des iridotomies au couteau en tâchant de trancher l'iris contre la face postérieure de la cornée. Mais, le cristallin étant en place et avec cette mauvaise technique, l'opération restait dans la voie dangereuse et ne pouvait, dans des conditions aussi défectueuses, reprendre sa place méritée et indispensable. C'est à de Wecker [1] qu'est due la vraie et définitive résurrection de l'iridotomie (ou iritomie), exécutée par le procédé de Janin, mais par une plaie étroite et avec des pinces-ciseaux, instrument parfaitement adapté au but. C'est lui aussi qui a rendu plus nets les indications opératoires et les divers procédés d'irito-ectomie.

Plus près de nous, de Vincentiis (1885), puis Schöler, reconnurent combien l'opération était dangereuse, si le cristallin était en place, et, attirant l'iris au dehors, ils le sectionnèrent hors de l'œil (*iridotomie précornéenne*), de façon à exécuter ce temps délicat hors du voisinage gênant de la lentille : puis ils replacèrent l'iris dans l'œil. Kalt et Lagrange ont également repris ce procédé, ce dernier avec des résultats favorables. Nous avions nous-mêmes, vu le silence des auteurs français sur ce point, exécuté plusieurs fois l'iridotomie précornéenne sur le cadavre et nous la croyions nouvelle, quand une recherche bibliographique nous montra la priorité de Vincentiis et Schöler et nous empêcha de publier nos essais, antérieurs à ceux de Kalt et de Lagrange. Nous ne croyons pas d'ailleurs ce procédé appelé à un grand avenir.

Divers auteurs, depuis Schiferli au xviiie siècle, ont fendu le sphincter (sphinctérotomie) pour faciliter l'accouchement du cristallin au cours de l'extraction de la cataracte, en cas d'iris rigide.

Nous rappellerons enfin la reprise de procédés tendant à fendre l'iris en le pressant contre la cornée (irido-sclérotomie de Panas (fig. 73), staphylotomie d'Abadie), dans les cas de larges adhérences dans certains leucomes, ou lorsque la chambre antérieure est à peu près disparue et que l'iridectomie classique est par suite impossible. Déjà la *sclérotomie rétro-iridienne*, préconisée par Dehenne [2],

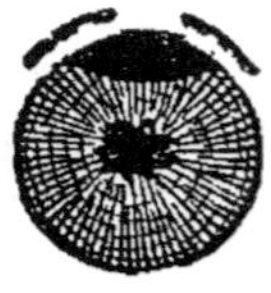

Fig. 73.
Irido-sclérotomie.

1. De Wecker. L'iridotomie. Paris, 1873.

2. Dehenne. De la sclérotomie rétro-iridienne (*Union médicale*, 1885).

rend service dans des cas de ce genre et rétablit une chambre antérieure qui permet, quelques jours après, une iridectomie irréprochable. A plus forte raison, la plus petite perforation irienne, volontairement exécutée en tournant le tranchant en avant et en combinant ainsi l'iridotomie à la sclérotomie (irido-sclérotomie ou mieux scléro-iridotomie), aidera-t-elle encore ce résultat. Malheurcusement les plaies faites en appuyant sur le tissu mou de la cornée avec le tranchant de l'instrument et sur un iris atrophié par l'inflammation et peu rétractile, méritent quelquefois les remarques défavorables que Bourjeot Saint-Hilaire faisait en voyant opérer ainsi Guthrie dans un voyage chirurgical à Londres.

La présence et la proximité du cristallin et une certaine incertitude dans la contre-ponction, la pointe du couteau étant masquée sous l'iris, augmentent les dangers de cette intervention.

De plus, comme le disent Adams et Carron du Villards, on décolle assez facilement la base de l'iris, dans les tentatives de section : mais cet accident n'est pas très grave.

Néanmoins le procédé rend certains services, quand la chambre antérieure ne permet pas l'iridectomie classique, et mérite d'être conservé pour des cas exceptionnels.

Enfin, après Wissembroux, Assalini proposa systématiquement (1787) et exécuta le *décollement* (iridodialyse) de la circonférence de l'iris (fig. 74).

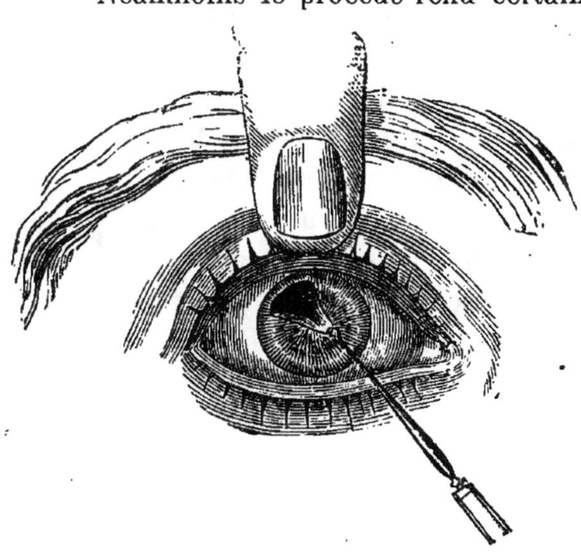

Fig. 74. — Iridodialyse.

Il fut suivi dans cette voie par Buzzi, Scarpa, Schmidt et d'autres chirurgiens qui excisaient aussi quelquefois le lambeau attiré au dehors.

TECHNIQUE OPÉRATOIRE. — 1° *Iridotomie intra-oculaire.*

a) Le cristallin est en place.

S'il s'agit d'une cataracte zonulaire ou d'une taie de la cornée, le couteau lancéolaire est introduit vers la périphérie de la cornée *au point opposé* à celui où l'on doit faire l'iridotomie. Puis, avec la pince-ciseaux à pointes mousses fermée, on pénètre dans l'œil, on cherche à enfourcher le bord pupillaire et on sectionne plus ou moins loin l'iris, de façon à obtenir une fente triangulaire à base pupillaire.

b) Le cristallin a été extrait ou s'est résorbé.

Dans le cas typique d'une *cataracte secondaire adhérente avec occlusion pupillaire,* on fait à la cornée une plaie au couteau lancéolaire, le plus ordinairement *sur le diamètre horizontal et en dehors,* afin de couper *perpendiculairement* les fibres iriennes, souvent même attirées en haut par un enclavement irien, et de favoriser ainsi l'écartement des lèvres de la pupille artificielle.

Cette plaie est située au limbe, si on veut une vaste pupille, ou plus ou moins en dedans du limbe et dans la cornée, si on désire une pupille plus étroite (fig. 75). C'est le principe habituel qui contribue aussi, dans l'iridectomie, à *limiter l'étendue* des excisions iriennes (voy. fig. 84).

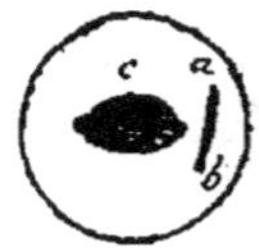

On évitera dans le premier temps de percer l'iris avec le couteau lancéolaire. En introduisant ensuite la pince-ciseaux de Wecker à branche pointue, cette dernière perfore l'iris, tandis que la branche mousse passe au-devant de lui. Il n'y a plus qu'à donner un coup de ciseaux pour voir s'ouvrir une pupille

Fig. 75.
Irido-capsulo-
tomie (*c*).
a, *b*, incision
cornéenne.

absolument noire, par division de l'iris et de la capsule
adhérente. Si l'écartement paraît faible, on donnera un ou
deux coups de ciseaux obliques comme le conseillait
Maunoir, de façon à agrandir la pupille qui prend une
forme triangulaire horizontale.

La pince-ciseaux est rapidement retirée, et vu la petitesse
de la plaie cornéenne, il n'y a que peu ou pas d'issue de
corps vitré retenu dans la chambre antérieure.

Exceptionnellement l'incision et la section seront faites
sur d'autres parties de la circonférence cornéenne et de l'iris.

2° *Iridotomie extra-oculaire.*

Cette opération n'a de raison d'être que si le cristallin est
en place.

Une incision est pratiquée près du limbe au couteau lancéolaire ; l'iris est saisi avec une pince, attiré au dehors,
puis sectionné dans le sens des rayons iriens le long de la
pince, avec une pince-ciseaux ou un couteau étroit à cataracte. L'iris est ensuite refoulé et replacé soigneusement
dans l'œil avec la spatule, de façon à diminuer les chances
d'enclavement.

3° *Irito-ectomie.*

Bowman et de Wecker ont proposé de combiner l'iridotomie à l'ablation d'un fragment irien lorsqu'on suppose
que la simple incision ne permettrait pas une pupille artificielle suffisante et durable.

On sectionne l'iris avec le couteau lancéolaire de façon
à obtenir une boutonnière : puis avec les pince-ciseaux, on
fait deux sections convergentes formant un lambeau trian-

gulaire (fig. 76) qu'on enlève avec les pince-ciseaux resser-
rées ou avec une pince à iris. Dans certains
cas même, de Wecker donne deux coups de
ciseaux *non convergents* qui permettent alors
à l'iris de se rétracter suffisamment et de former une pupille quadrangulaire sans qu'il soit
toujours besoin de détacher et d'enlever un
lambeau d'iris. Bowman a excisé un lambeau
quadrilatère (fig. 77) ainsi délimité, puis attiré
au dehors avec des pinces.

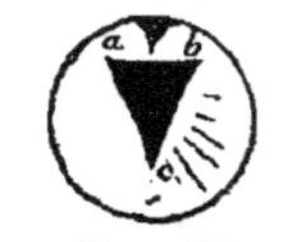

Fig. 76.

Irito - ectomie
triangulaire.
a, *b*, incision
cornéenne.
a, *b*, *c*, pupille
artificielle.

Abadie fait *en même temps* avec deux couteaux lancéo-
laires deux incisions verticales à environ 1 millimètre du
limbe, sur le diamètre horizontal. Par une de ces
incisions, il passe les pince-ciseaux et exécute
deux sections formant un triangle. Par l'autre
incision cornéenne, l'aide attire avec une pince
le sommet de ce lambeau irien et, l'extrayant
de la chambre antérieure, le coupe au ras de
l'incision cornéenne.

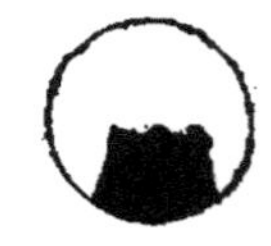

Fig. 77.

Irito-ectomie
quadrilatère.

INDICATIONS OPÉRATOIRES

Les indications opératoires de l'iridotomie sont aujour-
d'hui bien délimitées et cette opération réussit souvent là
où l'iridectomie, sa rivale, serait impossible ou dangereuse.
D'autre part, il serait exagéré de vouloir substituer à l'iridectomie elle-même l'iridotomie dans les cas où une iridectomie
judicieusement exécutée a au contraire d'excellents résultats
et cela sans aucun danger opératoire ou post-opératoire.

A. *Le cristallin existe dans l'œil.*

L'iridotomie intra-oculaire a été employée surtout par de
Wecker dans :

1° Les cataractes zonulaires ;

2° Les taies centrales de la cornée ;

3° Certains leucomes adhérents;

4° La subluxation et la luxation du cristallin;

5° Le kératocone, combinée à la trépanation (Abadie).

D'une manière générale, sauf dans certains cas de *cristallins subluxés*, l'iridectomie, aussi petite (sphinctérectomie) qu'il la faudra (fig. 78), sera préférée comme moins dangereuse à exécuter et moins sujette à la réocclusion. L'iridotomie *extracornéenne*, malgré son moindre danger pour le cristallin, sera généralement rejetée, vu la possibilité d'une section irrégulière et d'un enclavement consécutif avec ses inconvénients au point de vue de l'hypertension et des divers accidents irritatifs qui le suivent et ne suivraient pas une iridectomie bien faite dans les mêmes conditions.

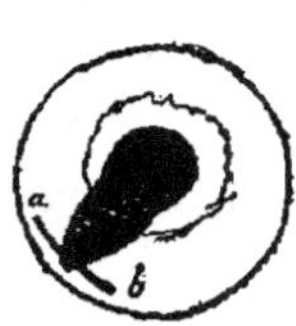

Fig. 78.

Sphinctérectomie.

a, b, incision cornéenne.

B. *Quand le cristallin n'existe plus,* l'iridotomie retrouve au contraire des indications formelles et plus sûres.

Elle sera donc employée :

1° Quand une *iridocyclite* a oblitéré la pupille confondue avec la membrane capsulaire et les exsudats plastiques. Il s'agit alors d'une irido-capsulotomie. L'opération donne des résultats merveilleux, lorsque l'iris a conservé encore une certaine vitalité et une élasticité qui lui permet de rétracter vigoureusement ses fibres sectionnées perpendiculairement.

2° Quand il existe une *cataracte congénitale arido-siliqueuse* adhérente, mais *peu épaisse,* fait à constater en s'aidant de l'éclairage *ophtalmoscopique,* de l'éclairage *latéral* et de l'éclairage *par transparence.*

3° Quand il existe une *cataracte traumatique* réduite à une membranule plus ou moins adhérente et peu susceptible d'être extraite sans tiraillements violents.

4° Quand, à la suite d'une opération, d'une vaste plaie ou rupture cornéo-sclérale, l'iris est *enclavé,* la pupille complètement déplacée et ne pouvant plus servir utilement à la vision. L'iridotomie sera faite alors, soit par la plaie *encore ouverte* (alors dans le sens des fibres (Maunoir), iridotomie *parallèle*), soit plus tard *perpendiculairement* aux fibres par un point de la cornée qui variera suivant l'état de l'œil et le siège de la cicatrice enclavante. L'iridotomie n'est alors qu'une sorte de synéchotomie optique. De plus elle supprime les tiraillements et rétablit une communication suffisante entre les deux chambres. Dans un assez grand nombre de cas, on pourra être amené à pratiquer l'iridectomie afin de dégager plus largement la *base* de l'iris. L'iridotomie sera préférée, lorsque l'iridectomie, toutes choses égales d'ailleurs, sera plus dangereuse, vu le siège de la cicatrice, la gravité de l'inflammation primitive, l'état de la tension de l'œil, le degré probable de liquéfaction du corps vitré, l'état du cristallin et la préhension plus ou moins facile de l'iris.

5° Quand il n'y aura *aucune trace de chambre antérieure*, on pourra être amené à pratiquer la *scléro-iridotomie* ou irido-sclérotomie. Nous pratiquons également cette dernière opération lorsqu'il s'est produit un *enclavement capsulaire* après l'extraction de la cataracte, qu'il y ait eu une iridectomie, ou un enclavement *irido-capsulaire* même sans iridectomie comme nous en avons vu des exemples.

Contre-indications. — L'iridotomie sera remplacée par l'*iridectomie*, de dimensions et de siège variables :

1° Dans les cas où le cristallin est entier et en situation normale.

2° Dans les cas de cataracte secondaire très peu adhérente où l'on doit espérer, après une iridectomie, fendre ou enlever largement un vaste lambeau capsulaire.

3° Dans les cas où une tendance hypertonique présente ou probable engage à réséquer largement la base de l'iris.

4° Dans les cas de cataractes secondaires ou traumatiques *très épaisses*, où l'iridotomie, même avec plusieurs coups de ciseaux, ne permet pas un écartement suffisant du gâteau irido-capsulaire, et où la réocclusion est facile.

Dans ces cas on est amené à l'*irito-ectomie* ou à l'iridectomie avec extraction partielle de la membrane adhérente.

L'iridotomie est soumise aux conditions générales de toute opération sur le globe. Elle ne sera donc entreprise que sur des yeux *n'ayant plus d'inflammation aiguë, blancs*, et ayant une consistance, une perception et une projection lumineuses assez convenables pour qu'on puisse espérer obtenir un résultat visuel appréciable et pour que, comme cela arriverait dans un cas de liquéfaction du corps vitré, l'iridotomie n'entraîne pas une perte presque totale du corps vitré avec atrophie douloureuse et graves accidents irritatifs. Toutefois, avec une plaie minuscule et une opération rapide, les accidents seraient encore beaucoup moindres dans ces cas-là qu'après une iridectomie compliquée de l'extraction plus ou moins laborieuse d'une cataracte secondaire.

Suites. — Les suites de l'iridotomie sont simples : elle se fait même assez souvent ambulatoirement et ne nécessite que les soins habituels de l'iridectomie. La vision redevient satisfaisante en général et la pupille artificielle reste libre.

Accidents. — Les accidents immédiats pourraient être :

1° Une *blessure du cristallin*. On évitera l'iridotomie, lorsque le cristallin est en place.

2° Une *perte profuse du vitré*, qu'on n'aura pas, si on fait une petite plaie au couteau lancéolaire (de Weckcr), et si on évite de toucher à des yeux où le corps vitré est évidemment liquide.

3° Une *hémorragie*. — Cette hémorragie se résorbe le plus souvent assez vite et est presque nulle, si l'on a attendu que l'œil ne soit plus enflammé.

Les accidents consécutifs seraient :

1° La *réocclusion de la plaie*, par adhérence des bords,

ou par organisation de tractus sanguins et plastiques de l'iris et du corps vitré.

2° Le *réveil d'une iridocyclite* grave. Cependant, bien que cette opération se fasse presque toujours sur des yeux qui ont déjà subi une iritis et sont certainement plus enclins à se réenflammer que d'autres, nous avons vu plusieurs fois la réaction consécutive, en particulier chez une diabétique, s'arrêter, en laissant la pupille artificielle assez libre pour permettre la vision.

3° Une *poussée glaucomateuse* qui quelquefois cédera aux myotiques et pourrait être due à l'irruption du vitré et à l'accolement à la cornée d'un liséré irien. On sera rarement amené au traitement opératoire du glaucome secondaire.

4° De l'*irritation sympathique,* si on touchait à un œil encore enflammé, d'où la règle d'attendre plusieurs mois et en général *le temps qu'il faudra* pour faire l'opération *à froid,* sur un œil où les lésions iriennes sont devenues pour ainsi dire cicatricielles.

En somme, dans l'immense majorité des cas, employée et exécutée judicieusement, l'iridotomie est une précieuse et inoffensive ressource, à laquelle le nom de Wecker restera attaché.

§ III. — **Iridectomie.**

Évolution historique des méthodes opératoires. — L'iridectomie n'est venue logiquement et chronologiquement qu'après l'iridotomie ; les ablations partielles ou totales d'un organe ne sont en effet généralement pratiquées que lorsqu'on a constaté la possibilité des simples incisions et aussi leur insuccès forçant de recourir à une opération plus large et plus radicale. C'est à la suite de la constatation du résultat visuel de certaines iridodialyses spontanées dans l'iritis chronique et aussi de l'innocuité de certaines brèches iriennes involontaires ou volontaires au cours de l'extraction du cristallin que Wenzel a tenté ses iridectomies systématiques.

C'est donc là aussi, comme pour bien d'autres opérations oculaires, de la constatation d'un accident heureux, spontané ou opératoire, qu'est née l'iridectomie.

Il est également permis de croire que dans certaines tentatives d'iridotomies au couteau, l'instrument a détaché des morceaux d'iris. Reichembach proposait déjà (1763) une sorte d'emporte-pièce pour enlever des fragments iriens, idée souvent reprise plus tard (Physick, Krüger). Daviel dit lui-même (lettre à Haller rapportée par de Wecker) qu'il a souvent emporté volontairement des fragments iriens pour former une pupille artificielle, et combiné ainsi le premier l'iridectomie à l'extraction de la cataracte.

Janin aurait même excisé un lambeau d'iris propulsé au cours d'une extraction de cataracte.

C'est cependant Wenzel père qui a délibérément proposé et exécuté l'iridectomie de deux façons différentes.

Dans la première, lorsqu'il s'agissait d'une cataracte adhérente, il chargeait l'iris sur place sur son couteau (fig. 79) de façon à en détacher un fragment. C'est sa manière de procéder la plus connue et beaucoup d'auteurs ont cru que son invention s'était bornée là.

En réalité Wenzel a pratiqué aussi l'iridectomie telle que nous la pratiquons aujourd'hui (iridectomie à ciel ouvert, *extracornéenne*). La preuve nous en a été donnée par l'édition de 1795 de la *Médecine opératoire*

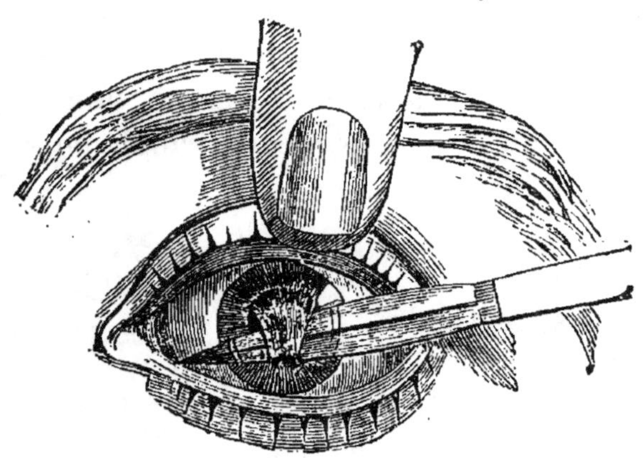

Fig. 79. — Iridectomie sur le couteau (Wenzel).

de Sabatier. Voici le passage correspondant : « Lorsqu'il s'agit de faire une prunelle artificielle, ne pourrait-on pas, après avoir incisé la cornée, comme dans l'opération de la cataracte par extraction, et après *avoir fait relever le lambeau* avec une curette, saisir le milieu de l'iris avec une pince propre à cet usage, et retrancher la portion de cette membrane qu'on aurait attirée à soi, avec des ciseaux bien tranchants et courbes. Les bords de la perte de substance auraient moins de facilité à se réunir et on ne courrait aucun risque d'entamer le cristallin. C'est ainsi du moins que Wenzel père *m'a dit avoir opéré* plusieurs fois. »

On employait des pinces ou des crochets pour saisir l'iris, qu'il fît hernie ou qu'on fût obligé d'aller le retirer de l'œil.

Schmidt et Beer contribuèrent à vulgariser le second procédé de Wenzel qui devait rester le procédé *moderne*. Gibson pratiquait toujours la compression de la cornée pour provoquer la hernie de l'iris et le saisir au dehors. Desmarres, avec ses procédés divers et en agissant surtout par iridorrhexis, a activement contribué à répandre l'opération en présence du cristallin transparent et c'est à de Græfe qu'on doit l'application de l'iridectomie au glaucome (1856).

Desmarres pratiquait avec la pince à iris une traction brusque et assez forte pour *déchirer* l'adhérence irienne, puis il excisait le lambeau attiré au dehors, *synécho-iridectomie* encore applicable aujourd'hui aux synéchies antérieures. Il exécuta longtemps, avant de s'adonner exclusivement à l'excision, le décollement de la base de l'iris, méthode d'ailleurs connue depuis Assalini, comme nous l'avons vu plus haut, en faisant une plaie *près du centre de la cornée* et en allant détacher, décrocher pour mieux dire, l'insertion de l'iris harponnée avec un petit crochet (fig. 80).

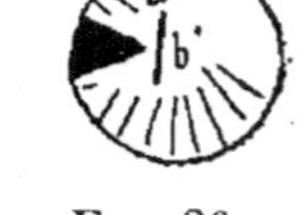

Fig. 80.

Irido-dialyse.

a, b, incision cornéenne.

Critchett insista sur l'utilité des petites iridectomies *(sphinctérectomie),* ainsi que de Wecker.

Bowman et d'autres ont combiné au cours de l'iridectomie antiglaucomateuse et dans les vastes leucomes, l'arrachement avec les pinces à l'excision.

Cuignet a exécuté l'*arrachement total* de l'iris, opération rendue possible par la constatation d'un semblable accident arrivé à divers opérateurs au cours d'une iridectomie, surtout chez un sujet indocile et sur des iris depuis longtemps malades.

Une grande précision dans les indications opératoires et un assez grand nombre de modifications de détail sur l'emplacement de la plaie, les instruments à employer pour l'incision de la cornée et l'excision de l'iris, ont été apportées à l'opération par Liebreich et surtout par de Wecker.

C'est à Pope (1871) et à Carter (1875) qu'est due la systématisation de l'iridectomie périphérique, *extrasphinctérienne* (fig. 81), qui avait été jusque-là au rang des opérations involontaires, et qui ne donne pas de diplopie.

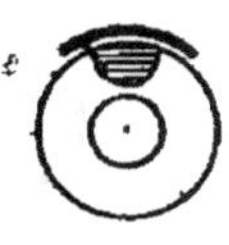

Fig. 81.

Iridectomie extrasphinctérienne.

Frœbelius, Bowman, Monoyer, de Wecker ont substitué dans bien des cas des couteaux étroits et spéciaux ou le simple couteau de Græfe au couteau lancéolaire.

Gayet a proposé, lorsqu'il n'y a plus de chambre antérieure, d'*entailler* la cornée avec un scarificateur de Desmarres et de pénétrer ainsi de dehors en dedans au lieu d'agir par transfixion, opération pratiquée par d'autres avec un simple bistouri.

Carter et Darier ont fait deux petites perforations opposées au couteau lancéolaire et introduit ensuite un couteau long et mousse permettant de les réunir par une incision.

Il est vrai de dire que, dans bien des cas où il n'y a aucune trace apparente de chambre antérieure, il est néanmoins possible d'insinuer un étroit couteau de Græfe ou courbe dans la chambre antérieure *virtuelle*, et d'exécuter, en rasant l'iris et la cornée, *entre l'arbre et l'écorce* pour ainsi dire, une petite plaie linéaire souvent suffisante pour une iridectomie. Cette plaie pourra d'ailleurs être agrandie au couteau mousse ou aux ciseaux.

Gayet a repris l'ancien procédé qui consistait à soulever la cornée avec un instrument pour aller saisir l'iris et opérer ainsi à ciel ouvert.

Enfin, dans certains cas, *avant l'extraction de la cataracte,* Chibret a pratiqué l'iridectomie *sur place, intraoculaire,* avec la pince-ciseaux, introduite seule dans la chambre antérieure et sectionnant le fragment d'iris qui s'est interposé entre ses branches. Les iridectomies ainsi faites sont souvent très petites, en flamme de bougie (fig. 82).

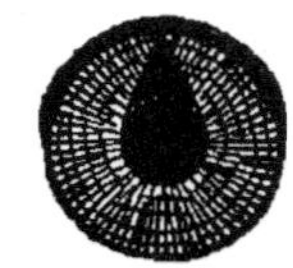

Fig. 82.

Iridectomie en flamme de bougie.

En face de l'iridectomie, il faut rappeler une autre opération, qui, elle aussi, devint volontaire d'involontaire qu'elle avait été. C'est l'enclavement de l'iris (*iridencleisis*) d'Adams (1812), repris par Langenbeck, Bowman, Critchett et d'autres, dans le kératocone et quelques affections pouvant entraîner l'iridectomie. Mais cet enclavement irien, avec ou sans ligature de la hernie, a été abandonné pour une foule de bonnes raisons (glaucome, infections rapides ou tardives, ophtalmie sympathique, astigmatisme, etc.). La conservation d'un sphincter même contractile n'était pas un avantage suffisant pour la faire adopter.

TECHNIQUE OPÉRATOIRE. — De Wecker recommande avec juste raison de pratiquer quelquefois, avant de faire l'iridectomie, l'éclairage soigneux (latéral ou électrique avec ou sans contact) de la cornée pour choisir les points les plus transparents, et l'examen kératoscopique au disque de Placido, sur lequel Masselon a longuement insisté[1].

1. Masselon. *Examen fonctionnel de l'œil.* Paris, 1890.

Choix de l'instrument pour l'incision cornéenne. — La question primordiale avant l'exécution de toute iridectomie est celle de savoir si on se servira d'une lance ou d'un couteau étroit. Et tout d'abord, si on n'a pas une lance excellente, dont la *pointe* et le tranchant, fraîchement aiguisés, ne soient pas la perfection même (à vérifier sur le tambour), il vaudra *toujours* mieux un couteau non lancéolaire qu'un couteau lancéolaire défectueux. La lance, lorsqu'elle n'est pas parfaite, est le plus mauvais des instruments de chirurgie.

Si on a une bonne lance, un bon couteau et une égale habitude des deux instruments, la question est différente, et, loin de vouloir supprimer complètement l'emploi d'un de ces instruments, il faut au contraire rechercher leurs *indications*.

Toutes les fois qu'il faudra une *petite* iridectomie optique, la lance est préférable, car, avec son trajet oblique, vrai canal plus ou moins avancé dans la cornée, la résection irienne se trouve forcément limitée par l'arête cornéenne restant au niveau de l'angle irido-cornéen.

De plus une iridectomie de ce genre se cicatrise avec la plus grande rapidité, du jour au lendemain, s'il n'y a pas d'enclavement irien, d'ailleurs exceptionnel. Aussi dans les iridectomies purement optiques et surtout dans les cataractes zonulaires *pas trop larges,* la pique est indiquée, pour une iridectomie petite, précise et délicate.

Ceci semble en contradiction avec l'emploi de la lance dans l'iridectomie en cas de glaucome. De Græfe, qui avait cependant son couteau à cataracte, ne l'employait guère dans ce cas et conservait la lance. De Wecker lui-même, partisan si exclusif du couteau droit dans l'iridectomie, reconnaît que dans le glaucome *une certaine concession* peut être faite à la lance pour l'incision de l'iridectomie.

C'est qu'en effet il faut avoir vu les résultats désastreux

de certaines iridectomies antiglaucomateuses faites au couteau de Græfe, avec plaie trop large, autant cornéenne que sclérale et souvent les deux à la fois, avec cicatrice cystoïde, enclavement d'un véritable bouchon irien, attraction de la pupille (et quelquefois du cristallin) en haut, pour être convaincu que la transfixion pénible d'un œil glaucomateux et douloureux au couteau de Græfe a été pour quelque chose dans le mauvais résultat obtenu.

Si dans le glaucome, surtout *subaigu*, on a une chambre antérieure pas trop étroite, une pupille pas trop dilatée, un œil pas trop douloureux, on pourra préférer une lance *assez large,* sans arrêt, et absolument parfaite comme pointe et tranchant. L'usage préalable et renforcé des myotiques contribue à créer des conditions favorables.

Mais si, malgré tout (myotiques, ponctions, anesthésie appropriée, etc.), la chambre antérieure reste très étroite et la pupille très dilatée (*glaucome aigu*), le couteau doit être préféré à la pique qui amènerait la perforation du cristallin. De plus, si mauvais que soit un couteau long, il est supérieur à une lance médiocre et il n'expose pas au même degré, du fait du malade relevant brusquement l'œil malgré la fixation, à la piqûre du cristallin. Enfin, aussi bien dans le glaucome que dans le leucome adhérent, il passera quelquefois dans des chambres si étroites que *seul* il peut s'y *insinuer*.

Toutefois, dans certains cas de glaucome *subaigu*, lorsqu'on pourra employer la lance large, on s'en trouvera bien, à cause du parfait emplacement de la plaie, nette et bien sclérale (tandis qu'au couteau long on voit bien comment on commence, mais on ne sait pas toujours comment on finit).

Enfin il est deux derniers cas où la lance est *inférieure* au couteau.

Dans les iritis chroniques à répétition, quand il s'agit d'ouvrir *une large* iridectomie périphérique au niveau du *limbe,* le couteau est préférable (fig. 83) et permet une vaste, facile et simple iridectomie, dans ces cas où l'on craint de voir une iritis reboucher la pupille.

Il en est de même dans la variété d'iritis avec effacement complet de la périphérie de la chambre antérieure où l'iris est *en tomate* et où l'hypertonie est souvent extrême. Là aussi, même s'il frôle légèrement l'iris au pas-

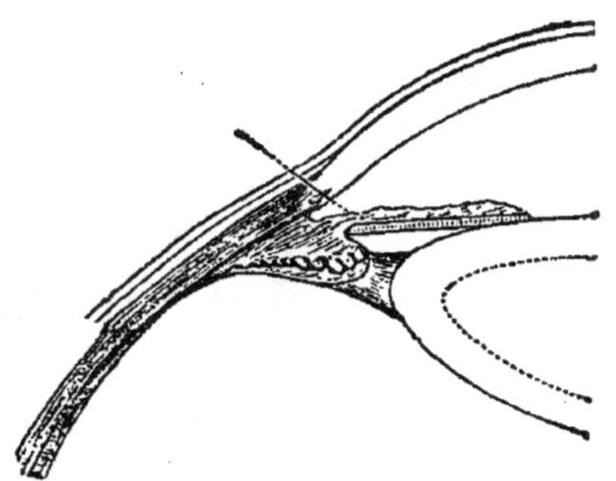

Fig. 83. — Trajet du couteau de Græfe.

sage, le couteau long est préférable. Il assure une large iridectomie, qui permet à l'humeur aqueuse de redécoller le reste de l'angle iridien adhérent et d'avoir du jour au lendemain le rétablissement complet de la chambre antérieure. Nous avons souvent obtenu dans des cas désespérés, en particulier chez deux malades dont le premier œil était énucléé, le rétablissement d'une vision excellente, alors que la cécité du second œil était imminente par occlusion pupillaire et hypertonie, avec adhérence cornéenne de tout le pourtour de l'iris presque jusqu'à l'aire pupillaire.

Notre couteau courbe *étroit* (petit modèle) où le tranchant convexe empêche toute confusion avec le dos, confusion possible avec le couteau de Græfe et désastreuse si elle se fût produite dans les cas cités plus haut où la perte de la vision était imminente, nous a permis de nous insinuer dans ces petites chambres antérieures.

Dans les cas où la chambre antérieure n'existe pas, on a recommandé d'entailler la cornée avec un bistouri ou un scarificateur, mais ce sciage peut être malaisé et on ne sera pas toujours averti du moment précis où la lame a atteint sur un point *minuscule* la chambre antérieure virtuelle. De même Carter et Darier ont fait une double plaie à la pique de chaque côté de la cornée et, insinuant un couteau étroit *mousse,* sont parvenus à inciser la cornée.

Nous n'avons jamais été obligé d'avoir recours à ces procédés, et nous avons eu, dans plusieurs cas d'absence de chambre antérieure, un bon résultat par le procédé suivant.

Nous faisions une très petite incision au couteau étroit, nous pénétrions en frôlant l'iris dans la chambre antérieure, puis, si la plaie ainsi obtenue n'était pas suffisante, nous l'agrandissions aux ciseaux courbes, préférables au couteau mousse. L'essentiel est de faire une plaie étroite, presque linéaire, au limbe, au lieu de vouloir faire la plaie habituelle et de transpercer ainsi l'iris et le cristallin au passage : il faut *savoir se borner,* tout en employant le procédé le plus simple et le moins offensant.

Exceptionnellement, surtout si le cristallin a été extrait (certains cas d'enclavement irido-capsulaire), on est autorisé à passer d'emblée sous l'iris (Dehenne), comme dans l'iridosclérotomie, quitte, si la chambre antérieure se reproduit, à refaire à *l'aise* une bonne et classique iridectomie ou toute autre opération.

Fixation. — L'œil doit être *fixé avec la pince tenue de la main gauche dans le sens diamétralement opposé à la ponction,* en bas par exemple si on emploie la pique pour une incision supérieure, en haut et en dehors, si on fait à la pique une incision inféro-interne, etc. Au contraire, si on emploie un couteau long, c'est dans la région interne du limbe qu'on appliquera la pince à fixer. On pourrait se contenter de la mettre sur le diamètre horizontal, mais, si on veut suivre le *principe général* que nous avons institué pour les incisions cornéennes au couteau long, principe qui fait servir *la fixation à la mensuration,* on placera la pince au niveau et en dedans d'une ligne *passant par le* *tiers supérieur de la cornée*. En passant avec le couteau (qui, placé préalablement en travers de la cornée, a pu déjà mesurer l'incision) *juste au-dessus* de la pince, on a le lambeau *du quart* ou l'incision linéaire qui conviennent suivant le cas à l'iridectomie, et on conserve les précieux avantages de la fixation faite sur un point directement opposé à la ponction. Aussi devra-t-on rejeter, lorsqu'on se sert d'un couteau étroit et long, aussi bien pour l'iridectomie que pour les incisions pour l'extraction de la cataracte, l'emploi de la fixation *en bas*, encore représentée dans tant d'ouvrages par une sorte de routine, pour se mettre *au moins sur le diamètre horizontal* si on craint de rencontrer la pince, faute d'expérience ou chez un malade indocile. La pince pourrait alors glisser ou déchirer. Quant au trèfle de Pamard, il ne permet guère la fixation que pour le premier temps, l'incision.

La fixation sera faite au *point fixe* de la conjonctive du globe, c'est-à-dire *presque contre* le limbe. L'opérateur se place soit derrière le sujet, soit plus généralement par côté, rarement face à face. S'il n'est pas gaucher, il opérera toujours de la main droite, comme l'a conseillé Malgaigne, qui raillait les soi-disant ambidextres.

Ponction. — La ponction, si elle est faite à la lance, sera faite de la main droite, l'instrument tenu entre l'index, le médius et la face palmaire du pouce appliquée directement sur sa face antérieure (jamais comme une plume à écrire). L'instrument sera tenu assez obliquement par rapport à la cornée, tant qu'on n'a pas vu la pointe dans la chambre antérieure. Mais, dès qu'elle y a pénétré, on abaisse le manche et on entre dans la chambre antérieure, en évitant : 1° de toucher l'iris ; 2° de cheminer dans les lames de la cornée. Tout cela ne s'acquiert que par l'expérience, d'ailleurs très facile à réaliser sur les yeux d'animaux. On évitera de tenir de travers la lame de la pique de façon à obtenir une mauvaise incision oblique à la fois cornéenne et sclérale.

Puis on continue, suivant *la largeur* qu'on veut donner à l'incision, et aussi suivant la largeur variable de l'instrument, presque vers le bord pupillaire, *si aucune goutte d'humeur aqueuse ne s'est écoulée.* Dans le cas contraire, ou dans tous les cas lorsque l'incision sera jugée suffisante, on tourne l'extrémité pointue par côté, tout *en retirant l'instrument* : l'humeur aqueuse jaillit sur le bord de la plaie et l'iris empêche le contact de la pointe et du cristallin. D'ailleurs, si cette manœuvre est bien exécutée, l'instrument est déjà sorti de l'œil.

D'autres opérateurs préfèrent retirer la lame *brusquement et directement en arrière,* de façon à conserver le plus possible d'humeur aqueuse. Ce procédé est brillant, mais il est mauvais quelquefois en ce qu'on peut voir l'opérateur, dès qu'il entr'ouvre de nouveau la chambre antérieure avec sa pince pour saisir l'iris, *recevoir* (alors qu'il doit toujours l'aller prendre) l'iris sur les griffes de sa pince, l'y engluer et faire, quelquefois même en lésant le cristallin, une fort mauvaise iridectomie, avec conservation du sphincter. Si l'on tient à conserver l'humeur aqueuse et à ne pas user du tour de main indiqué plus haut, on aura au moins toujours la précaution d'entre-bâiller *de loin, sans pénétration aucune,* les lèvres de la plaie avec la pince *rigoureusement fermée* de façon à faire écouler l'humeur aqueuse *avant* d'aller se placer, toujours avec la *pince fermée,* exactement sur le point de l'iris à saisir, de façon à exécuter enfin l'iridectomie *où on veut et comme on veut.*

Siège de l'incision. — Quant à la plaie, sauf dans les vastes leucomes et le glaucome, où elle se trouvera placée comme nous l'indiquerons en traitant de la chirurgie du glaucome (iridectomie sclérale), on la fera au niveau du limbe en général, rarement un peu au delà (hémorragie gênante), de temps à autre plus ou moins loin dans la cornée, car l'avancement plus ou moins grand de la plaie vers le centre

de la cornée limitera l'étendue de l'iridectomie (fig. 84).
Desmarres et de Wecker ont fait dans certains leucomes
adhérents des plaies pour arrachement ou section, en plein leucome presque au *centre* de la cornée.

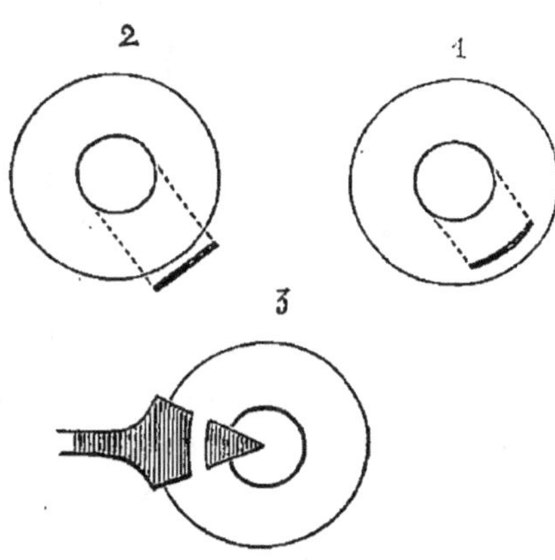

Fig. 84. — Limitation de l'iridectomie par le siège de l'incision à la lance.

L'étendue de la plaie variable avec la dimension de la pique, et qu'il est toujours possible, même si la pique est étroite (les lances *graduées* et même à arrêt sont inutiles le plus souvent) d'agrandir par des mouvements *latéraux* avec le tranchant de la pique, tout en tournant prudemment la pointe par côté, pourra être de 1/5 à 1/4 du limbe pour l'iridectomie au couteau long. Une plaie plus vaste pourrait avoir de graves conséquences (entre-bâillement) et ne sert d'ailleurs à rien. Le couteau sera toujours *lentement* retiré.

Préhension de l'iris. — Ces premiers temps terminés, la pince à fixer est confiée à l'aide qui évitera soigneusement (de même qu'en fixant l'œil on aura évité, en se basant si l'on veut sur un vaisseau ciliaire, comme l'a conseillé Arlt), de faire tourner l'œil (on fait quelquefois *volontairement* tourner l'œil pour rendre accessible la seule partie cornéenne où l'on peut pratiquer dans certains cas l'iridectomie). Avec la pince à iris, tenue de la main droite, si on fait couper l'iris par l'aide, ou de la main gauche si on se prépare à couper soi-même l'iris avec la pince-ciseaux, manœuvre préférable en général et avec laquelle, à moins d'un aide sûr, on coupe l'iris comme *on l'entend,* on entre dans la chambre antérieure. Puis, chose souvent mal indiquée ou négligée dans les livres, au point qu'on voit des débutants aller se promener dans la pupille avec leur pince à iris et blesser le cristallin, on saisit l'iris *sur le petit cercle*, parfaitement reconnaissable, comme couleur et comme étendue, sans trop appuyer sur le cristallin et sans ouvrir trop largement les mors de la pince. On prendra la pince de Liebreich (1869), en cas de très petite plaie cornéenne, la pince banale courbe à écartement assez grand, quand la plaie est large ou moyenne. On évitera les pinces droites et les autres modèles dangereux et *inutiles*, et surtout les pinces qui ont des dents ailleurs qu'uniquement à leurs extrémités. Le crochet, toujours dangereux, ne serait guère employé que dans les cas où une très petite plaie à la pique ne s'agrandirait que malaisément aux ciseaux ou au couteau et dans les cas où l'iris, privé de plan résistant (luxation du cristallin), se laisse déprimer par les pinces de Liebreich.

Toutes ces manœuvres seront faites, *jamais à main levée*, mais toujours *avec le bord cubital de la main* ou le petit doigt appuyé sur le front ou le visage du malade, ce qui assure la solidité, le calme, et supprime toute possibilité de *tremblement*. L'aide et l'opérateur auront soin de ne pas appuyer sur les parties mobiles (bouche).

Tous ces premiers temps de l'iridectomie sont d'une importance extrème *comme étude pratique*. Avec l'ophtalmofantôme et les yeux d'animaux, ils doivent être *souvent* répétés par l'étudiant, toujours *trop pressé* de couper l'iris comme il peut. On ne lui permettra de terminer l'iridectomie par la *résection irienne* que lorsqu'à plusieurs reprises, il aura montré qu'il possède à fond : 1° la fixation et la mensuration ; 2° l'étendue et le siège exacts de l'incision, bien exécutée soit à la pique, soit au couteau ; 3° la pénétration prudente, tranquille, et la préhension sûre de l'iris *en un point précis*.

Résection de l'iris (fig. 85). — L'étendue et le siège de la résection irienne dépendent de trois choses : 1° de ce que

l'on tire plus ou moins l'iris au dehors ; 2° de l'étendue et
du siège de l'incision cornéenne ; 3° de ce qu'on coupe plus
ou moins au ras de la plaie.

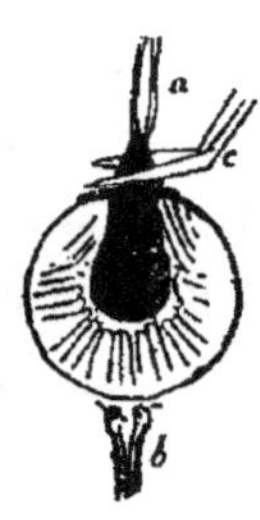

Fig. 85.

Résection de
l'iris.
a, pince saisis-
   sissant l'iris.
b, pince à fixer.
c, pince-ciseaux

Le débutant croit souvent que plus il tirera
l'iris au dehors, plus il coupera. En réalité, par
une plaie éloignée du limbe, très oblique dans
la cornée, il a beau tirer, il coupe tout au plus
le sphincter, tandis qu'avec une plaie petite,
mais *très périphérique,* il coupe la base de
l'iris et fait une iridectomie *correcte,* quoique
étroite.

Ainsi donc l'étendue de l'iridectomie dépend
surtout du siège plus ou moins périphérique de
la plaie et de son étendue en largeur. Elle
dépend encore beaucoup de sa *forme,* toutes
choses égales d'ailleurs. Quand l'incision dans
la cornée est faite à la pique, le biseau cornéen forme du
côté de la chambre antérieure un cran d'arrêt, qui limite
toujours l'iridectomie, *quelle que soit la force de traction
qu'on exerce sur l'iris.* Il
n'en est cependant pas
ainsi au même degré si la
plaie à la pique a été faite
largement *au delà* du
limbe, *dans la scléro-
cornée* (fig. 86).

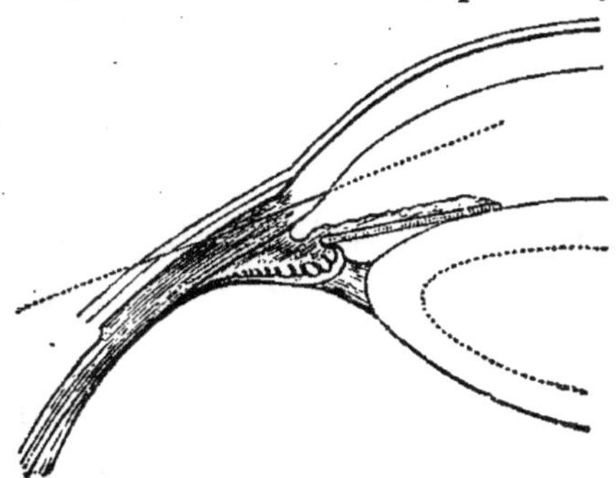

Fig. 86. — Trajet de la lance pour l'iridectomie sclérale.

Lorsque la plaie est
faite au contraire au couteau de Græfe, au limbe
et terminée assez brus-
quement en relevant le tranchant en avant, la plaie a une
tendance à s'*entrebâiller* et l'iris *ne demande qu'à sortir.*
Souvent il fait hernie de lui-même, n'étant pas retenu par
un biseau cornéen.

On doit donc se demander s'il *n'y a pas à provoquer*

toutes les fois cette hernie de l'iris (Gibson), au lieu d'aller le chercher systématiquement dans la chambre antérieure. En fait, après une incision périphérique au couteau long, il suffit de déprimer légèrement et brusquement, avec la pince fermée ou la spatule, la lèvre *postérieure* de la plaie pour voir de suite sortir l'iris, et certains opérateurs semblent préférer cette préhension de l'iris à ciel ouvert, cette préhension précornéenne, à celle intra-oculaire. Il est mieux, sur un malade docile, sur un œil bien fixé et bien anesthésié, d'aller chercher l'iris dans l'œil. En effet, on va saisir *exactement* l'iris déplissé par le rétrécissement pupillaire qui *suit toujours* l'ouverture de la chambre antérieure. On voit ce qu'on fait et l'on coupe ce qu'il faut. Si au contraire on provoque la hernie préalable de l'iris, il arrive que la pince ne saisit qu'au hasard un fragment de cet iris pelotonné, noirâtre et ramassé sur lui-même : on coupe alors ce qu'on peut et quelquefois le sphincter reste intact, ce dont on s'aperçoit après avoir remis l'iris en place.

Ce procédé ne saurait donc être un *procédé de choix*, mais seulement un procédé d'*exception* et de *nécessité*.

Faut-il *tirer beaucoup* ou *peu* sur l'iris? Cela dépend du cas.

Quand on veut faire une iridectomie *très petite* (sphinctérectomie), on ne tirera que jusqu'à ce qu'on voie apparaître le bout de la pince tenant un peu du petit cercle irien. Dès qu'elle est sortie de l'œil, on arrête la traction et on coupe ce qui est au-dessous des mors de la pince.

Si on veut faire une iridectomie *moyenne,* on tire l'iris de façon à en voir une bonne partie, mais sans l'étirer tout à fait, et on coupe au ras de la cornée. Si on veut faire une iridectomie *aussi large que possible,* on tire solidement sur l'iris de façon à étaler complètement, en drap de lit, le pli irien, et on le coupe *en plusieurs temps.* Une première section partielle latérale permet de dégager un peu plus d'iris, une deuxième et une troisième achèvent une *large* résection. Quelquefois on combine l'arrachement à la résection (Bowman), après le premier coup de ciseaux, dans certains cas de glaucome. Enfin on peut couper l'iris *entre les lèvres* de l'incision, manœuvre à réserver pour des cas exceptionnels.

Doit-on *couper perpendiculairement* à l'incision, ou *parallèlement*? D'une façon générale, cela n'a nullement l'importance qu'on pourrait croire. Toutefois les iridectomies semblent plus allongées et plus étroites quand on sectionne le sphincter perpendiculairement à l'incision cornéenne. On coupera toujours parallèlement quand on voudra faire grand.

Devra-t-on, au lieu de laisser la cornée tranquille à sa place et d'aller chercher l'iris sous sa coque, la relever, comme faisait Daviel et comme on l'a aussi récemment recommandé (Gayet), avec un crochet ou tout autre instrument (pinces, etc.) pour faire l'iridectomie à ciel ouvert? Nous n'avons jamais eu besoin d'employer cette manœuvre; on est habitué à l'aspect de l'iris sous la cornée, sous verre pour ainsi dire, qui en donne absolument et en *vernit* les détails : si la plaie est bien située et suffisante (et on peut toujours arriver à cela), on pourra *exécuter* tout ce *qui est exécutable* sans avoir besoin de relever la cornée.

On coupera l'iris de la main droite. Les ciseaux simples sont inférieurs à la pince-ciseaux de Wecker qui, bien construite et bien maniée, reste un excellent instrument.

Reposition de l'iris. — Les bords de l'iris coupé doivent être remis en place avec la spatule, *sans jamais la placer au-devant du cristallin.* On la conduit *au-devant* de la portion d'iris qui a ses bords coupés, et on remet l'iris en position de *dehors* en dedans par *rapport au centre de la cornée.* On ne fera jamais cette manœuvre de dedans en dehors sous prétexte d'*élargir l'iridectomie.* Cet élargissement, souvent problématique et que la reconstitution de la chambre antérieure neutralise ordinairement, ne s'obtient qu'au prix d'un pelotonnement des bords sectionnés qui vont faire un paquet dans un coin de la chambre antérieure, et provoquent une obstruction de l'angle de filtration, susceptible de reproduire ou de créer une hypertonie dangereuse. De plus ces manœuvres, en massant plus ou moins et même en raclant le cristallin, peuvent développer une cataracte traumatique. On s'en abstiendra toujours.

Tout au contraire la reposition prudente est un temps *toujours indispensable,* sauf indocilité absolue du malade, et sera faite, l'œil continuant à être fixé par une pince. Ce n'est jamais une précaution inutile, que l'iridectomie soit faite seule ou qu'elle ait été suivie de l'extraction du cristallin.

Rappelons que la fixation doit exister, dans la plupart des cas, jusqu'au bout, l'opérateur ayant repris la pince à fixer à son assistant après la section de l'iris, ou l'ayant tout le temps conservée dans sa main, si l'aide a été chargé de couper l'iris. Le blépharostat devra aussi rester jusqu'après la réduction de l'iris.

Lieu d'élection et variétés de l'iridectomie. — Sur quel point de la chambre antérieure et de l'iris fera-t-on l'iridectomie?

Si *on a le choix,* pour une iridectomie *optique,* c'est surtout le segment inféro-interne (2) qu'on choisira pour inciser la cornée (fig. 87). Dans le glaucome, dans les irido-choroïdites chroniques, c'est d'abord en *haut* qu'on pratiquera la vaste résection dont la paupière supérieure diminuera l'aspect disgracieux et les troubles fonctionnels optiques.

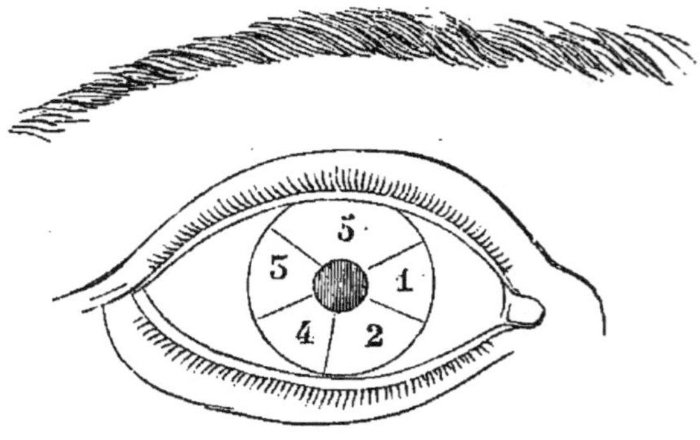

Fig. 87. — Emplacement des résections iriennes.

On pourra être amené à pratiquer sur d'autres points

l'opération en cas d'insuccès, tantôt sur le bord de la première pupille artificielle, tantôt sur une région plus éloignée. Nous pratiquons quelquefois une iridectomie *franchement interne* (1, fig. 87), peu visible et dont les troubles visuels sont également diminués par la paupière supérieure.

Nous étudierons en leurs lieu et place les iridectomies spéciales pour le glaucome et l'extraction de la cataracte.

Enfin il y a souvent un emplacement de *nécessité*. Quand il n'y a qu'une faible partie cornéenne transparente, c'est à son niveau qu'on opérera, *où qu'elle soit,* et en faisant une plaie dans la scléro-cornée, pour diminuer l'*inévitable* opacité post-opératoire de la cicatrice et la déformation de la courbure du lambeau transparent cornéen, dernière ressource du malade.

Quelquefois, pour combiner la section à l'arrachement, on placera l'incision en plein leucome. Enfin, dans des cas spéciaux (corps étrangers, parasites, néoplasies), on mettra l'incision cornéenne et la résection irienne dans la région occupée par la lésion à détruire de façon à l'atteindre le plus directement possible.

On arrive ainsi (fig. 88) à faire des iridectomies en *flamme de bougie,* en bombe enflammée, en trou de serrure, en V, en gueule de four, sans parler d'autres *irrégulières* pertes de substance sans comparaison possible. Ces pupilles sont plus ou moins contractiles.

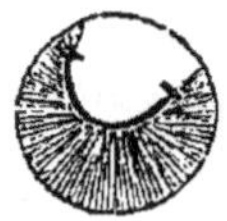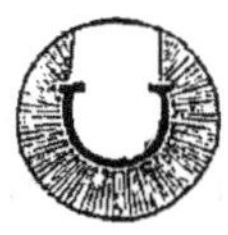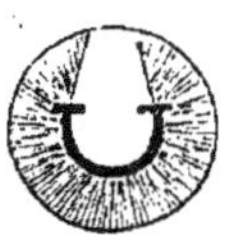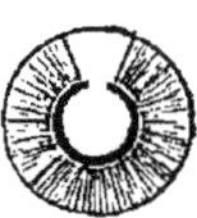

Fig. 88. — Iridectomies diverses.

Après Cunier, divers opérateurs ont pratiqué, dans les cas où l'autre œil était perdu, des *strabismes artificiels* par *ténotomie* et autres opérations, pour arriver à permettre à une iridectomie optique, sans cela cachée sous la paupière supérieure, de jouer son rôle, la cornée étant sensiblement abaissée.

Lorsqu'on a deux iridectomies à faire, une sur chaque œil, on pourra les faire *symétriquement,* si aucune raison tirée de l'état différent des yeux ne s'y oppose.

Suites. — Une fois la toilette de la chambre antérieure et de la plaie bien exécutée, le pansement monoculaire sera placé ; il est tout à fait inutile en effet de bander les deux yeux et on permettra souvent au malade de rentrer chez lui. Au temps de Desmarres, les innombrables iridectomisés du grand maître regagnaient gaiement leur domicile, comme le disait de Græfe dans sa célèbre lettre sur Desmarres et sa clinique. Après 3 à 5 jours, le bandeau devient superflu.

1º *Accidents opératoires*. — Pendant l'incision, un faux mouvement du malade ou du chirurgien, une mauvaise pique pénétrant brusquement après avoir résisté par une pointe émoussée, dans une sclérotique et un œil durs (glaucome), peuvent provoquer la piqûre du cristallin et une cataracte traumatique. Les débutants ou un opérateur mal éclairé pourraient cheminer *dans les lames de la cornée,* d'où la règle de ne faire basculer le manche de l'instrument pour éviter de toucher le cristallin ou l'iris, que lorsqu'on a *vu* la pointe de l'instrument *pénétrer dans* la chambre antérieure.

Inversement on voit des débutants s'*enferrer* avec l'instrument tranchant *dans l'iris* et aller toucher le cristallin à travers la membrane. S'ils se retirent, l'humeur aqueuse se perd, et lorsqu'ils veulent recommencer à piquer, le désastre est total. Dans ce cas-là, dès que l'opérateur maladroit a vu la pointe de sa pique pénétrer largement dans l'iris, il doit retirer de suite l'instrument. Il a toujours la possibilité d'agrandir sa plaie (et il la faut bien petite pour une iridectomie) avec des ciseaux mousses. Si au contraire il se sert du couteau de Græfe, en abaissant légèrement le manche, il dégagera la pointe. S'il s'agit d'une extraction de cataracte, il relèvera toujours de suite la lame le plus possible, mais il pourra *continuer sa section,* tout en *éraflant* l'iris, car ici il faut avant tout éviter la perte de l'humeur aqueuse qui rendrait impossible l'exécution du *vaste* lambeau nécessaire à l'extraction du cristallin. Il faudrait se retirer sans hésiter et remettre l'opération à un autre jour si la manœuvre offrait trop de difficultés. Si au contraire on a pu exécuter le lambeau, on arrangera les choses en complétant à la pince et à la pince-ciseaux l'iridectomie esquissée et mal commencée au couteau.

On fera quelquefois un mouvement de pénétration presque *centripète,* dans le genre de celui que représente la figure 89, et *beaucoup moins accentué.*

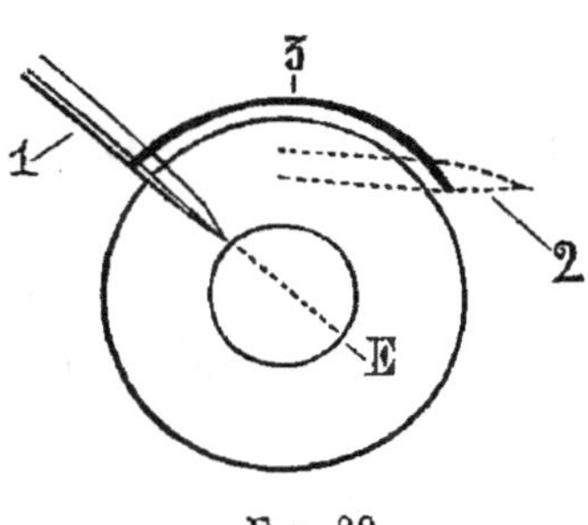

Fig. 89.

Ponction centripète (E).

1. Couteau de Græfe en première position.
2. Deuxième direction.
3. Incision.

Parfois le *sphincter est laissé en place,* soit que l'opérateur ne l'ait pas saisi *directement* avec la pince, soit qu'il l'ait laissé échapper en tirant, soit que sa pince ait des griffes usées, soit enfin qu'une synéchie très solide le fixe complètement. Dans ce cas, si le cristallin est transparent, mieux vaut certainement laisser l'erreur en l'état. La pupille ainsi faite reste ouverte, rend de bons services, antiglaucomateux ou visuels (vu l'absence de troubles visuels par double pupille); toute tentative avec le crochet mousse de Tyrrell, ou surtout avec les pinces, serait des plus dangereuses et le malade la paiera souvent d'une cataracte traumatique. Si le cristallin est cataracté, le crochet de Tyrrell ou, si l'anneau restant est minuscule, le kystitome, suffiront à modifier la situation.

Si on a fait une *iridectomie trop petite,* on peut l'agrandir de suite, en allant saisir prudemment l'iris qui borde la plaie à condition de le surplomber avec la pince et d'éviter de le prendre par la tranche, lésant ainsi le cristallin. Cela paraît fort simple en apparence et cela se réalise, si l'iridectomie a été faite trop étroite parce que l'opérateur n'a *pas tiré assez d'iris au dehors*. Mais l'examen des opérés et du cours de l'opération prouve qu'il s'agit presque toujours de plaies cornéennes trop *étroites,* faites avec une lance qui a suivi un trajet trop oblique et trop éloignée du limbe. L'opérateur a eu beau tirer, il n'a pu tirer au dehors que le sphincter.

Si la nécessité oblige à agrandir une iridectomie par trop minuscule, il faut agrandir d'abord *la plaie,* au couteau mousse ou *mieux* aux ciseaux mousses.

Du reste d'une façon générale, l'emploi d'un couteau long bien manié évitera les iridectomies trop étroites presque toujours dues à l'emploi maladroit d'une pique, quelquefois même trop étroite ou si on a été gêné par un malade insuffisamment anesthésié.

L'iris est *friable* et impossible à détacher (surtout sur les yeux sympathisés). L'ablation du cristallin et l'iritoectomie consécutive peuvent être employées alors.

L'arrachement de l'iris suivra éventuellement une iridectomie sur certains iris malades depuis fort longtemps. Si l'on ne désire pas compléter l'arrachement (qui nous a, comme à Cuignet, donné un beau résultat dans un cas de glaucome absolu), on se hâtera de couper l'iris au ras de l'incision cornéenne.

On peut laisser du sang *dans la chambre antérieure*, car il se reproduit visiblement, et toujours plus rouge, à mesure qu'on l'enlève. Les manœuvres trop répétées avec la spatule pourraient léser le cristallin et l'injection intra-oculaire d'eau tiède a plus d'inconvénients que d'avantages.

Il n'est pas très rare, si l'on n'a pas eu le grand soin de réduire les bords de l'échancrure de l'iris, de voir, les jours suivants, un petit enclavement d'une languette ou d'un pli iriens, ce qui a souvent des inconvénients divers et graves (glaucome, iridocyclite, etc.).

L'hémorragie *sous conjonctivale* est en général faible : celle de la chambre antérieure n'est abondante que si la plaie est très périphérique (canal de Schlemm, vaisseaux iriens) ou avec des iris très malades.

Il est rare que le contenu sanguin de la chambre antérieure se coagule; il forme ordinairement un *hypoéma*, quelquefois à répétition, surtout dans le glaucome, mais qui disparait en général rapidement, avec ou sans révulsion temporale et ergotine.

Dans certains cas de glaucome, on pourrait voir avec des plaies *trop larges,* la *subluxation du cristallin* et des *hémorragies intra-oculaires ;* de même avec certains iris très adhérents, et dans l'hydrophtalmie, la *rupture de la zonule* pourrait se produire, et même l'issue du corps vitré.

La *suppuration* est très rare, cependant elle a été signalée (de Græfe, Pomier). En tous cas, vu l'éloignement du corps vitré et la présence du cristallin, elle est encore plus rare qu'après l'extraction de la cataracte. Toutefois on ne négligera pas les soins préparatoires (dacryocystite, blépharite, etc.)

L'*iritis* est elle-même peu fréquente : nous parlons de l'iritis suivant l'iridectomie sur un œil qui auparavant n'avait jamais eu d'attaque d'iritis. Nous l'avons vue ainsi une fois chez une malade très affaiblie par la goutte et une lésion cardiaque, et où l'iridectomie préparatoire pour une cataracte centrale fut suivie de plusieurs petites synéchies et d'une assez forte poussée irritative quoique l'opération eût été faite avec l'asepsie la plus complète dans l'instrumentation et l'antisepsie habituelle pour la toilette de l'œil d'ailleurs sain.

Dans le cas d'iritis insidieuse, d'uvéite, de la variété que nous avons nommée *iritis pigmentaire*, l'iridectomie *dédouble* souvent l'iris, dont tout le pigment reste adhérent, recouvre le cristallin, comme la *coiffe* d'un chapeau. Tout résultat optique est ainsi annihilé, et si d'autres iridectomies donnent le même résultat, on . pensera à l'*ablation du cristallin* (Wenzel, de Græfe, Jocqs) et plus tard aux diverses variétés d'*irito-ectomie*.

2° *Accidents tardifs*. — Une *cataracte traumatique* pourrait se produire, indépendamment même d'une erreur opératoire, à la suite de l'ébranlement du cristallin, surtout dans le glaucome et les fortes adhérences.

L'*enclavement capsulaire* suit éventuellement l'extraction de cataracte à iridectomie et sera étudié avec elle.

La *cicatrice cystoïde* sera également étudiée avec la chirurgie du glaucome.

On se rappellera que, faite sur certains yeux en pleine iritis, l'iridectomie a entraîné l'*atrophie douloureuse* du globe et l'ophtalmie sympathique. L'iridectomie doit donc autant que possible être exécutée à *froid, dans l'intervalle des attaques* d'iritis.

INDICATIONS GÉNÉRALES

Sans vouloir entrer dans la thérapeutique oculaire, nous rappellerons les indications générales de l'iridectomie.

L'iridectomie peut être indiquée et a été pratiquée :

1. Dans certaines taies de la cornée. Elle procure une vision immédiate et peut éclaircir le reste de la tache (Panas) comme tout traumatisme, par le mécanisme bien connu de la péritomie, et en excitant la vitalité du tissu cornéen. On la combine souvent au tatouage.

2. Au cours de vastes ulcères cornéens (de Græfe, Horner). Mais il vaut mieux généralement la réserver après la cicatrisation pour la mieux placer, la faire à son aise et avec moins de danger. Il a cependant paru quelquefois que

l'ulcère s'arrêtait sous son influence. L'incision opératoire ne s'infecte pas toujours.

3. Dans les fistules cornéennes (iridectomie et libération de l'iris enclavé).

4. Dans les leucomes adhérents et les staphylomes partiels à différentes périodes et généralement de très bonne heure.

5. Dans les taies diffuses compliquées de synéchies iriennes (K. interstitielles), lorsqu'elles sont *stationnaires* et pour activer leur éclaircissement.

6. Dans le kératocone.

7. Dans la scléro-cyclo-choroïdite antérieure.

6. Dans les affections occlusives de la pupille, *lorsqu'il n'y a plus d'inflammation*, et dans les iritis à répétition, à une *période tranquille*, comme pour *l'appendicite*, jamais en pleine inflammation. On s'expose sans cela, si l'on est trop·pressé, à déterminer une irritation encore plus vive, la réocclusion de l'iridectomie, quelquefois l'atrophie de l'œil (Panas, Leplat), et des troubles sympathiques. On opérera donc, *sauf le cas de glaucome*, primitif ou secondaire, après le déclin de toute inflammation apparente ou réelle.

On sera très prudent dans l'*iritis séreuse* où des *paracentèses* répétées et des sclérotomies devront précéder en tous cas l'iridectomie qui n'est pas exempte de dangers consécutifs.

L'iridectomie, dans l'iritis à rechutes, n'a pas toujours une action sûre contre les récidives, qu'on a souvent attribuées aux synéchies, et dont la diathèse ou l'endo-infection sont surtout responsables. Mais elle a des avantages *inappréciables* à d'autres points de vue et un nombre infini de malades lui doivent la vue, *malgré de nouvelles rechutes* d'iritis. Si on a eu soin de faire une vaste iridectomie, *à froid*, dans une période calme, cette large ouverture qui fait communiquer largement les deux chambres, empêchera la perte de l'œil et de la vision par glaucome, aplatissement de la chambre antérieure, iris en tomate et occlusion pupillaire. On la fait souvent trop tard, et fréquemment on sera appelé, comme dans plusieurs de nos cas, à conserver ainsi seulement le second œil, le premier ayant été perdu ou même énucléé faute d'une large et périphérique iridectomie *faite à temps*. Qu'elle arrête quelquefois l'iritis, c'est possible, mais incertain. Qu'elle soit toujours utile pour neutraliser l'effet néfaste d'une rechute d'iritis occlusive, *voilà qui est certain*.

On se rappellera qu'il y a des cas où l'ablation répétée de l'iris peut échouer, et, si l'œil peut la supporter, l'extraction du cristallin transparent est, comme Wenzel et de Græfe l'ont conseillé et comme l'a prouvé Jocqs, la seule chance de salut.

7. Pour les *corps étrangers*, les *parasites de l'iris*, si on ne peut les détacher de la membrane.

8. Dans *certaines néoplasies* bien localisées et envahissantes comme la tuberculose *solitaire* de l'iris, après insuccès du traitement médical (de Wecker, Terson père, Treitel), le léprome, les kystes, les angiomes, et d'autres tumeurs.

Mais on sera fort réservé en cas de tumeurs malignes (sarcomes), où l'énucléation sera généralement et promptement préférable.

9. Dans les *enclavements iriens*. On se méfiera d'être trop actif dans ces cas-là. Il y a des enclavements auxquels il ne faut toucher, ni par cautérisation, ni par transfixion, ni par iridectomie. Il faut savoir attendre dans bien des cas, même si on doit intervenir, sans cela on a des accidents et même l'ophtalmie sympathique, surtout avec les enclavements de la base de l'iris (de Wecker). Nous reviendrons sur ce sujet avec l'extraction de la cataracte.

10. Dans certaines *occlusions congénitales* (membrane pupillaire).

11. L'action est très douteuse dans les *choroïdites,* la *myopie,* le *décollement* rétinien, etc.

12. Dans l'extraction de certaines *cataractes.*

13. Dans certaines variétés de cataractes *traumatiques* et *congénitales* (zonulaires, pyramidales, centrales, polaires, etc.), après un examen soigné de l'acuité visuelle *avant et après atropinisation.*

14. Dans les luxations et subluxations du *cristallin,* l'iridectomie prépare à l'extraction du cristallin ; dans d'autres cas, elle doit lutter contre le glaucome ou ramener la vision. L'iridotomie et les sclérotomies lui sont alors souvent préférables (de Wecker).

Quand on trouve, après l'iridectomie, derrière une occlusion pupillaire, un cristallin entièrement *opaque,* on pourra, comme nous l'avons fait plusieurs fois avec succès, agrandir la plaie aux ciseaux à la Daviel, kystitomiser et extraire la lentille.

15. Dans le *glaucome primitif* ou secondaire de l'enfant et de l'adulte.

16. Pour faciliter le *diagnostic* (certaines tumeurs, lorsque la dilatation pupillaire est irréalisable), ou les *opérations* sur le cristallin, le corps vitré ou la cornée (tatouage). L'iridectomie est alors diagnostique, prophylactique, préparatoire, et il n'est guère d'affection de l'œil où on ne l'ait pratiquée.

17. Sur l'œil sympathisant elle échoue contre l'iritis sympathique, et sur l'œil sympathisé, s'il y a une adhérence *pariétale,* de *toute la face profonde* de l'iris au cristallin. On opérera le plus tard possible, mais même alors ces cas sont les plus mauvais, la réocclusion est fréquente, et l'exécution même de l'iridectomie fort incertaine, l'iris *friable* et adhérent se laissant arracher par filaments sans consistance. Là aussi, si le fond de l'œil est bon, l'extraction du cristallin transparent avec iridectomie *à la* Wenzel transperçant l'iris et le cristallin avec le couteau long, est indi-

quée. Plus tard, l'irito-ectomie pourra être encore nécessaire.

On devra toujours se rappeler de ne pratiquer l'opération que sur un œil qui peut la supporter et on devra bien réfléchir à l'avance pour ne pas risquer d'aggraver sensiblement l'état visuel et organique de l'œil sur lequel on croit à propos d'intervenir dans un but visuel, et même l'état de l'autre œil.

Résultats. — On ne saurait donner d'appréciation générale des résultats de l'iridectomie, sauf pour le glaucome où on les trouvera. — Les résultats de l'iridectomie optique et antiphlogistique sont tout à fait divers, en rapport avec la lésion antérieure, l'astigmatisme cornéen, les taies, l'état du cristallin et du fond de l'œil, etc. Toutefois on se rappellera que, si elle est généralement utile, l'iridectomie optique n'amène pas toujours une vision très nette, vu l'utilisation des parties périphériques de la cornée et d'ailleurs les lésions de la cornée, du cristallin et des milieux. Il y a iridectomie et iridectomie : une iridectomie mal placée ou trop large gêne assez considérablement le malade, bien qu'il y ait de grandes *variations individuelles* et qu'on voie quelquefois une large iridectomie en bas n'amener aucun éblouissement. N'avons-nous pas vu une expulsion traumatique totale de l'iris laisser persister une vision satisfaisante et sans le moindre éblouissement ! A côté de ces cas, d'autres malades se plaignent d'éblouissement et d'y voir aussi mal ou plus mal qu'avant l'iridectomie soi-disant optique.

Sur les conditions de vision si variables après une iridectomie, Hirschberg et Van Duyse ont réalisé une expérience bien instructive. Ils ont fait des photographies avec des diaphragmes ronds, mais qui, même munis de papier huilé (taies), donnent des images nettes, plus nettes même si on opacifie la taie (tatouage). Les photographies sont au contraire voilées, quand le diaphragme est échancré en iridectomie.

De tels faits expliquent en partie pourquoi les malades

n'ont pas toujours été satisfaits de l'opération, et doivent mettre en garde contre l'*abus* de l'*iridectomie,* opération séduisante, mais que l'opérateur ne doit faire qu'à bon escient.

Glaucome.

L'évolution clinique et anatomo-pathologique du glaucome est assez différente chez l'adulte et chez l'enfant pour modifier sensiblement les interventions qui sont applicables à l'un ou à l'autre. Nous devrons donc examiner successivement le glaucome de l'*adulte* et ses nombreuses variétés, et le glaucome *infantile* où le volume de l'œil est considérablement accru (buphtalmie, hydrophtalmie).

§ I. — Glaucome de l'adulte.

Le glaucome *primitif* comporte un traitement chirurgical dont l'efficacité est grande dans le glaucome aigu et dans le glaucome subaigu.

En face du glaucome primitif, l'hypertonie de cause secondaire, et qui est souvent désignée sous le nom de *glaucome secondaire,* nécessite des opérations évacuatrices semblables à celles du glaucome primitif et dont l'effet fera souvent disparaître l'hypertonie en même temps que la cause qui l'a fait naître. Il en est ainsi dans les cas d'hypertonie liée aux leucomes adhérents, à certaines iritis, à l'occlusion et à la séclusion pupillaires, aux déplacements du cristallin, au gonflement de diverses cataractes, aux tumeurs intra-oculaires, pour ne citer que les principales lésions originelles. Mais il s'agit ici d'un symptôme concomitant, ordinairement mécanique, exceptionnellement d'ordre irritatif et où le traitement chirurgical étiologique s'impose.

Il est bon de distinguer, en particulier dans les diverses

formes de glaucome primitif, un pronostic variable quelle que soit la thérapeutique, et, s'il est assez juste de répéter qu'une opération est indispensable pour guérir le glaucome, il est également consciencieux de prévenir les praticiens qu'il y a des variétés de glaucome, telles que le glaucome hémorragique, où l'opération, même lorsqu'elle est indiquée pour diminuer ou supprimer les douleurs, ne rend pas la vue, et que dans le glaucome chronique avancé, en somme fréquent, il est convenable de ne pas toujours opérer et de ne pas faire l'opération classique, l'iridectomie, si l'on veut conserver la vue. Dans le glaucome aigu et subaigu, l'opération précoce est au contraire d'une utilité certaine, si elle est bien pratiquée, malgré ses difficultés. Cette manière de procéder et de séparer les cas vaudra mieux que de répéter comme on le fait souvent, que tout glaucome non opéré est perdu. S'il y a des cas où il faut opérer de suite, il en est d'autres, non moins glaucomateux, où il faut savoir ne pas iridectomiser, au grand étonnement du médecin qui a lu que le glaucome ne guérit que par une iridectomie et *guérit toujours* par elle. Excellente dans certaines variétés, l'opération curatrice par excellence, l'*iridectomie* scléro-cornéenne, entraîne par elle-même dans d'autres variétés la perte complète de l'œil.

Évolution historique des méthodes opératoires. — La chirurgie du glaucome a consisté depuis les temps les plus reculés dans une *ponction de l'œil* en pleine sclérotique. Il s'agissait le plus souvent d'opérations dirigées tantôt contre l'hydrophtalmie, tantôt contre le glaucome secondaire avec staphylome. Le volume de l'œil étant accru, l'œil étant plus gros, la première idée qui devait venir était de le ponctionner.

Les paracentèses de la cornée au niveau du limbe, et quelquefois au delà, étaient employés fréquemment dans le glaucome vrai à titre plutôt palliatif que curatif et pour aider le traitement général de l'ophtalmie arthritique.

Mackensie insista de nouveau sur l'utilité des ponctions *du corps vitré* dans le glaucome, à tel point qu'un assez grand nombre d'auteurs lui attribuent cette méthode opératoire.

Bien que de Græfe lui-même, Desmarres fils et d'autres disent avoir *guéri des glaucomes aigus* par des paracentèses de la chambre antérieure, elles étaient bien souvent inefficaces.

C'est à de Græfe (1856) qu'est due l'idée d'*appliquer l'iridectomie* au glaucome et c'est son véritable titre de gloire.

Sans doute il a vu Desmarres faire un énorme usage de l'iridectomie. Mais l'audace qu'il a eue, en l'appliquant empiriquement au glaucome aigu, a été recompensée par le succès : il a réglé exactement la technique *spéciale* de l'opération, et, bien que les théories et les explications ne soient venues qu'après la découverte, cela ne diminue ni la valeur de son effort, ni l'étendue du service qu'il a rendu. Alors que de Græfe attribuait « à l'atropine la propriété d'abaisser la pression intra-oculaire », quoiqu'il soit depuis revenu là-dessus, l'usage des *myotiques* dans le glaucome pour préparer ou suivre les ponctions et les iridectomies, et maintenir la vision de certains cas qu'il ne faut pas opérer est dû surtout à Laqueur et à Weber. C'est un progrès considérable, s'appliquant à toute une catégorie de glaucomes, et qui a, même en face de l'application de l'iridectomie, une grande importance.

Rappelons les soi-disant myotomies ciliaire de Hancock (1861) et les opérations rétroiridiennes de plusieurs auteurs.

Après de Wecker (1867), on a essayé dans certains cas de dédoubler l'opération, de s'abstenir de couper l'iris et de se borner à une incision sclérale (*sclérotomie juxta-cornéenne*), soit à la lance (Stellwag, Quaglino), soit au couteau de Græfe avec procédé à pont (de Wecker).

La ponction de l'œil, *sclérotomie postérieure*, qui est la vieille opération du glaucome, est encore restée applicable (de Luca, Le Fort, Masselon, Parinaud) à des cas où la sclérotomie antérieure et l'iridectomie sont impuissantes.

La sclérotomie à pont a été combinée avec l'iridectomie (Terson père), avec l'iridotomie (irido-sclérotomie de Panas), et avec l'iridodialyse (de Wecker) ; l'iridectomie extra-sphinctérienne a été reprise (Dianoux et Pflüger).

Bien d'autres procédés voisins des précédents, dont ils ne sont quelquefois que des modifications, ont été recommandés, mais, souvent moins efficaces ou plus dangereux, ils sont abandonnés ou encore à l'étude (scléro-myotomie de Hancock, ponction scléro-cyclo-irienne de Chibret, sclérotomie rétro-iridienne, débridement de l'angle irien de Vincentiis et Tailor avec une aiguille rappelant celle de Heiberg, sclérotomie antéro-postérieure, sclérectomie, inclusion d'un lambeau conjonctival, trépanation, drainage, séton, etc.).

Enfin on s'est attaqué au système nerveux. Badal a recommandé l'*arrachement du nerf nasal,* Abadie les interventions sur le *sympathique cervical.* — Malgré un assez grand nombre d'opérations, il serait encore prématuré de conclure à des résultats fixes.

Une grande division générale s'impose ici, occasionnée par la présence du cristallin qu'on ne cherche plus guère aujourd'hui à atteindre par une incision sclérale. Autrefois c'était *pour l'atteindre* par l'abaissement qu'on traversait de préférence la sclérotique, plus tard on l'a incisée aussi pour extraire la lentille (extraction sclérale). Aujourd'hui, on cherche avant tout à *éviter* le cristallin dans les opérations sclérales. De plus on passe en avant ou en arrière de l'iris.

1° **Sclérotomie anté-irienne.** — La sclérotomie anté-irienne est une transfixion incomplète de la région scléro-cornéenne.

Pour pratiquer une sclérotomie, il y a toujours intérêt à ce que la pupille soit *rétrécie le plus possible* par des instillations myotiques répétées : on redoublera donc ces instillations, déjà employées pour le glaucome, pendant les quelques heures qui précéderont l'opération et on ne mettra de la cocaïne que quelques minutes avant d'opérer.

De cette façon l'iris sera déplissé, et l'angle iridien à débrider aussi libre que possible. Le couteau droit de Græfe ou notre couteau courbe (modèle *beaucoup plus étroit* et *plus court* que pour l'extraction de la cataracte) peuvent être employés : la forme courbe de ce dernier, outre qu'elle empêche la confusion du dos et du tranchant, se prête assez bien au débridement de l'arcade péri-cornéenne. La pique (Quaglino), même *bifide* (Parenteau), sera ici ordinairement inférieure au couteau qui a une plus grande liberté d'action et un champ plus étendu : le fait de pratiquer une seule plaie, au lieu de deux plaies, *prive surtout l'opération d'un pont protecteur contre la hernie* de l'iris, qui sans cela peut se produire, même en laissant *lentement* écouler l'humeur aqueuse sur la pique, et oblige à transformer la sclérotomie en iridectomie, opération qu'on se proposait d'éviter. De plus, la pique a les inconvénients inhérents à sa nature (possibilité de blesser le cristallin, pénétration difficile dans la sclérotique) : nous verrons cependant qu'elle a quelques indications pour l'iridectomie dans certains cas de glaucome. Les sclérotomies simultanées, latérales et symétriques avec deux piques, les ponctions répétées de suite aux 4 points cardinaux de la cornée, ont plus d'inconvénients que d'avantages. Mais on doit se rappeler que la sclérotomie par le procédé de Wecker se répétera facilement dans toutes les régions de la circonférence péricornéenne à débrider.

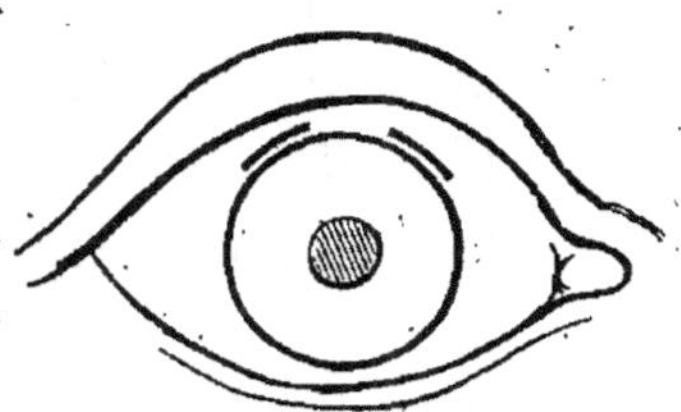

Fig. 90. — Sclérotomie. Procédé de Wecker.

Le procédé de Wecker est le meilleur. On pénètre à 1 millimètre (fig. 90) en dehors du bord externe de la cornée, dans la chambre antérieure, lentement et parallèlement à l'iris contracté par les myotiques, à peu près comme dans l'extraction linéaire de Græfe, en haut ou en bas de la cornée. La contre-ponction se fait à 1 millimètre du bord cornéen et symétriquement. On ne termine pas la section et on finit l'opération en laissant échapper *lentement* l'humeur aqueuse, tout en débridant avec la pointe du couteau la partie profonde du pont restant. On évitera de sectionner complètement la sclérotique, même en laissant la conjonctive seule intacte (Bader, S. Watson), afin de ne pas avoir un enclavement sous-conjonctival.

On doit donc laisser en place quelques-unes des fibres externes de la sclérotique, qui constitueront la *charpente* solide du pont, la conjonctive étant pour cela tout à fait insuffisante. Ce *débridement* sous-scléral de l'*angle irien* est dû à de Wecker qui a créé le *mot* et la *chose* et y a longuement insisté dans sa *Chirurgie oculaire*. Les opérations de Hancock, Heiberg et d'autres manquaient de précision et ne se proposaient pas systématiquement ce but. De Vincentiis au contraire a depuis généralisé le débridement à tout l'angle irien, mais nous croyons préférable d'agir par des sclérotomies répétées, toujours munies de leur *temps essentiel* du débridement sous-scléral.

On ne fera jamais la sclérotomie à moins de 1 millimètre du limbe. C'est dans la région anatomique de la filtration péricornéenne que doit rester l'intervention antiglaucomateuse sous peine de faire une simple paracentèse ou une iridectomie cornéennes, vouées à l'inefficacité.

On instille un myotique à plusieurs reprises avant et *après* l'opération.

La sclérotomie est en somme, *toutes proportions gardées,* une iridectomie antiglaucomateuse où on ne coupe pas l'iris, de même que l'iridectomie antiglaucomateuse est une sclérotomie où on le coupe, si on nous passe l'expression.

Le point capital, surtout pour le débutant, est de ne pas faire son opération trop près du *diamètre horizontal* de la cornée, ou alors il faudrait la *réduire* à la ponction et à la contre-ponction, faites de la largeur du couteau dont le tranchant ne doit ni avancer ni reculer sous peine de mordre dans l'iris et d'entraîner une forte hémorragie. Il ne semble guère que cette étroite ponction ait des avantages comparables au large débridement scléral et sous-scléral de la vraie sclérotomie et elle n'est que rarement indiquée.

Accidents. — En dehors des accidents cristalliniens imputables à une faute dans cette opération délicate (mais qui est peut-être celle qui se répète le mieux sur des yeux de porc qu'on rend *glaucomateux à volonté* en les vissant plus ou moins fort sur la cupule de l'ophtalmo-fantôme), l'*éraillement de l'iris* et l'hémorragie consécutive sont assez peu de chose. Un *prolapsus irien* sera excisé. Il n'est nullement *fréquent*, si on n'opère pas trop largement et si l'on laisse lentement s'écouler l'humeur aqueuse. On évitera la section totale de la sclérotique qui expose à des *hernies iriennes* sous-conjonctivales ou totales. Si l'on a trop fortement appliqué le couteau sur la base de l'iris, il se produit une dialyse à ce niveau, qui, en s'écartant, donne une brèche irienne avec conservation du sphincter,

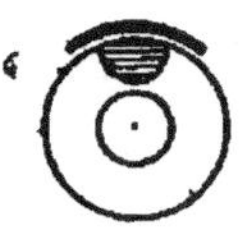

Fig. 91.
Iridectomie extrasphinctérienne.

rappelant (sans excision) l'iridectomie extra-sphinctérienne de Pope (fig. 91). Bien que cet incident ne doive pas être recherché en général, on ne le regrettera pas beaucoup dans certains cas, à condition que le cristallin n'ait pas été lésé. On se rappellera que l'opération de Pope a été fortement préconisée par Pflüger et Dianoux dans certains cas de glaucome et que de Wecker a même proposé de décoller la base de l'iris après une sclérotomie (sclérotomie combinée). •

La sclérotomie doit être « *paisiblement* » établie, comme de Wecker l'a si justement dit pour la contre-ponction dans l'opération de la cataracte. La sclérotomie est le type de l'opération oculaire où *il faut savoir aller lentement* pour exécuter le débridement, partie intégrante du procédé.

Quoi qu'on en ait dit, les autres procédés sont des variantes de la sclérotomie : la sclérotomie, en la *combinant* aux myotiques, en l'*appliquant quand il le faut* et en la *répétant*, au lieu de se borner à *une* paracentèse sclérale et de crier à l'insuccès, nous semble moins incertaine et moins dangereuse que les autres procédés qu'on a essayé de lui substituer.

Il peut être utile de faire suivre la sclérotomie de *malaxations* (Dianoux) répétées plusieurs fois par jour.

On enlève le pansement dès le second ou troisième jour et on reprend vigoureusement l'emploi des myotiques.

Le pronostic est souvent fâcheux quand la chambre antérieure ne se rétablit pas rapidement et surtout quand l'œil reste dur, même de suite après une sclérotomie bien exécutée.

2° Sclérotomie sous-irienne. — La question, dans certains cas où la chambre antérieure est très réduite, où la sclérotomie antérieure a échoué plusieurs fois, et où l'iridectomie est dangereuse (glaucome hémorragique, absolu, buphtalmie ancienne, etc...), est de savoir si l'on doit passer, comme Dehenne (1885) et Panas l'ont fait, *derrière l'iris* par la plaie sclérale, non pas tant dans le but d'aller exécuter une hypothétique ténotomie ou myotomie ciliaire (Hancock) que pour *créer en arrière du plan irien* qui, sans cesse refoulé en avant, joue un rôle mécanique néfaste dans le glaucome, une fistule ou une cicatrice filtrante.

Cette intervention, dangereuse dans les autres cas, est certainement indiquée dans quelques cas où la pupille est adhérente, ou l'iris accolé à la cornée. On fait alors la sclérotomie, en passant d'emblée sous l'iris. Chez certains sujets, on pourra, en se retirant, tourner le couteau en avant et faire une section irienne, plus ou moins nette (*irido-sclérotomie* ou *scléro-iridotomie*).

3° Sclérotomie postérieure. — La sclérotomie postérieure est plutôt une sclérotomie de l'équateur qu'une véritable sclérotomie postérieure.

La paracentèse scléroticale dans le glaucome doit être pratiquée à 1 centimètre 1/2 en arrière du limbe, dans un point où l'on évite les muscles de l'œil et les vasa vorticosa. Le quadrant supéro-externe de l'œil est le plus accessible et celui qui se prête le mieux à l'opération : de plus la cicatrice ectatique qui en résulte, est cachée sous la paupière supérieure. On donnera à l'œil exactement la même position que lorsqu'il s'agit d'enlever la glande lacrymale palpébrale (fig. 92). On priera donc le malade de regarder le bout de son nez et l'œil sera maintenu avec la pince placée surtout dans la région inféro-interne ou saisissant solidement la région supéro-externe du limbe. Il n'y aura plus qu'à ponctionner très près de la glande lacrymale palpébrale qui fait saillie.

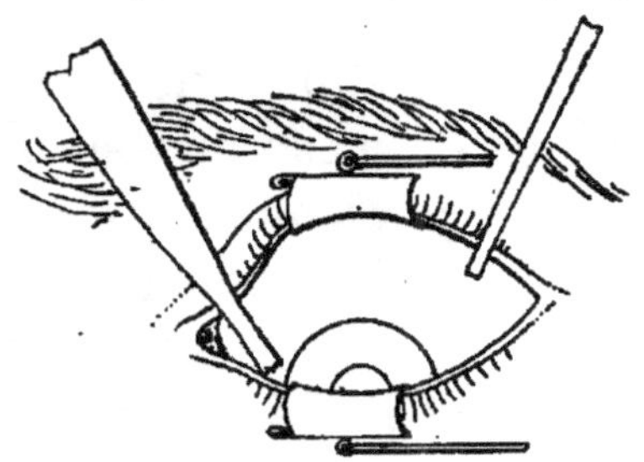

Fig. 92.

Sclérotomie postérieure.

On n'emploiera plus l'aiguille lancéolée des chirurgiens du XVIIIᵉ siècle : le couteau droit ou courbe, enfoncé à 1 centimètre de profondeur, est l'instrument indiqué : en le retirant, on élargit la plaie, en T, en piqûre de sangsue (Parinaud) ou en accent circonflexe ; une certaine quantité de liquide soulève la conjonctive qu'on a pu préalablement un peu déplacer.

Il s'agit d'une intervention qui, pratiquée de cette manière, et pouvant se répéter sans fracas, même sur un fauteuil à dossier un peu renversé, ne nécessitant qu'une occlusion de 2 ou 3 jours, doit être envisagée comme une *paracentèse* et être répétée, souvent même en incisant au même point (Terson père), pour profiter de l'amincissement et de la filtration évidente de la région déjà opérée : c'est alors une vraie *oulétomie postérieure*.

Les suites sont en général bonnes. Très exceptionnellement le malade accuse une assez vive douleur due quelquefois à une hémorragie intra-oculaire. Mais, malgré là persistance de l'ouverture sclérale, démontrée par l'examen histologique (Terrien), l'hypertonie peut recommencer, si les causes hypersécrétoires fournissent une trop grande abondance de liquide intra-oculaire ou si la rétention est absolue.

On rejettera les *larges* incisions, l'*ophtalmotomie*, dont on a dit avec raison beaucoup de mal : de larges incisions peuvent avoir pour résultat rapide de fortes hémorragies intra-oculaires et l'atrophie douloureuse du globe : dans ce cas, mieux vaut l'ablation de la cornée et de l'iris, voire l'exentération et même l'énucléation. Ce n'est que si on s'attache à faire de *petites ponctions sclérales,* que la sclérotomie équatoriale conservera toujours ses indications pour des yeux perdus par glaucome absolu, même en face des 3 autres interventions précédentes, qu'il est d'ailleurs indiqué de lui substituer, en cas d'insuccès répété. Quoi qu'il en soit, nous avons vu des malades conserver indéfiniment des yeux glaucomateux perdus pour la vision, mais sans menace sympathique et sans les ennuis de la prothèse, ennuis que l'on a décrits sur tous les tons et qui en réalité s'appliquent en grande partie aussi aux opérations devant remplacer l'énucléation. Les malades viennent quelquefois se faire ponctionner l'œil quand ils le sentent lourd et douloureux par hypertension, comme un larmoyant réclame le cathétérisme, ou un ascitique la ponction abdominale.

C'est avant tout dans le glaucome *absolu* avec cécité et hypertension n'ayant pas cédé aux interventions sur la

sclérotique antérieure (sclérotomie, iridectomie sclérale)
que l'opération reste indiquée, à condition de s'attendre à
la répéter. Le glaucome hémorragique, si essentiellement
postérieur, en est aussi justiciable.

Enfin on l'a pratiquée pour permettre l'iridectomie dans
le glaucome aigu quand il n'y a pas de chambre antérieure.

Bornons-nous à rappeler que les sections postérieures de
la sclérotique sont aussi employées dans les panophtalmies,
l'extraction des corps étrangers intra-oculaires, le décollement rétinien, etc.

Quant à la sclérotomie antérieure, elle a été aussi recommandée, en plus de son usage dans le glaucome ou les hyper-
tonies passagères, pour faire filtrer la chambre antérieure
infectée (iritis, hypopyon, etc.), dans la myopie, etc.

4° **Iridectomie avec incision sclérale.** — L'iridectomie
antiglaucomateuse est notablement différente de l'iridectomie banale. C'est presque une autre opération, une iridectomie *spéciale* et qui cause facilement des surprises et des
déboires à l'opérateur, même habitué à l'iridectomie sur un
œil à tension normale, à chambre antérieure vaste, et peu
ou pas douloureux à la fixation. Ici, au contraire, la
chambre antérieure est presque vide, le cristallin menaçant,
l'œil d'une dureté incroyable et très résistant à la pénétration des instruments, les douleurs et l'indocilité du
malade extrêmes dans certains cas à la plus légère tentative de fixation, à tel point qu'il faut parfois employer
le chloroforme. Quelquefois la cocaïne et l'extrait surrénal
suffisent. Les difficultés de la technique, la gravité des cas
auxquels elle s'applique, les revers sérieux qui peuvent
suivre le plus petit écart ou la plus légère erreur d'indication nous obligent à revenir sur le manuel opératoire de
cette iridectomie.

L'œil est fixé à la pince en dedans du limbe de façon à
exercer une contre-pression efficace, et assez notablement

au-dessus du diamètre horizontal pour que la pince ôte à l'opérateur par sa présence *toute idée de descendre trop bas.*

Dans ce cas, un couteau de Græfe étroit, *mais solide*, est introduit (fig. 93), le tranchant en haut de façon à n'inciser qu'un cinquième de la scléro-cornée. L'iridectomie antiglau-comateuse doit être toujours sclérale (fig. 94). On pénètre ensuite, souvent avec grande difficulté, dans cet œil extraor-dinairement tendu ; le couteau

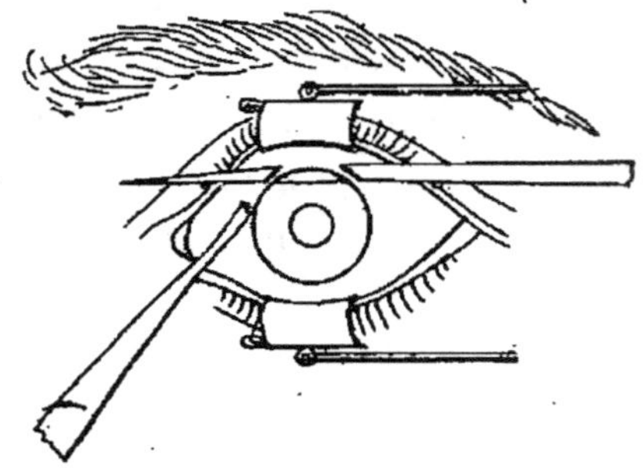

Fig. 93. — Iridectomie sclérale au couteau de Græfe (ponctions).

sera tenu presque horizontalement après la ponction et on n'en inclinera guère en bas la pointe, de façon à éviter toute échappée du côté du cristallin. La contre-ponction et la ponction doivent, lorsque cela est possible, être éloignées du limbe comme celles de la sclérotomie à pont. L'*iridectomie sclérale* comporte une plaie analogue, mais plus étroite et où l'on coupe tout ; aussi la sclérotomie (qui n'est que le premier temps de l'iridectomie sclérale) est-elle venue *chronologiquement et logiquement* après l'iridectomie sclérale, dont elle n'est

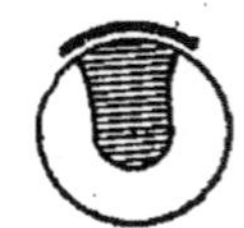

Fig. 94. — Iri-dectomie sclé-rale (résultat opératoire).

guère que la première moitié. Terson père préfère même faire une sclérotomie et agrandir la plaie d'entrée en relevant le manche du couteau, tout en laissant un pont d'arrêt. Il fait ensuite l'iridectomie par la plaie la plus large (*scléro-iridectomie* ou *iridectomie à pont*).

La section sera très lente pour éviter la sortie brusque de l'humeur aqueuse.

A condition de ne pas faire une plaie démesurée où le cristallin puisse avoir une tendance à s'engager, on se contentera souvent d'une plaie sclérale unique. On fera l'iridectomie large (fig. 95), en *tirant au dehors* le plus d'iris possible, si : 1° la plaie est suffisamment large ; ceci est un grave écueil de l'iridectomie antiglaucomateuse : l'opérateur fait quelquefois, gêné par la difficulté du cas, une plaie trop étroite, difficile à agrandir, et où les pinces, même celle de Liebreich, se meuvent avec les plus réels dangers pour le cristallin. D'autre part une plaie *trop large* peut être suivie d'accidents immédiats ; 2° si l'iris n'est pas atrophié et friable, sortant par débris filamenteux, comme cela arrive dans les anciens glaucomes.

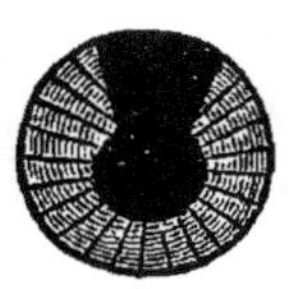

Fig. 95.

Large iridectomie.

Il est aussi des cas, comme dans un des nôtres, où *l'iris s'arrache* tout entier d'un bloc, dans ces vieux glaucomes, et cet arrachement total de l'iris, recommandé par divers auteurs, Cuignet entre autres, peut avoir d'ailleurs, dans un œil perdu pour la vision et glaucomateux, d'excellents résultats sur l'hypertonie.

L'iris est souvent tellement réduit de volume en apparence et repoussé par la mydriase glaucomateuse, cocaïnique, la propulsion du cristallin en avant, qu'il se cache entièrement *en haut* sous le limbe et que le cristallin se présente seul, à nu et sans protection, lorsque l'on fait l'incision. Il y a alors les plus grandes chances pour le piquer. Aussi doit-on remarquer, si, après insuccès absolu et constaté des instillations répétées de myotiques (au besoin ponction vitréenne quelques jours avant), l'iris n'est pas beaucoup plus visible *en bas,* comme cela s'observe dans ces cas graves. *Alors il ne faudra point hésiter à opérer en bas* et à passer au-devant d'un iris qui a encore *en bas seulement* une étendue satisfaisante.

Puis, si la pupille ne s'est pas suffisamment rétrécie sous l'influence de l'issue de l'humeur aqueuse et si la pénétration de la pince à iris expose ainsi à toucher le cristallin, *exceptionnellement* on fera sortir l'iris en appuyant avec la pince sur la lèvre sclérale. L'iris sort, on le pince largement au dehors à ciel ouvert et on le coupe en deux ou trois temps, de façon à en détacher un large lambeau, en tirant le plus possible pour le bien *étaler*.

On réduira ensuite prudemment, et sans s'avancer trop dans la chambre antérieure, les bords de l'iris coupé.

Quand la chambre antérieure est encore *assez profonde*, l'iridectomie sclérale *à la lance,* comme la faisaient le plus souvent de Græfe et Bowman, donne des résultats très nets et très précis.

La fixation sera donc faite toujours au point opposé de l'entrée de la pointe, en bas, si on opère en haut, cas le plus fréquent (fig. 96). L'essentiel est de n'employer la lance que lorsqu'il reste une chambre antérieure suffisante, et d'abaisser vite le manche, dès que la pointe est entrée dans la chambre antérieure. On retirera ensuite la lance, après lui avoir fait suivre le trajet convenable et de la façon qui est indiquée au chapitre sur la technique générale de l'iridectomie.

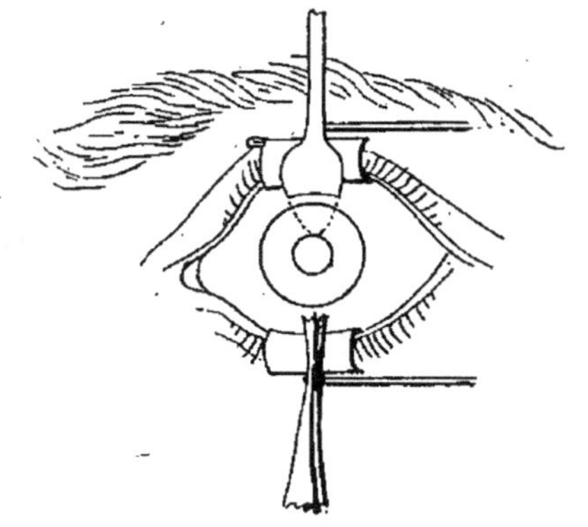

Fig. 96. — Iridectomie sclérale à la lance (ponction).

De Græfe a parfaitement précisé les règles spéciales de l'iridectomie à la lance, la plaie devant, d'après lui, être aussi excentrique que possible, pour pouvoir exciser l'iris jusqu'à son insertion ciliaire, condition nécessaire pour assurer le résultat de l'opération ou au moins le rendre plus certain. Le lambeau excisé doit être large. Le siège est presque indifférent : de Græfe pratiquait ordinairement l'opération *en dedans*. Enfin l'humeur aqueuse doit être *vidée lentement,* pour graduer la diminution de pression. Le mémoire de Græfe (1858) restera un impérissable chef-d'œuvre, à toujours consulter : on y remarquera combien, malgré les succès du traitement local, il s'efforce de chercher ailleurs que dans une simple affection locale la pathogénie du glaucome (altérations vasculaires, etc.), enfin la précision des indications opératoires dans les diverses variétés de glaucome et les maladies qui le simulent.

L'essentiel, tout en évitant de piquer l'iris et le cristallin, est de faire une plaie suffisante, de ne pas cheminer trop en avant dans les lames cornéennes, ni trop en arrière : sans cela l'iridectomie est dangereuse, impossible à faire périphérique. La lance doit toujours être introduite *au moins* à 1 millimètre du bord transparent du limbe.

En cas d'une plaie *trop étroite*, il y a ici, le cristallin étant transparent (tandis qu'on a le champ libre quand il s'agit d'une plaie à agrandir pour cataracte) de tels dangers à essayer d'agrandir avec le couteau mousse et les ciseaux que l'on doit se contenter quelquefois de la détente produite et faire du côté opposé, les jours suivants, en bas par exemple, une bonne et convenable iridectomie classique. En s'acharnant à vouloir gagner une partie perdue d'avance, si la plaie est trop étroite et le malade indocile, on risque un désastre complet qui évitera toute possibilité d'une retouche heureuse, relativement facile et d'un effet qui serait alors définitif.

Dans *toute* intervention sur un œil atteint de glaucome primitif, on instillera des myotiques dans *l'œil opposé*, pendant quelques jours, car il est reconnu qu'un accès de glaucome peut s'y produire et a même paru souvent provoqué par l'opération du premier, ce que l'étiologie du glaucome aigu nous explique d'ailleurs.

. Toutefois, l'iridectomie préventive sur l'œil sain (Sichel fils, Fieuzal) nous semble prématurée et fréquemment inutile. Tout moignon douloureux sera énucléé, si l'œil opposé a une tendance glaucomateuse manifeste.

Accidents. — Les *accidents opératoires* seraient la *blessure du cristallin,* sa *subluxation,* surtout si la plaie est trop large. Il y a quelquefois des hémorragies dans la chambre antérieure ou même dans la rétine et le corps vitré (de

Græfe), mais qui se résorbent peu à peu. De petits enclavements des angles iridiens ne sont généralement pas dangereux et fistulisent peut-être utilement la plaie sclérale. Toutefois une véritable cicatrice *bosselée*, *cystoïde* (de Græfe), est à éviter et est généralement due à une plaie excessive et irrégulièrement faite. L'excision, la compression, la cautérisation ne l'améliorent pas toujours.

Lorsque l'iridectomie a été faite *trop étroite,* on pourra plus tard la refaire soit du côté opposé (fig. 97), soit sur ses parties latérales, suivant l'état de la chambre antérieure. Lorsque, malgré une iridectomie convenable, la tension s'élève, on commencera, avant de refaire une nouvelle iridectomie, par une simple paracentèse de la cicatrice (ou-létomie), comme de Wecker et Panas l'ont recommandé, ou par une sclérotomie sur une autre région de la chambre antérieure.

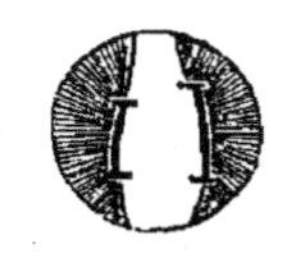

Fig. 97

Double iridectomie diamétrale.

Éventuellement, bien qu'on n'y trouve aucune blessure, le cristallin *s'opacifie* plus tard peu à peu. L'ébranlement peut en être la cause, sans faute opératoire. On évitera généralement d'opérer les deux yeux le même jour.

Nous n'insisterons pas sur les conséquences d'un désastre opératoire avec *issue* ou *enclavement du cristallin* dans la plaie (expulsion hémorragique, etc.); il s'agit de plaies presque toujours *trop vastes* et très *péniblement* exécutées, ou de cas (glaucome hémorragique) à ne pas opérer par iridectomie.

MODE D'ACTION DES OPÉRATIONS ANTIGLAUCOMATEUSES

Sclérotomies. — L'incision antérieure de la sclérotique présente sur les incisions cornéennes les avantages et les désavantages suivants :

1° Une incision cornéenne, même de près de la moitié de

la cornée, se ressoude rapidement. Une incision sclérale, étant donnée la nature du tissu fibreux, encore aminci par la présence du canal de Schlemm et du triangle trabéculaire, se cicatrise moins vite, elle fait écluse, laisse écouler pendant un temps variable les liquides intra-oculaires. Une incision sclérale sera donc préférée en général à une incision cornéenne quand il s'agit de laisser écouler pendant quelque temps un liquide pouvant exercer une trop forte compression intra-oculaire (glaucome, hypertonie de toute nature), ou de propriétés manifestement irritatives ou toxiques (iritis, hypopyon, infections intra-oculaires diverses). La sclérotomie est à la paracentèse cornéenne, dans beaucoup de cas tout au moins, ce que la *sonde à demeure* pour les voies urinaires est à un cathétérisme plus ou moins de fois répété. Elle peut être gênée dans son action par la projection en avant de la base de l'iris, d'où son infériorité sur l'iridectomie de la base.

Mais son rôle filtrant plus ou moins prolongé nous semble démontré par l'efficacité et la détente incontestablement plus grandes après une sclérotomie qu'après une paracentèse cornéenne.

Une incision *sclérale* permet en plus de détacher la *base même de l'iris*. Sauf en agissant par arrachement, procédé dangereux et toujours assez incertain, on ne peut, par une plaie *cornéenne*, être assuré d'enlever la base de l'iris. Comme cette base est directement en rapport avec le triangle de filtration, c'est elle qu'il importe d'enlever dans le glaucome. Toute iridectomie antiglaucomateuse doit être une iridectomie à *plaie sclérale*. Par cette plaie sclérale, on cherche à atteindre *simultanément* un effet de filtration et la suppression du clapet irien qui va boucher le grillage trabéculaire. Aussi une sclérotomie n'est *que la moitié* d'une iridectomie antiglaucomateuse.

La base de l'iris se trouve, du bord de la cornée *transparente,* d'après les mensurations de Rochon-Duvigneaud : en haut, à 2^{mm},25, en bas à 2 millimètres, en dehors à 1^{mm},25, en dedans à 1^{mm},25, aux extrémités des axes.

C'est dans cette région, *sans aller toutefois à son extrême limite,* que se trouve le *lieu d'élection* des opérations anti-glaucomateuses précristalliniennes.

En somme, une sclérotomie antérieure à double incision est presque une plaie d'extraction de cataracte à la de Græfe dans laquelle on ne coupe pas le pont (fig. 98), dans laquelle on s'arrête avant la fin. La vraie iridectomie antiglaucomateuse ressemble, à peu de chose près, à l'iridectomie de l'extraction à la de Græfe. Tout ce qui est actuellement délaissé

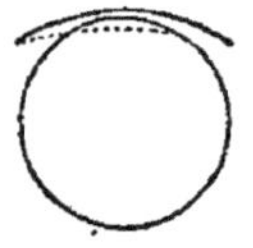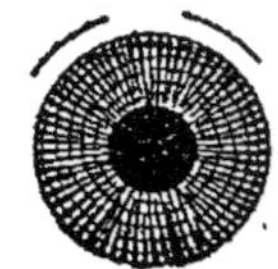

Fig. 98.

Incision de   Sclérotomie.
Græfe pour
l'extraction
de la cata-
racte.

dans l'extraction de la cataracte à ce point de vue reste et restera fondamental pour l'opération du glaucome.

On s'est demandé, souvent, si l'on pouvait détacher la base de l'iris dans le glaucome, par l'iridectomie sclérale. Nous ne croyons pas qu'on puisse douter que cela ne soit possible dans les premiers temps où la soudure est incomplète, et que cela ne soit possible surtout dans le glaucome très récent. C'est en détachant la base de l'iris, en l'enlevant, ou en la libérant par traction qu'on obtient, croyons-nous, le résultat cherché, comme nous y reviendrons ailleurs. Quelques histologistes se sont étonnés de trouver, sur des yeux ÉNUCLÉÉS, la base de l'iris en place et en ont conclu à l'extrême difficulté de détacher la base de l'iris dans le glaucome et à la quasi-impossibilité d'y arriver. Le fait même de pouvoir faire l'histologie de tels yeux énucléés après iridectomie antiglaucomateuse, montre d'une façon plus qu'évidente l'insuccès total de l'iridectomie *dans ces yeux.* Mais il est très possible que l'examen d'un œil GUÉRI (et non énucléé) de son glaucome par iridectomie nous montre un angle iridien privé de toute soudure irienne, et, si elle n'était pas enlevée, la base irienne détachée du triangle réticulé. De plus, bien que les yeux dont le porteur a été obligé de subir l'énucléation, aient été opérés par divers chirurgiens, cela prouve seulement qu'il y a de bons et de mauvais cas. Comment comparer de tels cas, alors que nous ne savons pas d'une façon précise le manuel opératoire qu'a employé l'opérateur, alors que nous ne savons en rien dans quel état était l'œil à opérer ; tel œil où la base de l'iris se laisserait parfaitement exciser et détacher de la cornée, *au début du mal*, ne *se prêtera nullement*, peu de temps après quelquefois, au même résultat. Sait-on de plus de quelle manière le malade bien ou mal anesthésié a subi l'opération et niera-t-on qu'il y a des cas d'iridectomie antiglaucomateuse qui offrent au meilleur opérateur de bien plus grandes difficultés que d'autres pour exécuter correctement les divers temps opératoires? Aussi l'argument en question est certainement un bon argument pour démontrer que dans les cas où le glaucome n'a guéri *que par l'énucléation*, l'iridectomie n'avait nullement atteint le résultat désiré : ce n'est pas une raison pour qu'il soit impossible à atteindre et qu'on ne l'ait pas obtenu dans les cas où l'iridectomie *étant bien faite*, le malade, le mal et le chirurgien s'y prêtant, le glaucome a guéri.

Dans des cas d'occlusion pupillaire, de cataractes traumatiques gonflées, une sclérotomie sous-irienne ou une irido-sclérotomie en somme *préparatoire* permettent à la chambre antérieure de se rétablir, décollent l'angle irien, ce qui fait cesser l'hypertonie comme par enchantement, et permettent plus tard de pratiquer une iridectomie classique avec ou sans extraction de cataracte.

Toutefois, dans le glaucome postérieur malin, l'opération, outre qu'elle pourrait blesser le cristallin, échouera souvent. Elle passe bien en effet *en arrière du plan irien*, mais elle passe *en avant du plan cristallinien,* dont le refoulement en avant constitue une importante cause d'insuccès. Nous préférons alors répéter dans ces cas là, autant de fois qu'il est nécessaire, la sclérotomie *postérieure,* opération vraie du *glaucome postérieur grave à hypertonie considérable,* et qui a sur les interventions sus et sous-iriennes l'avantage considérable de créer une détente et une voie de filtration *en arrière du cristallin.* C'est le cristallin qu'il faudrait pouvoir enlever, comme cela a d'ailleurs été fait (Rheindorf) dans certains cas et peut-être, malgré les dangers de l'extraction d'un cristallin transparent chez les glaucomateux, ne faut-il pas toujours rejeter cette dernière ressource.

Les sclérotomies *antéro-postérieures,* en somme logiques, nous semblent toutefois bien dangereuses, malgré les quelques succès signalés à leur actif.

Iridectomie sclérale. — L'iridectomie sclérale *de la base,* en rétablissant, même pas très largement quelquefois, la communication entre les deux chambres et autour du cristallin, a déjà une action considérable, à laquelle s'ajoute une certaine filtration par la cicatrice sclérale (de Wecker), visible (cicatrice laiteuse de Wecker, Nettleship, Dianoux), chez certains malades, mais qui n'existe pas chez tous. L'arrivée de l'humeur aqueuse et le recul progressif du cristallin permettent ensuite le déplissement du reste de l'angle irien.

L'iridectomie sclérotomique tend à mettre ainsi l'iris coupé hors d'état de nuire et à rétablir le courant interrompu. Il ne s'ensuit pas qu'avec un accès d'hypersécrétion le glaucome ne puisse pas se reproduire, et même sur des yeux atteints d'*aniridie,* comme des cas en ont été signalés, ou sur des yeux où l'angle irien était libre.

L'iridectomie agit aussi comme *saignée locale,* décongestionnant l'iris coupé, et, si elle est plus efficace dans le glaucome aigu, c'est que le glaucome aigu est une *affection subite* et de *nature passagère; c'est,* à notre avis, *un œdème aigu, du corps ciliaire et de l'iris,* peut-être aussi de la choroïde. Ce processus, de même que l'œdème aigu d'autres régions, a un caractère fugace, mais il ne guérit dans l'œil (cavité close, où l'écluse irido-cornéenne se bouche si facilement par la projection de l'iris et du cristallin en avant, comme une feuille poussée par un courant va fermer la grille d'un égout) que si on crée une large voie de communication entre les deux chambres, permettant à l'humeur aqueuse de venir reprendre ses fonctions et à la pupille de se rétrécir à condition que le cristallin se reporte peu à peu en arrière.

Si la choroïdite séreuse souvent invoquée *avant* et *avec de Græfe* pour expliquer le glaucome n'a peut-être pas une réalité comme inflammation, nous croyons cependant possible qu'une grande partie de l'exsudation séreuse vienne de la choroïde. Un œdème avec énorme exsudation séreuse, irido-ciliaire et sous-choroïdienne, peut-être aussi rétinienne et vitréenne, nous semble expliquer tout et l'accumulation du liquide derrière le cristallin explique sa projection en avant et la projection de la base de l'iris sur le triangle de filtration, si elle est poussée par un fort courant hypersécrétoire. En somme, le glaucome aigu est une vraie *panophtalmie séreuse,* semblable comme *nature, terrain* et pathogénie à ces *œdèmes aigus* avec énormes exsudations séreuses qu'on a observés dans le *poumon,* les *paupières,* la *conjonctive* et bien d'autres régions. Seulement l'œil est une cavité presque close, à filtration restreinte, surtout si le trop-plein rétro-cristallinien aplatit la chambre antérieure, repousse le cristallin et la base de l'iris et dilate la pupille presque mécaniquement.

La maladie elle-même a peu ou pas de tendance à continuer lorsque la large fenêtre iridienne périphérique a permis le rétablissement des communications aqueuses.

A maladie aiguë et passagère, opération précoce et résultat presque toujours définitif et total. On comprend qu'il en soit autrement dans les cas chroniques, où l'œdème chronique continue à évoluer souvent, malgré les iridectomies. On comprend enfin les résultats souvent mauvais de l'iridectomie dans les cas où la tension ne paraît pas surélevée malgré la diminution de la chambre antérieure et tous les signes du glaucome chronique simple. Le mot de Desmarres fils restera juste dans la majorité des cas, lorsqu'il considérait dans le glaucome simple l'iridectomie comme *une erreur chirurgicale.*

Il faut modérer cette opinion en l'appliquant à ces cas désignés par de Græfe sous le nom d'amaurose avec excavation papillaire. A condition de *ne pas opérer tard*, il en est tout autrement quand il y a une hypertension faible, mais réelle et progressive.

Les suites opératoires, si l'iridectomie est bien faite, sont très simples, et la vision se rétablit en quelques jours. Plusieurs de nos opérés de glaucome *aigu* ont récupéré définitivement en trois semaines une acuité visuelle normale après une large iridectomie sclérale. Nous connaissons des cas opérés depuis plus de quinze ans où la vision est restée excellente, toujours pour le *glaucome aigu*, et sans nouvel accès de glaucome.

Indications opératoires. — Dans toute variété de glaucome, le traitement vise à *abaisser* définitivement la *tension intra-oculaire* par des myotiques avec ou sans intervention chirurgicale.

1° *Glaucome aigu.* — Les myotiques (ésérine, pilocarpine), les sangsues et les narcotiques (chloral, morphine) doivent préparer le terrain opératoire de l'iridectomie, vraie opération curative ici. On opérera donc le plus tôt possible, mais toujours après avoir tâché de diminuer la dilatation pupillaire et l'hypertonie par les myotiques instillés toutes les deux heures.

Dans quelques cas, la chambre antérieure reste absolument étroite, l'iris se cache sous le limbe, surtout en haut et devient quelquefois invisible, malgré les myotiques. Doit-on dans ces cas-là pratiquer d'emblée l'iridectomie? Ceux qui ont l'expérience de cette opération savent que si, dans beaucoup de cas, l'iridectomie est, *quoique toujours difficile*, possible d'emblée, il y a des cas exceptionnels où, si étroit que soit le couteau, il n'y a pas place pour passer et faire une plaie suffisante et assez périphérique pour une iridectomie curatrice. Se jeter de gaîté de cœur dans ces interventions expose alors à faire une très mauvaise iridectomie et à blesser le cristallin. Il y a des cas où l'iridectomie antiglaucomateuse *doit* être précédée d'une opération préparatoire *pour permettre au cristallin de se reporter un peu en arrière*. Tout le problème est là. Or la paracentèse cornéenne et la paracentèse scléro-cornéenne (*sclérotomie antérieure*) sont peu appropriées à sa solution, souvent très douloureuses, aussi dangereuses que l'iridectomie sclérale, difficilement acceptées et peuvent laisser la chambre antérieure autant ou plus effacée. Dans ces cas exceptionnels, mais réels, il est indiqué de faire une minuscule paracentèse du corps vitré par simple ponction avec un très fin couteau de Græfe. L'iridectomie classique, bien sclérale et suffisamment large, devient ensuite rapidement possible. Cette pratique, recommandée par divers chirurgiens, est la seule qui permette d'aboutir à un bon résultat en deux temps, au lieu de courir à un désastre en un seul temps.

L'iridectomie antiglaucomateuse est *la plus délicate des opérations de chirurgie oculaire*.

Mais, dans le glaucome aigu, à condition d'être appliquée surtout dans la première semaine, elle donne des résultats le plus souvent définitifs et complets.

2° *Glaucome subaigu irritatif*. — La conduite à tenir est la même. Une large iridectomie *sclérale* est indiquée, d'abord.

Mais les résultats sont moins définitifs dans quelques cas, vu la persistance de la maladie, d'une nature plus traînante que le glaucome aigu. Néanmoins on peut avoir d'excellents résultats, et permanents, quoique moins nombreux que dans le glaucome aigu type. Nous n'entrerons pas dans le détail des statistiques disparates, tantôt optimistes, tantôt pessimistes, qu'on trouvera un peu partout, quoique se basant sur des chiffres qui comme dans toutes les statistiques opératoires où on réunit celles de divers chirurgiens, n'ont pas une réalité suffisamment objective.

Dans les cas rebelles, *malgré une ou plusieurs sclérotomies, iridectomies* et *ponctions de toute nature*, la maladie récidive et la chambre antérieure diminue. Il faudrait en venir à l'*ablation du cristallin*, qui joue un rôle obstructeur considérable. Malgré les succès obtenus dans cette voie (Rheindorf), les dangers possibles de l'extraction de ce cristallin transparent ou opacifié sont tels qu'on hésitera dans la plupart des cas à y recourir.

On doit alors se demander si d'abord les interventions sur le *grand sympathique* ne sont pas plus indiquées.

3° **Glaucome chronique simple.** — Ici l'iridectomie ne doit être préconisée que si l'œil est manifestement dur et si la maladie n'est pas trop avancée. Il y a des cas où elle fait perdre, et quelquefois sur l'*œil unique* qui reste au malade, les derniers débris de son champ visuel et la vision fine de près. Comme tous nos confrères, nous suivons des glaucomateux depuis plusieurs années et où l'usage continu des myotiques, surtout de la pilocarpine, si bien tolérée et employée 3 fois dans les 24 heures, a permis une conservation *intégrale* du champ visuel primitif et de l'*acuité*. Dans ces cas-là, malgré une petite chambre antérieure, la pupille se rétrécit et devient punctiforme sous l'influence du myotique et dans la plupart des cas la tension oculaire paraît alors même *inférieure à la normale*. Dans nombre de cas, le premier œil a subi l'iridectomie et est aveugle, tandis que le second résiste indéfiniment par les myotiques. Mais il n'en est pas toujours ainsi.

L'iridectomie totale sera donc généralement réservée. L'iridectomie *extra-sphinctérienne* (opération de Pope, que Dianoux et Pflüger ont recommandée dans le glaucome chronique) serait déjà plus indiquée, pour conserver aux myotiques leur maximum d'action par le sphincter resté intact, s'il ne s'atrophie pas par la suite.

On commencera, dans tous les cas, par des sclérotomies antérieures plus ou moins répétées.

4° *Glaucome hémorragique*. — L'iridectomie peut être inefficace et désastreuse. La sclérotomie antérieure, au besoin l'irido-sclérotomie, précéderont la sclérotomie *postérieure*, véritable opération du glaucome hémorragique, pouvant éviter souvent l'ablation partielle du globe, l'exentération ou même l'énucléation, à condition de savoir les répéter opportunément et de ne pas trop se presser.

5° *Glaucome absolu*. — Sous ce nom, on doit désigner les yeux où la vision est totalement perdue par glaucome primitif ou secondaire et où la tension intra-oculaire, s'élevant malgré tout, cause des douleurs intolérables au malade. On se gardera de les iridectomiser. Il est trop tard.

Lorsque la sclérotomie postérieure aura échoué plusieurs fois, on aura le choix entre une foule de procédés, abondance d'ailleurs stérile en face d'une situation désespérée. L'arrachement du nasal, les interventions sur le grand sympathique, comme opérations *extra-oculaires*; l'ablation de lambeaux scléroticaux déjà pratiquée au milieu de ce siècle sous le nom de sclérectomie et de *pupille artificielle sclérale* (Autenrieth, Rieke), l'aspiration intra-oculaire, le drainage de l'œil par un fil d'or, l'ablation de la cornée, l'amputation du segment antérieur, l'exentération, indiquée si une vaste hémorragie accompagne les opérations précédentes, tout cela a été proposé et exécuté. En face de cette chirurgie conservatrice qui doit de temps à autre être

suivie, il y a des cas *où il faut savoir reconnaître que l'énu-*
cléation est indiquée et terminera brusquement le supplice
du malade.

6° *Glaucome secondaire*. — Dans le glaucome *secondaire,*
la thérapeutique chirurgicale luttera contre *les causes du*
mal. C'est ainsi que les iridectomies, les paracentèses,
l'extraction du cristallin et les autres interventions seront
applicables au même titre que les opérations antiglaucomateuses pures, avec lesquelles elles doivent alterner ou se
combiner. Si le glaucome secondaire aboutit au glaucome
absolu, on en viendra aux interventions signalées ci-dessus.

Enfin dans le glaucome primitif surtout, l'*hygiène* morale
et physique du glaucomateux, une *thérapeutique* médicale
et une *alimentation* visant à éviter et à diminuer toute intoxication, à prévenir ou à atténuer l'*hypertension vas-*
culaire, les lésions cardiaques possibles, constituent un
régime de vie des plus utiles pour seconder les effets de la
thérapeutique locale, qui agit surtout par des effets mécaniques, *hydrauliques* pour ainsi dire. Mais la question du
glaucome n'est pas une pure question d'hydraulique et, si
la thérapeutique efficace est jusqu'ici surtout restée *locale*
(de même que dans le strabisme, où nous guérissons les
effets, sans agir sur la cause), la pathogénie obscure du
glaucome (probablement toxique pour le glaucome aigu)
recommande de chercher encore ailleurs. Ni les constatations ophtalmoscopiques ni les constatations histologiques
ne donneront la raison de l'apparition du glaucome aigu par
exemple.

§ II. — Hydrophtalmie (buphtalmie glaucomateuse.)

Le glaucome infantile est *primitif* ou *secondaire*. Dans le
second cas, il s'agit presque toujours de leucomes adhérents
dus à une perforation par ophtalmie des nouveau-nés,

traumatisme ou même fistule cornéenne congénitale d'origine intra-utérine, comme nous en avons rapporté un cas; l'œil de l'enfant se distend alors de toutes parts comme dans la buphtalmie cliniquement primitive, dont on discute encore le point de départ anatomo-pathologique.

. Au point de vue *chirurgical*, on évitera de confondre la buphtalmie glaucomateuse avec les yeux énormes de certains myopes et surtout avec le kératoglobe *sans hypertonie* qui coexiste quelquefois avec un fond d'œil excellent.

ÉVOLUTION HISTORIQUE DES MÉTHODES OPÉRATOIRES. — On a de tous temps visé *de la même manière* que pour l'œil *staphylomateux* à diminuer chirurgicalement le volume si frappant de l'œil hydropique. La ponction simple, l'ophtalmotomie, date évidemment des origines de la chirurgie, et on la retrouve chez les peuples à civilisation ancienne précoce (Chinois). Plus près de nous, Nuck (1690), Valentin, au niveau et même au milieu de la cornée, Woolhouse, dans la sclérotique avec son trocart, Heister avec une lancette avec ou sans aspiration (Nuck), Bidloo avec une lance en bas de la cornée, ne reprenaient que des procédés que l'on retrouve en partie dans Guy de Chauliac qui ne les avait pas inventés. Par le trocart de Woolhouse, après aspiration des liquides, on aurait injecté même du vin comme dans l'hydrocèle (Platner). D'autres auteurs (Mauchart) tenaient ouverte la perforation avec une petite tente. Après les ponctions répétées, on comprimait souvent le globe avec une lamelle de plomb (procédé dit d'emboîtement). On en pratiquait très rarement l'extirpation (Martin Bogdam).

Pellier de Quengsy, après l'insuccès déjà reconnu des simples paracentèses cornéennes, pratiquait ses ponctions dans la sclérotique, « à deux lignes de son union avec la cornée », vers la partie inférieure du globe, avec une aiguille lancéolée à arrêt.

D'autres auteurs, après échec des ponctions sclérales et cornéennes, exécutaient, comme cela s'est fait dans tous les temps, aussi bien pour le staphylome cornéen que pour la buphtalmie, c'est-à-dire pour tous les *gros yeux* en général, l'ablation de la cornée pour évacuer le cristallin et une partie des humeurs de l'œil.

Scarpa se louait peu des ponctions et en venait généralement à une excision partielle ; mais il recommandait formellement *de ne pas pratiquer en pleine sclérotique* l'ablation du segment antérieur, qui, ainsi faite, donne des hémorragies et de violentes inflammations ; il recommande d'agir comme les anciens et de réséquer « la valeur d'une grosse lentille ou d'un disque de trois lignes du *centre de la cornée* ». Puis, en pressant le globe avec les doigts et en piquant la cristalloïde, il faisait sortir le cristallin et les humeurs intra-oculaires. D'autres enlevaient presque toute la cornée ou même le segment antérieur. Actuellement l'ablation de la cornée, de l'iris et du cristallin doit se combiner à la *suture* après excision ; c'est la véritable différence avec les anciens procédés.

La ponction de la sclérotique était le procédé le plus employé au temps de Desmarres qui agissait par paracentèses cornéennes ou sclérales, de même que Mackensie et Middlemore. Adelmann ponctionnait la sclérotique avec une aiguille cannelée. Certains recommandaient de ponctionner au point *le plus aminci* de la sclérotique (Grellois).

L'*énucléation* était tout à fait exceptionnelle. Desmarres suivait la pratique courante à son époque et faisait quelquefois l'*ablation du segment antérieur,* pour les cas désespérés, mais il déclare n'avoir *jamais* eu besoin d'énucléer pour l'hydrophtalmie. Sanson et Velpeau, entre autres, considéraient aussi que l'extirpation de l'œil n'est pas indiquée dans l'hydrophtalmie.

Le drainage par un fil, par un séton, renouvelé des anciens et de Woolhouse, était appliqué par Pellier. De Wecker l'a repris avec un fil d'or, mais le procédé ne s'est pas maintenu. Ajoutons que nombre de sétons ont été placés, *avant la période antiseptique,* pour *atrophier* l'œil par suppuration et le réduire progressivement à l'état de moignon apte au port d'un œil artificiel.

L'iridectomie a été appliquée avec succès à la maladie (Coursserant), mais sans grand discernement jusqu'à une période relativement récente. La sclérotomie (de Wecker, Horner, Mauthner), la soi-disant section du muscle ciliaire de Hancock, ont été souvent employées.

Quant à l'idée, juste si elle était toujours heureusement réalisable, d'enlever le cristallin, elle a été préconisée par Beer et Mackensie. Mais elle entraînerait bien souvent ce qu'on voudrait empêcher, c'est-à-dire l'évacuation plus ou moins totale des liquides intra-oculaires, qu'il aurait alors autant valu proposer de propos délibéré dans les cas extrêmes.

En ce qui concerne les sclérotomies, on les fait souvent *réduites* (de Wecker) à la boutonnière d'*entrée* et de *sortie* du couteau.

On doit encore rappeler les injections iodées, issues de leur application aux kystes (Boinet), la perforation ignée de la sclérotique (de Wecker), la sclérectomie (Parinaud), l'incision de l'angle iridien (de Vincentiis). Elles nous paraissent moins indiquées que les autres opérations, en l'état actuel de la science.

INDICATIONS OPÉRATOIRES. — La buphtalmie primitive doit être divisée, au point de vue du *choix dans l'intervention* opératoire, en deux grandes périodes.

1º On est appelé dans les quelques mois du *début* de la buphtalmie, encore *peu prononcée,* quoique *manifeste et progressive.*

2º On est appelé, soit chez un enfant, soit chez un adulte, *nombre d'années après le début* de la buphtalmie et on se trouve en présence d'un œil énorme, d'une tension considérablement surélevée, de douleurs assez vives et d'une vision perdue.

Cependant, certains sujets viennent consulter tardivement entre 20 et 40 ans, poussés par divers motifs sociaux, pour faire modifier *l'aspect repoussant* d'yeux énormes, marbrés, à vision perdue et où les taches blanchâtres de la cornée alternent avec les taches noires des ectasies sclérales, *mais dont ils ne souffrent pas*, très probablement à cause d'une filtration plus facile à travers la coque oculaire amincie et quelquefois ectatique sur certains points, comme dans la scléro-cyclite antérieure. Une intervention partielle peut tout à coup se compliquer de dangers réels et d'atrophie *douloureuse*, sans parler d'une possibilité de retentissement sur l'autre œil, quoique exceptionnelle sur les yeux qui ont longtemps subi un processus glaucomateux (de Wecker).

En fait de buphtalmie, le chirurgien qui ne divisera pas radicalement les cas et n'agira pas suivant les circonstances, se préparera de singuliers déboires et rendra à son malade un bien mauvais service. Bien plus encore que la chirurgie du glaucome ordinaire, la chirurgie du glaucome buphtalmique est décevante.

Le danger provient en effet : 1° de l'espace considérable qui sépare le cristallin, *resté infantile*, des parois du globe qui s'éloignent sans cesse de lui. 2° De la rupture spontanée ou à la plus légère poussée en avant ou en arrière, de la zonule, s'insérant sur des parties malades, *étirée, distendue* ou mal *développée*. 3° De l'état de consistance du corps vitré ou de l'altération des membranes profondes. 4° De l'état de fragilité extrême des vaisseaux intra-oculaires.

Le résultat *convergent* de toutes ces lésions, d'autant plus accentuées que la buphtalmie est plus développée et plus ancienne, est que dans la buphtalmie qu'on entreprend *tardivement*, il faut renoncer à toute intervention ouvrant largement le globe, ou alors, dans le but de *détruire* l'œil ou d'en *conserver un moignon*, en venir rapidement

à l'ablation partielle ou à l'énucléation, si les simples
ponctions rétro-cristalliniennes n'ont pas amené de bon
résultat.

Ainsi donc, il y a chez les adultes ou les adolescents, des
buphtalmies moyennes, auxquelles *il ne faut pas toucher* :
des buphtalmies *extrêmes*, qui nécessiteront le plus souvent la suppression totale ou particlle de l'œil, si leur
réduction n'est pas obtenue par les ponctions répétées.

Dans une buphtalmie au *début*, s'il y a une lésion originelle accessible (leucome adhérent), on devra tâcher de la
détruire (synécho-iridectomie). Si la buphtalmie paraît
primitive, une iridectomie *précoce*, pratiquée correctement
au delà du limbe, mais *pas trop large*, et toujours à la
lance pour éviter dans la mesure du possible l'entrebàil-
lement produit par la transfixion au couteau long, la projection du cristallin, du vitré et une hémorragie intra-
oculaire, est la conduite la plus sage, la seule indiquée, la
plus rationnelle, celle qui en supprimant la base de l'iris,
donne les résultats les plus définitifs (Haab, von Muralt).
Les myotiques à doses répétées, quelquefois une *sclérotomie préparatoire*, devront mettre l'opération dans les
conditions les plus favorables. Si l'iridectomie échoue, mais
sans accidents, la réouverture (scléro-oulétomie) de la
cicatrice, au besoin une deuxième iridectomie en bas, ou
des sclérotomies antérieures *répétées en tous sens* et espacées, seront pratiquées. Si l'iridectomie, ou quelquefois la
sclérotomie, est suivie d'un désastre (hémorragie intra-
oculaire et atrophie du globe), l'ablation de la cornée et
de l'iris, l'exentération ou l'énucléation suivant les cas,
devront être rapidement faites, si le globe atrophié reste
douloureux. Toutefois nous avons vu un globe buphtalme
dès l'enfance, et que la malade rompit dans une chute,
offrir, sans aucune opération, le plus beau moignon possible,
sible, par sa simple réduction sous l'influence de la compression et des antiseptiques. Il n'y eut pas la plus petite

irritation sympathique ; la prothèse est parfaite, bien supportée, bien mobile. Cette opération du hasard a été, après les vicissitudes inévitables de la période de cicatrisation, un vrai modèle d'opération chez un buphtalmique adulte.

On peut être *tenté de faire l'exentération totale* : mais ici les parois immenses et extrêmement minces de l'œil buphtalmie donnent un moignon chiffonné, plus difforme que jamais. Aussi préférera-t-on ordinairement la simple ablation de la cornée, de l'iris et du cristallin ou l'énucléation. L'opération de Mules (exentération suivie de l'introduction d'une bille dans le globe) est encore ici à l'étude.

Dans les cas où la cornée est presque *entièrement opaque*, où il est impossible de *voir* ce qu'on fait, on pratiquera des paracentèses ou des sclérotomies qui ont un effet éclaircissant (de Wecker) et qui jouent un *rôle préparatoire à l'iridectomie*, qu'on pratiquerait, le cas échéant, au niveau de la partie la moins opaque, par une petite plaie à la lance. Mais généralement ces cas avec fortes opacités sont de mauvais cas, ne se prêtent guère qu'aux sclérotomies antérieures et postérieures et finissent souvent, sans avoir passé par une iridectomie impraticable ou trop aléatoire, par l'ablation de la cornée et même l'énucléation.

On se rappellera les difficultés spéciales de la prothèse chez les enfants et ses résultats esthétiques assez mauvais, surtout lorsque l'œil restant est plus ou moins saillant ou même atteint d'un degré moyen et stationnaire de buphtalmie. On reculera quelquefois, sauf urgence, l'ablation partielle du globe jusque vers l'âge de 8 ans, moment où l'enfant sera plus développé, se servira lui-même plus habilement de sa prothèse et où cette dernière aura moins d'inconvénients généraux et locaux.

En somme la chirurgie du glaucome infantile est, au *début*, quand l'œil n'a pas subi des modifications considérables, *celle du glaucome de l'adulte* et peut donner là aussi des résultats définitifs. Plus tard, elle se rapproche beaucoup plus de celle du *staphylome cornéen complet* et c'est ainsi qu'on l'a envisagée dans les temps les plus anciens. Enfin, bien plus encore que dans le glaucome de l'adulte, les cas diffèrent entre eux et ont une évolution variable. Aussi faut-il user chez les buphtalmiques d'une stratégie opératoire soumise, sauf ses principes généraux, à une foule de variations imposées par les circonstances et dans le but d'être véritablement et le plus complètement possible utile à l'enfant.

Ophtalmie sympathique.

Le traitement chirurgical de l'ophtalmie sympathique doit toujours être combiné au traitement médical, mercuriel intensif par frictions ou même par injections intramusculaires, plus actives dans certains cas et mieux tolérées. La voie stomacale sera délaissée comme insuffisante. Ce n'est que très exceptionnellement qu'on pourra être amené à donner le *calomel* à l'intérieur pour permettre au malade de se reposer de temps à autres des injections.

Dans quelques cas de diathèses ou d'infections autres que la syphilis, il n'est pas impossible que l'infection attirée par les nerfs ciliaires sur l'œil sympathisé ne soit en jeu. S'il s'agit de syphilis, le traitement mercuriel et iodé est indiqué, de même d'ailleurs que dans *tous les cas* d'ophtalmie sympathique où on ne trouve pas de diathèse ou d'infection générale nettes, comme étant le traitement antiseptique général le plus actif. Mais, s'il s'agit d'un sujet rhumatisant et goutteux, le traitement approprié peut être institué après essai du traitement hydrargyrique ou alternant avec lui. De même le traitement d'une infection viscérale chronique grave (métrites, cystites, etc.).

Sur l'œil *sympathisant*, il est hors de doute qu'il faudra toujours pratiquer l'*énucléation* d'emblée, si cet œil sympathisant a perdu toute vision. Les exentérations, ablations du segment antérieur, névrotomies optico-ciliaires, iridectomies et autres opérations conservatrices ne doivent pas être de mise ici, et il n'est pas certain qu'elles aient un rôle prophylactique sûr dans les cas où une ophtalmie sympathique est à redouter (atrophie douloureuse, enclavements irido-ciliaires avec persistance d'une vive sensibilité et hypotonie par décollement rétinien, etc.).

On ne réussira pas toujours à arrêter l'ophtalmie sympathique et on a rapporté déjà plus de 30 cas où l'ophtalmie sympathique s'est développée même *après l'énucléation préventive*. Mais, sauf dans de très rares cas, la maladie a été *bénigne,* probablement parce que l'énucléation avait été pratiquée.

Quoi qu'il en soit, les faits démontrent avec quelle circonspection il faut envisager le pronostic de l'énucléation *préventive* qui en somme laisse en place les nerfs ciliaires, comme l'a fait remarquer Abadie. Aussi l'énucléation sera faite ici en réséquant une bonne partie du nerf optique, *comme pour les tumeurs.* On ne peut guère penser cependant à l'exentération *orbitaire.*

Cependant on obtiendra quelquefois des succès en pleine ophtalmie par l'énucléation combinée au traitement mercuriel. Nous avons plusieurs fois, comme tout le monde, énucléé des yeux sympathisants sans que l'ophtalmie sympathique déclarée ait paru influencée sensiblement, mais il s'agissait de cas déjà très avancés. Dans deux cas au contraire où l'iritis ne s'amendait pas et où l'occlusion pupillaire se faisait *malgré l'atropine et le mercure,* l'énucléation que nous avons pratiquée a été rapidement suivie, dès *le lendemain,* d'une détente absolument réelle et d'une *dilatation pupillaire* qui a permis à l'iritis de guérir dans les deux cas avec conservation d'une excellente acuité

visuelle. Nous avons revu récemment encore ces malades
que nous avons opérés il y a plusieurs années.

On énucléera donc très généralement, sauf vision de
l'œil sympathisant, et on fera une *large* opération.

Il arrive d'autre part qu'on se trouve quelquefois en présence de cas *anciens*. L'œil *sympathisé* a sa pupille oblité-
rée ; il n'y a plus de chambre antérieure, quelquefois une
cataracte existe. Tantôt il y a une hypotonie extrême avec
décollement rétinien. S'il n'y a pas de vives douleurs, qui
pourraient conduire, après insuccès des injections sous-
conjonctivales et de divers traitements généraux, à l'énucléation, plutôt qu'à la névrotomie optico-ciliaire qui laisse
tout en question ou amène de nouvelles complications, il
n'y a rien à faire. Tantôt et le plus souvent, l'œil est dur,
manifestement glaucomateux, et cependant possède une
perception lumineuse qui *semble* encourager une tentative
opératoire, c'est-à-dire une vaste iridectomie, presque un
arrachement de l'iris. Ces tentatives *en apparence* si justifiées se changent en désastre ou au moins en déception
pour l'opéré et pour tout opérateur qui n'a pas l'expérience
de ces cas. L'iridectomie ne ramène rien ou un simple *fila-
ment* d'iris. L'opérateur, en s'acharnant, lèse le cristallin,
cataracté ou non, qui va se gonfler et augmenter l'hypertonie. Il y a là une synéchie de *tout l'iris* à *toute la face
antérieure* du cristallin. Après avoir légèrement détendu
l'œil par une ou plusieurs sclérotomies antérieures, on ne
peut guère penser, dans les cas où la perception lumineuse
sera assez bonne pour tenter quelque chose, qu'à une extraction du cristallin avec incision irido-cristallinienne à la
Wenzel.

Cette conduite sur laquelle Jocqs a attiré avec raison largement l'attention, est la seule qui, dans le cas de synéchie
totale ancienne, avec pupille très étroite et iris appliqué
régulièrement et uniformément sur le cristallin, permette
d'espérer, généralement avec des opérations secondaires

d'irito-ectomie, un certain degré de vision. Lorsque toute perception lumineuse est abolie et que le glaucome fait souffrir le malade, les sclérotomies équatoriales peuvent être pratiquées. Mais c'est dans son ensemble une triste chirurgie que la chirurgie de l'ophtalmie sympathique.

Dans des cas exceptionnels où la synéchie n'est ni trop ancienne, ni totale, où il y a par exemple un iris en *tomate* ou des synéchies simples et espacées, avec une chambre antérieure suffisante, les iridectomies et les extractions du cristallin *cataracté* se feraient au contraire suivant les règles habituelles et avec chances de succès.

Ces iridectomies, pratiquées après la terminaison des phénomènes inflammatoires, se feront très périphériques, lorsque cela sera possible, avec une plaie assez large où l'on soit à l'aise. C'est dire qu'on évitera le plus souvent la lance pour employer de préférence un couteau étroit et long.

Tumeurs intra-oculaires.

La chirurgie des tumeurs de l'œil se réduit dans l'immense majorité des cas à *l'énucléation de l'œil avec résection* éventuelle des parties voisines malades (conjonctive, nerf optique, contenu de l'orbite, etc.).

Un traitement antisyphilitique intensif et un traitement antituberculeux faisant suite au premier s'il y a lieu, sont indiqués dans les cas douteux et doivent être prolongés assez longtemps pour éviter toute confusion entre les néoplasies inflammatoires et les véritables tumeurs malignes. Nous avons longuement insisté [1] sur ce diagnostic clinique

---

1. Voir *Maladies de l'œil*, tome V du *Traité de chirurgie*, dirigé par MM. Le Dentu et Delbet, et *Atlas manuel d'ophtalmoscopie* de Haab, 2° édition française.

et ophtalmoscopique, et sur l'étude préalable souvent si complète qu'il faut faire pour éviter de confondre d'autres lésions (décollements rétiniens, proliférations vitréennes, décollements choroïdiens, etc.) avec des tumeurs du fond de l'œil.

L'énucléation avec résection simultanée d'un long fragment du nerf optique sera donc la conduite à tenir le plus généralement. Nous disons résection simultanée, car il est plus simple et moins dangereux, en tirant violemment le globe en avant, de couper le nerf optique loin de l'œil, que d'aller, après excision du globe, rechercher péniblement le nerf au milieu de la graisse orbitaire.

L'exentération totale de l'orbite sera indiquée si des nodules néoplasiques ont déjà envahi les parties molles de l'orbite, ou si le nerf optique, aussi loin qu'on le coupe, est volumineux et contient du tissu sarcomateux ou gliomateux.

L'exentération totale de l'orbite a même été proposée d'*emblée* pour le *Gliome* de la rétine, qui récidive si facilement sur place.

Quant à l'extirpation d'une petite tumeur sarcomateuse de l'iris par l'iridectomie, après un diagnostic précis et une période de surveillance du malade, elle pourra être tentée sous toutes réserves, mais *rapidement* suivie de l'énucléation à la plus légère récidive. — On évitera de confondre un sarcome irien primitif avec un sarcome ciliaire ayant perforé l'iris et émergeant dans la chambre antérieure.

Enfin l'extirpation d'un œil contenant un cancer oculaire *métastatique* suivant un cancer d'une autre région, ne serait justifiée que si, l'état général le permettant, des douleurs violentes nécessitaient cette opération palliative.

Richet enlevait[1] toujours les *parties molles de l'orbite* lorsqu'il faisait une énucléation pour tumeur intra-oculaire. Il considérait qu'il en était du tissu rétro-oculaire comme

1. Richet. *Rec. d'Opht.*, 1878.

des ganglions de l'aisselle dans les tumeurs du sein et il avait établi ce précepte que dans les tumeurs mélaniques du globe, il faut *simultanément* enlever le globe et les tissus rétro-oculaires.

On doit reconnaître toutefois que les nombreuses statistiques générales faites d'éléments divers ne prouvent pas grand'chose. A côté de cas où la métastase ou la récidive sur place sont rapides, en quelques semaines ou quelques mois, véritable *granulie* néoplasique, il y a d'autres cas qui peuvent prêter à des considérations bien différentes. Nous avons vu une malade qui portait une large perforation cornéenne par un sarcome dont les débuts. (glaucome, douleurs), remontaient à *neuf ans* de distance. Il n'y avait cependant ni envahissement orbitaire ni métastase. Opérée plus tôt, on aurait probablement attribué à l'opération cet heureux résultat. — Une de nos malades que nous voyons souvent et dont l'œil était absolument rempli de sarcome mélanique pour lequel nous lui fîmes l'énucléation avec résection du nerf optique, est aujourd'hui, depuis 5 ans, parfaitement bien portante, sans récidive ni métastase.

Les statistiques réunissent tant de cas disparates (volume, siège, nature, opération, opérateur, histologiste, etc.), si différents en ce qui concerne l'échéance mortelle, qu'elles nous semblent donner à ces faits d'observation une fausse précision par les chiffres d'ailleurs variables auxquels elles aboutissent, tout en montrant, ce qu'on savait déjà, que si l'affection est fort grave, presque fatale pour le gliome, très exceptionnellement elle a pu guérir, comme la tumeur maligne la plus grave en pathologie générale.

On se gardera donc, avant ou après une opération pour tumeur intra-oculaire, si radicale qu'elle soit, de porter un *pronostic* quelconque pour l'avenir, tout en insistant sur la gravité de ces cas, surtout du gliome.

CHAPITRE SEPTIÈME

CRISTALLIN

§ I. — Luxations.

Le déplacement du cristallin, cataracté ou non, présente plusieurs variétés, comme forme et comme siège.

Subluxations et ectopies. — Les *subluxations*, quelquefois d'un diagnostic très délicat (profondeur variable de la chambre antérieure, pupille ellipsoïde, myopie, astigmatisme, bord du cristallin visible, avec ou sans dilatation pupillaire à la cocaïne, comme une ligne courbe vitreuse ou ambrée, diplopie monoculaire possible), les *ectopies congénitales* (souvent bilatérales), coexistant souvent avec d'autres anomalies présentant en général nettement la double image de la papille, *ne nécessitent d'intervention que si elles provoquent des accidents,* ordinairement glaucomateux.

Dans le cas d'hypertonie croissante, Weber a tenté de *réduire* certaines subluxations *post-opératoires* du cristallin (iridectomie antiglaucomateuse) en procédant à une ponction périphérique de la chambre antérieure et en exerçant des pressions sur l'œil au moyen de la paupière. De Wecker agit par une sclérotomie exécutée du côté opposé à l'iridectomie et combinée à une pression continue à travers la paupière supérieure. Ces tentatives peuvent d'ailleurs échouer ou être suivies d'une récidive de la subluxation.

Le réemboîtement définitif d'une subluxation est fort problématique. On pourra toujours essayer les myotiques en instillations répétées, à hautes doses et le repos au lit avec le bandeau binoculaire.

Dans les cas où l'on veut simplement *améliorer la vision*, troublée si elle s'exerce à travers le cristallin transparent, mais déplacé, de Wecker (remarquant justement les très grandes difficultés que l'on a, si l'on veut faire une iridectomie optique, à saisir l'iris avec des pinces, car il ne repose pas sur le cristallin déplacé, et la possibilité d'être gêné par le corps vitré avant même d'avoir saisi l'iris) recommande l'*iridotomie* avec les pinces-ciseaux (fig. 99); toutefois l'exécution de cette opération très délicate et qui laisse dans l'œil le cristallin dangereux ne sera tentée que par un opérateur absolument sûr de lui et avec les instruments appropriés (petit couteau lancéolaire, très fines pinces-ciseaux).

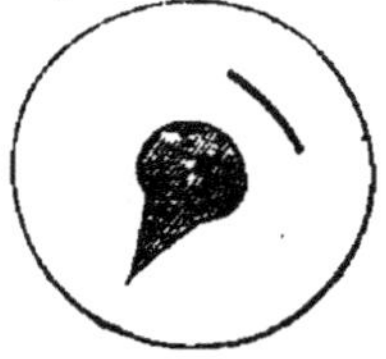

Fig. 99.
Iridotomie.

Si une *iridectomie* est possible, la pince de Liebreich ou un petit crochet doivent être employés par une plaie très étroite à la lance.

Le port de verres appropriés s'impose ensuite, à moins d'extrême myopie, pour utiliser la vision de la nouvelle pupille située dans l'espace privé de cristallin.

Si l'hypertonie résiste aux myotiques fréquemment et convenablement appliqués, on commencera par pratiquer, de préférence à l'iridectomie, des sclérotomies antérieures (de Wecker), avant toute autre opération. On les exécutera dans la partie la plus vaste et la plus libre de la chambre antérieure, pour éviter de rencontrer forcément l'iris et le cristallin. D'ailleurs les subluxations donnent l'hypertonie peut-être plus en excitant l'hypersécrétion intra-oculaire (de Græfe) qu'en oblitérant une partie de l'angle irien, ce qui du reste arrive aussi (Priestley Smith). Il est très probable que les deux mécanismes se combinent, puisque ces deux conditions se rencontrent dans le même œil, mais l'examen histologique d'yeux énucléés dans ce cas pour glaucome montre quelquefois l'angle irien libre (A. Terson) et la perméabilité complète des canaux de filtration, avec échec de l'iridectomie.

On conçoit donc qu'il faut plutôt chercher à créer une cicatrice filtrante, permettant une plus grande et plus constante évacuation des liquides intra-oculaires, qu'à dégager, par une iridectomie, une partie de la base de l'iris ou même celle que le bord du cristallin repousse contre la cornée, puisque la plus grande partie de l'angle irien est libre. Mais ce qui provoque ici beaucoup de répugnance pour l'iridectomie, outre son danger réel, la zonule étant rompue, absente ou mal développée, d'où possibilité d'évacuation du corps vitré et d'hémorragies, c'est son action ici incertaine. L'iridectomie ne sera donc faite qu'après *insuccès répété* de larges sclérotomies périphériques et on aura assez peu de confiance en elle. On pourra penser à faire une scléro-iridectomie ou une iridectomie à très petite incision sclérale, plus tard des sclérotomies postérieures.

La seule opération logique serait ici l'ablation du cristallin (Mooren) même en cas de vue trop mauvaise sans hypertonie, mais elle offre ici de tels risques qu'on ne la recommandera guère qu'après insuccès des brèches sclérales et iriennes.

Malgré ses dangers hypertoniques sur un œil prédisposé, la discission peut se trouver indiquée, avec évacuation des masses cataractées, le plus tôt possible, et après iridectomie préparatoire. L'*aspiration* des masses molles pourrait, vu la subluxation, être employée, comme Terson père en a donné le conseil, dans des cas de cataractes molles luxées, afin d'éviter toute pression évacuatrice et par suite l'issue du corps vitré.

En dehors de ces cas, la *luxation* vraie peut se produire dans l'œil ou hors de la sclérotique.

Luxation extra-oculaire. — La luxation sous-conjonctivale, pouvant même être intraténonienne, sera traitée, *après* que le chémosis aura disparu et que la plaie sclérale sera cicatrisée à peu près complètement, par la simple incision conjonctivale au couteau à cataracte. Le cristallin sort sous forme de gelée. La suture des lèvres conjonctivales est indiquée dès *que la plaie offre une dimension assez grande.*

Cette opération nous a donné deux fois un résultat parfait.

On sait que certains traumatismes et les perforations larges de la cornée, avec ou sans hémorragies intra-oculaires, s'accompagnent de l'*expulsion totale* du cristallin.

Luxations intra-oculaires. — Ces luxations se produisent un peu dans toutes les directions.

1° *En arrière de l'iris.* — Tantôt le cristallin est tombé derrière l'iris vers les procès ciliaires et montre son bord convexe dans le haut de la pupille.

Tantôt il est couché dans la partie inférieure de l'œil, à plat.

Il peut être luxé en *haut* : nous avons vu un cas où le cristallin déplacé à la suite d'un traumatisme adhérait à la partie supérieure du corps ciliaire, où il était collé comme un ballon au plafond.

2° *A travers l'iris.* — Chez un autre malade, il était enclavé à travers l'iris déchiré.

3° *Dans la pupille.* — Nous avons observé un cas où le cristallin était enclavé dans la pupille adhérente, horizontalement.

4° *Dans la chambre antérieure.* — Le cristallin s'y trouve quelquefois en entier, cataracté ou transparent, ou réduit à son noyau.

5° *Cristallin flottant.* — Éventuellement le cristallin réduit passe et repasse dans la chambre antérieure ou le corps vitré ramolli, au moindre mouvement du malade, avec une légèreté incroyable.

Ces cas-là ont été souvent engendrés par l'opération de l'abaissement et ont donné lieu *aux premières extractions* de cataracte (St-Yves, 1707).

Luxation rétro-iridienne. — TECHNIQUE OPÉRATOIRE. — Lorsque la luxation est *fixe*, que le cristallin n'a pas de tendance marquée à se déplacer, la limite de l'expectation sera franchie, en présence d'accidents glaucomateux, inflammatoires et même sympathiques, et on procédera à son extraction, qui est ici le type de l'*extraction dans la capsule.*

Dans tous les cas de luxation *rétro-iridienne*, une iridectomie, d'ailleurs délicate, sera utile ; elle sera faite dans la *région opposée* au siège de la luxation, *en haut* par exemple si la luxation est *en bas*. Pour éviter d'exposer deux fois l'œil à une perte de corps vitré que pourrait déjà provoquer l'iridectomie, on la fera généralement dans la même séance que l'extraction de la lentille, avec une incision moyenne (1/3) de cataracte, à moins que le cristallin ne soit manifestement réduit de volume, auquel cas la plaie sera *aussi réduite que possible*. L'iridectomie exécutée, on ira saisir le cristallin, *sans kystitomie*, en introduisant derrière lui une curette large et *extrêmement mince*, jusqu'au niveau de son bord inférieur ; puis on l'applique contre la face postérieure de la cornée et on le retire rapidement au dehors avec une minime effusion de vitré que nous avons vu même manquer quelquefois et ne pas dépasser la chambre antérieure. La curette mince est remplacée par divers chirurgiens par une anse de fil métallique que Janin employait déjà, qui a été aussi recommandée par Taylor et dont le modèle de Millée est le meilleur. Monoyer a employé une sorte de double crochet à griffes recourbées.

Une curette mince comme une feuille donne des résultats analogues, pour cette sorte de pêche du cristallin dans le corps vitré ou dans la chambre antérieure.

Lorsque la lentille est appliquée très bas contre le corps irido-ciliaire et même tout à fait couchée dans le fond du corps vitré, le cas est considérablement plus ambigu et le succès définitif bien plus incertain. L'œil pourra être désorganisé, même si on a repêché le cristallin, et l'état du malade n'est guère meilleur. On a été le harponner d'abord, *avant de faire la plaie cornéenne et l'iridectomie*, pour le conduire vers la chambre antérieure d'où on l'extrait. Cette conduite a été recommandée par de Græfe et Arlt, et reprise depuis par beaucoup d'opérateurs.

Mais, si elle est relativement facile à tenir lorsque le cristallin est couché très près du corps ciliaire, il n'en est pas de même lorsqu'il est au fond du corps vitré, mobile, friable ou dans d'autres conditions défectueuses. Même en faisant prendre à un malade d'une docilité et d'une intelligence exceptionnelles diverses positions (visage en avant, tête penchée, etc.), cette tentative pourra échouer et on sera quelquefois amené à l'ablation de la cornée et de l'iris avec recherche et évacuation du cristallin ou à l'*énucléation*, si les phénomènes irritatifs ont été tels que toute opération partielle entraînerait des risques réels d'ophtalmie sympathique. D'ailleurs on n'interviendra, comme nous l'avons dit, que si la luxation cristallinienne n'est absolument pas tolérée.

Luxation dans la chambre antérieure. — La luxation dans la chambre antérieure a été d'abord opérée par Saint-Yves (1707) et Petit (1708) qui conduisirent ainsi plus tard Daviel à extraire, après la proposition de Méry, la cataracte restée en place. On trouvera dans le livre de Saint-Yves la conduite qu'il a tenue ; Méry qui assista aux opérations de Saint-Yves et de Petit, en a donné aussi une relation intéressante.

Dans le premier cas (cristallin opaque, *plâtreux*, qui causait du glaucome et des douleurs, lorsqu'il tombait dans la chambre antérieure), Saint-Yves « fit avec une lancette une incision à la cornée qui traversait presque entièrement cette membrane, puis essaya de tirer le corps avec une aiguille : le cristallin se brisa et les fragments furent heureusement retirés avec une curette. Le corps vitré se présenta à la prunelle. L'incision était déjà cicatrisée deux jours après. » Petit, dans une séance ultérieure où assistaient également Méry et Saint-Yves, traversa la cornée transparente avec une aiguille rainée, au-dessous de la prunelle : conduisant ensuite une lancette dans la rainure, il coupa la cornée depuis le trou de l'entrée de l'aiguille jusqu'au trou de la sortie et tira enfin avec une petite curette d'argent la cataracte par l'incision.

Actuellement la conduite à tenir sera la suivante :

Technique opératoire. — On incisera environ un quart du cercle cornéen, le plus souvent en haut, lorsque le cristallin aura encore un grand volume, ou en bas, dans les autres cas, puis s'il y a lieu on élargira à la Daviel chaque côté de l'incision d'un coup de ciseaux courbes (de Wecker) ; on pêchera ensuite le cristallin à la curette mince ou à l'anse de Millée. Des instillations d'ésérine seront préalablement faites, mais l'embrochement partiel avec une aiguille sera utile si le cristallin réduit de volume présentait une *mobilité* marquée. Dans le cas où le cristallin, dès la plaie suffisante exécutée, manifeste une tendance à sortir, on pourra s'abstenir de se servir de la curette. Une *très légère* pression sera faite au point opposé à l'incision de la cornée, et, d'un *coup de crochet coudé*, on enlève le cristallin, harponné dès qu'il a *montré son bord* convexe à travers la plaie entrebâillée. S'il n'a pas de tendance à sortir ou si la plaie est un peu étroite, il faut délaisser ce procédé pour éviter de fortes pressions et même la noyade du cristallin franchissant la pupille pour aller se perdre dans le corps vitré.

Cristallin flottant. — Dans le cas de cristallin flottant, *nageant* tantôt dans le corps vitré, tantôt dans la chambre antérieure, les instillations myotiques *ne suffisent pas* à maintenir le noyau très réduit dans la chambre antérieure. Dès que le malade fait le plus léger mouvement, le noyau s'enlève comme un ballon, replonge et devient inaccessible dans le corps vitré. Aussi est-il prudent de reprendre la pratique ancienne (de Græfe, Arlt) et de fixer le noyau par une aiguille très fine (fig. 100), que l'*aide* maintient pendant que l'opérateur exécute une section inférieure ou oblique et va

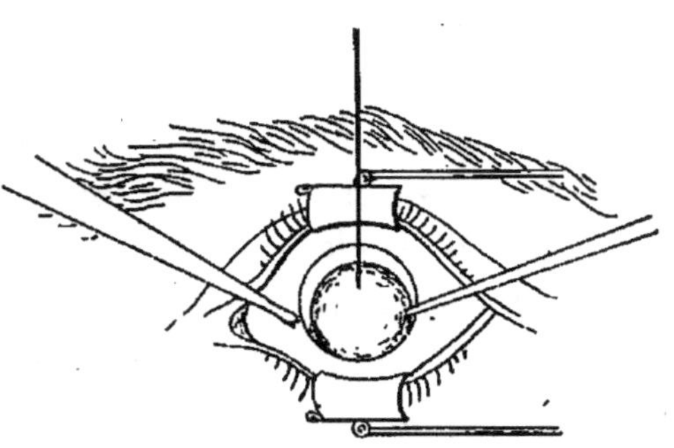

Fig. 100. — Fixation du cristallin luxé dans la chambre antérieure.

ensuite rapidement saisir à la curette le cristallin harponné.

Cette conduite nous a donné un succès remarquable[1]. Nous fûmes obligé d'opérer le malade assis dans un fauteuil et la tête droite, pour pouvoir fixer à l'aiguille le noyau qui avait fini par revenir dans le bas de la chambre antérieure, après avoir fait pencher la tête au malade. Le procédé de fixation à l'aiguille est souvent superflu *avec de gros cristallins*, mais il est indispensable pour de petits *noyaux mobiles* et l'opération échouerait presque toujours, si on ne commençait par fixer le cristallin dans l'endroit accessible de l'œil.

Lorsque dans les luxations mal tolérées on a trop attendu avant d'enlever le cristallin, cause de tout le mal, l'œil est souvent gravement altéré et, malgré une extraction bien réussie, les processus généraux (irido-choroïdites, glaucome, etc.), peuvent continuer, nécessiter les opérations appropriées et même l'énucléation.

Il n'est pas formellement indiqué d'intervenir dans les luxations bien tolérées, sauf pour les luxations antérieures,

---

1. A. Terson. Remarques sur l'extraction de diverses variétés de cataractes. *Clin. Opht.*, 1898.

d'ailleurs plus faciles et moins dangereuses à opérer, et étant en général celles qui se compliquent le plus d'accidents.

§ II. — Cataracte.

Évolution historique des méthodes opératoires. — Il n'y a aucun traitement médical, hydrothermal ou chirurgical (paracentèse répétée de la chambre antérieure) qui ait une action sûre pour rendre au cristallin sa transparence ou même arrêter le cours de l'opacification progressive. Aussi a-t-on été conduit dès les temps les plus reculés à agir directement par une opération sur le cristallin opaque. Il est extrêmement probable que des tentatives d'extraction ont été faites à diverses reprises par les anciens, et on cite à ce sujet Antyllus, Latyrion, Pline et d'autres auteurs. Toutefois, s'il est certain que la discission et l'aspiration datent de l'antiquité, il est tout à fait douteux qu'on ait pratiqué heureusement l'extraction d'un cristallin solide.

L'*aspiration* des cataractes *molles* a été exécutée dans l'antiquité et aussi par les Persans, les Arabes et les chirurgiens du moyen âge, quoique blâmée par certains (Guy de Chauliac).

Freytag paraît, vers la fin du XVIIe siècle, avoir pratiqué, avec un crochet et à travers l'incision *de l'abaissement*, l'extraction de cataractes membraneuses qui résistaient à l'aiguille. Blancard et d'autres ont eu l'idée de faire une incision et d'enlever la cataracte avec des pinces, quoique l'affaire semble restée à l'état de projet. Mais, s'il est à peu près impossible d'admettre qu'on n'ait pas *essayé* d'enlever la cataracte, il est bien certain que l'extraction n'a été érigée qu'au dix-huitième siècle en méthode générale, en méthode « vivante », comme l'a dit de Græfe. L'extraction doit avoir été rejetée après essai, pour une foule de motifs, dont le principal était d'abord l'*ignorance de la nature de la cataracte.* On sait en effet que ce n'est qu'avec Képler (1604) que les usages du cristallin commencent à être connus, tandis qu'on l'avait considéré autrefois comme le *siège* même de la vision. Rémi Lasnier, Quarré, Rolfynck, Gassendi, adhérèrent à l'opinion que la cataracte n'était autre que le cristallin opacifié et Brisseau (1705) le démontra *bien plus tard* anatomiquement par la dissection d'yeux qui avaient subi l'abaissement de la cataracte. Il est bon de rappeler à cette occasion que l'ancienne croyance était tellement enracinée que l'Académie douta encore, même après les preuves anatomiques, et on doit rappeler que Brisseau fut obligé de répondre à son maître Duverney lui conseillant de ne pas ébruiter sa découverte ou plutôt sa *preuve* anatomique, « qu'il ne devait pas trouver mauvais que ses disciples missent la vérité au-dessus de tout. »

D'ailleurs la découverte de Brisseau ne fit pas comprendre aux contemporains tout l'avenir qu'elle présageait. Dionis nous dit que « quoique la découverte de Brisseau *ne change rien* ni dans la cure de la cataracte ni dans la manière de faire les opérations qui lui conviennent, on lui a l'obligation d'avoir donné la juste idée qu'on en doit concevoir. » Tout cela n'empêcha pas l'opérateur de surgir un jour au milieu de ces circonstances favorables.

Quoi qu'il en soit, il n'y avait dans l'ancienne erreur sur la nature de la cataracte qu'une objection purement scientifique à l'opération et on doit se demander si les nombreux empiriques qui s'occupaient des maladies des yeux n'ont pas été plutôt arrêtés par des considérations pratiques et des *accidents opératoires*. C'est d'abord la crainte de faire une *plaie trop grande* et de *vider l'œil non anesthésié,* l'ignorance de l'*étendue considérable de l'incision* nécessaire pour l'ablation d'une cataracte dure, enfin et surtout l'ignorance de *la nécessité de la kystitomie* pour pouvoir faire sortir le cristallin sans le corps vitré, qui ont évidemment empêché certains

« inciseurs » d'essayer l'extraction ou qui ont empêché de
continuer dans cette voie ceux qui ont dû l'essayer. A
côté de cela la force de la routine et le fétichisme pour les
idées reçues qui étaient tels qu'il n'y a pas 30 ans que
des chirurgiens renommés, à plus forte raison des médecins plus obscurs, *abaissaient* systématiquement au lieu
d'extraire. Il a fallu faire table rase et en arriver au libre
examen pour faire un progrès réel, en chirurgie comme en
toutes choses.

Il était certain qu'une fois le siège anatomique et le rôle
physiologique du cristallin établis, un opérateur enlèverait
l'organe malade, puisqu'il n'était pas indispensable pour la
vision et qu'il devenait bien souvent dangereux lorsqu'on
le refoulait au fond de l'œil, d'où, assez récalcitrant
d'ailleurs, il remontait et surnageait assez fréquemment. C'est par ces cristallins qui venaient échouer dans
la chambre antérieure que la main du chirurgien a été
forcée et qu'on s'est enfin décidé à enlever ces cristallins
qui ne voulaient pas rester en place et venaient réclamer
l'extraction. Mais on comprend d'après l'exposé des motifs
précédents que, malgré ses suites incertaines et ses grands
dangers consécutifs, l'opération habituelle ait été *l'abaissement,* qui n'entraînait pas d'accident absolument immédiat, ni de soins prolongés, chose appréciable pour des opérateurs souvent ambulants et pour les maîtres qui tenaient
à leur renommée.

C'est avec raison que de Græfe a dit que l'abaissement ne
donnait qu'à peine 60 pour 100 de succès durables, tandis
que l'extraction à lambeau en fournissait déjà 90 pour 100.

Dans *l'abaissement,* on arrivait sur la cataracte avec
une aiguille lancéolée, soit pour la déplacer, soit pour la
broyer. Le déplacement pouvait se produire de haut en
bas (*dépression*), d'avant en arrière (*réclinaison*), en cou-
chant le cristallin à plat (*renversement*). Le point d'entrée
de l'aiguille était le plus souvent scléral (*sclératonyxis*),

(fig. 101), quelquefois cornéen (*kératonyxis*) ou même tout à fait postérieur (*Hyalonyxis*).

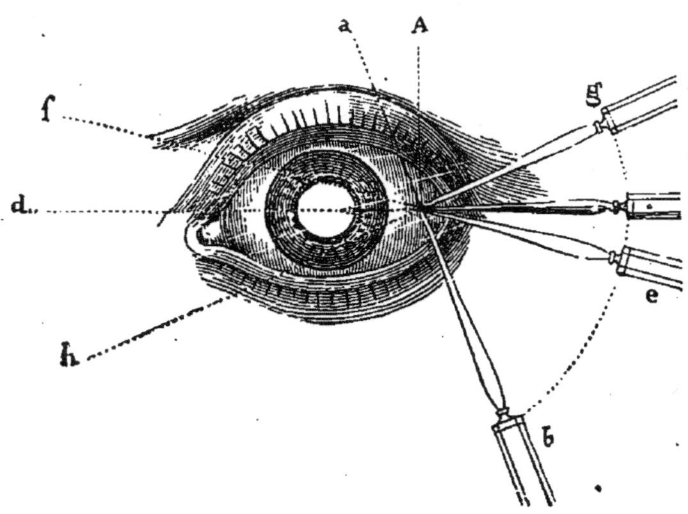

Fig. 101. — Sclératonyxis.

a, b, c, d, e, f, g, h, positions successives de l'aiguille.

La *Kératonyxis* n'est autre que la discission, l'aiguille pénétrant dans la cornée, en dedans du limbe, allant par la pupille sans blesser l'iritis, déchirer la capsule et dissocier le cristallin : ce procédé était presque toujours réservé aux cataractes *molles* ou *liquides*. On a quelquefois ponctionné ensuite la chambre antérieure avec une lance pour faire sortir les masses molles libérées par l'aiguille.

Les descriptions de l'abaissement sont des plus pittoresques dans les anciens auteurs et accompagnées d'artistiques figures. Les chapitres correspondants de Bartisch, Guy de Chauliac, Franco, A. Paré, entre autres, doivent être parcourus à ce sujet.

Nous préférons donner toutefois, d'après Rognetta, la description concise du procédé de *sclératonyxis* de Scarpa, *plus récent* et *plus précis*.

Le chirurgien prend l'aiguille de Scarpa de la main droite, s'il opère sur l'œil gauche, de la gauche, dans le cas contraire; il la tient comme une plume à écrire, ou mieux avec quatre doigts, la concavité en bas. De l'autre main il abaisse la paupière inférieure et fixe le globe oculaire. Il plonge la pointe de l'aiguille sur la sclérotique à une ligne et demie derrière la cornée et à la hauteur du diamètre transverse de cette membrane. Pour bien piquer et entrer, il faut relever la pointe de l'instrument, en baissant un peu le manche. Il entre droit avec l'aiguille, et aussitôt entré, il en tourne la pointe en arrière, et la fait marcher ainsi derrière l'iris, jusqu'à ce qu'il la voie briller dans la pupille et au-devant de la cataracte. Alors il attaque celle-ci, d'abord circulairement pour couper la capsule, puis d'avant en arrière pour déplacer le corps opaque. La cataracte doit être portée en arrière, en bas et en dehors; cela s'obtient en portant le manche de l'instrument en avant et en haut. On tient la cataracte ainsi enfoncée dans le corps vitré pendant quelques instants, en attendant qu'on ordonne au malade de regarder en haut, afin que l'aiguille enfonce mieux le corps opaque. On revient enfin doucement avec l'aiguille dans la pupille, afin de la nettoyer complètement si elle n'est pas parfaitement noire ; si la cataracte reparaît, on l'abaisse de nouveau, autrement on retire l'aiguille par un mouvement inverse de celui qu'elle a suivi en entrant. D'autres opérateurs ont fait une petite incision avec un étroit couteau, puis introduit une curette ou une spatule pour éviter la pénible pénétration de l'aiguille.

Il ne faut pas croire que l'apparition de l'extraction ait supprimé de suite l'abaissement. Beaucoup d'opérateurs, cherchant à être éclectiques, choisissaient leurs cas, « extrayant ou abattant » suivant le malade et la maladie. La lecture des livres de Dupuytren, de Carron du Villards, de Velpeau, de Desmarres lui-même, est fort instructive à ce sujet.

Mais la cécité survenait souvent par glaucome et irido-cyclite et la panophtalmie n'était pas rare, à cause de l'absence d'asepsie des instruments.

Saint-Yves (1707) et Petit (1708) sont les premiers opérateurs ayant extrait des cristallins autrefois abaissés et remontés dans la chambre antérieure. Ils faisaient une incision à peu près linéaire et extrayaient le cristallin avec ou sans curette. Ce sont en somme des opérations *de luxation du cristallin* bien plutôt que de véritables extractions de cataracte qu'ils firent. Méry assista à leurs opérations et fît le premier la proposition d'extraire systématiquement la cataracte en place par une incision cornéenne. C'est l'idée que Daviel érigea ensuite en méthode, lorsqu'il pratiqua l'extraction du cristallin situé derrière l'iris.

Il faut signaler aussi les recherches de Ferrein, sur la kystitomie qui, bien que faites au sujet de l'abaissement, ont certainement contribué à éclairer cette question si importante pour l'extraction elle-même.

C'est à Daviel (1745-1748) que revient le mérite d'avoir mis en pratique la proposition si nette d'ailleurs de Méry. Il avait été obligé d'extraire, comme Petit et Saint-Yves, des cristallins qui ne se laissaient pas abaisser, et c'est ce qui l'encouragea encore plus à extraire systématiquement et à faire ce que Saint-Yves, *zélé partisan de l'abaissement* qu'il continua bien après ses extractions de cristallins luxés, avait laissé échapper. Il procéda d'une façon fort compliquée, mais qui avait au moins le mérite de lui permettre de faire *toujours une plaie suffisante* pour extraire le cristallin. Il ouvrait la chambre antérieure avec une lance et agrandissait de chaque côté, *autant qu'il le voulait,* avec des ciseaux qui découpaient la cornée. L'incision comprenait alors la *moitié* du disque cornéen, comme le dit Daviel fils dans son travail sur l'extraction par le procédé de son père (1756). On a longtemps cru que l'incision de Daviel intéressait les 2/3 du limbe: mais, bien que les incisions *aux ciseaux* sur un œil *non fixé* et *non anesthésié, ne doivent pas avoir toujours eu en réalité une étendue identique,* il est démontré aujourd'hui (de Wecker, Sourdille) que Daviel n'a *jamais* recommandé de dépasser la moitié de la cornée, que des erreurs de ses *contemporains* lui ont attribué le lambeau des deux tiers et que beaucoup ont pratiqué ce lambeau démesuré.

Il fut bientôt reconnu (1752) qu'une seule incision au bistouri (La Faye) remplacerait définitivement et avantageusement l'usage compliqué de plusieurs instruments pour exécuter la plaie.

Nous avons, dans notre travail sur l'*évolution des instruments* de chirurgie oculaire, rappelé les diverses formes de bistouri qui ont été employés dès cette époque. Le couteau triangulaire repris par Richter, Beer, et d'autres est dû à Bérenger, les couteaux étroits à Tenon, les couteaux à tranchant courbe aux Pellier.

Palucci (1750) employa une aiguille qui traversait la cornée, et qui était suivie d'un tranchant, qui, continuant à marcher, coupait la portion de cornée limitée par les piqûres de l'aiguille et étant tourné vers la partie inférieure de la cornée, y produisait une incision en arc (fig. 102). Malheureusement les couteaux-aiguilles, repris aussi depuis Palucci (Siegrist), sont des instruments dont la manœuvre est compliquée et dangereuse.

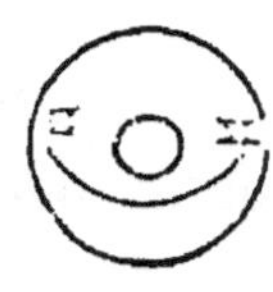

Fig. 102.

Incision de Palucci.

Santarelli se bornait à une incision intéressant à peu près le tiers du limbe, incision pratiquée avec une sorte de couteau lancéolaire fort large.

Rappelons l'incision grotesque *au milieu* de la cornée (Frère-Côme, Küchler), les innombrables lambeaux trapézoïdes (depuis Siegwart (fig. 103) et Garengeot jusqu'à Maurice Perrin et d'autres), les lambeaux elliptiques de hauteur

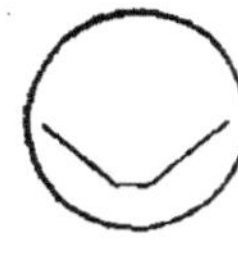

Fig. 103.

Incision de Siegwart.

variable (Lebrun, Liébreich (fig. 104), Galezowski, le lambeau ogival (Daviel), les incisions bien au-delà du limbe et des tentatives d'extraction rétro-iridienne.

L'incision *inféro-externe* de Wenzel et Richter a eu longtemps une grande vogue. Wenzel[1] recommandait déjà quelquefois de *ne pas terminer l'incision cornéenne* et de laisser une *anse* qu'il coupait ensuite avec des ciseaux (procédé à pont).

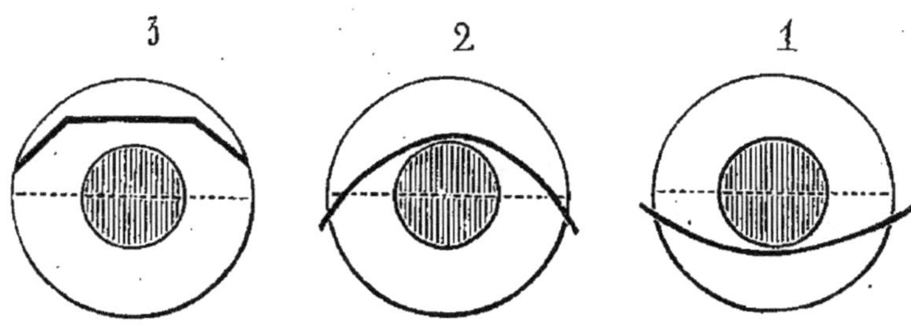

FIG. 104.

1. Lambeau de Liebreich.
2. Lambeau de Lebrun.
3. Lambeau de M. Perrin.

Alexander (1825) opérait seul, sans aides, laissait *toujours* la section cornéenne inachevée avec *pont de sûreté*, puis, après kystitomie, il sectionnait la bride avec un petit couteau mousse et évacuait le cristallin.

Ce procédé a été repris par Desmarres (fig. 105) et d'autres chirurgiens. Il est probablement né d'une opération involontaire et pouvait être très utile sur un malade indocile et non anesthésié.

Après d'autres, Rivaud-Landrau exécutait l'opération en terminant par la *section de la cristalloïde postérieure au kystitome.*

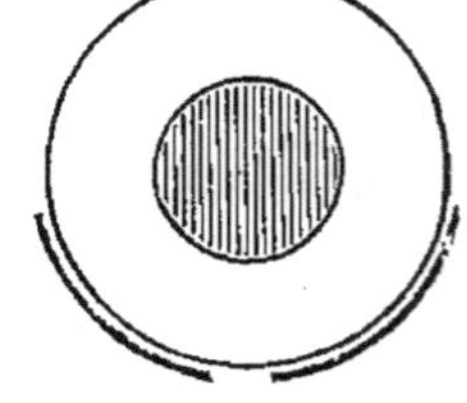

FIG. 105.

Lambeau à pont.

En somme, tous les procédés actuel-

1. Wenzel. *Manuel de l'oculiste,* I, p. 134.

lement en usage ou tous ceux qui ont été recommandés
depuis l'origine de l'extraction, ont été pratiqués au
xviiie siècle, avec insignifiantes variations.

Desmonceaux avait même conseillé l'extraction du cristallin transparent des myopes, idée reprise au xixe siècle
par de nombreux chirurgiens.

L'*iridectomie* et la *kystectomie, avant* et *après l'extraction* (Daviel), l'opération *en un seul temps* et avec *un seul
instrument* (Sharp, Ten Haaf, Pellier de Quengsy, Wenzel),
née probablement d'une piqûre involontaire de la capsule
pendant la traversée pupillaire, l'opération *faite en haut*
(Pamard, Pellier), quoique plus *ordinairement en bas*, étant
alors plus facile sur un œil mal ou pas fixé et non anesthésié,
le *lambeau proportionné* à la consistance de la cataracte
(Pellier de Quengsy, Wenzel), l'extraction *dans la capsule*
(Sharp, Janin), l'extraction *sclérale* (B. Bell), la discission,
l'*extraction* et l'*irido-capsulotomie* (Janin, Pellier) dans la
cataracte secondaire, la forme même des divers instruments,
les *injections dans la chambre antérieure* (Forlenze) et le
pansement *ouaté*, tout cela est du xviiie siècle et a été repris
dans le xixe.

Beer, Desmarres, Sichel et la grande majorité des opérateurs jusqu'à de Græfe pratiquaient le grand lambeau, surtout inférieur ou supérieur, intéressant ordinairement la moitié de la cornée ou quelquefois un peu moins, et exécutaient l'opération avec le couteau triangulaire (fig. 106).

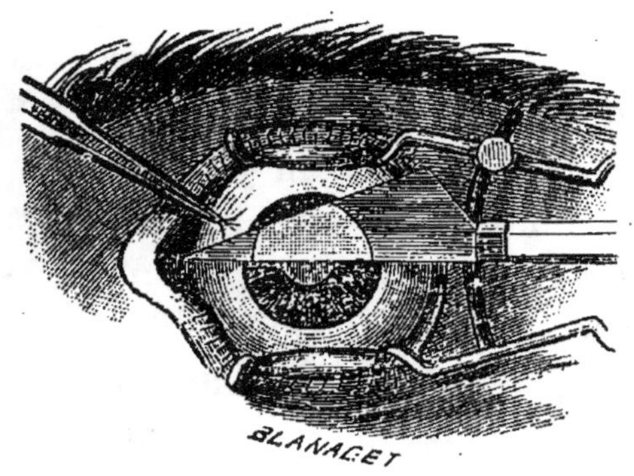

Fig. 106.

Incision au couteau triangulaire.

La plupart des opéra-
teurs longeaient le limbe, mais à 1 millimètre *en dedans*,
jusqu'à de Græfe et Jacobson ; comme la cornée se laisse

couper dans tous les sens avec une certaine impunité, les lambeaux les plus bizarres et les incisions les moins justifiées ont été poussées quelquefois jusqu'à la fantaisie la plus extrême.

Le principal écueil des incisions cornéennes pratiquées avec des instruments non aseptisés restait la *panophtalmie*. De plus les très larges lambeaux sur un sujet non anesthésié prédisposaient à l'issue fréquente du corps vitré. Aussi, de Græfe reprit (1865) l'idée d'intervenir par la sclérotique.

L'iridectomie préparatoire proposée dans quelques cas par de Græfe (1858) fut pratiquée systématiquement par Mooren (1862). Jacobson (1863) exécuta *simultanément* l'extraction à grand lambeau inférieur scléro-cornéen et l'iridectomie (fig. 107). Ce sont ensuite les recherches de Græfe sur la reprise de l'extraction linéaire des cataractes molles, puis l'extension de cette extraction combinée à l'iridectomie et à l'emploi d'une curette par son aide Schuft-Waldau (1860), enfin de nouvelles

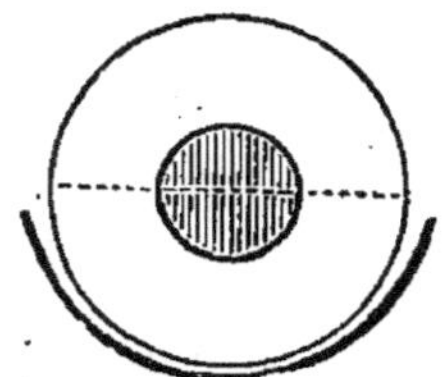

Fig. 107.

Lambeau de Jacobson.

tentatives de Critchett et Bowman sur l'extraction à la curette qui poussèrent peu à peu de Græfe à préconiser (1865-1866) l'extraction dite linéaire modifiée périphérique, faite en haut. De Græfe faisait avec un couteau spécial (Waldau, de Græfe) une incision presque linéaire (fig. 108) qui rappelle celle de la sclérotomie, mais qui empiétait au milieu sur la cornée. Cette incision avait le grave défaut d'être petite, de se prêter mal à l'extraction de volumineux cristallins *durs,* d'où les inconvénients nombreux des plaies trop étroites et des *lambeaux indigents.* Elle nécessitait, pour agrandir le passage du cristallin et pour éviter l'enclavement, si facile par une plaie si périphérique, une large iridectomie. Cette opération diminua le nombre des panophtalmies et des occlusions·

pupillaires, mais elle entraîna par sa mauvaise constitution une foule d'accidents d'un autre ordre qui interdisent absolument aujourd'hui de la considérer comme un progrès définitif.

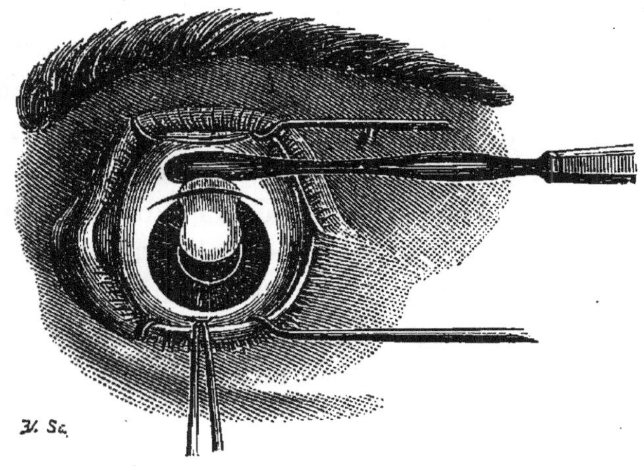

Fig. 108. — Opération de Græfe. Sortie du cristallin.

Elle faisait de beaucoup d'opérations des opérations pénibles (curette, crochet) : dans bien des cas c'était l'accouchement instrumental substitué à l'accouchement naturel.

Elle ne fut pas d'ailleurs adoptée par tout le monde, mais elle eut comme heureux résultat, d'abord de faire, même pour l'extraction à lambeau, remplacer presque toujours le grand couteau triangulaire par des bistouris plus étroits, et surtout de faire remarquer que l'iridectomie, si elle était inutile dans certains cas, pouvait rendre dans beaucoup les plus grands services. Actuellement toutefois l'extraction *à lambeau avec iridectomie ne ressemble pas* à l'opération de Græfe dont il n'est resté que l'usage fréquent de son couteau (de Wecker) et, ajouterons-nous, la combinaison de l'iridectomie à l'extraction en général.

L'extraction à simple lambeau, surtout supérieur, a

été reprise et recommandée par de Wecker (1875), qui s'est justement attaché à classer les cas qui, *tout en nécessitant un lambeau*, sont justiciables, tantôt de l'extraction *sans iridectomie*, tantôt de l'extraction *avec iridectomie*. Panas et Galezowski se sont surtout attachés à généraliser *l'extraction sans iridectomie*. A l'heure actuelle l'extraction à lambeau, *avec* ou *sans iridectomie* suivant les cas et pratiquée *au limbe,* reste le procédé le plus recommandable, mais le plus grand nombre des chirurgiens fait un lambeau moindre de la moitié de la circonférence cornéenne. L'antisepsie oculaire et l'asepsie des instruments, enfin l'anesthésie si commode et si parfaite à la cocaïne, paraissent avoir définitivement fixé l'extraction à lambeau dans la pratique courante. C'est elle en effet qui réunit dans la majorité des cas les meilleures conditions de succès. Quant à l'adjonction de l'iridectomie au lambeau, elle reste une nécessité assez fréquente[1].

Dès les temps les plus anciens, dès les Romains, les Grecs et les Arabes, on a appliqué à certaines cataractes la discission et l'aspiration, qu'on retrouve encore actuellement dans la pratique de quelques opérateurs. Ce sont des *dérivés* de l'opération à l'aiguille et l'aspiration se faisait même, chez les Arabes, avec une aiguille creuse. C'est probablement la vue des débris qu'entraînaient les tentatives d'abaissement d'une cataracte molle qui a donné l'idée de les aspirer, après ponction.

L'abaissement convenait en effet presque exclusivement

<hr>

1. L'étude historique si importante de l'extraction nécessite pour ses détails la lecture des ouvrages suivants :
De Græfe. *Clinique ophtalmologique,* éd. fr. par Meyer. — Delacroix. *Jacques Daviel à Reims,* 1890. — De Wecker. *Rémin. hist. sur l'ext. de la cataracte* (Arch. d'opht., 1893). — Bitzos (Ann. d'oc., 1894). — A. Terson. *Études sur l'hist. de la chirurgie oculaire,* 1895-1899. — Sulzer (Ann. d'oc. 1895). — Landolt. *L'opération de la cataracte de nos jours* (Arch. d'opht., 1894). — Sourdille (Arch. d'opht., 1897). — Pamard et Pansier. *Les Œuvres de P. Pamard,* 1900.

à la cataracte *dure*. Dans la cataracte molle, demi-dure ou membraneuse, il réussissait imparfaitement et jouait le rôle tantôt d'une discission, tantôt d'un véritable *broiement*.

Actuellement l'abaissement est presque abandonné. On a tenté de le ressusciter pour le second œil (Warlomont), dans les cas où le premier s'est perdu par hémorragie expulsive. C'est la seule indication de l'abaissement qui puisse être prise en considération à l'heure actuelle. On a aussi recommandé l'abaissement chez certains sujets affaiblis, cachectiques, glaucomateux, à *dacryocystites* rebelles, mais il est encore permis de se demander si dans ces cas l'extraction, *avec iridectomie*, préparatoire ou extemporanée, et aidée des autres soins préalables et consécutifs appropriés à chaque cas particulier, ne reste pas préférable à l'abaissement et si les insuccès ne sont pas, même dans ces cas désespérés, moins nombreux que ceux qu'entraînerait l'abaissement.

Mentionnons enfin l'application de la *suture* après l'extraction (Williams; 1867) et ses diverses modifications (S. de Mendoza, Galezowski, Kalt).

Nous avons étudié dans l'*ouvrage spécial* auquel nous avons déjà fait plusieurs fois allusion, tout ce qui concerne les *soins à donner avant l'extraction*, la *préparation du malade*, très longue dans les cas compliqués, enfin tous les soins *consécutifs* (pansement, régime, etc.). Nous n'y reviendrons pas.

Nous étudierons ici les *indications* opératoires et la *technique opératoire*, en somme *quand* et *comment* il faut opérer.

Indications préalables et opportunité de l'intervention.

Il y a d'abord un certain nombre de conditions générales *indispensables* pour arriver à un bon résultat et qu'il est bon de ne pas considérer comme négligeables.

1º Il faut opérer une cataracte *aussi mûre* que possible. Ceci a été contesté à diverses reprises, et Daviel même disait qu'un des avantages de l'extraction sur l'abaissement était de pouvoir enlever une cataracte non mûre. En réalité il y a des cas qui mûrissent lentement, qui ne s'opacifient quelquefois qu'incomplètement (cataractes des myopes), et qui, aux deux yeux, mettent le malade, s'il est peu aisé, dans l'impossibilité de gagner sa vie et de toutes façons dans un état fort pénible. Dans ces cas-là, on est *obligé* d'opérer avant que le cristallin soit complètement opaque, tout en sachant qu'indiscutablement on a plus d'accidents et de cataractes secondaires dans ces cas-là que dans les autres. De plus il y a lieu de modifier suivant le cas le manuel opératoire (iridectomie, ablation d'un fragment capsulaire, lorsqu'elle est possible). Mais, quand on pourra choisir le moment, et surtout quand les deux yeux ne sont pas pris au même degré, on attendra que le malade ait un cristallin assez opaque pour n'avoir guère que la perception lumineuse, pouvant tout au plns compter les doigts.

2º Il faut opérer au moment de la *maturité*, car, si ce temps est dépassé, la cataracte durcit, se rétracte, subit des modifications diverses qui l'exposent à devenir mobile et à se luxer. On connaît les accidents qui suivent la luxation du cristallin, et dont le principal est le glaucome. Il faut donc *opérer à temps,* ni trop tôt ni trop tard, pour être dans les meilleures conditions. Une cataracte mûre sort *complètement,* par déhiscence (comme un grain mûr sort de sa gousse) de son enveloppe cristalloïdienne transparente.

3º Il faut n'opérer presque jamais les cataractes *monolatérales*, lorsque l'autre œil est bon. Sauf pour certaines professions (cochers, ouvriers), où *quelquefois* il y a intérêt à agrandir le champ visuel, tous les opérés se *plaignent* constamment d'avoir été opérés, tant qu'un œil reste bon et non cataracté. Il y a une telle différence dans la *qualité* de vue des deux yeux, qu'il est *impossible* de corriger l'anisométropie. Si brillant qu'ait été pour l'œil opéré le résultat opératoire, il est jugé désastreux par le malade, qui ne sait comment échapper à la sensation pénible qu'il éprouve continuellement, et qui en est réduit souvent à mettre sous forme de verre opaque au-devant de son œil, l'opacité qu'il y avait sous forme de cataracte. Ces sujets sont légion, et nous en avons vu qui étaient tombés dans l'hypochondrie.

On n'opérera donc *en règle générale* une cataracte *mûre* que lorsque le *second œil* commence à perdre notablement de son acuité visuelle. Sauf les exceptions précédentes, il y a des cas où des myopes peuvent, comme on le remarquait déjà au siècle dernier, bénéficier, pour la vue de loin, de l'extraction de la cataracte : on pourra exceptionnellement leur opérer un œil avant que l'autre soit entièrement hors d'usage, mais même alors on attendra que l'œil non opéré y voie fort mal. Il est en effet remarquable que chez les myopes extrêmes auquel on enlève le cristallin transparent *d'un seul côté*, sous prétexte de leur rendre la vue de loin, l'inégalité visuelle crée quelquefois des troubles qui arrivent à leur rendre la vie insupportable.

D'autres malades supportent cet état et utilisent l'œil opéré pour voir de loin, mais, pour la vue de près, préfèrent encore l'œil myope qui accommode et, à moins de lésions rétiniennes graves, donne une image plus nette que l'œil auquel on a enlevé le cristallin transparent. Nous avons vu une série de cas de ce genre traités par divers opérateurs et dans le cas d'opération monolatérale, *si logique en apparence,* les malades étaient peu satisfaits, malgré une bonne acuité visuelle de l'œil opéré. Il est donc convenable d'opérer ces sujets, lorsqu'ils sont cataractés, surtout quand la cataracte d'un œil a atteint un degré fort avancé et que déjà l'autre œil n'a plus une acuité visuelle suffisante.

Il en est de même pour les *cataractes traumatiques*. Lorsque des lésions inflammatoires ou glaucomateuses seront les suites du gonflement du cristallin opaque, et que des opérations portant sur l'iris et la sclérotique (larges iridectomies, sclérotomies) n'auront pu amener suffisamment de calme, on pourra évacuer seulement alors tout ou partie du cristallin lésé, mais bien plutôt pour faire disparaître les accidents inflammatoires ou glaucomateux que pour rendre une vision généralement très défectueuse et qui gêne quelquefois notablement la vision de l'autre œil. Là aussi il faut savoir résister de temps à autre aux instances du malade et le prévenir que si on l'opère, ce sera surtout pour débarrasser son œil d'une opacité souvent très visible, et pour supprimer l'inflammation et les douleurs, bien plus que pour lui rendre un certain degré de vision, qui au commencement lui causera pas mal d'ennuis.

4° *On opère en toute saison avec succès.* — Tout au plus, chez certains vieillards, pourra-t-on reculer un peu ou avancer l'opération pour éviter les trop grandes chaleurs, qui les fatiguent et qui sont très pénibles pour le séjour au lit, et les trop grands froids. Les malades, sous l'empire de l'ancienne tradition qui faisait opérer presque toutes les cataractes au printemps, ou parce que les malades eux-mêmes et quelquefois les opérateurs se déplaçaient plus facilement à cette époque, choisissent plus souvent eux-mêmes le printemps pour venir se faire opérer, peut-être aussi par une sorte d'instinct naturel.

5° *On n'opérera jamais les deux yeux le même jour.* — Rien n'est plus facile, si le malade le désire et si son état général est apte à en supporter les fatigues et les émotions, que d'opérer dès le 6e jour le second œil, dans le cas, d'ailleurs rare, où la cataracte y est aussi mûre que sur le premier.

Nous avons plusieurs fois suivi cette conduite avec le

succès le plus complet. Mais, sous aucun prétexte, on ne devra, en opérant le même jour, courir le risque de donner au malade une double panophtalmie, une double hémoragie expulsive vidant les deux yeux en une séance. Divers opérateurs ont eu le courage de publier des cas de ce genre ; d'autres désastres résultant d'une erreur d'appréciation ou d'un désir immodéré d'opérer de suite les deux yeux doivent s'être produits et n'ont pas été relatés. Aussi devra-t-on formellement s'abstenir de faire courir au malade un pareil risque et ne pas accepter d'un cœur léger une pareille responsabilité.

6° Il ne faut opérer une cataracte que si cette opération doit rendre la vue ou empêcher la désorganisation de l'œil. Indépendamment de la question de toujours opérer une cataracte aussi mûre que possible, on devra d'abord, *lorsqu'il s'agit de rendre la vision*, n'opérer que si l'œil a, dans tous les sens, malgré une cataracte mûre, une *très bonne perception et projection lumineuses* de la flamme d'une bougie promenée en tous sens dans une pièce obscure, à 4 ou 5 mètres de distance. Ce procédé est beaucoup plus sûr que celui qui consiste à envoyer dans l'œil un reflet lumineux avec l'ophtalmoscope. Même avec des lésions rétiniennes graves, telles qu'un décollement partiel, le malade accuse alors une perception lumineuse assez tentante pour qu'on puisse concevoir des illusions sur la possibilité d'un rétablissement visuel par l'extraction du cristallin. Les *phosphènes*, dont on a tant abusé, sont assez incertains et inutiles à rechercher.

Lorsqu'elles n'entraînent aucune douleur et que l'autre œil est bon, les cataractes compliquées ne seront pas opérées, sauf de très rares cas dans un but esthétique (cataractes blanches).

On se méfiera beaucoup, même avec une projection lumineuse satisfaisante, du résultat opératoire dans les cataractes *tremblantes* et celles compliquées de synéchies, de leucomes adhérents, de *strabisme* ancien, de *nystagmus*, de glaucome, même si des opérations préparatoires ont diminué ou supprimé la complication. On a en effet dans ces cas-là, qu'on est cependant obligé d'opérer pour tenter de rendre la vue au malade, des résultats opératoires et visuels extrêmement médiocres. Il en est de même en général pour la cataracte qui accompagne la myopie extrême : les lésions maculaires empêchent ordinairement le malade de jouir d'un bon résultat opératoire.

Lorsqu'il y a un *décollement rétinien* constaté avant l'apparition d'une cataracte, on doit se demander si l'opération de la cataracte consécutive est possible et si elle aura une bonne influence sur le décollement. Hirschberg et Panas ont signalé des cas où un décollement avait disparu à la suite de l'opération. La conduite à tenir nous paraît la suivante. Il s'agit d'une cataracte monolatérale et sur un très mauvais œil. On s'*abstiendra* donc dans la très grande majorité des cas de toute opération. Dans deux cas où un décollement avait été constaté autrefois, mais où la projection lumineuse restait presque entière et le tonus remarquablement bon, nous avons opéré pour répondre aux exigences des malades, que leur cataracte, très blanche et très visible, comme il arrive dans les cas de ce genre, importunait. L'opération a été fort régulière et a obtenu, sans aucun accident, la suppression du cristallin disgracieux : mais le décollement n'a pas subi la moindre modification. On pourra donc, si l'œil a une bonne tension, opérer des cas de ce genre, mais après avoir, comme nous l'avons fait, prévenu le malade qu'on n'opère que dans un but esthétique et sous réserves.

On évitera de chercher, *sans enlever la cataracte*, à masquer sa blancheur par un tatouage dans la cornée entièrement transparente et saine. Des accidents inflammatoires et d'ailleurs la disparition rapide du tatouage peuvent suivre cette pratique. Il en est autrement si on opère sur une taie cornéenne.

7° Le *diagnostic* de la *nature* et de la *consistance* de la cataracte, si fouillé autrefois à cause de l'exercice constant de l'abaissement, n'a nullement perdu toute sa valeur, depuis qu'on extrait à peu près toujours. Comme avant la laparotomie, le diagnostic avant l'extraction n'est pas une précaution d'un autre âge. Il est tout à fait utile pour proportionner le lambeau à la consistance dure, demi-molle, molle, liquide, de la cataracte, et étudier l'état exact de l'opacification du cristallin et l'état de la capsule. Aussi devra-t-on s'adresser quelque temps avant l'extraction à la *dilatation pupillaire*, pour laquelle la *cocaïne* rend de parfaits services, suffisants, moins dangereux et moins durables que ceux de l'atropine et plus rapides que ceux de plusieurs autres mydriatiques.

On s'attachera donc à mettre en évidence la *nature* et la *consistance* de la cataracte (dure, molle, liquide, noire, morgagnienne, calcaire, capsulaire, zonulaire, pyramidale, nucléaire, pointillée, régressive, non mûre, etc.) en se rappelant même les extrêmes détails et la minutie justifiée qu'y apportaient les anciens maîtres (images de Sanson).

En somme un *interrogatoire* très soigné sur les antécédents visuels du malade (réfraction, affections du fond de l'œil) est indispensable, même pour une cataracte qui se présente dans de bonnes conditions apparentes et avec une projection lumineuse convenable. Nous étudierons plus loin spécialement les opérations appropriées aux diverses *variétés* de cataractes partielles et *compliquées*. Quant aux soins à donner aux cataractes compliquées d'une affection des *annexes* de l'œil (paupières, conjonctive, voies lacrymales, fosses nasales, moignon du côté opposé, etc.), nous les avons traités dans notre livre sur la pratique de l'antisepsie oculaire, avec l'exposé des préparations à faire pour tâcher que l'opération, même pour une cataracte de bonne nature, n'aboutisse à un désastre du fait d'un état morbide non traité des annexes de l'œil.

8° *On s'abstiendra de toute opération*, sauf l'iridectomie dans certains cas compliqués, *pour faire mûrir* la cataracte. Surtout par la discission, on transforme ainsi la meilleure et la plus sûre cataracte, en une cataracte traumatique avec tous ses dangers immédiats et consécutifs.

Dans les cas qu'un examen soigneux reconnaît justiciables d'une iridectomie, l'exécution d'une iridectomie *préparatoire* (de Græfe, Mooren), qui n'a aucun danger par elle-même, est une sage pratique. On pourra la faire quelques semaines ou mieux quelques mois avant l'extraction du cristallin. Comme beaucoup de malades sont hors d'état de comprendre le bénéfice d'une semblable pratique ou ne peuvent s'y soumettre, on ne saurait généraliser cette conduite pour *toutes les cataractes*. Mais, dans les cas où une iridectomie sera nécessaire, il est souvent préférable, si on le peut sans décourager ou effrayer le malade, de la faire peu de temps avant l'extraction, afin que le sac capsulaire ne se trouve pas au contact d'une vaste plaie irienne et que l'œil ne soit pas le siège de deux traumatismes simultanés, comme cela arrive quand on fait l'extraction avec iridectomie extemporanée bien qu'elle donne presque toujours de bons résultats. L'iridectomie préparatoire est donc une excellente opération d'*exception*. Elle permet de plus de suivre l'évolution et la marche de la cataracte, et dans une foule de cas compliqués où nous la retrouverons, elle est une ressource utile, en découvrant complètement un cristallin présentant diverses lésions partielles (cataractes sous-capsulaires, cataractes partielles diverses, etc.), en supprimant un temps opératoire dans les cas où l'opération définitive doit être exécutée avec un maximum de rapidité pour éviter l'issue du corps vitré (cataractes luxées et subluxées, extraction de la cataracte dans les yeux extrêmement myopes).

Cette iridectomie sera presque toujours faite en haut, sauf des cas spéciaux : son étendue et le siège de l'incision (limbe, scléro-cornée, cornée) varieront avec l'indication opératoire et la profondeur de la chambre antérieure.

Considérations techniques générales. — La technique opératoire doit s'inspirer de plusieurs principes applicables intégralement dans les cas *simples* et susceptibles de diverses modifications dans les cas où la cataracte est accompagnée de *complications*.

Ces principes sont les suivants :

1º On doit faire à la cornée une incision suffisante pour laisser passer *facilement, complètement* et sans *instrument* de *traction*, le cristallin, quelle que soit sa consistance.

On pourrait croire dès lors qu'il y a une incision *unique* qui permet d'extraire tout cristallin, quels que soient le volume et la consistance de ce vrai corps étranger. C'est en effet vrai dans la majorité des cas.

Une incision de la *moitié* de la circonférence cornéenne (Daviel) n'aurait jamais dû être dépassée : aussi donc *on ne sectionnera jamais au delà d'une ligne horizontale passant par le centre de la pupille*, quelles que soient la consistance et la nature de la cataracte. Voilà ce qu'il *ne faut pas faire*. Mais l'incision de la *moitié* de la cornée est *toujours trop grande*. Une incision *du tiers* peut être souvent suffisante (cataractes demi-molles), mais quelquefois trop petite. Il faut donc le plus souvent une incision cornéenne comprenant la région cornéenne sise entre le tiers de la circonférence et la ligne horizontale qui partage la cornée en deux demi-lunes. C'est donc une incision un peu moindre de la moitié et un peu plus grande que le tiers. Le moyen *pratique* le plus *sûr*, comme nous l'avons indiqué, pour mesurer la plaie *nécessaire* et *suffisante*, est d'appliquer, si on veut un lambeau à peine moindre de la moitié, la *pince à fixer* à l'extrémité du *diamètre horizontal* cornéen et pupillaire et de faire passer le couteau juste au-dessus (fig. 109).

Ce procédé *empêche définitivement* de faire une plaie *trop grande* ou *trop petite*. La plaie ne sera jamais trop grande, puisqu'elle devra détacher un peu moins de la moitié de la cornée, par la position même de *la pince* : elle ne sera jamais trop petite, puisqu'elle détachera dans ces conditions un peu plus du tiers du limbe, alors que dans beaucoup de cas le tiers est *déjà suffisant*. Nous attachons donc une réelle impor

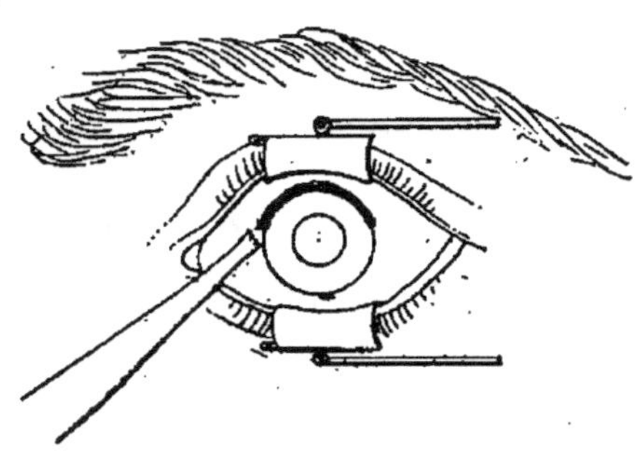

Fig. 109. — Emplacement de la pince à fixer et étendue du lambeau.

tance à ce procédé qui permet, comme nous l'avons signalé déjà plusieurs fois, la *mensuration des lambeaux cornéens par la fixation du globe*. Il évite toute surprise et surtout la plaie *trop petite,* qui a été entre les mains de beaucoup d'opérateurs, la source de nombreux désastres.

Le trèfle-pique de Pamard serait l'instrument idéal pour la fixation et la mensuration simultanée, s'il n'avait l'inconvénient de fixer en comprimant et de n'avoir pas l'adhérence solide de la pince. On emploiera donc le plus souvent la pince, quoique le trèfle de Pamard soit relativement trop oublié. La pince a en effet, bien que fixant en *suspendant* le globe, l'inconvénient de pouvoir, soit déchirer la conjonctive, soit glisser avec elle. Le fixateur de Pamard est au contraire minuscule, précis et léger : avec lui notre principe de la mensuration des incisions du globe *par la fixation* est absolu : il est moins absolu avec la pince dont on doit surveiller le déplacement possible, mais il reste exact, quand la pince est *bien* et *solidement* fixée.

2° La section sera faite au limbe ou à peine *en dedans*

du limbe. Les incisions faites *en dehors du limbe* tombent dans la sclérotique et empiètent sur la conjonctive. Elles ont un triple inconvénient que l'opération de Græfe, (fig. 110) que l'on confond quelquefois, mais qui n'a *rien* de commun avec l'extraction à lambeau à iridectomie, réalisait au plus haut point ;

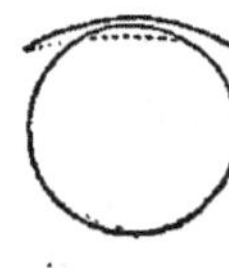

Fig. 110.

Incision de Græfe.

a) L'incision sclérale est, sans *aucun avantage*, beaucoup plus *pénible* à exécuter à cause de la densité du tissu que l'incision cornéenne. Il en est surtout ainsi pour la ponction et la contre-ponction ;

b) Il y a une hémorragie conjonctivale et sclérale qui masque et *salit* le champ opératoire. Ces ennuis ne sont nullement compensés par l'avantage problématique d'un lambeau conjonctival qui a pu même se replier et gêner la coaptation.

c) Cette incision périphérique prédispose notablement à l'enclavement irien, soit total, si on ne fait pas l'iridectomie, soit partiel dans les *angles,* si on fait l'iridectomie, presque forcée dans ces cas-là.

d) Enfin le passage de certains cristallins gros et durs est très pénible.

L'extraction *sclérotomique* doit être absolument rejetée.

Doit-on s'avancer au contraire *dans la cornée* et faire à des niveaux variables des lambeaux que de véritables aberrations chirurgicales ont été jusqu'à porter *au milieu* de la cornée ?

On restera au niveau du limbe très *légèrement* et *concentriquement* en dedans de la ligne transparente qui le termine, pour les raisons suivantes :

a) Le limbe étant la partie cornéenne la plus voisine des vaisseaux nourriciers conjonctivaux, c'est dans ce terrain mieux nourri qu'on doit opérer.

b) Les incisions qui s'avancent à une distance assez

grande du limbe sont passibles des défauts suivants. Elles se *coaptent souvent mal* et donnent lieu à des cicatrisations plus fréquemment *lentes*, visibles, difformes et vicieuses (accolements iriens). Elles ne correspondent plus au but optique *idéal* de l'opération de la cataracte : *se borner à détacher régulièrement, physiologiquement* pour ainsi dire, la portion de cornée suffisante pour aller chercher le cristallin, mais de façon que la cornée se répare dans les conditions les meilleures. Il est clair que la cornée étant un véritable *instrument d'optique,* on *n'a pas le droit* de la couper où l'on veut, comme on l'a fait trop *souvent* avec impunité et dans tous les sens. Il *faut la détacher* sous forme d'une calotte qui retombera nettement et régulière-ment sur la surface d'emboîtement, comme un verre de montre qu'on ouvre et qu'on ferme. Si l'on se rappelle : 1° que la délimitation par l'instrument fixateur placé sur le diamètre horizontal *empêche toute erreur* d'appréciation sur la grandeur du lambeau ; 2° que le limbe dessine lui-même physiologiquement la taille et la forme du lambeau, on conviendra qu'il s'agit d'un jeu de patience, où les deux points de la découpure sont indiqués et qu'il n'y a qu'à détacher par *transfixion* avec un couteau minuscule à am-putation un tracé *tout fait.*

Les plaies *trop en dedans* du limbe n'ont aucun avan-tage, même pour l'enclavement (fréquents accolements), elles sont inférieures aux plaies faites *au lieu d'élection,* c'est-à-dire en suivant la *partie interne de la ligne trans-parente* du limbe.

S'il y a un gérontoxon, on le côtoyera ou on opérera, sans danger consécutif, en plein gérontoxon s'il est telle-ment large qu'on ne saurait opérer en dedans de lui.

Il y a donc un *lieu d'élection* aussi bien pour la section de la cornée que pour toutes les amputations. Ce lieu d'élec-tion est même tellement bien déterminé qu'on peut affir-mer que dans *aucune autre région* de l'économie, il n'y a d'opération dont les limites soient mieux tracées à *l'avance* que celles du lambeau cornéen. Aussi ne doit-on pas se laisser aller à ériger en règle des lambeaux *anti-physiologiques,* quelquefois nés *involontairement* de difficultés opératoires, et qui d'ailleurs n'ont rien de nouveau et datent des premiers temps de l'extraction. Le lambeau cornéen ne doit donc avoir une forme ni trapézoïde, ni elliptique, ni autre qu'une *forme régulièrement semi-lunaire.* De plus toute incision qui s'avance trop au-devant de la pupille a, en plus de tous les autres désavantages énumérés, celui de *diminuer l'étendue* de l'ouverture faite à la cornée, et de gêner d'autant plus la sortie *facile* du cristallin.

3° La section sera faite ordinairement en haut (fig. 111);

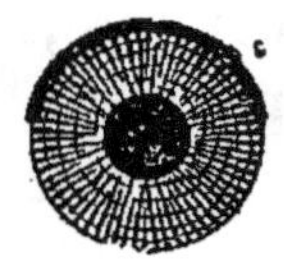

Fig. 111.

Lambeau supérieur.

elle se cache alors sous la paupière supérieure qui se moule au-devant d'elle comme une coque protectrice, un pansement naturel. Mais, malgré des objections quelquefois justifiées (proximité du bord ciliaire, enclavements visibles, iridectomie très apparente, retroussement du lambeau par la paupière inférieure), l'opération en bas peut être indiquée dans des conditions spéciales, locales (taies, occlusion pupillaire, etc.) ou générales (malades difficiles à diriger, très impressionnables, sourds, etc.). Il est certain qu'elle offre *alors* plus de chances de succès et qu'elle doit être préférée à une mauvaise et presque impraticable opération en haut. Elle est exactement délimitée par les mêmes *points de repère* que nous avons indiqués pour l'opération supérieure. Il n'y a qu'à passer ici *au-dessous* de la pince toujours placée sur le *diamètre horizontal.*

4° On fera une plaie dont la section soit aussi régulière et aussi lisse que possible, sans échelons.

On évitera les saccades et les mouvements de scie par le couteau. On maniera le couteau comme un *archet* de violon, en abaissant et en élevant le manche du couteau en 3 ou 4 temps (fig. 112).

Les mouvements de scie exposent, en plus de la plaie difforme et à crans, à prendre l'iris sur le couteau.

On évitera de relever trop en haut le tranchant du couteau pour ne pas faire une plaie à entaille. On fera donc une plaie en biseau étendu. Pour cela, un couteau *un peu large* et légèrement *courbé* est préférable aux couteaux très étroits. Le double biseau cornéen supérieur et cornéen

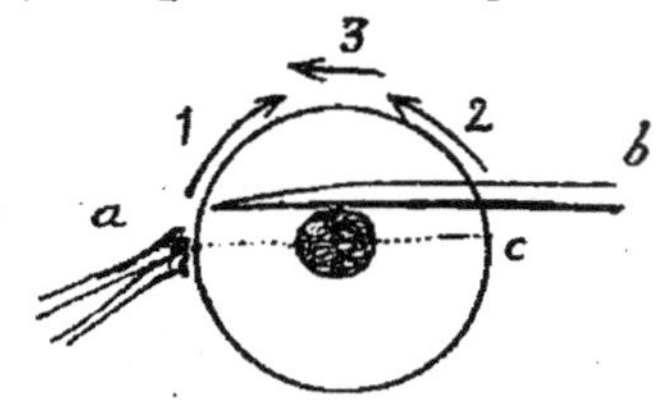

Fig. 112. — Fixation de l'œil sur le diamètre horizontal *(a, c)* et mensuration du lambeau. Mouvements d'archet (1, 2, 3) du couteau *b*.

inférieur se coapte alors naturellement, principalement par l'effet du rétablissement de la pression intra-oculaire, et secondairement par l'effet de la pression de la paupière et du pansement.

Adjonction éventuelle de l'iridectomie à l'extraction.

L'iridectomie, le plus souvent petite ou moyenne, est indiquée (fig. 113) toutes les fois qu'il y a une complication dans l'état local ou général. C'est la soupape de sûreté qui permet alors la bonne exécution opératoire et assure très généralement un bon résultat visuel, là où il aurait été sans elle difficile ou impossible à obtenir, l'iris étant alors hors d'état de nuire.

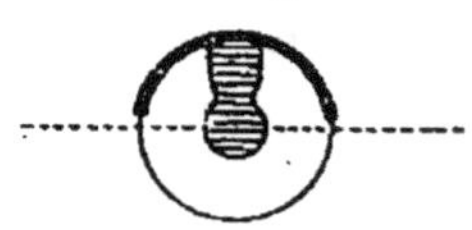

Fig. 113.
Grand lambeau supérieur avec iridectomie.

Les inconvénients sont les suivants : elle laisse quelquefois se produire un enclavement capsulaire et de petits enclavements des bords iriens. Mais ces inconvénients, qui n'existent pas toujours, et qui, lorsqu'ils existent, ne donnent pas toujours lieu à des suites graves, sont secondaires en présence des cas où l'iridectomie sera indiquée et permettra de vaincre ou de détourner un danger supérieur à ses inconvénients possibles, mais non forcés.

Toutes les fois que la cataracte sera sans complications, et de préférence lorsqu'elle sera *dure* et sans masses molles, l'extraction à lambeau sans iridectomie donnera d'excellents résultats, s'il n'y a pas de complications générales. Dans ces cas de cataractes dures, il y a du reste moins d'enclavements : l'iris, moins malaxé au cours de l'opération et non refoulé en avant par des masses corticales rétro-iridiennes, a peu de tendances à s'enclaver.

Des recherches étendues ont prouvé que l'acuité visuelle est sensiblement la même avec ou sans iridectomié, toutes choses égales d'ailleurs.

Des cataractes molles très complètes, chez des sujets âgés ou jeunes, peuvent être également opérées sans iridectomie s'il n'y a pas d'autre complication.

Presque toutes les cataractes compliquées nécessiteront, comme nous le verrons, l'iridectomie. Cette iridectomie sera faite quelque temps à l'avance (préparatoire), quand on le pourra, sinon avant la kystitomie au cours de l'opération.

Enfin on n'hésitera pas, *après l'extraction* du cristallin, à couper tout iris *qui ne rentre pas bien*, dans les cas où on s'était proposé de le conserver sans iridectomie. Si on ne le coupe pas après avoir constaté l'insuccès des tentatives réductrices, l'enclavement est presque fatal.

Nous avons posé en principe qu'on devait toujours faire l'iridectomie sur le *second œil*, lorsque le premier a eu un enclavement. C'est une bonne précaution, car on est averti d'une prédisposition à l'enclavement, *indéniable* chez certains malades.

D'autre part, on n'est pas, même si on a opéré le premier œil sans iridectomie et sans enclavement, à l'abri de l'enclavement pour le second œil. Il arrive en effet que le second œil a un enclavement, alors que le premier n'en a pas eu.

Aussi tout opérateur soucieux de rendre à son malade une bonne vue, seule chose que son malade, justement peu préoccupé de la forme de sa pupille, lui demande, devra, pour obtenir ce résultat dans les meilleures conditions, éviter de vouloir trop restreindre les indications de l'iridectomie. A l'emploi constant de l'iridectomie a succédé le respect exagéré de l'iris et on a trouvé à l'iridectomie pour la condamner une foule d'inconvénients dont les iridectomisés et les iridectomistes étaient loin de se douter. Il faut choisir les cas et ne pas sacrifier à une question de mode dans un sens ou dans l'autre. Le temps se chargera de remettre tout en place, si ce n'était déjà fait pour beaucoup d'opérateurs qui adjoignent l'iridectomie à l'extraction à lambeau supérieur, sans regrets superflus, toutes les fois qu'elle leur paraît, après examen complet de l'ensemble du cas, une condition de bon résultat.

Le vrai retour à l'opération de Daviel a été de reprendre le grand lambeau et d'abandonner les incisions étroites et soidisant linéaires. La question de l'iridectomie est secondaire.

En tous cas, l'iridectomie ne doit guère faire modifier la forme et l'étendue du lambeau. Elle n'est que bien peu de chose, comparée à l'importance d'une bonne incision cornéenne et à l'avantage du grand lambeau. C'est donc, sauf dans *les cas spéciaux* que nous examinerons tout à l'heure, *au même lambeau cornéen, avec* ou *sans* iridectomie, que nous aurons affaire. Toutefois, par la facilité de l'issue du cristallin, la plaie cornéenne du *tiers*, si on fait l'iridectomie, est plus souvent suffisante, tandis que, si on ne fait pas l'iridectomie et si la cataracte est dure, si la plaie n'est que du tiers et s'il n'y a pas d'iridectomie, la cataracte se décoiffe difficilement de la pupille péniblement forcée.

Technique opératoire. — C'est après ces considérations techniques essentielles que nous pouvons maintenant exposer comment on procédera dans les cas simples et dans les cas rares et spéciaux.

1° Cas simples.

Nous prendrons comme type l'extraction d'une cataracte *complète,* dure ou molle. Tout ce qui concerne les instruments a déjà été exposé par nous dans un livre spécial, et nous avons depuis longtemps cherché à modifier le matériel instrumental, de façon à avoir des instruments *adaptés* au maximum de *sécurité* et de *rapidité* opératoires.

C'est ainsi que nous employons toujours, d'abord des instruments *simples* (jamais de curette-kystitome sur un seul manche), ne pouvant donner lieu à aucune erreur sur le côté du tranchant (couteau légèrement courbe), et s'enlevant *instantanément* (blépharostat à enlèvement instantané, pince de Vacher modifiée). De la sorte, on évite des accidents qui arrivent souvent avec les instruments ayant les inconvénients qui nous ont poussé à faire construire des instruments nouveaux ou à modifier les modèles existants.

L'œil étant cocaïnisé (certains opérateurs cocaïnisent aussi l'autre œil, ce qui a un effet immobilisant assez marqué) selon les règles, lavé antiseptiquement, a les paupières écartées avec notre blépharostat. L'opérateur, qui opérera de la *main droite* s'il n'est pas gaucher, se place en avant du malade pour l'œil gauche, en arrière pour l'œil droit.

Il fixe l'œil de la main gauche presque contre le limbe avec la pince, au niveau d'une ligne horizontale passant par le centre de la pupille, et *en dedans* de la cornée. Ce temps est capital ; il faut que l'œil soit très bien et doucement fixé, sans brutalité, pour ne pas déchirer la conjonctive quelquefois friable. Il faut saisir près du limbe pour avoir un point fixe, le reste de la conjonctive étant mobile et sur le *diamètre horizontal* pour une bonne fixation et, nous y insistons, une *bonne mensuration*. On ne fixera jamais en *bas*, comme c'est trop souvent encore recommandé à tort.

Le couteau est ensuite tenu comme une plume à écrire, pas trop près du talon, pour donner un peu de légèreté au mouvement, comme les bons peintres tiennent leur brosse, mais il faut que le petit doigt et le côté cubital de la paume de la main soient *toujours* appuyés sur la joue du malade, pour que la ponction puisse se faire sans aucune hésitation.

On ponctionne ensuite à 1 millimètre *au-dessus* du diamètre horizontal et *sur la limite transparente* du limbe (et non dans sa partie sclérale), de façon à entrer doucement et facilement dans la chambre antérieure.

Le point où l'on ponctionne la chambre antérieure étant situé très bas, il est inutile de diriger d'abord la pointe du couteau obliquement vers la pupille, comme on l'a recommandé dans les lambeaux très étroits et les incisions linéaires pour ne pas risquer de cheminer dans les lames de la cornée (ponction blanche).

Le couteau, tenu horizontalement et ne devant pas descendre au-dessous de cette ligne horizontale, est ensuite conduit tranquillement et lentement (traversée prépupillaire) *au-dessus* de la pince à fixation, puisqu'on opère en haut.

Ici la *contre-ponction* nécessite une remarque importante. Les débutants, oubliant qu'il y a là une illusion d'optique (bâton brisé), conduisent en dedans la pointe du couteau sur la partie transparente du limbe identique à celle où ils ont ponctionné et s'étonnent de ressortir dans la *sclérotique*. En réalité, il faut contre-ponctionner *lorsqu'on est encore à 1 millimètre du point où on veut sortir*. De la sorte le couteau sort exactement *sur le limbe*.

L'opérateur abaisse alors le manche du couteau *tout en le poussant en haut* et détache une bonne partie de son lambeau, en suivant le tracé tout fait du limbe ; il relève ensuite le manche, *sans abaisser la pointe,* et détache en un ou deux autres temps, le reste du lambeau.

Il faut aller ici assez vite, alors qu'on a été lentement pour assurer la ponction et la contre-ponction, mais en évitant toute brusquerie et toute inharmonie dans l'exécution rythmique et la *terminaison* lente et douce de la plaie.

L'écarteur et la pince à fixation restant en place, on fait l'iridectomie, si elle a été jugée utile.

Puis on *kystitomise* la capsule avec le kystitome en allant en zigzag *aussi loin que possible* de chaque côté du centre du cristallin. Poutier[1] proposait de faire avec le kystitome une incision circulaire pour détacher une rondelle de cristalloïde antérieure et éviter ainsi la cataracte secondaire. D'autres opérateurs (Daviel, de Wecker, Förster, Terson père) enlèvent avec des pinces spéciales ou même des pinces-ciseaux (Vacher), un lambeau capsulaire, soit dans les cataractes capsulaires (Daviel), soit dans tous les cas. Cette pratique est justifiée dans certains cas (cataractes incomplètes, cataractes capsulaires, etc.), mais à notre avis seulement dans les cas où on aura fait une *iridectomie* préalable qui permet une meilleure et moins dangereuse exécution de ce procédé qui offre moins de chances de cataractes secondaires, mais plus de chances de luxation du cristallin, et de prolapsus irido-vitréen, lorsqu'on ne fait pas l'iridectomie. Là aussi il faut choisir les cas avant d'ériger l'ablation de la cristalloïde en méthode immuable.

On évitera toujours la *kystitomie anticipée avec le couteau,* lorsqu'il traverse la chambre antérieure (Kérato-

---

1. Poutier. *Thèse* de Paris, 1804.

kystitomie). Ce n'est pas avec l'asepsie instrumentale et avec l'anesthésie si parfaite, dont nous jouissons aujourd'hui, qu'il est bon de reprendre le vieux procédé de Pellier et de tant d'autres, déjà reconnu mauvais à leur époque, et dont le *seul* avantage était de n'introduire qu'un *seul* instrument *sale*. Depuis qu'on aseptise les instruments et qu'on anesthésie le malade, le procédé irrégulier a perdu toute valeur et expose à tous les dangers, sans aucun profit.

Ce tour de maître n'est donc ni à recommander ni à exécuter, et il est tellement mauvais tout en restant brillant en apparence, qu'on devrait presque le laisser ignorer aux élèves pour leur éviter la tentation de l'employer. Il est cependant préférable de leur faire comprendre à l'essai combien il est inutile et dangereux. Quand il réussit, il ne sert à rien : quand il ne réussit pas, il compromet plus ou moins complètement l'opération.

On retire alors la pince à fixation, tout en laissant l'écarteur en place.

Puis on fait *basculer* le cristallin qu'on déloge en appuyant une spatule sur le bord *inférieur* de la cornée (et non sur la sclérotique), en entre-bâillant la boutonnière, en appuyant avec la curette, et *non avec la pince*, comme cela a été souvent fait sur la lèvre *sclérale* de la plaie. Le cristallin sort et est reçu dans la curette, mais il reste l'arrière-faix, les accompagnements (Saint-Yves).

On évitera les mouvements d'expulsion avec la pince placée en bas.

S'il n'y a que *peu de masses* molles, la curette les ramassera par ce même mouvement combiné, comme on ramasse des cendres avec une pelle et un balai. S'il y a beaucoup de *masses,* on est obligé d'enlever l'écarteur, et de les faire sortir en les mobilisant par un léger massage et *exprimant* l'œil avec le doigt et la paupière inférieure, tout en entre-bâillant la plaie avec la paupière supérieure.

Cette manœuvre, dont la force de pression n'est donnée que par l'expérience, a des inconvénients, surtout si on n'a pas fait l'iridectomie. Elle *fatigue l'iris*, le déplisse, le distend, l'infecte par le bord ciliaire. En somme elle prédispose à l'enclavement et à l'infection. Mais c'est une manœuvre *obligée* dans un certain nombre de cas.

L'iris est ensuite replacé avec la spatule, comme un drapeau qu'on déplisse, et de petits massages de l'œil avec la paupière aident à mettre le tout en place. Si l'iridectomie a été faite, la spatule remettra soigneusement les angles coupés en place, de dehors en dedans, et pourra aussi aider à la reposition de lambeaux capsulaires. Ces derniers seraient excisés, s'ils étaient visibles. Leur arrachement à la pince expose à l'ouverture du corps vitré.

Cette ouverture qu'on a souvent préconisée, et pour laquelle Rivaud-Landrau avait inventé le kystitome actuel, sera systématiquement évitée.

Les caillots seront enlevés avec des tampons aseptiques ou une pince mousse.

Un collyre aseptique à l'ésérine pourra être déposé dans le cul-de-sac conjonctival : son action n'est pas bien sûre : mais on s'abstiendra de toute autre manœuvre intempestive (irrigation, poudres et pommades antiseptiques, lavage intra-oculaire, etc.).

Dès que le cristallin est enlevé, on laisse l'œil se reposer sous un gâteau d'ouate mouillée dont on aura empilé 2 ou 3 rondelles sur l'œil non opéré.

Toute *suture* sera évitée. Elle ne sauve pas de l'enclavement et est inutile ou dangereuse. Il faut laisser la cornée *bien coupée* reprendre sa place naturelle, et il n'y a rien ici qui puisse être comparé à une suture cutanée : la cornée n'a rien de commun avec les autres terrains de l'économie où la suture est recommandable. Quant à la prophylaxie de l'enclavement, la seule possible avec l'exécution d'une bonne incision pour l'issue facile, rapide et complète du cristallin, consiste à faire l'iridectomie toutes les fois qu'on a des raisons de redouter un enclavement.

En dehors de cette pratique ou de la découverte d'un nouveau myotique actif et sans danger, il y a peu de choses à espérer pour la prophylaxie de l'enclavement.

2° Cas spéciaux.

La pratique offre un assez grand nombre d'éventualités où par le fait d'affections du globe ou de ses membranes et même quelquefois d'affections de tout l'organisme (diabète, albuminurie, etc.), on est amené à modifier la *stratégie* opératoire et à adapter la *technique* aux exigences du cas. Nous examinerons d'abord quelques cas rares ne nécessitant qu'une brève mention, pour passer ensuite aux cas spéciaux qui se rencontrent plus fréquemment et nécessitent de plus longues considérations, comme les cataractes *traumatiques* et les cataractes *congénitales*.

1° **Cataractes compliquées d'une affection cornéenne.** — a) *Opacités*. — Les taies cornéennes diffuses et légères, telles que les néphélions, ne commandent pas un procédé spécial d'extraction. Si le centre de la cornée est relativement plus opaque, une *petite* iridectomie sera dans un but optique ajoutée à l'extraction, soit quelque temps avant, soit au cours de l'opération. L'incision et l'iridectomie seront faites en haut, en bas ou un peu obliquement, suivant l'emplacement de la taie.

S'il y a un véritable *leucome*, l'incision cornéenne et l'iridectomie correspondront à la seule partie transparente quel qu'en soit le siège. Il en est de même en cas de *leucome adhérent* et de staphylome partiel. L'iridectomie sera ici plus large, afin de parer au *glaucome* possible, à une *réocclusion* partielle de la pupille artificielle, et pour utiliser la partie, quelquefois minuscule, de cornée transparente. Elle sera pratiquée préparatoirement *au delà* du limbe.

b) Dans le *kératocone,* l'extraction à iridectomie sera généralement petite, placée sur un point approprié et quelquefois symétrique (si les deux yeux sont à opérer) de la superficie cornéenne. Nous sommes intervenus deux fois dans des cas semblables et nous n'avons pas observé de sensibles modifications dans la courbure anormale de la cornée. Les suites ont été bonnes : la vue a été rendue, mais l'acuité visuelle est restée faible, même avec les verres de contact. La cornée s'est cicatrisée aussi vite que la cornée la plus normale.

Dans le *kératoglobe,* où la courbure est autrement régulière, on obtient quelquefois d'excellent résultats (Terson père). On opérera suivant les cas avec ou sans iridectomie.

2° Cataractes compliquées d'une affection conjonctivale, blépharitique ou lacrymale. — Les blépharites, les orgelets, les chalazions, toutes les infections palpébrales, le trachome (conjonctive et pannus), les ptérygions, seront traités d'abord tant pour éviter l'infection que pour rendre *préalablement* à la cornée toute la transparence possible. Il n'y a donc là qu'une contre-indication *momentanée* à l'opération, mais le traitement préparatoire est *de rigueur,* et on se gardera de passer outre.

Les dacryocystites, qu'on a considérées comme une indication pour l'abaissement encore à l'heure actuelle, ne contre-indiquent pas toujours l'extraction. L'abaissement n'est pas forcément à l'abri de l'infection.

La plus large, la plus patiente désinfection est indiquée longtemps avant l'extraction, de même que les soins et la canalisation pour le *simple rétrécissement* avec stagnation lacrymale. De même pour l'ozène et les dents infectées.

Le trichiasis et autres déviations palpébrales seront également opérés à l'avance.

3° Cataractes compliquées de lésions iriennes. — Si les

adhérences sont partielles, on pourra quelquefois profiter d'une iridectomie à leur niveau pour les détruire. De très petites adhérences seront rompues au kystitome ou par le procédé de Passavant (traction avec la pince à iris) au cours de l'opération. Il y a des adhérences, opposées au point où l'on fait l'iridectomie et l'extraction, sur lesquelles il ne faut pas s'acharner ; la pupille artificielle sera suffisante pour les empêcher de nuire. Si les adhérences sont absolument *totales* et très solides, une iridectomie préparatoire sera faite d'abord, puis l'extraction sera faite avec une nouvelle iridectomie (fig. 114) quelque temps après, dans la région opposée. Une étude minutieuse et prolongée de l'œil après la première iridectomie suffira à montrer s'il est possible de faire l'extraction par l'iridectomie préparatoire ou si les adhérences capsulaires sont tellement fortes que l'iridectomie opposée s'imposera.

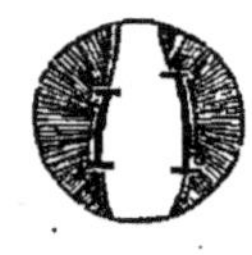

Fig. 114.

Extraction avec double iridectomie.

Dans quelques cas, après une ou deux iridectomies, le cristallin, bien *kystitomisé* en rasant les adhérences, se décoiffera de sa capsule et sortira *aussi facilement* qu'une cataracte simple. Si, après kystitomie répétée, il ne vient pas, s'il ne présente pas son bord (le harponner avec le crochet à cristallin), on l'extraira directement à la curette. Mais nous avons plusieurs fois, en procédant avec douceur, extrait sans curette des cataractes très largement adhérentes.

4° **Cataractes sans chambre antérieure.** — Nous sommes également plusieurs fois intervenu pour des cataractes gonflées, *à marche rapide,* de consistance molle, et tellement distendues que le cristallin refoulait entièrement l'iris contre la cornée. Une petite iridectomie préparatoire ou extemporanée est faite par une minime incision linéaire : puis, de deux coups de ciseaux mousses à la Daviel, nous agrandissons la plaie. La cicatrisation, après extraction du cristallin, s'est faite avec la plus grande rapidité et avec une cicatrice presque aussi régulière que si la transfixion au couteau eût été employée.

Dans ces cas-là, le tonus de l'œil est augmenté par la rapidité et le volume du gonflement du cristallin ; l'humeur aqueuse ne peut subsister dans la chambre antérieure. Mais il ne faut nullement confondre ces cas avec des cataractes sur les yeux depuis longtemps glaucomateux.

En transfixant à la fois la cornée et l'iris qui la tapisse, le cristallin sortirait évidemment, mais des complications seraient possibles du côté de l'iris et du corps vitré. Le procédé prudent indiqué plus haut est préférable.

5° Cataractes compliquées d'une lésion zonulaire. — Ce sont les luxations du cristallin cataracté. Nous avons exposé déjà la conduite à tenir en face des luxations.

Mais dans d'autres cas le cristallin est à sa place, mais il tremble (cataractes branlantes, trémulantes).

On est cependant obligé d'opérer ces cas peu encourageants, où des lésions du fond de l'œil et un ramollissement du corps vitré sont à craindre, à tel point que quelquefois le corps vitré sort, *avant la kystitomie,* dès que la cornée est ouverte. Dans les cas où les *deux yeux* étant pris, l'opération est l'unique moyen pour rendre la vue, une incision d'étendue moyenne, plutôt un peu petite si la consistance du cristallin paraît molle, sera pratiquée en haut ou en bas, suivant les cas : une iridectomie rapide sera faite et si le cristallin, *prudemment* kystitomisé, ne tend pas à sortir à de légères pressions, l'extraction à la curette est nécessaire. La curette sera toujours assez large et mince, comme pour les luxations et on l'introduira presque horizontalement et assez loin vers le fond de l'œil, de façon à passer à peine au delà du bord du cristallin, à aller à son bord opposé, et à le retirer en l'appuyant contre la concavité cornéenne. On risquerait en enfonçant trop obliquement la curette de plonger définitivement a lentille dans le corps vitré. Les suites de l'opération sont un peu traînantes, le corps vitré bavant et s'organisant dans les lèvres de la plaie. Mais les résultats visuels sont souvent satisfaisants. C'est l'extraction d'*emblée* à la curette. On se gardera toutefois de généraliser ce procédé, d'*extrême nécessité*.

L'aspiration pourrait être pratiquée pour une cataracte *molle* luxée (Terson père), de façon à supprimer toute pression, le procédé de la curette étant inapplicable à une cataracte de consistance *très molle*. Quelquefois la *discission* par une *étroite* plaie au couteau lancéolaire précédera de suite l'aspiration dans ces variétés si molles et suffirait même quelquefois à entraîner la résorption de ces cristallins chez les sujets jeunes.

6° **Cataractes compliquées d'une affection générale du globe.** — Les cataractes glaucomateuses *vraies* ne seront opérées que longtemps après que les opérations antiglaucomateuses auront rendu à l'œil un tonus convenable et une perception et projection lumineuses satisfaisantes. L'iridectomie préparatoire sera le plus souvent indispensable.

Les *chorio-rétinites*, la *myopie excessive* sont assez souvent accompagnées de lésions et de ramollissement du corps vitré. On sera donc prêt à agir, généralement après iridectomie, comme nous l'avons vu pour les cataractes trémulantes. La vision est souvent médiocre après une opération de suites normales, à cause des lésions des membranes internes. Le décollement rétinien peut aussi survenir.

Les cataractes des choroïdiens et des *myopes* ont ordinairement une marche très lente. Dans plusieurs cas, des iridectomies inféro-internes nous ont permis, pour des cataractes polaires postérieures de *l'adulte*, de rendre une vision satisfaisante sans toucher au cristallin. Chez les myopes, l'iridectomie supérieure préparatoire sera une très utile précaution pour faciliter l'opération, pousser sans danger à la maturité de la cataracte, et diminuer l'épaisseur des cataractes secondaires.

L'extraction du cristallin transparent ou semi-transparent des myopes n'étant pour nous qu'une variété de cataracte traumatique, sera examinée avec ces dernières.

Rappelons les graves dangers de l'extraction du cristallin chez les sujets atteints d'*irido-choroïdite sympathique* avec cataracte (synéchies en surface, pariétales). La conduite à tenir sera la même que pour les cataractes les plus adhérentes, avec la perspective de diverses opérations secondaires sur de mauvais yeux.

7° Cataractes spéciales diverses. — *a)* Morgagniennes, régressives, etc. Ces cataractes sont remarquables par la résistance qu'elles offrent à la kystitomie. Le kystitome glisse et crie sans entamer la cristalloïde. La pince kystitome saisit la capsule, la sectionne rarement, et, comme tous les opérateurs anciens et modernes l'ont observé, le cristallin s'enlève en entier à la pince, quelquefois sans aucune effusion du corps vitré, comme si l'hyaloïde n'avait aucune adhérence (déhiscence) à la cristalloïde. D'autres fois le corps vitré sort. — *b)* Dans les cataractes anciennes, à couleur de *mauvais augure,* de teinte pierre à fusil, jaune-roussâtre, si on est obligé d'opérer, tout opérateur avisé et expérimenté prévoit les difficultés subséquentes où d'autres se lanceront de gaieté de cœur, l'œil leur paraissant, de même que le cristallin trop mûr, absolument normal. Aussi l'iridectomie préparatoire ou extemporanée sera-t-elle formellement indiquée dans les cas de ce genre, *bien étudiés préalablement.* Si la cataracte doit être opérée trop tard, il faut s'attendre à des difficultés.

La cataracte réduite à une silique sera traitée par l'extraction à la pince, comme une cataracte secondaire, avec iridectomie et plaie étroite. Quelquefois l'iridectomie sera employée et même l'irido-capsulotomie. Mais cette dernière rencontre trop souvent une bourse cristallinienne trop épaisse, et la section a de faibles tendances à l'écartement.

8° *Cataractes congénitales et des jeunes sujets.*

Les cataractes chez les jeunes sujets présentent, comme on le sait, des formes notablement différentes de celles de l'adulte. En effet, chez l'adulte, il est extrêmement rare d'observer des cataractes qui restent partielles, localisées à un territoire cristallinien limité : néanmoins on voit de temps à autre et généralement en coexistence avec des lésions choroïdiennes, des cataractes profondes se développer et rester quelquefois stationnaires à un tel degré que, le reste du cristallin étant transparent, la plaque de cataracte, souvent absolument ronde, se découpe nettement sur la partie postérieure de la lentille, comme un pain à cacheter collé sur une lentille de verre. Chez les jeunes sujets, au contraire, les cataractes *partielles* sont très fréquentes ; les variétés pyramidales, pointillées, et zonulaires sont les principales. A côté de ces dernières, existent toutes les formes de cataractes *totales,* liquide (laiteuse), scléreuse de consistance plus ou moins marquée, enfin membraneuse, c'est-à-dire réduite à une lamelle constituée par les deux cristalloïdes emprisonnant de véritables croûtes desséchées de substance cristallinienne.

Certaines de ces cataractes sont trémulantes, accompagnées de nystagmus, et de lésions choroïdiennes, optico-rétiniennes et vitréennes.

Enfin les *traumatismes,* soit par pénétration, soit par contusion, très fréquents dans l'enfance, se présentent par conséquent fort souvent à l'opération. L'âge du sujet provoque quelques différences entre la cataracte traumatique des jeunes sujets, *avant la vingtième année,* et celle des adultes et des vieillards.

On s'inspirera pour leur traitement, des règles applicables aux cataractes infantiles, molles, spontanées, les cataractes traumatiques des jeunes sujets ayant, vu l'absence de noyau, une consistance encore moindre que celles des adultes et se résorbant plus facilement.

ÉVOLUTION HISTORIQUE DES MÉTHODES OPÉRATOIRES. — L'*extraction* a été couramment appliquée aux cataractes congénitales dès l'avènement de l'extraction de la cataracte.

Les chirurgiens français du XVIIIe siècle exécutaient fréquemment l'extraction des cataractes infantiles.

Si nous ouvrons le livre de chirurgie oculaire de Pellier de Quengsy, si complet, si lucide, nous trouvons que la cataracte laiteuse, molle et caséeuse des jeunes sujets ne réclame qu'une incision du *quart* ou du *tiers* du disque cornéen. Pellier opérait en pratiquant la kérato-kystitomie avec son couteau long et courbe. *Il n'indique que l'extraction* comme procédé à suivre dans les cataractes des jeunes sujets. Sauf la restriction de l'incision au *quart* du limbe, l'opération est la *même* que chez l'adulte.

Gibson et Travers ont depuis insisté sur les avantages de l'extraction des cataractes molles par des incisions pour ainsi dire *linéaires* (de Jäger). De plus leurs études sur le passage des cristallins mous ou ramollis par une discission préalable, à travers une incision étroite à la pique, dans le but d'éviter les grands lambeaux, inutiles ou dangereux dans ces cas-là, surtout à cette époque, ont un intérêt assez grand au point de vue des études ultérieures de Critchett et de Græfe sur l'extraction linéaire en général.

De Græfe a également beaucoup insisté sur l'extraction linéaire de la cataracte molle.

Comme le montre une figure, qui porte le caractère d'une époque disparue (fig. 115), l'incision était faite *en dehors* à la pique. On piquait le cristallin avec elle : le *doigt appliqué sur le globe* favorisait l'évacuation des masses par la curette qui entrebâillait la plaie linéaire.

Cette intervention porte le nom d'extraction linéaire simple, et dans une foule de cas de cataractes molles, congénitales et autres, elle a pu donner des succès partiels ou quelquefois complets : elle est encore recommandée exclusivement dans beaucoup de livres.

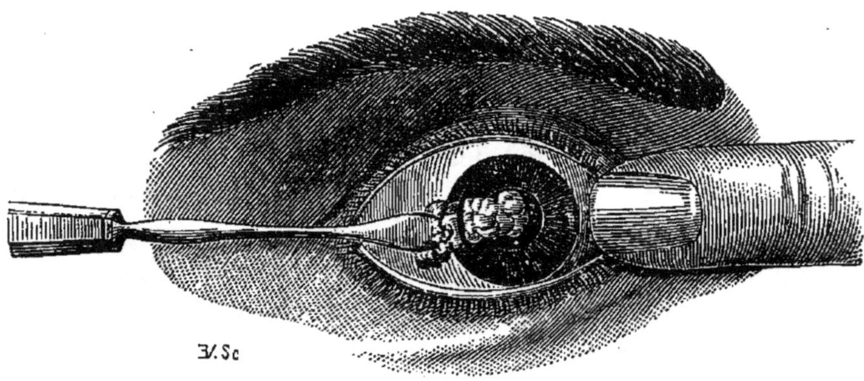

Fig. 115. — Expulsion digitale des masses corticales dans l'extraction linéaire.

De Græfe ne faisait guère au début que l'extraction linéaire *sans iridectomie* pour les cataractes molles du jeune âge : mais il l'avait peu à peu presque abandonnée pour l'extraction linéaire dite *modifiée* (ou *combinée* de Wecker). « En jetant un coup d'œil sur mes observations, dit-il en effet, j'ai à déplorer quelques cas malheureux qui, je crois, auraient été évités par l'iridectomie .faite en même temps que l'extraction. » Ces paroles sont profondément justes et encore aujourd'hui doivent servir de base pour adjoindre dans certains cas l'iridectomie aux incisions étroites (linéaires ou à petit lambeau) pratiquées pour l'extraction des cataractes infantiles.

La *discission* a été, depuis Galien, appliquée aux cataractes molles et par suite aux cataractes infantiles. Mais ce n'est qu'avec Richter, Conradi (1797), Buchhorn, Hullwerding et Bowman qu'elle a été systématisée.

Les résultats de la discission dans les cataractes molles ou liquides ont dû être immédiatement constatés, dès que l'abaissement a été tenté dans les cas de ce genre qui s'y prêtaient si mal. Le soi-disant abaissement n'était plus alors qu'une discission ou un broiement par *sclératonyxis* ou *kératonyxis*. On discissait ce qu'il était impossible d'abaisser.

La discission n'est du reste que le dernier écho de l'ancienne opération par abaissement. Dans certains cas de cataracte laiteuse, elle donne quelques résultats d'ailleurs lents : mais elle doit être abandonnée généralement. même dans ces cas, et partagera le sort de l'opération à l'aiguille.

Là du reste où la discission pouvait rester impuissante, c'est lorsque la cataracte congénitale se trouvait avoir une *consistance* beaucoup *plus forte* que ne le prévoyait l'opérateur. *Saunders avait déjà remarqué que les cataractes congénitales n'étaient pas toujours molles.* Dans son Traité des maladies des yeux, il donne en effet un tableau prouvant que les cataractes *congénitales* peuvent être *solides*, molles ou liquides. Sur 44 cas, il a trouvé cinq fois une cataracte opaque et solide avec ou sans opacité de la capsule. Dans cinq autres cas, le cristallin était solide, mais opaque au centre et transparent à la circonférence. Les autres cas concernent des cataractes molles, liquides, ou ratatinées et membraneuses. De même que Gibson, Saunders *abaissait* la cataracte infantile, lorsqu'elle se trouvait dure[1].

Saunders continuait donc à faire, dans tous ces cas disparates, l'opération à l'aiguille, au lieu de conclure à l'extraction, cependant justifiée. Hasner, Mooren, A. Græfe (1879), Panas et d'autres, ayant remarqué que certaines cataractes infantiles sont d'une grande consistance et donnent les plus sérieux ennuis au cours d'une discis-

---

1. SAM. COOPER. *Dic. de Chir. prat.*, éd. fr.

sion, revinrent plus souvent à l'extraction. Il faut donc considérer plusieurs périodes dans l'histoire des idées sur l'opération de la cataracte congénitale.

D'abord avec les anciens, on pratique sur elles, soit l'*abaissement* comme procédé usuel pour toutes les cataractes, soit l'*aspiration* avec une aiguille creuse, soit la *discission*.

Lorsque l'extraction de la cataracte est découverte, on *extrait* aussi *systématiquement* les cataractes molles et même laiteuses, avec un très petit lambeau proportionné à leur consistance (Pellier de Quengsy). Cependant, vu les accidents possibles de l'extraction chez les très jeunes sujets, surtout à une époque où l'anesthésie n'existait pas (évacuation du corps vitré, enclavements iriens, etc.), l'usage routinier de l'opération à l'aiguille se continue jusqu'à nous, quoique sous l'impulsion de Gibson, Travers et de Græfe, l'extraction linéaire avec ou sans iridectomie ait été mise fréquemment en pratique. Actuellement l'extraction semble le procédé le plus en faveur pour la cataracte congénitale complète, molle ou assez consistante.

Alexander opérait les cataractes congénitales par *l'extraction* avec le *procédé à pont* (si souvent attribué à Desmarres et dont on retrouve déjà la trace dans Wenzel) : on conviendra qu'à une époque où n'existait aucune sorte d'anesthésie, ce procédé était très prudent pour éviter, sous les efforts du petit malade, la sortie brusque du cristallin et du corps vitré.

L'*aspiration* (Antyllus, Rhazès, Albucasis) remonte bien loin, aux Persans et aux Arabes. Guy de Chauliac la condamnait, croyant qu'on pourrait aspirer en même temps « l'humeur albugineux ». Elle a été à divers intervalles employée aux xviie et xix^c siècles.

Après une sorte de disparition, elle a été de nouveau reprise par Pecchioli et Laugier, et divers opérateurs avec des aspirateurs à bouche (Redard) ou à tambour (de Wecker), des seringues aspiratrices (Bowman), des aiguilles tubulées à succion buccale.

Il n'est pas démontré qu'elle offre toujours des avantages bien réels, sauf dans quelques cas de cataractes molles où les pressions pourraient être dangereuses, si ces cataractes sont subluxées, et dans les cataractes liquides.

INDICATIONS OPÉRATOIRES

Cataracte pyramidale et cataracte polaire antérieure. — La cataracte pyramidale est ordinairement accompagnée d'une *lésion cornéenne* : c'est surtout en cela qu'elle diffère assez notablement des autres variétés de cataractes infantiles. C'est en effet presque toujours à la suite d'une ulcération cornéenne survenue dans les premiers temps de la vie qu'une partie de la masse sous-capsulaire antérieure du cristallin s'opacifie, probablement par dialyse des toxines à travers la cristalloïde et irritation de l'épithélium intracapsulaire qui donne un petit champignon de cataracte qui pointe visiblement dans la chambre antérieure. La lésion est souvent bilatérale et due généralement à l'ophtalmie des nouveau-nés. Dans certains cas, la chambre antérieure se refait bien, et tout se réduit à une *taie cornéenne* placée en face de la *taie cristallinienne*. Dans d'autres cas, une longue et étroite synéchie réunit l'iris à la cornée, tout en laissant toute sa profondeur à la chambre antérieure. D'autres fois, un large leucome adhérent occupe tout le tiers inférieur de la cornée, et se complique de staphylome partiel. Mais par la partie supérieure de la pupille, restée libre, on voit la cataracte pyramidale.

Enfin il existe des cataractes polaires antérieures sans taie de la cornée; quelques-unes accompagnent les débris de la membrane pupillaire incomplètement résorbée.

La conduite à tenir variera suivant la dimension de la cataracte et suivant les complications qui l'accompagnent. Souvent la vision est suffisante, avec ou sans iridectomie optique.

D'abord, on évitera *toute extraction d'emblée*, même chez un sujet ayant dépassé la vingtième année. La maturation artificielle, par *discission* même avec iridectomie préalable (discission combinée), peut avoir, comme toutes les opérations sur un cristallin totalement ou presque totalement transparent, de réels dangers et de plus nécessite plusieurs opérations successives. On ne pourrait penser à la pratiquer que si une iridectomie au niveau de la partie transparente du cristallin ne s'accompagnait pas d'un relèvement notable de l'acuité visuelle. Si l'acuité visuelle *d'un* des deux yeux est satisfaisante avec ou sans iridectomie, il n'y aura aucune utilité à extraire, la vision après l'extraction de la cataracte monolatérale étant sujette aux divers ennuis résultant de la profonde inégalité de force et de qualité visuelles entre les deux yeux. Si l'acuité visuelle est tout à fait médiocre *malgré l'iridectomie* et s'il n'y a pas de lésions cornéennes ou du fond de l'œil telles qu'elles constituent la cause évidente de l'affaiblissement visuel, on pourra alors, en se bornant d'abord à un œil, pratiquer la maturation artificielle par discission et extractions successives des masses corticales et de la cataracte secondaire très fréquente dans des cas semblables.

En dehors de ces cas, l'*iridectomie* sera la seule conduite à tenir.

Il en est de même pour les cataractes *polaires postérieures* : là aussi on commencera par l'iridectomie. Nous avons ainsi opéré un adulte qui, grâce à une iridectomie inféro-interne pratiquée absolument comme s'il s'agissait d'une cataracte zonulaire, se conduisait facilement et pouvait même lire les caractères d'un journal.

Cataracte zonulaire. — Lorsqu'il s'agit d'une cataracte

zonulaire étroite, la conduite à tenir sera la même. Elle comporte l'exécution de l'iridectomie seule.

L'iridectomie extrasphinctérienne (Pope) et l'iridotomie précornéenne ont été aussi préconisées ici. Leur exécution et leurs suites incertaines nous font préférer une étroite iridectomie, dont l'étendue en longueur et en largeur sera limitée par la largeur et le siège plus ou moins périphérique de l'incision cornéenne. Cette étendue sera naturellement appropriée aux dimensions variables de la cataracte zonulaire.

Une dilatation pupillaire préalable (cocaïne, atropine) donnera de précieuses indications sur l'étendue de la cataracte zonulaire et sur la vision par la partie encore transparente. Mais l'atropinisation répétée ne saurait constituer un traitement de la cataracte zonulaire. On s'en tiendra à la double iridectomie optique symétrique inféro-interne, lorsque l'acuité visuelle sera suffisante après cette intervention : cela dépend aussi de la profession et du degré d'intelligence des sujets : une vision moyenne satisfera un malade, tandis que tel autre sera beaucoup plus exigeant. On pourra donc, dans certains cas, pratiquer, sur le désir formel du malade, la maturation artificielle par discissions répétées prudentes précédées d'une iridectomie si elle n'a pas été faite, l'extraction ultérieure du cristallin qu'on pourra opérer par *incision inférieure*, s'il y a déjà l'iridectomie optique qui, ici, aura joué le rôle d'une iridectomie *préparatoire*.

La discission seule a été autrefois appliquée à ces variétés de cataracte. Même si la cataracte zonulaire est molle, la discission ne donne qu'un résultat lent et médiocre, en abandonnant à une résorption hasardeuse et souvent compliquée d'iritis ou de glaucome, d'énormes quantités de masses corticales qui en tous cas arriveront à constituer un épais gâteau de cataracte secondaire, même largement adhérent à l'iris.

Si la cataracte zonulaire est presque *complète*, l'extraction directe du cristallin, avec iridectomie préparatoire ou non, suivant les cas, sera pratiquée, mais il y a lieu de s'attendre en général à une cataracte secondaire.

Doit-on exécuter sur un seul œil l'extraction du cristallin et sur l'autre seulement l'iridectomie optique? Cette conduite semble logique, ces yeux étant myopes en général : un œil servirait alors à la vision de près, l'autre à la vision de loin. Nous avons remarqué cependant plusieurs fois que le sujet ainsi opéré utilisait presque exclusivement l'œil iridectomisé : il en est là comme pour l'extraction monolatérale du cristallin dans la myopie élevée. Bien souvent le sujet continue à se servir de son œil myope non opéré et est plutôt gêné par l'œil qui a subi l'extraction. On commencera donc par l'iridectomie optique sur les deux yeux atteints de cataracte zonulaire. Si le résultat est insuffisant, on passera à l'extraction sur un œil d'abord, sur le second œil ensuite, si le malade éprouve encore une gêne assez grande. La même conduite est à tenir pour les cataractes partielles des sujets plus âgés.

Cataractes pointillées. — Les cataractes pointillées se prêtent mal à une amélioration visuelle par une iridectomie. Tant que l'acuité visuelle sera passable chez l'enfant, on temporisera. Si au contraire la vision est très mauvaise, l'*iridectomie préparatoire* et la *discission maturatrice* pourront être pratiquées avant l'extraction, sauf dans les cas où les points sont tellement serrés que l'on se proposera, après iridectomie préparatoire, l'extraction du cristallin sans discission. *Chez l'adulte,* nous avons plusieurs fois opéré des cataractes pointillées par extraction d'emblée avec iridectomie : ces cristallins, d'une assez grande consistance vu l'âge du sujet, sortent parfaitement, mais les masses transparentes donnent ordinairement une légère membranule qui nécessite une opération secondaire.

Cataracte molle totale. — L'extraction en sera pratiquée d'emblée avec ou sans iridectomie.

Quelquefois elle comportera l'aspiration des masses glutineuses qui sortent mal.

Cataracte liquide laiteuse. — La même opération, avec plaie linéaire encore plus petite, nous paraît préférable à la simple discission par kératonyxis.

Cataracte membraneuse. — La cataracte membraneuse spontanée ne diffère pas beaucoup de la cataracte secondaire de l'adulte : mais elle est souvent beaucoup plus épaisse et beaucoup plus résistante.

Elle sera traitée par l'extraction partielle ou totale à la *pince,* avec ou sans iridectomie (adhérences), exceptionnellement, si elle est adhérente, par l'irido-capsulotomie. La capsulotomie simple au kystitome ou à la pince-ciseaux, préférable en général à la section avec une ou deux aiguilles ou avec un couteau de formes diverses, sera pratiquée dans les cas rares où la cataracte membraneuse infantile serait sans adhérences et extrêmement mince, au moins dans certains de ses points.

Technique opératoire. — 1° *Extraction.* — Tout d'abord l'anesthésie chloroformique s'imposera chez les petits enfants. Ce n'est que vers 7 à 8 ans, sauf de rares exceptions, que l'opération pourra être faite à la cocaïne et nous l'y avons plusieurs fois réussie chez des enfants raisonnables ; mais, même après cet âge, tout sujet turbulent ou inintelligent, pouvant pleurer et se défendre au moment ou au cours de l'opération, devra être endormi. Rappelons ici ce que nous disions, en parlant de l'indication de chaque méthode d'anesthésie en chirurgie oculaire. Ce qu'il faut, c'est que l'opération puisse être bien faite.

Une fois le petit sujet anesthésié, le blépharostat sera mis en place. S'il est léger et à enlèvement instantané, il rendra beaucoup plus de services, sera plus sûr et gênera beaucoup moins que les doigts de l'aide, même exercé.

Faut-il employer *la pique* ou le couteau à cataracte ? On sait les grands avantages de la pique dont les plaies se coaptent avec une rapidité dont la simple paracentèse cornéenne offre l'exemple. D'autre part, la plaie en biseau faite par la pique a le grand inconvénient de *gêner considérablement* l'évacuation de tout noyau un peu volumineux et même de contrarier la sortie totale des masses corticales.

Le seul cas où la pique devra être conservée est celui de la cataracte blanche absolument laiteuse et liquide. Avec une pique sans arrêt, de façon à pouvoir, s'il y a lieu, agrandir la plaie en sortant, on ponctionnera la cornée en haut : on évitera les piques trop étroites et les sections *trop centrales* qui gênent beaucoup l'issue de la cataracte et favorisent les accolements iriens.

Une petite plaie au couteau de Græfe ou au couteau courbe se cicatrise du reste à peu près aussi bien : nous l'avons vu plusieurs fois parfaitement cicatrisée, le troisième jour, sans aucun enclavement irien. Nous croyons donc que dans beaucoup de cas de cataracte congénitale, le couteau à cataracte pourra être employé à condition de faire un lambeau du quart de la cornée. Si l'évacuation des masses corticales est très complètement faite, si l'iris a été parfaitement déplissé et remis en position avec la spatule, il n'y a pas beaucoup plus de risques d'enclavement irien que si la plaie était faite à la pique, et il y a d'autant moins de risques de cataracte secondaire que la plaie au couteau offre des *facilités notablement plus grandes* pour l'évacuation des masses. Si la cataracte est liquide ou très molle, l'opération avec une *bonne* pique donne des résultats équivalents, mais sans supériorité incontestable.

Nous en reviendrons donc ainsi avec avantage à la formule chirurgicale de Pellier : l'opération de la cataracte congénitale chez les enfants se fera très généralement avec les *mêmes instruments* et dans les *mêmes conditions* que l'opération de la cataracte acquise chez l'adulte ou le vieillard ; seulement le cristallin ayant le plus souvent une consistance molle ou presque liquide et l'enclavement étant dangereux, le *lambeau du quart* du limbe (fig. 116) sera ordinairement suffisant. Ce lambeau du quart se mesurera aussi facilement que le lambeau de la cataracte banale. On pourra même, en mettant la pince à fixation au-dessus du diamètre horizontal de la cornée, en face du *tiers* de la circonférence, le mesurer et avoir un lambeau qui soit dans la pratique sensiblement égal au quart. Comme dans *toute* opération de cataracte, au cas où, par impossible, la plaie se trouverait trop étroite, le cristallin ayant une consistance plus forte que celle présumée, rien n'est plus simple que d'agrandir la plaie d'un seul coup de ciseaux courbes, par exemple du côté opposé à la pince à fixation. Il vaudrait bien mieux agir ainsi, que vouloir faire absolument passer par une plaie souvent trop étroite (comme l'est quelquefois, vu sa forme en biseau, celle faite avec la pique, si la cataracte n'est pas absolument molle) un cristallin trop volumineux. Il se produit alors une irruption de corps vitré dans la chambre antérieure : ce corps vitré gêne l'ablation du cristallin ou de la plus grande partie des masses corticales. Dans un cas de ce genre opéré par un confrère, le cristallin lui-même était resté très largement enclavé dans la plaie, avec cicatrice cystoïde et absence totale de vision : une plaie plus large aurait évidemment permis l'expulsion totale du cristallin. Nous nous bornâmes à pratiquer une large iridectomie inférieure qui permit une vision assez satisfaisante avec des verres à cataracte, sans toucher au cristallin et à l'iris trop solidement enclavés pour qu'une intervention à leur niveau ne fût des plus dangereuses pour l'avenir de l'œil.

Pas plus que chez l'adulte, la plaie ne sera faite à la

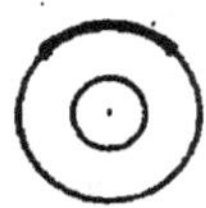

Fig. 11.

Lambeau du quart pour l'extraction des cataractes congénitales.

partie externe de la cornée (fig. 117). C'est *en haut* qu'il faudra placer la plaie cornéenne. Un enclavement ou une iridectomie, si elle est jugée indispensable, sont infiniment moins mal placés sous la paupière supérieure qu'à la partie externe de la cornée, sur la partie la plus visible de tout le globe de l'œil.

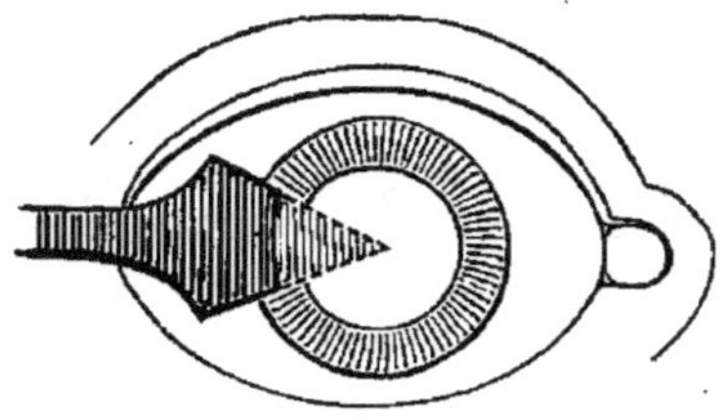

Fig. 117. — Incision linéaire externe de la cornée.

Dans le cas où on voudra délibérément et d'emblée faire l'*iridectomie,* on *emploiera toujours* le *couteau à cataracte.*

Mieux vaut une bonne et correcte iridectomie de petites dimensions et en parties cachée sous la paupière supérieure qu'un enclavement avec tous ses dangers consécutifs. Tout iris flasque et rentrant mal après l'extraction, sera impitoyablement réséqué.

Il faut préférer la pique au couteau à cataracte, lorsqu'il s'agit d'une cataracte en poche membraneuse, régressive, *desséchée,* siliqueuse.

Dans ces cas là, avec ou sans une iridectomie commandée par les adhérences iriennes, s'il y en a, le procédé de choix est l'extraction avec la pince, pratiquée suivant un procédé identique à celui de l'extraction de la cataracte secondaire. Comme le corps vitré est alors fatalement. ouvert, une très étroite plaie en biseau à la pique s'oppose mieux à l'issue du corps vitré et permet une parfaite ablation du sac cristallinien. Il en serait de même pour la discission au kystitome d'une très fine membranule secondaire. Nous rentrons alors tout à fait dans l'opération de la cataracte secondaire banale.

Le siège de l'incision sera généralement le limbe lui-même, comme pour la cataracte de l'adulte. Les lambeaux intracornéens prédisposent à l'accolement.

La kystitomie ne sera jamais faite, pas plus que chez

l'adulte, avec la pointe du couteau (kystitomie anticipée, procédé de Pellier) et surtout avec la pointe de la pique. Les incisions capsulaires pratiquées de la sorte sont insuffisantes, exposent à d'épaisses cataractes secondaires : enfin il n'est pas impossible de subluxer le cristallin et d'amener le corps vitré dans la chambre antérieure. Comme chez l'adulte, sur un œil ou chez un sujet bien anesthésié, et avec des instruments aseptiques, la kystitomie sera faite en général avec le kystitome, largement et tranquillement. La pratique d'exécuter tout à la fois n'a, ni chez l'enfant ni chez l'adulte, un avantage quelconque : elle amène l'imprévu là où tout doit se passer simplement et sûrement. Lorsque la cataracte s'accompagne d'opacités sous-capsulaires (plaques sous-capsulaires, cataractes pyramidales, etc.), il y aura quelquefois intérêt *après iridectomie* à enlever le fragment capsulaire à la pince kystectome. Mais nous avons obtenu aussi de bons résultats avec la simple kystitomie large. Si une tentative de ce genre ébranlait légèrement le cristallin, on lâcherait la partie saisie par la pince pour se borner à la kystitomie.

Chez l'adulte, toute cataracte congénitale complétée réclame un lambeau au moins du tiers de la cornée (avec ou sans iridectomie) vu la consistance plus grande du cristallin.

Chez les jeunes sujets, on sera cependant plus réservé dans l'emploi de l'iridectomie, sauf si l'enclavement est extrêmement probable avant ou après l'extraction du cristallin.

On la fera le moins possible : il n'y a plus ici les raisons qui conduisent à la faire plus souvent chez le vieillard.

Chez les sujets jeunes, en particulier chez des femmes, il nous est plusieurs fois arrivé d'opérer des cataractes congénitales monolatérales *sans iridectomie* dans un but esthétique réclamé par les malades : après guérison, on ne se doute pas qu'il y a eu une cataracte, ce qui au point de vue social peut avoir une assez grande importance.

2° *Discission.* — S'il s'agit d'une cataracte partielle à compléter, il y a ordinairement intérêt à faire quelques semaines à l'avance une iridectomie préparatoire en haut (discission combinée de Græfe, à moins qu'il n'ait été déjà fait une iridectomie inféro-interne optique), pour éviter les dangers de l'hypertonie ou de l'iritis occlusive. La dilatation cocaïnique suffit et est bien préférable à l'atropinisation. L'aiguille à discission ou le kystitome sont introduits un peu en dedans du limbe et égratignent, sur une étendue pas trop grande, la cristalloïde antérieure. Il vaut mieux ne pas faire une trop large discission d'emblée, mais on ne se bornera jamais à une simple piqûre dont le résultat est tout à fait minuscule. L'écueil de l'opération serait de pénétrer profondément dans le cristallin et de le subluxer.

Nous préférons, dans ces cas, faire une très petite incision à la lance au niveau de l'iridectomie préparatoire, laisser s'écouler l'humeur aqueuse, et labourer ensuite d'un seul coup la cristalloïde antérieure avec le kystitome ordinaire, qui agit si légèrement, si commodément et où tous les mouvements sont libres, ce qui n'est pas le cas avec l'aiguille ordinaire encastrée dans la cornée et s'agitant par suite péniblement, lourdement, à une profondeur difficile à apprécier vu la présence de l'humeur aqueuse, et avec une force de pression que son implanta-

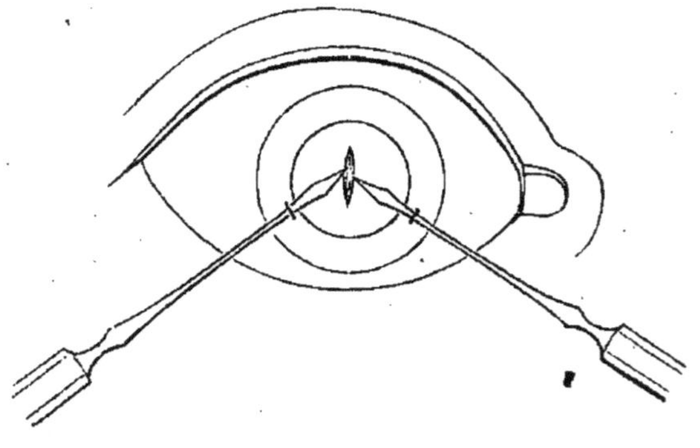

Fig. 118. — Discission avec deux aiguilles.

tion dans la cornée empêche de graduer convenablement. On a au contraire les coudées franches avec le kystitome.

La discission à deux aiguilles (fig. 118) aurait des dangers de luxation encore plus grands que celle à une seule aiguille.

L'aiguille à discission a pu, en se retirant, enclaver un fragment capsulaire dans la cornée.

Ce n'est qu'en face d'une cataracte liquide chez un très petit enfant que l'on pourrait penser à la discission à une aiguille, sans ouvrir la chambre antérieure, et encore préférons-nous dans ce cas la discission au kystitome avec plaie minime à la pique.

3° *Aspiration.* — L'aspiration prudente avec une seringue à canule aplatie bien vérifiée ou l'aspirateur de Redard, sera combinée à l'extraction à plaie étroite, si certaines masses ne s'évacuent pas facilement à la pression ou à la curette (jamais le doigt dans l'œil) ou si certains cristallins luxés décommandent les pressions et ne paraissent pas susceptibles d'être extraits sans danger à la curette mince ou avec une pince-curette.

On sera enfin fort réservé, *même en présence de perception et de projection lumineuses satisfaisantes,* lorsqu'il existe du *nystagmus, un strabisme,* des *anomalies congénitales diverses,* la microphtalmie, etc.

Sauf les cataractes molles complètes où le résultat est généralement excellent, les cataractes *partielles* offrent dans les suites opératoires, après extraction d'emblée ou après maturation, l'imprévu et les accidents inhérents aux cataractes traumatiques et à la suppression des cristallins transparents.

Le moment et l'*opportunité* de l'intervention varient avec les formes de cataracte, l'état général des sujets. Mais, si la cataracte est *double* et *totale*, on n'hésitera pas à intervenir quelques mois après la naissance, afin de permettre à l'enfant de voir et de supprimer toute amblyopie par défaut d'usage des yeux. Si la cataracte est monolatérale, on temporisera ou on opérera dans un but esthétique.

Des observations intéressantes dues, entre autres, à Cheselden, Strafford, Dupuytren, von Hippel, Dransart, ont été faites sur les *aveugles-nés,* opérés tardivement et ont été utilisées pour résoudre les théories empiristes ou nativistes de la perception extérieure. Ce n'est qu'après une série d'études et de leçons de choses que le sujet arrive à se rendre compte des couleurs, de la nature des objets, de la distance à laquelle ils sont situés, alors qu'après l'extraction, il n'a que la sensation d'une lumière plus vive et est incapable de distinguer et de nommer les objets du monde extérieur. L'œil doit donc subir une éducation spéciale ; Dupuytren liait les mains et bouchait les oreilles de ses opérés pour les empêcher de continuer à utiliser presque exclusivement le tact et l'ouïe.

Il en est autrement si le malade a vu pendant quelque temps après sa naissance.

9° **Anomalies congénitales.** — L'*ectopie* congénitale comporte éventuellement un traitement analogue à celui déjà mentionné dans l'étude des *subluxations* du cristallin.

Pour le *lenticone,* si la lésion est bilatérale et empêche toute vision nette, même avec iridectomie optique, nous croyons qu'on pourra être amené, d'abord d'un seul côté, à opacifier le cristallin transparent et à extraire plus tard la cataracte traumatique consécutive, en suivant la règle de conduite, fort justifiée ici, qui a été mise en pratique dans la myopie extrême.

On pensera aussi à agir ainsi dans certains cas de *colobomes.*

Fuchs pense que la cataracte est inopérable dans les cas de colobome irien, car un décollement rétinien coexisterait avec elle. Il y aura en tous cas lieu, ici comme ailleurs, de vérifier exactement la projection lumineuse.

10° **Cataractes traumatiques.** — Les cataractes traumatiques, le plus souvent monolatérales, nécessiteront des opérations plus fréquentes que les cataractes monolatérales en général, à cause des accidents inflammatoires ou glaucomateux qu'elles entraînent assez souvent. C'est plutôt dans le but d'y remédier qu'on opérera, la vision restituée restant, si l'autre œil est sain, de peu de secours au malade et de qualité fort inférieure, et les lésions cornéennes et iridiennes résultant ordinairement du traumatisme luimême empêchant le succès opératoire d'être complet comme résultat visuel.

La conduite à tenir varie beaucoup avec le moment où on est appelé après le traumatisme.

Lorsque l'œil vient d'être blessé et qu'il est déjà visible que le cristallin a été lésé et se trouble peu à peu, il n'y a d'autres précautions à prendre que de désinfecter l'œil, prévenir l'infection de la plaie, retirer, s'il y a lieu, un corps étranger bien visible et accessible. Les antiphlogistiques et antiseptiques sont ensuite continués ; s'il y a un enclavement irien, les myotiques seront utilisés. On sera réservé dans l'emploi de l'atropine, si le cristallin est gonflé et l'hypertonie imminente.

Une intervention *précoce* ne sera pratiquée, sauf en cas de corps étranger visible, que si, au bout de quelques jours, l'hypertonie est extrême par suite du gonflement des masses corticales et quelquefois d'une luxation cristallinienne.

Une évacuation partielle des masses, par incision étroite quasi-linéaire avec *pression* ou *aspiration*, quelquefois une *large iridectomie sans toucher au cristallin*, exceptionnellement une sclérotomie ou des paracentèses, donnent, suivant les cas si divers, des résultats utiles comme opérations d'urgence : les douleurs se calment, l'inflammation tombe peu à peu. Dans certains traumatismes, vu leur étendue et leur siège, ces opérations, suivies ou non de la perte du corps vitré quelquefois existant déjà dans la chambre antérieure, n'entraînent que lentement la rémission. L'iridectomie, lorsque la chambre antérieure est nulle, sera faite par une minuscule incision linéaire, agrandie de chaque côté aux ciseaux. Quelquefois l'irido-sclérotomie est une utile ressource pour rétablir la chambre antérieure.

En tous cas, dans la grande majorité des cas, on se gardera d'exécuter trop tôt l'évacuation de la cataracte traumatique, cataracte encore incomplète, se dégageant mal, cette opération ajoutant trop tôt un nouveau et large traumatisme à l'état d'un œil déjà gravement blessé.

Dans quelques cas rares, la cataracte traumatique s'arrête et se réduit à un point parfaitement limité et indéfiniment stationnaire, la vision restant satisfaisante. Quant au trouble strié très marqué apporté au cristallin par une simple contusion, nous venons d'en observer un cas typique où la transparence du cristallin, troublée à la suite d'un violent coup de poing, fut totalement récupérée en quelques jours.

Au bout de plusieurs mois, lorsque l'œil a totalement repris son calme, que l'hypertonie et l'inflammation ont disparu, on pourra, s'il y a lieu, opérer. L'opération variera suivant la consistance de la cataracte.

Il nous est arrivé plusieurs fois d'opérer chez de jeunes femmes des cataractes traumatiques monolatérales dues à des *contusions* sans plaie pénétrante. Désireux de conserver l'aspect esthétique, tout en supprimant la cataracte traumatique blanche si visible, nous avons fait l'extraction simple avec lambeau du tiers, sans iridectomie, et obtenu des résultats excellents.

Dans la plupart des autres cas, l'*iridectomie* est nécessaire. Une fois elle nous a suffi, le malade ayant récupéré la vision par la pupille artificielle située à côté de sa cataracte subluxée et adhérente, à laquelle nous ne touchâmes pas. L'iridotomie et l'irido-capsulotomie pourraient aussi être indiquées.

Quant à l'extraction après iridectomie, elle ne présente rien de spécial, malgré un imprévu assez grand, vu les adhérences possibles et la rupture fréquente de la zonule par le traumatisme. L'incision sera proportionnée à la consistance de la cataracte. Elle ne dépassera guère un lambeau du tiers, la cataracte traumatique étant souvent réduite.

Enfin, si la cataracte est réduite au sac capsulaire et à des débris non résorbés, la plaie sera faite à la lance et l'extraction tentée avec la pince à cataracte secondaire.

Dans tous les cas, le pronostic est fort variable, et les résultats optiques souvent médiocres. Comme notre maître Trélat le disait, on fait « ce qu'on peut, et non ce qu'on veut » avec une cataracte traumatique et en opérant trop tôt, on peut faire beaucoup de mal.

C'est en opérant la cataracte elle-même le plus tard possible, après avoir équilibré la situation par des *opérations préparatoires,* qu'on obtiendra les résultats les moins mauvais, après avoir laissé faire au temps tout ce qu'il pouvait faire.

On sera très réservé, même en présence de perceptions lumineuses assez bonnes, dès que la projection n'est pas parfaite, vu l'existence probable d'un décollement rétinien qui, si limité qu'il soit, empêchera un bon résultat. Si l'autre œil est bon, on sera obligé assez souvent de résister aux instances du malade, pour éviter d'attirer des dangers nouveaux pour un résultat visuel *nul,* sur l'œil anciennement traumatisé.

Cataracte traumatique avec corps étranger. — Assez souvent le corps étranger *traverse le cristallin,* y cause une cataracte traumatique et va au fond de l'œil, donnant des irido-choroïdites graves et des décollements rétiniens. Un reste de perception lumineuse ne doit pas, dans de tels cas, empêcher l'énucléation, si l'ophtalmie sympathique est menaçante et l'extraction du corps étranger impossible.

Le corps étranger est d'autres fois resté *dans le cristallin*. Il est quelquefois superficiel, enkysté, et pourra ne jamais déterminer l'opacification, au delà de la zone d'implantation. On se gardera d'intervenir ici. Si au contraire le corps étranger détermine une vaste cataracte, tantôt il restera *visible* en tout ou en partie, tantôt il deviendra *invisible*, tantôt il sera d'*emblée* invisible, perdu dans les masses opaques. Ici l'éclairage par transparence pourrait rendre service avec atropinisation.

Dans les cas où le corps étranger occupe les couches superficielles du cristallin, on pourrait aller le chercher avec une pince à caillots ou une pince à iris, après iridectomie, instruments préférables en général à la curette qui pourrait luxer le cristallin, mais qui serait employée en cas d'insuccès. Si le corps est magnétique, les instruments précédents pourraient être aimantés ou remplacés par l'électro-aimant si maniable de Hirschberg, avec introduction dans la chambre antérieure (employer une lame très mince).

Dans la plupart des autres cas, il sera seulement indiqué, comme le conseille Terson père, de procéder à une large incision de la cornée avec iridectomie, de façon à pouvoir enlever d'un seul coup le cristallin et le corps étranger. L'incision cornéenne et l'excision de l'iris seront placées dans la région la plus rapprochée du corps étranger.

Si le corps étranger n'est pas extrait par ces manœuvres, ou tombe dans le fond de l'œil, on devra, immédiatement ou plus tard penser, sauf le cas d'infection grave, à l'ablation par l'électro-aimant.

Cataractes traumatiques opératoires. — Dans un certain nombre de cas, on s'est proposé d'opacifier des cristallins soit transparents soit déjà en partie opaques, afin de provoquer ou de hâter par un traumatisme l'opacification complète. Tantôt il s'agit d'une maturation artificielle de cataracte existante (congénitale ou acquise), tantôt d'une cataracte traumatique volontaire, comme cela a été fait dans la myopie élevée.

La *suppression du cristallin transparent* a été proposée ou exécutée dans le kératocone, l'ectopie du cristallin et certaines anomalies (lenticone), les luxations, certains cas de glaucome rebelle et d'irido-cyclites avec adhérences totales ou dépôts pigmentés abondants malgré plusieurs iridectomies, enfin dans la myopie forte.

C'est dans cette dernière affection que cette opération a été le plus souvent exécutée. Depuis que Desmonceaux la proposa au XVIIIe siècle et fit opérer ses malades par Wenzel père qui ne parle pas des résultats, l'opération a été assez souvent conseillée et exécutée (Weber, Ruiz et Kœnig, Fukala et Vacher entre autres), malgré une opposition extrême assez justifiée, il faut bien le dire, par beaucoup de raisons. Actuellement, comme en fait foi le travail de Pflüger[1], un grand nombre de ces opérations ont été pratiquées, sur lesquelles certains bons résultats ont été publiés, mais il faut se garder de l'engouement et ne point prendre cette intervention pour une opération sans gravité ou pouvant toujours rendre des services considérables et durables.

L'extraction d'un cristallin transparent se pratique après discissions répétées, de façon à transformer le cristallin en cataracte traumatique. Or une cataracte traumatique n'est pas une bonne cataracte à opérer et un œil fortement myope n'est pas un œil qui supporte toujours bien des traumatismes répétés et l'extraction d'une cataracte traumatique.

Le procédé le plus sûr consiste encore à pratiquer une iridectomie préparatoire, puis des discissions répétées à l'aiguille ou au kystitome après ponction à l'aiguille à paracentèse : on extrait par extraction linéaire ou avec un

1. Pflüger. Rapport à la Soc. fr. d'ophtalm., 1899.

très petit lambeau (sauf chez les sujets âgés) la cataracte traumatique, à une période variable, assez tard, excepté dans les cas où une hypertonie excessive résultant de discissions démesurées et du gonflement considérable du cristallin imbibé réclame une extraction *précoce*, partielle ou totale. Il y a en plus généralement à faire l'extraction d'une cataracte secondaire. En somme, on se trouve en présence d'une cataracte traumatique avec ses ennuis et ses dangers, sur un mauvais œil.

Malgré certains cas de décollements rétiniens survenus après l'opération, il n'est pas absolument prouvé qu'elle prédispose beaucoup au décollement, mais elle supprime l'accommodation, et si, comme cela a été recommandé, on n'opère qu'un *seul œil*, il arrive que le sujet néglige la vision, même bonne, de l'œil opéré, pour se servir presque toujours de l'œil myope. Dans certains cas, il est tellement gêné par l'opération monolatérale qu'il en devient absolument hypocondriaque. De plus, il n'est pas exact que l'opération arrête régulièrement la marche des lésions chorio-rétiniennes de la myopie progressive. Dans certains cas même, les lésions profondes n'existaient pas avant l'opération et elles se sont produites depuis (Panas), même chez des sujets jeunes. L'opération bilatérale, tout en supprimant l'accommodation, ne supprime pas la *convergence,* dont les effets sont néfastes pour accentuer les complications de la myopie progressive.

Ce n'est donc que, dans de très rares cas, et en se gardant d'opérer des myopies moindres de 15 dioptries, qu'il nous semble justifié de penser à cette opération dans la myopie, si le malade exige une intervention.

On commencera par l'opération monolatérale, mais elle donnera quelquefois peu de soulagement et beaucoup d'ennuis. C'est dire que les indications opératoires ne nous semblent pas avoir acquis un caractère absolument général : elles restent *individuelles,* variables avec les chirurgiens, les sujets et les yeux, même de réfraction identique, et cette intervention nous paraît rester une intervention d'exception.

Elle serait de plus tout à fait inutile, s'il est manifeste que la multiplicité et le siège des lésions chorio-rétiniennes sont les causes d'un extrême affaiblissement de l'acuité visuelle.

Jocqs a proposé d'opacifier le cristallin avec une injection intra-capsulaire d'humeur aqueuse aspirée avec la seringue hypodermique. Des cataractes artificielles sur les animaux et les cadavres avaient été pratiquées au milieu de ce siècle par Le Roy d'Etiolles, et d'autres opérateurs par injection de liquides divers dans la capsule.

Chez les sujets après 40 ans, Vacher procède à l'extraction du cristallin, sans opacification préalable.

L'âge ne provoque guère d'indications spéciales. On n'opérera chez les enfants avant 10 ans que si l'on se trouve en présence de ces cas rares de myopie congénitale extrême entre 15 et 20 dioptries; chez les vieillards, l'indication opératoire sera également exceptionnelle, la période active de la vie étant passée et d'autre part les lésions de la myopie progressive ayant généralement alors évolué trop complètement pour que l'opération puisse être utile à l'opéré.

On sera moins réservé en général chez les adultes atteints de ces scléroses centrales du cristallin à marche fort lente, qui gênent considérablement la vision, souvent dans les deux yeux à la fois.

11° **Cataractes compliquées d'un état général particulier.** — Le *diabète,* même sans iritis, présente, à notre avis, de réels dangers d'iritis post-opératoire, bien que la panophtalmie ne semble pas plus fréquente aujourd'hui (asepsie des instruments) que dans les cas simples; elle était autrefois au contraire habituelle (Desmarres). Les synéchies nous ont semblé plus fréquentes. Aussi avons-nous pris pour habitude de faire l'iridectomie, et assez large, dans ces cas. Le traumatisme irien a été bien supporté, et une vaste pupille est restée ouverte. Nous croyons de plus, comme Valude, que l'iridectomie obvie ici aussi à un retard possible de la cicatrisation de la plaie.

L'extraction avec iridectomie nous a plusieurs fois complètement réussi, et récemment encore, sur des sujets largement et *simultanément* diabétiques et albuminuriques. La préparation du malade par l'antipyrine (G. Sée, Panas), ne sera de mise que s'il y a *glycosurie seule*, car elle est dangereuse chez les albuminuriques ; chez les malades dont l'urine contenait du sucre et de l'albumine, nous avons eu des succès complets, sans aucune préparation et sans aucun régime spécial.

Les *cardiaques*, les asthmatiques prédisposés à l'enclavement et aux hémorragies (yeux congestionnés, impossibilité de rester couché, agitation, etc.) nous semblent en général justiciables de l'iridectomie, plus souvent préparatoire. De même les *prostatiques*, si incommodés et si dérangés par leurs habitudes de miction nocturne. Dans le doute on *ne s'abstiendra pas* et on fera l'iridectomie, généralement préparatoire.

Dans le *goitre exophtalmique*, et dans certaines exophtalmies, les conditions locales défectueuses s'unissent à un état souvent détestable (agitation fébrile, excitabilité, irascibilité, etc.). Il y a des cas où malgré les canthorrhaphies, les paupières n'arrivent que difficilement au contact. De tels cas ont cependant été opérés, et quelquefois avec succès (Logetnikoff, Terson père, Parent).

D'autres fois, la perte profuse du corps vitré, des infections post-opératoires ont compromis le résultat. L'iridectomie préparatoire nous semble ici toujours de mise. D'ailleurs ces yeux ne sont pas toujours exempts de taies et de leucomes qui contribuent encore à la rendre utile.

Le lambeau, approprié à la consistance de la cataracte,

sera pratiqué, de même que l'iridectomie, soit en haut, soit dans quelques cas en bas, lorsque l'exophtalmie est telle que l'on est amené à ne pas se servir de blépharostat, mais à faire une incision inférieure d'où une très légère pression palpébrale évacuera le cristallin.

Les cas les plus difficiles sont ceux où, à la suite des kératites larges des Basedowiens, une étroite bande de tissu cornéen transparent reste *seule* libre. L'iridectomie préparatoire sera pratiquée, en regard de cette région, de même que plus tard le lambeau, un peu *au delà* du *limbe*, comme dans les vastes leucomes adhérents.

Ce n'est guère qu'un mois et demi après toute opération de cataracte, lorsqu'elle a bien réussi, que les verres correcteurs, variables avec la *réfraction antérieure* du sujet et l'*astigmatisme post-opératoire,* seront prescrits, pour la vue de près et pour la vue de loin.

Une *érythropsie* passagère a été quelquefois notée.

Accidents après l'extraction de la cataracte. — I. ACCIDENTS OPÉRATOIRES. — Les accidents possibles *au cours* d'une opération de cataracte sont nombreux et doivent être d'autant plus minutieusement étudiés qu'ils résultent presque toujours d'un défaut ou d'une erreur de technique. Il s'ensuit qu'on les évitera, en général, en corrigeant ces derniers.

1° *La section est trop étroite.* — Si la section est trop étroite, faute d'avoir observé le principe *sûr* sur lequel nous insisterons de nouveau plus loin, on n'hésitera pas à l'agrandir avec les ciseaux courbes, à la Daviel, préférable au couteau mousse, qui appuie sur l'œil déjà ouvert et coupe assez mal le tissu cornéen. On évitera en tous cas d'essayer par des pressions excessives, de faire sortir un cristallin qui *ne peut pas* passer par la section. Le corps vitré sortira, car un *liquide* finit toujours par passer par un orifice, si petit qu'il soit, mais un corps solide a besoin d'une ouverture de dimensions suffisantes. Le cristallin plonge souvent au fond de l'œil, qui est presque toujours perdu. Au contraire, en élargissant d'*emblée* sans hésiter, l'opération redevient correcte et la plaie guérit bien.

Une section *en pont* involontaire sera régularisée aux ciseaux.

Si la section est seulement un peu étroite, si le cristallin s'y engage et vient montrer son bord entre les lèvres de la plaie, le crochet, recommandé par Wenzel, de Græfe et tant d'autres, sera absolument utile. Tandis que l'opérateur maintient par la pression combinée en haut et en bas de la cornée le cristallin engagé, un aide exercé harponne le bord émergeant du cristallin et le tire au dehors. Cette manœuvre réussit, quand la plaie n'est que légèrement étroite. C'est l'accouchement au forceps.

On se méfiera aussi des plaies qui *paraissent* étroites et *qui ne le sont pas*. Lorsque le cristallin sort difficilement, ce n'est pas toujours la plaie qui est trop étroite, c'est qu'il y a une rigidité particulière de l'iris, de la capsule, à traiter par les moyens appropriés.

Le seul moyen pour ne faire *jamais* une plaie trop étroite, surtout en présence d'un cristallin *dur*, est de placer la pince ou l'instrument fixateur sur le diamètre horizontal de la cornée et de couper avec le couteau ce qui se trouve au-dessus d'elle. Le lambeau est ainsi toujours suffisant et se trouve dessiné avec précision.

La plaie trop étroite et la plaie *trop large,* beaucoup plus rare d'ailleurs, sont désormais évitées, si on se conforme à ce principe d'assurer la *mensuration* du lambeau *par la fixation* de l'œil, moyen si net et si pratique.

2° La *pointe du couteau se casse* dans la chambre antérieure. Cet accident singulier a été assez souvent observé ; tantôt, après avoir terminé la plaie plus ou moins péniblement, l'opérateur a pu saisir dans une mince curette le fragment brillant sur l'iris, tantôt le fragment échappe à toutes les recherches, disparaît, et, fait paradoxal, l'extraction du cristallin et ses suites sont normales, au moins dans quelques cas publiés.

3° La *piqûre* de la caroncule et des régions voisines par des couteaux de longueur démesurée et inutile, accident qui, paraît-il, arrivait souvent à Roux, ou par un couteau mal aiguisé qui, sous une pression excessive, termine trop vite la section cornéenne et dépasse le but, sera facilement évitée avec de bons instruments et des mouvements d'*archet,* au lieu de scie.

4° Le *couteau a été introduit à l'envers.* Cet accident est possible avec le couteau de Græfe et causerait la perte d'yeux entre les mains d'opérateurs qui voudraient s'acharner après avoir mal commencé et retourneraient simplement le couteau dans la plaie. Quand cette manœuvre réussit, elle donne une plaie anfractueuse et de cicatrisation difficile. Quand elle ne réussit pas, la plaie est presque centrale et un désastre complet se produit immédiatement. L'usage de notre couteau légèrement courbe empêche cette erreur, facile avec les couteaux de Græfe trop petits ou trop souvent aiguisés.

5° L'*iris a été piqué* ou *embroché* par le couteau. Il vaut mieux continuer la section, à la Wenzel, que retirer ou reculer le couteau et perdre ainsi l'humeur aqueuse, ce qui rendra impossible l'exécution convenable du lambeau. Avec la pince à iris et la pince-ciseaux, on régularisera ensuite l'iridectomie.

6° La *pupille est rigide.* Dans certains cas où l'iridectomie n'a pas été faite et où cependant l'*incision cornéenne* et la *kystitomie* sont suffisantes, points à *vérifier* et à modifier *de suite,* la pupille, toutefois sans adhérences, ne se laisse pas dilater suffisamment. Une iridectomie s'impose alors ; elle nous paraît préférable à la simple section de l'iris (iridotomie) ou à l'emploi d'un crochet mousse pour décoiffer le cristallin encapuchonné.

7° Le *sphincter est resté* en place. Le crochet de Tyrrell

ou simplement le kystitome suffiront, si la bride est minime. Si elle est plus forte, on ira la prendre et on la sectionnera avec les instruments usuels pour l'iridectomie.

8° Le *cristallin ne sort pas*, la plaie cornéenne et l'iridectomie étant suffisantes. Il y a alors presque toujours un état spécial de la *capsule*.

Il s'agit de capsules épaissies, ratatinées, rigides, adhérentes à la lentille et ne s'écartant pas *élastiquement* pour la laisser passer (cataractes régressives, morgagniennes, calcaires, etc.). Le kystitome *racle* et *crie* sur ces capsules : la pince kystectome réussit quelquefois à enlever un lambeau capsulaire. Mais, avec ou sans ces manœuvres, la luxation du cristallin est menaçante et cette situation nécessitera après insuccès des manœuvres précédentes, l'extraction dans la capsule avec la curette, préférable ordinairement au crochet et à la pince-curette. Il arrive que la pince kystectome retire tout le cristallin *en bloc* (cataractes morgagniennes et régressives) et quelquefois sans aucune perte du corps vitré (déhiscence cristallo-hyaloïdienne).

9° Le *cristallin se luxe*. Parfois, pour les cataractes dures et anciennes, le cristallin s'incline, *chavire* pour ainsi dire, au cours des manœuvres sur la capsule. Toutefois de très légères pressions, de même qu'une très douce traction avec le kystitome, permettent souvent au cristallin *chancelant* de reprendre le droit chemin. Toutefois, si la luxation s'accentue, il ne faut pas hésiter à aller pêcher le cristallin avec la curette ou l'anse; c'est le traitement de la luxation du cristallin. Si l'iridectomie n'a pas été faite préalablement, la situation est bien plus grave; l'iridectomie sera en tous cas faite de suite, malgré le temps qu'elle prendra : même au prix d'un écoulement du corps vitré, on devra aller chercher le cristallin, l'œil où le cristallin s'est noyé étant encore plus sûrement perdu si on l'y laisse. L'abaissement, qui en apparence ressemble à cette situation, était cependant moins grave dans ses suites.

10° L'*issue du corps vitré* est toujours un accident sérieux, que tout bon opérateur ne s'habituera pas à envisager avec une philosophie résignée et qui n'a pas le caractère de bénignité qu'on lui a décerné trop complaisamment. Si elle se produit avant même la kystitomie, dès l'incision cornéenne, comme cela se voit quelquefois, (cataractes régressives, gros yeux myopes, etc.), elle est plus grave que jamais. Elle nécessite l'extraction immédiate dans la capsule, avec iridectomie, si on a le temps de la faire et si l'œil ne se *flétrit* pas si brusquement qu'elle devient impossible. L'atrophie du globe s'ensuit quelquefois. Lorsqu'elle suit l'iridectomie, elle est un peu moins grave. Après l'extraction de la lentille, si elle est peu abondante, le malade pourra voir, bien que la *guérison soit traînante,* à cause de la présence du corps vitré dans la chambre antérieure et la plaie (organisation du corps vitré, irido-cyclites, glaucome, etc.). Si elle est très abondante, le décollement rétinien et l'atrophie de l'œil sont possibles. C'est assez dire qu'il faut tout faire pour éviter cet accident, que la cocaïne, par son action anesthésique et hypotonisante, a encore raréfié, et ne pas le considérer comme négligeable. De plus, si quelques malades ont pu, malgré lui, avoir une bonne vision à cause de l'ouverture de la capsule postérieure, nous ne croyons pas que le procédé de Rivaud-Landrau qui ouvrait systématiquement avec le kystitome la cristalloïde postérieure après l'extraction de la lentille, doive être suivi.

De même l'extraction *tentante* et immédiate à la pince d'un fragment capsulaire doit être évitée le plus souvent.

La hernie du corps vitré ne doit pas faire partie d'une opération de cataracte régulière. Aussi se méfiera-t-on de la force des pressions qu'on exerce sur l'œil et sur le cristallin, de la pression des doigts ou de la pince.

Mais, avec des instruments à ablation instantanée (blépharostat, pince), l'issue du corps vitré ne saurait être attribuée qu'à une indocilité extrême du malade, à des imprudences de l'opérateur ou des assistants, si la cataracte est simple.

Si la hernie du corps vitré se produit, on retirera de suite le blépharostat, qui, s'il est à cuillers s'appliquant sur le *bord ciliaire,* s'il est léger et à enlèvement instantané, n'est pour rien dans l'accident et s'enlève d'un seul coup, au lieu de perdre du temps à le dévisser. On recouvrira l'œil d'un large gâteau d'ouate hydrophile mouillée, puis on placera le pansement. On se gardera généralement d'*exciser* aux ciseaux la hernie : cette manœuvre rompt de nouvelles *cloisons* vitréennes et provoque une large irruption de corps vitré. Les jours suivants, si la hernie empêche manifestement la cicatrisation, et qu'on soit obligé d'intervenir, une incision pourra être faite sur cette hernie vitréenne.

Le cas le plus désastreux est celui où l'iridectomie n'a pas été faite et où le lambeau se *renverse* sous la paupière. La résection ultérieure de l'enclavement, la reposition du lambeau à la spatule, au besoin la suture de la cornée, sont des moyens qui remédient plus ou moins à cette situation désespérée.

11° La présence d'une *bulle d'air* n'a pas de suite fâcheuse, même si on la laisse en place. La spatule et une légère pression l'expulsent quelquefois.

12° La *dépression* de la cornée en *cupule* est fréquente chez les vieillards très émaciés. Elle n'empêche pas sensiblement la cicatrisation et la reconstitution de la chambre antérieure. On évitera les instillations de cocaïne trop répétées et à dose trop forte, qui *favorisent beaucoup* cet état et l'hypotonie de l'œil. On n'attendra pas plus de dix minutes, après les instillations, pour commencer l'opéraration.

13° L'accident le plus redoutable de l'extraction qui puisse arriver, soit dès l'extraction du cristallin (Wenzel), soit pendant les premiers jours, tant que l'incision cornéenne n'est pas cicatrisée, est une *hémorragie du fond* de l'œil, survenant d'une façon foudroyante, et évacuant le contenu de l'œil, au point que j'ai proposé de la nommer hémorragie *expulsive*, dénomination qui a été depuis généralement acceptée. Cette hémorragie rétro-choroïdienne décolle la choroïde, l'ouvre, chasse la rétine et le corps vitré, le cristallin étant brusquement parti le premier, après avoir tout seul entr'ouvert la plaie. Cet accident ne se produit guère qu'une fois sur quatre ou cinq cents extractions, et rien ne le fait prévoir à coup sûr. La disposition des artères ciliaires rigides dans leur trajet scléral (Rohmer et Jacques), l'hypertension vasculaire générale (A. Terson), combinée à l'artériosclérose et à la fragilité vasculaire et à l'action des efforts, des émotions, expliquent dans une certaine mesure la lésion, qui a été quelquefois *bilatérale*, mais qui même en opérant simultanément les deux yeux, s'est produite tantôt des deux, tantôt aussi d'*un seul côté*, argument en faveur d'une lésion vasculaire *locale combinée* aux causes générales. Le cœur est quelquefois fortement hypertrophié. La compression, les injections de morphine (Dufour) seront de suite pratiquées.

On n'aura généralement *pas besoin d'énucléer* ni de suite (Bowman), ni plus tard. Les cas *opératoires* ou spontanés (glaucome, ulcérations cornéennes), que nous avons vus, se sont cicatrisés *sans exentération, sans énucléation* et *sans ophtalmie sympathique,* après résection au ras de la plaie cornéenne, des caillots et des membranes enclavées et pendantes. Nous préférerions, le cas échéant, l'exentération à l'énucléation, sauf moignon resté très douloureux. Pour le second œil, on a pensé alors à faire l'abaissement (Warlomont) qui a eu ainsi sa revanche : mais il reste aussi douteux dans ses suites ici qu'ailleurs, et on a *plusieurs fois* opéré le second œil par extraction *sans hémorragie.* Un traitement déplétif, hyposthénisant pour le cœur et l'état général et l'iridectomie préparatoire seront la conduite à tenir, si l'on ne se résigne pas à l'abaissement.

Certains cas (Terson père) semblent prouver que l'hémorragie est quelquefois limitée et se borne à provoquer un décollement partiel de la choroïde, en restant, pour ainsi dire, *en route*. La terminaison brusque de l'opération, la compression de l'œil et le repos absolu, les injections d'ergotine à la tempe seront de mise, si l'on voit le cristallin sortir à peu près seul, comme poussé par une force d'abord invisible.

II. — ACCIDENTS POST-OPÉRATOIRES ET TARDIFS

1° L'*entropion aigu* de la paupière inférieure est quelquefois très gênant, surtout si on le trouve à la levée du premier pansement et si la plaie est encore ouverte ou à peine fermée. Toute intervention risque de provoquer des mouvements intempestifs, une évacuation du corps vitré et une réouverture brusque de la plaie avec enclavement. Une bandelette collodionnée est en général préférable ici à une ligature de Gaillard ou à une excision de peau. Quelquefois une serre-fine à ptosis sera utilisée.

2° L'*hypoéma* se reproduit dans certains cas pendant quelques jours après l'opération avec iridectomie, mais, avec ou sans sangsues et ergotine, il disparaît sans incident.

3° Des *stries grisâtres* peuvent se développer dans la cornée : elles semblent généralement provoquées par des irrigations de la plaie et des lavages intra-oculaires au *sublimé* ou avec d'autres antiseptiques irritants.

4° L'*enclavement de la capsule* dans la plaie se produit plus souvent lorsqu'on a fait une extraction avec une iridectomie mal réduite ou irrégulière et où de petits enclavements ont favorisé l'entre-bâillement de la plaie. O. Becker a montré un des premiers la réalité de cet accident. Toutefois la lésion n'est pas exclusive à l'extraction à iridectomie et se produit aussi après l'extraction sans iridectomie lorsqu'il y a eu un large enclavement irien : on voit alors plus tard nettement dans quelques cas la capsule enclavée dans la plaie (enclavement irido-capsulaire). Des irido-cyclites traînantes, le glaucome secondaire ne sont alors pas rares.

On a proposé de rouvrir *la plaie* et de sectionner l'enclavement capsulaire par une large ouverture avec des couteaux ou des pinces. Mais cette opération expose à une issue du corps vitré et à d'autres accidents. Nous appliquons alors la scléro-iridotomie (Voy. Op. sur l'iris). Nous pénétrons avec un couteau à cataracte jusque sous l'iris enclavé et en nous retirant, nous tournons le tranchant en avant et sectionnons, tout en laissant un pont cornéo-scléral, contre la cornée, les parties d'iris et de capsule enclavées. L'opération devient alors une *scléro-irido-capsulotomie.*

Dans quelques cas, il est également *possible* ou *préférable* en faisant une plaie *latérale* avec un couteau lancéolaire, d'introduire une pince-ciseaux de Wecker et de sectionner, perpendiculairement, nettement et aussi près que possible de la cicatrice enclavante, l'iris et la capsule qui y sont fixés.

5° Le *glaucome* a été observé même après l'extraction à iridectomie. Si la cause est plus souvent l'enclavement capsulaire, c'est aussi l'occlusion pupillaire, avec iris en tomate. Quelquefois le séjour du corps vitré rompu dans la chambre antérieure est suivi d'hypertonie, mais elle cède assez souvent au traitement myotique.

Le glaucome secondaire aux opérations de cataracte sera traité, suivant les cas, par les sclérotomies, la scléro-irido-capsulotomie, l'iridectomie ou l'irido-capsulotomie combinées aux myotiques.

6° Les *cicatrices cystoïdes* sont possibles après un enclavement irien : elles se rompent quelquefois, à un traumatisme, plus encore qu'une cicatrice ordinaire qui reste cependant quelques mois un point faible. D'autres fois elles restent ou deviennent fistuleuses. L'irido-capsulotomie pourra être appliquée après insuccès des cautérisations et des réouvertures simples.

7° Les *kystes iriens*, de même origine que les kystes iriens traumatiques, sont quelquefois dus à une opération de cataracte.

8° La *non-cicatrisation* de la plaie qui reste ouverte et dont l'humeur aqueuse s'échappe pendant un temps variable a été signalée. Dans un cas, nous avons observé cet état pendant un mois et demi : il s'agissait d'une extraction sans iridectomie. Il nous a suffi de faire, par la plaie ouverte, une iridectomie pour que la chambre antérieure se rétablît avec cicatrisation rapide. Quelquefois il s'agit de dyscrasiés, de cachectiques et de diabétiques, plus souvent de conditions *locales* défectueuses, de plaies irrégulières, anfractueuses, à échelons, d'entropion aigu. Il faut qu'une chambre antérieure soit fermée le plus tôt possible. On évitera donc les lambeaux elliptiques, trapézoïdes et autres et les mouvements de scie pour tailler le lambeau. Les mouvements d'archet et un biseau très allongé sont préférables pour une bonne coaptation. Dans le cas où les synéchies semblent gêner le passage de l'humeur aqueuse dans la chambre antérieure, l'atropinisation a paru faciliter plusieurs fois la guérison ou coïncider avec elle, car on doit se demander comment elle agit dans une chambre antérieure ouverte. L'iridectomie est à faire, si l'atropine ne donne rien. Une sorte d'avivement de la plaie, en y passant un stylet plat, pouvant la débarrasser de fragments épithéliaux qui gênent peut-être la cicatrisation, a suffi à certains opérateurs pour amener l'oblitération de la plaie.

9° *Le défaut de chambre antérieure.* — Il est des cas, aussi bien lorsque l'iridectomie a été faite, où la chambre antérieure ne se rétablit pas et où cependant la plaie est *totalement fermée*. La pathogénie de ces cas est encore douteuse et variable. Quelquefois il y a une véritable *ophtal-momalacie transitoire*, d'autres fois le tonus est normal, s'exagère ou s'abaisse définitivement. Les collyres et les opérations appropriés seront utilisés, suivant l'état de l'œil qui reste parfois fort compromis. On vérifiera s'il n'y a pas d'enclavement capsulaire.

10° L'*infection* est devenue plus rare depuis l'asepsie instrumentale après l'extraction de la cataracte. Elle revêt diverses formes et elle constitue le plus grave des accidents consécutifs.

Tantôt elle est *extérieure* ; des orgelets, un érysipèle, que Desmarres signalait et que nous avons observés aussi à l'hôpital, se déclarent, quoique très exceptionnellement. On les traitera par les moyens appropriés, en tâchant, ce qui n'est pas toujours possible, d'éviter l'infection cornéenne (pansements humides, instillation de sublimé, cautérisation des orgelets, lavages prudents des parties cutanées à l'éther au sublimé à 1/1000, etc.).

L'infection *intra-oculaire* se produit, tantôt sous forme d'iritis bénigne, se réduisant à quelques adhérences, tantôt sous forme d'irido-cyclite, avec ou sans occlusion pupillaire, hypopyon, dépôts plastiques, tantôt sous forme de vaste *suppuration panophtalmique* du corps vitré. L'irido-cyclite entraîne quelquefois l'atrophie de l'œil et elle a pu donner l'*ophtalmie sympathique* la plus grave dont Fabrice d'Acquapendente signalait déjà des cas à la suite de l'*abaissement*. Les irido-cyclites graves et l'*ophtalmie sympathique* ont été peut-être plus fréquentes lors de l'extraction linéaire sclérale, à plaie si voisine du corps ciliaire. Mais elle a suivi aussi quelquefois la résection ou la cautérisation des enclavements de l'extraction sans iridectomie. Aussi évitera-t-on souvent cette pratique. Les enclavements de la base, *juxta-ciliaires*, seraient plus dangereux que les autres (de Wecker).

L'ophtalmie sympathique commande, si l'œil est perdu, l'énucléation et le traitement général : s'il voit encore, le traitement général seul. Elle n'a pas toujours une extrême gravité et se réduit quelquefois à une iritis assez légère qui cède au traitement.

L'infection *jaunâtre* des bords de la plaie est celle qui se complique le plus facilement d'une panophtalmie rapide. La panophtalmie était autrefois bien plus fréquente (instruments sales), jusqu'à 13 0/0 (Sichel). Il est vrai de dire (Desmarres) que la présence de l'iris intact arrête souvent la propagation de l'infection au corps vitré, tandis que la continuité est plus immédiate s'il y a une iridectomie ; mais les chiffres précédents nous montrent, sans parler des cas actuels, que l'infection ne s'arrête pas toujours, même sans iridectomie ; d'autre part l'iridectomie n'est pas antiphlogistique.

Sur 179 yeux opérés par Roux, Maunoir en notait 14 détruits par la suppuration et 19 avec opacité *totale* de la cornée. Le chiffre a souvent varié d'ailleurs avec les opérateurs et le milieu nosocomial, qui a toujours paru plus dangereux pour divers motifs, à tel point que beaucoup de grands chirurgiens s'y tenaient à l'opération à l'aiguille. De plus, certains opérateurs, depuis Roux, préconisent périodiquement l'abandon de tout pansement ou des pansements peu solides, ce qui favorise certainement l'enclavement dans l'extraction *simple* et les accidents infectieux.

Actuellement on dépasse souvent une centaine d'extractions sans un seul cas de phlegmon de l'œil. On ne réussit pas toujours à expliquer d'où est venue l'infection, dans les cas où ni les annexes absolument sains ni l'asepsie et l'antisepsie habituelle ne paraissent être en faute, pas plus que les pansements ultérieurs. On ne doit pas toujours refuser une certaine influence à un mauvais état général (cachexie, affections viscérales, chagrins, diathèses, dyscrasies, etc.) qui donnent au terrain une *réceptivité* plus grande à l'infection par les microbes normaux qui *existent toujours* dans l'opération la plus aseptique et la plus antiseptique possible. Le pansement humide, l'irrigation froide presque continue (Lawrence, Terson père), seront immédiatement institués. Les instillations répétées plusieurs fois par jour, de sublimé à 1/1000, sont souvent d'un merveilleux effet pour limiter le mal et faire la part du feu. Les injections sous-conjonctivales, les cautérisations ignées du chémosis, sont moins bien supportées. Les sangsues doivent être employées, ainsi que la révulsion à la tempe. La cautérisation ignée de la plaie (Abadie), le raclage (Horner) et l'application des topiques, la réouverture au stylet ou au couteau mousse ou boutonné seront employés, si les moyens précédents n'arrêtent pas rapidement le mal. On limitera quelquefois ainsi les dégâts à une occlusion pupillaire plus tard justiciable d'une irido-capsulotomie. Si la panophtalmie se généralise, les curages sont préférables à l'énucléation, plus répugnante ici que jamais. Le calomel, les frictions, les injections mercurielles sont d'utiles adjuvants généraux.

Dans plusieurs cas (rhumatisants, syphilitiques, diabétiques, goutteux), nous croyons que le traumatisme appelle manifestement une réaction diathésique sur l'œil et favorise la production d'une iritis : de même, lorsqu'il existe des suppurations *osseuses* ou viscérales chroniques. Ce serait une grosse erreur que de supprimer toute influence du terrain et toute endo-infection, de la pathogénie des accidents infectieux après l'extraction. Plusieurs faits que nous avons observés, en particulier les accidents irritatifs sur l'œil opéré SEUL, au *cours d'attaques de rhumatisme* pendant les suites opératoires, nous paraissent confirmer cette manière de voir, d'ailleurs autrefois soutenue trop exclusivement.

Nous avons observé une *dacryoadénite* non suppurée à la suite d'une opération de cataracte compliquée d'une légère iritis et chez un sujet rhumatisant. Le gonflement des glandes lacrymales, assez douloureux, survint *seu-*

lement du côté opéré et se termina par une résolution lente.

11° La *réouverture traumatique* de la plaie n'a pas toujours de graves conséquences, mais, si la contusion est trop forte, elle vide l'œil, enclave l'iris s'il n'y a pas d'iridectomie, donne des hémorragies graves et même le décollement rétinien. La contusion *sans* réouverture ne donne souvent qu'un *hypoéma*.

12° L'*enclavement,* soit *primitif* (dès la levée du premier pansement), soit *secondaire* à une *réouverture*, reste, comme on l'a dit justement, le *point noir* de l'extraction de la cataracte sans iridectomie. Il va du simple accolement qui entre-bâille légèrement la plaie, à la hernie minuscule ou énorme, vraie éventration de l'œil, la pupille arrivant au niveau même de l'incision. Il s'observe dans toutes les variétés d'extraction, le grand enclavement étant toutefois le fait de l'extraction sans iridectomie.

La pathogénie en est variable et n'est nullement unique. Les attouchements des paupières et la réouverture de la plaie par le malade ou le médecin le provoquent quelquefois. Les efforts (Daviel) sont parfois en jeu. Un de nos malades, levé au 6ᵉ jour, s'est donné devant nous une réouverture de la plaie et un vaste enclavement en ramassant brusquement son couteau qui lui avait échappé des mains. La violente contraction de l'orbiculaire peut être en cause, surtout chez certains vieillards à front plissé, à paupières sans cesse en état de spasme et d'inquiétude et qui sont de vrais malades à enclavement. Quelquefois la rupture de la cristalloïde et une hernie du corps vitré (Panas) poussent manifestement l'iris en avant. D'autres fois des malades imprudents, fort agités, toussant souvent, n'ont pas eu d'enclavement. Les cataractes molles et *incomplètes,* à masses corticales gonflées, élastiques, repoussant l'iris, prédisposent certainement à l'enclavement, très rare si on opère une cataracte scléreuse, dure, *sèche.* Ni la *forme de la plaie*, à condition de ne pas dépasser le limbe, ni la *suture* n'empêchent le grand enclavement qui varie entre 5 et 10 0/0 dans les meilleures statistiques. Il nous est arrivé de faire 30 extractions simples sans enclavement et d'en avoir ensuite plusieurs coup sur coup. Les chiffres n'offrent donc à ce point de vue qu'une valeur relative et se suivent souvent sans se ressembler. La meilleure prophylaxie du grand enclavement consiste et consistera peut-être toujours à faire l'iridectomie dans les cas où l'on redoutera plus particulièrement l'enclavement (prostatiques, agités, cataractes incomplètes, etc.). Mieux vaut une iridectomie d'emblée, bien nette, qu'un enclavement réséqué. On ne touchera pas aux petits enclavements et on ne coupera les grands *qu'après quelques* jours, quand la plaie sera déjà un peu *resserrée*, sous peine de large évacuation du corps vitré. La résection et la cautérisation ignée ont d'ailleurs quelquefois entraîné l'ophtalmie sympathique. De plus la cautérisation ignée nécessite ordinairement plusieurs séances, l'enclavement s'affaissant au premier contact, pour reparaître au pansement suivant. La résection très exacte est plus sûre. La cautérisation chimique employée autrefois (nitrate d'argent, etc.) est abandonnée à peu près complètement. Maunoir fendait avec ses ciseaux boutonnés l'enclavement jusqu'au delà de la pupille. Cette conduite sera dans certains cas imitée.

On a été jusqu'à pratiquer la ligature des paupières (Jacqueau) par deux fils placés, avant l'opération, avec ou sans anesthésie chloroformique, chez des sujets indociles ou déments, pour favoriser la coaptation et la cicatrisation de l'incision cornéenne ; cette pratique ingénieuse a été d'un heureux résultat.

13° Les accidents *généraux* sont assez rares. La *rétention d'urine* est possible et nécessite le sondage. Le *délire furieux* ou une sorte de vésanie *douce* se produisent chez certains sujets dès qu'ils ont les deux yeux bandés. Le malade ne sait plus où il est, rêvasse, veut sortir, enlève son pansement, etc. Ces délires post-opératoires relèvent de la pathogénie générale des délires après les grandes opérations chirurgicales. L'alcoolisme, le nervosisme, l'usage de l'atropine ont été incriminés. Mais le délire s'est également produit en l'absence de toute instillation d'atropine. Le mieux est de se borner, de suite, à découvrir l'œil non opéré qui, s'il a encore un certain degré de vision, remet le vieillard en communication relative avec le monde extérieur, ce qui calme peu à peu son insanité. Il est bon de laisser aussi ces malades dans un fauteuil et de faire de la révulsion aux pieds.

14° On *meurt* quelquefois après une opération de cataracte (*pneumonie, hémorragie cérébrale,* délire furieux, méningite après panophtalmie insuffisamment traitée ou énucléée, coma diabétique, *érysipèle* du cuir chevelu, etc.). L'émotion de l'opération et la position couchée nous a paru aider l'éclosion de la pneumonie, chez quelques-uns de nos malades : mais tous ont guéri, sans infection oculaire, par les soins appropriés et la position assise ou demi-couchée qu'on substitue de suite à la position couchée.

15° CATARACTE SECONDAIRE. — Il arrive dans un nombre de cas, variable avec l'opérateur, le genre d'opération employé (iridectomie, extraction d'un lambeau capsulaire, très larges kystitomies, etc.), et surtout la *variété* et le degré de *maturité* de la cataracte, que le sac capsulaire conserve des débris cristalliniens qui s'opacifient et forment une cloison plus ou moins opaque qui va de la simple pellicule, trouée même par places, à un véritable *gâteau,* à une croûte opaque souvent compliquée d'adhérences de l'iris. Ces opacités, dites cataractes *secondaires,* apparaissent dès la semaine de l'opération, lorsqu'elles sont épaisses : certaines *membranules* se rétrécissent et se plissent seulement plusieurs mois après l'opération et gênent considérablement la vision tout en étant fort minces.

ÉVOLUTION HISTORIQUE DES MÉTHODES OPÉRATOIRES. — On s'est préoccupé de cette complication dès les premiers temps de l'extraction de la cataracte. De même qu'on faisait l'extraction de la cataracte primitive, on fit l'extraction de la cataracte secondaire. D'autres opérateurs incisaient en croix la membrane (Tenon). Daviel, Janin, Pellier de Quengsy, exécutaient l'extraction de la cataracte secondaire, avec des pinces dont nous avons reproduit le modèle. Cette extraction était souvent *totale*; Pamard donne le dessin d'une énorme membrane enlevée par lui et étalée à plat. Pellier saisissait la membrane et l'enlevait « *tout entière* par de petites secousses dirigées en tous sens, et en la tordant ». Si la membrane ou l'iris résistaient, il tirait la membrane et la coupait le plus près possible de l'œil. Les adhérences étaient désunies d'abord avec la pointe du couteau à cataracte. Il roulait aussi quelquefois son instrument extracteur entre les doigts et portait sa pince sur l'endroit le plus ridé et le plus opaque, par suite le plus résistant. Janin et Pellier rapportent un grand nombre de cas de guérisons par ces procédés.

Wenzel ne cite aussi que l'extraction comme opération de la cataracte secondaire, dans son Manuel de l'oculiste.

L'extraction était faite surtout avec des pinces de divers modèles, quelquefois avec des crochets et des appareils spéciaux (serre-tèle, emporte-pièces, etc.).

On s'aperçut d'ailleurs que la *déchirure* de ce qu'on n'avait pas pu enlever en totalité suffisait à donner une bonne vision, surtout dans les cas où la membranule était excessivement mince. Aussi un assez grand nombre d'opérateurs se sont bornés d'emblée à déchirer simplement la membrane avec une aiguille à abaissement, avec deux aiguilles (Bowman), avec une aiguille d'un côté et un crochet extracteur introduit par une plaie opposée, avec deux crochets (Agnew), ou encore avec le kystitome (Prouff) comme le faisait Rivaud-Landrau et d'autres pour la cristalloïde postérieure.

On a aussi sectionné la membrane avec le couteau de Græfe, avec des serpettes (Knapp, Galezowski), des kystitomes volumineux de formes diverses, ou enfin avec de minuscules pince-ciseaux.

Lorsque l'occlusion pupillaire était totale, l'irido-capsulotomie a été pratiquée avec des aiguilles falciformes (Woolhouse, Cheselden), avec le couteau à cataracte (Wenzel) ou avec des ciseaux (Janin). Actuellement le procédé de Wecker avec petite ouverture au couteau lancéolaire et pince-ciseaux est le plus utilement employé.

Desmarres employait surtout l'*extraction* avec divers instruments, et surtout la serretelle : il pénétrait souvent par la *sclérotique* et passait sous l'iris, procédé repris depuis, mais qui doit être en général remplacé par l'incision au limbe qui ne risque pas d'intéresser largement l'humeur vitrée et le corps ciliaire. L'extraction, relativement délaissée pour la discission après Desmarres, a repris une grande faveur, grâce aux efforts de Panas et de Wecker, le premier cherchant en général l'extraction totale de la cataracte secondaire, le second recherchant surtout une extraction partielle centrale donnant un orifice suffisant pour la *vision*, avec un minimum de traumatisme.

La discission par les divers procédés reste encore usitée dans certains cas, ou exclusivement par les opérateurs qui n'ont pas voulu reprendre l'extraction.

INDICATIONS ET TECHNIQUE OPÉRATOIRES. — Dans la pratique, les cas se groupent en général de la manière suivante :

1° *Membranule peu épaisse et non adhérente.* — Certaines membranules, plissées ou non, permettent de voir le fond de l'œil, mais diminuent considérablement l'acuité visuelle et la finesse de la vision de près. On sera obligé d'intervenir, non pas toujours et de très bonne heure, comme le font certains opérateurs (Knapp), mais, lorsque le malade, surtout dans les professions et les milieux qui exigent un exercice très actif de la vision délicate pour la lecture, l'écriture, la musique, certains métiers de précision, est véritablement gêné et *réclame lui-même* une amélioration visuelle. Si, après examen de son œil et de son acuité, on reconnaît que ses plaintes sont justifiées et que le défaut visuel est réellement dû à la présence seule de la cataracte secondaire, on n'hésitera pas à intervenir, si les conditions générales et locales sont favorables à l'opération. Nous évitons les procédés à l'aiguille qui donnent encore trop d'infections, pour nous borner à la discission avec le kystitome, que nous avons jusqu'ici exclusivement pratiquée, sans aucun accident. Une plaie étroite est faite à la pique, au niveau du limbe. Cette plaie, ainsi placée, prête moins à l'infection qu'une piqûre à l'aiguille, de même qu'en chirurgie générale, l'incision entraîne moins de phlegmons que la piqûre. L'humeur aqueuse *s'écoule lentement*; il est préférable de la faire écouler à l'avance, sans cela l'iris se projette sur le kystitome, dès qu'il entrebâille de nouveau l'incision cornéenne. Nous fendons ensuite très largement en *croix* la membranule en commençant en général par le point le plus mince; celui qui est plus foncé sur la membrane.

Ce procédé pourrait échouer, si on se bornait à une simple section transversale ou si on l'appliquait à une *épaisse* cataracte secondaire. Dans le premier cas, les bords se rapprochent et l'opération ne donne pas de résultat suffisant. Dans le second, le kystitome (qu'on doit toujours choisir de lame un peu longue et bien *aiguisée*) n'arrive pas à perforer, ou *décolle* en partie la membrane qui flotte alors dans la pupille. Aussi ne doit-on *jamais* l'employer dans de tels cas, l'épaisseur de la membrane ayant été reconnue par l'ophtalmoscope, l'éclairage oblique avec dilatation pupillaire et même, s'il y a lieu, l'éclairage par transparence. Si on se trouvait cependant pris au dépourvu, on tâchera d'extraire la membrane avec une pince ou quelquefois avec un crochet. Toutes ces manœuvres sont particulièrement difficiles lorsqu'il n'existe pas d'iridectomie et qu'on bataille avec la membranule dans une étroite pupille non iridectomisée et une chambre antérieure vide ou pleine de bulles d'air. Parfois l'espace rendu libre se retrouvera masqué par l'iris. L'avantage de la discission à l'aiguille était qu'on pouvait opérer sur une pupille *largement dilatée,* la chambre antérieure restant remplie : elle échouerait aussi en face d'une très épaisse membrane, et ses dangers sont relativement plus grands. Dans beaucoup de cas où la consistance est moyenne, nous préférons l'*extraction* à la pince, et éventuellement avec un emporte-pièce.

2° *Cataracte secondaire assez épaisse.* — Ici il y a toujours lieu d'enlever tout ou partie de la membrane. La discission, même au kystitome, échouerait le plus souvent, vu le défaut d'élasticité de la membrane. Par une plaie à la pique, et que nous faisons un peu *latéralement,* s'il y a eu une iridectomie, pour diminuer l'issue du corps vitré, une pince est introduite, celle de Panas qui saisit en plein la membrane sur une large étendue comme entre deux doigts, surtout si on veut faire l'extraction totale.

De Wecker et d'autres se bornent à l'extraction partielle avec leur pince-kystectome. Les divers emporte-pièces sont peut-être trop oubliés et certaines modifications en feraient probablement des instruments utiles, donnant sans traction excessive et sans arrachement, une fenêtre capsulaire d'étendue précise et de forme régulière. On tire ensuite prudemment sur la membrane, par de petits mouvements combinés de traction latérale et oblique, sans en arriver à l'enroulement complet, qui ne se pratiquerait qu'avec de petits instruments (crochet, pince de Lanne, pince de Bourgeois, etc.). Dans bien des cas, la membrane, si elle n'est pas trop adhérente, vient toute entière, comme Pellier, Pamard et Janin en donnent déjà des exemples, et, comme à l'exemple de Panas, nous en avons souvent retiré. Si elle se déchire, le morceau enlevé suffit ordinairement à faire une brèche suffisante et définitive dans le rideau capsulaire.

3° *Cataracte secondaire adhérente.* — Suivant le degré et le siège des adhérences, une iridectomie avec extraction de la membrane, ou *beaucoup plus souvent,* l'irido-capsulotomie (fig. 119) seront pratiquées. Pour les iris qui ont perdu toute élasticité, l'irito-ectomie (Bowman, de Wecker) est la dernière ressource.

Le corps vitré ne sort pas toujours, ou forme à peine un nodule dans l'incision, si la plaie a été faite à la pique.

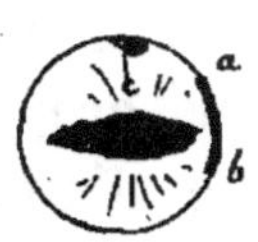

Fig. 119.

Irido-capsulo-
tomie.

a, b, Incision
cornéenne.
c, pupille artifi-
cielle.

Les *suites* de ces diverses opérations sont ordinairement simples, si elles sont bien exécutées et plusieurs mois après l'opération primaire, si le malade *a pu attendre,* sur un œil privé de toute inflammation et où la cataracte secondaire a acquis une *consistance,* une *maturité,* à peu près définitives. L'infection est rare. Le glaucome secondaire, dû, soit à l'irruption du corps vitré dans la chambre antérieure, soit à une hypersécrétion par tiraillement ciliaire, soit à un enclavement capsulaire, est quelquefois observé après *n'importe quelle* opération sur la cataracte secondaire. Il cède le plus souvent aux myotiques.

Toutefois on devra s'efforcer, en faisant l'opération primaire dans les meilleures conditions de *maturité,* de technique et de nettoyage, de *prévenir* la cataracte secondaire au lieu de la considérer comme un accident à peu près fatal. Ce n'est pas la capsule qui donne la vraie cataracte secondaire, c'est son ouverture insuffisante et ce qu'on y laisse dedans.

On pourra négliger une membranule dans le second œil, si l'acuité est suffisante pour seconder l'excellent résultat de l'opération de la cataracte du premier œil.

D'une manière générale, l'opération du *premier œil* pourra dans ses suites fournir par les accidents consécutifs, des remarques utiles pour l'opération du *second œil*. La manière dont s'est comporté le malade, l'enclavement irien au premier œil, l'hémorragie expulsive, donnent des indications locales et générales à suivre ; nous faisons alors toujours l'iridectomie sur le second œil, car nous croyons certains malades beaucoup plus prédisposés que d'autres à l'*enclavement.* La panophtalmie ne prouve pas grand'-chose. Nous avons plusieurs fois opéré avec succès des sujets qui, en d'autres mains, avaient subi pour le premier œil une panophtalmie et l'énucléation.

Il est vrai d'ajouter que l'opération bien réussie sur le premiér œil ne donne nullement une garantie pour l'opération du second œil, qui réserve quelquefois des surprises désagréables et est souvent plus redoutée du malade et de l'opérateur que la première intervention, forcée, quand il s'agissait de rendre la vue. Quelques malades se contentent obstinément du premier résultat, lorsqu'il est bon, et certains vieillards, d'un mauvais état général, n'ont pas tout à fait tort.

CHAPITRE HUITIÈME

CORPS VITRÉ

§ I. — Corps étrangers.

Évolution historique des méthodes opératoires. — Il existe déjà dans les anciens auteurs hindous (Susruta) la mention que les corps étrangers *magnétiques* pourraient être retirés des tissus, avec une pierre d'aimant, après incision de la peau. Mondeville (1320) fait également allusion à cette méthode dans les termes suivants : « J'ai vu le grand aimant appliqué pendant plusieurs jours sur une aiguille plantée dans le bras, sans rien faire. »

Fabrice de Hilden, conseillé d'ailleurs par sa femme qui, dit-on, tenait cette idée d'un empirique, rapporte (1656) avoir extrait un corps étranger métallique des couches superficielles de la cornée avec une pierre d'aimant.

Meyer (de Minden) aurait extrait, en 1842, un morceau de fer, par la plaie de la sclérotique, avec un énorme aimant pouvant porter trente livres.

Mac Keown (1874) retira ensuite par une *incision* sclérale équatoriale un fragment de fer du corps vitré avec une *tige aimantée.*

Hirschberg, à partir de 1875, s'est livré à des recherches spéciales qui ont considérablement avancé la question. Son *électro-aimant,* qui sous un petit volume a une force bien plus grande et plus dosable que l'aimant, possède plusieurs tiges variées comme celles d'un thermocautère et destinées à pénétrer dans l'œil, a réalisé un grand progrès et lui a permis d'exécuter beaucoup d'opérations de ce genre.

Knies entraîna des corps étrangers dans la chambre antérieure ; Haab (1892) systématisa cette méthode en se servant d'un *électro-aimant géant* pouvant attirer du fond de l'œil les corps étrangers, extraits ensuite par une petite incision cornéenne ou sclérale. Toutefois il ne semble pas qu'il faille complètement abandonner l'ancien électro-aimant à pénétration.

La monographie d'Hirschberg [1] constitue un document que doivent posséder tous ceux que cette question intéresse. Mais elle doit être comparée avec l'important travail de Haab [2]. On consultera aussi le travail de Rohmer [3].

Quant aux corps *non magnétiques,* on a de tout temps essayé de les extraire avec des crochets, des pinces, des cuillers. Malgré les résultats de Critchett et d'autres, l'insuccès a presque toujours été la règle, lorsqu'il a fallu aller chercher le corps étranger *au fond* de l'œil. La *radiographie* pourra améliorer les résultats et rendra l'opération plus rapide et plus sûre. Sans jamais arriver à des résultats comparables à ceux de l'extraction magnétique, il est permis d'espérer que dans quelques cas on pourra éviter le curage et l'énucléation pour les corps non magnétiques, qui méritent de nouvelles recherches.

Localisation préalable du corps étranger. — On sera généralement obligé, avant d'intervenir pour l'extraction du corps étranger, magnétique ou non, de se poser trois questions :

1° Le corps étranger a-t-il pénétré dans l'œil ?

1. HIRSCHBERG. Die Magnetoperation in der Augenheilkunde, 2. Aufl. Leipzig, 1899.
2. O. HAAB. *Beiträge zur Augenheilk.,* 1894.
3. ROHMER. *Ann. d'oculistique,* 1896.

2° Le corps étranger est-il resté dans l'œil ou en est-il ressorti ?

3° Peut-on déterminer le siège et le volume du corps étranger ?

La *plaie d'entrée* fournit déjà une indication relative sur le *volume*.

En examinant l'*outil* (pioche, marteau, etc.) qui a fourni le corps étranger (lorsque le choc a eu lieu sur une pierre, c'est généralement le fer et non la pierre qui fournit le corps étranger), on a quelquefois aussi des renseignements sur son volume, en regardant l'endroit où le morceau manque. Cette présomption possible avec un instrument neuf est beaucoup plus difficile avec un instrument usé et détérioré. Rien ne prouve alors que les cassures aient fourni le corps étranger intra-oculaire. Il en est autrement, *lorsque l'on a extrait* finalement le corps étranger de l'œil. Il arrive souvent qu'on l'adapte exactement sur la perte de substance de l'outil. Nous avons vu à Zürich chez le Pr Haab lui-même, une série d'outils avec le fragment correspondant extrait de l'œil et où l'on retrouvait exactement le siège de l'éclat qui s'y adaptait d'une manière précise. Ce n'est plus la même question lorsqu'on examine un outil plus ou moins ébréché, sans la pièce à conviction.

Il n'est pas toujours facile d'affirmer que le corps étranger a pénétré dans l'œil, quand on se trouve en présence, dès les premières heures de l'accident, d'une hémorragie abondante dans le corps vitré. Pour de très petits corps étrangers, la plaie est fréquemment invisible, perdue dans un repli ou dans la rougeur de la conjonctive. La plaie cornéenne est plus visible dans quelques cas. L'extrême hypotonie de l'œil témoignant de la perforation n'existe que pour des ouvertures assez grandes et généralement apparentes. Toutefois, dans la très grande majorité des cas, le corps étranger est dans l'œil ou l'a traversé. C'est exceptionnellement qu'un choc violent déterminera, soit un décollement de la base de l'iris avec énorme hypoéma, comme dans un de nos cas, ou une violente hémorragie dans le corps vitré (Panas), le grain de plomb étant resté sous la conjonctive d'où on le retira plus tard.

Si les milieux sont *absolument inéclairables* à l'ophtalmoscope, on en sera réduit, ou à l'*expectation* sans base précise en cas de tolérance, ou à opérer quand même, ou à rechercher de nouveaux renseignements. Mac Hardy et Mayweg ont proposé d'approcher de l'œil un fort aimant : le sujet ressentirait une vive douleur, lorsque le corps étranger est plus ou moins déplacé par l'aimant. Mais cette recherche est quelquefois infructueuse, le corps étranger pouvant être enkysté.

L'aiguille aimantée (Pooley), le magnétomètre de Gérard et Gallemaerts [1], le sidéroscope (Asmus [2]) ont été également utilisés dans ce but.

L'électro-aimant géant qui mobilise le corps étranger, et même le petit électro-aimant à main, ont été assez souvent employés, même lorsque le corps étranger n'était pas localisé à l'avance. Mais s'ils échouent, comme nous l'avons observé, on ne sait si le corps étranger est resté ou non dans l'œil et on en est réduit à attendre ou à énucléer ; de plus ils ne s'appliquent qu'aux corps *magnétiques*.

Aussi la *radiographie* est-elle indiquée et c'est à elle que nous nous adresserons, de préférence aux instruments précédents, extrêmement coûteux, pouvant s'altérer et devenir facilement inexacts en servant rarement et qui même, dans certains cas, ne donnent que des probabilités. La radiographie donne au contraire la preuve formelle, quand elle réussit. Avec les points de repère appropriés, on précisera le point et la distance de la cornée où se trouve le corps étranger : mais si le corps étranger est

---

1. GALLEMAERTS. *Soc. franç. d'opht.*, 1894.
2. ASMUS. Das Sideroskop. Wiesbaden. Bergmann, 1898.

TERSON. Chirurgie oculaire.   24

généralement mis en évidence, comme le prouve déjà une série de documents, il n'est pas toujours facile d'affirmer que le corps étranger n'est pas autour de l'œil, ou exactement contre lui, mais hors du globe.

Bornons-nous ici à constater que la radiographie, *pratiquée par un spécialiste autorisé,* fournira le plus souvent d'utiles constatations. Elle est fréquemment exigée déjà dans les affaires médico-légales que provoque la pénétration de corps étrangers intra-oculaires. De plus, elle a le grand avantage de s'appliquer aux *corps magnétiques,* assurément fort nombreux, mais aussi aux très nombreux cas de corps *non magnétiques* (fragments de cuivre, éclats de capsule, grains de plomb, verre, échardes, etc.), dans lesquels l'aimant ne sert à rien. Il est à peine besoin de dire que cette radiographie devra, lorsqu'elle sera jugée nécessaire, être pratiquée le plus tôt possible après l'accident pour ne pas faire perdre un temps préjudiciable à l'opportunité de l'extraction. Enfin, les précautions spéciales devront être prises par le radiographe pour éviter des troubles trophiques consécutifs à la radiographie, et qui donneraient des lésions particulièrement désastreuses à la face.

Ce sera donc à la radiographie seule ou combinée que l'on recourra pour la constatation et la localisation du corps étranger, magnétique ou non magnétique, lorsqu'il sera *invisible* à l'ophtalmoscope.

Lorsque les *milieux sont éclairables,* le corps étranger est au contraire souvent *visible,* planté par exemple dans la rétine, comme Haab et nous-mêmes en avons cité des cas [1].

L'examen *périmétrique* donnera *quelquefois* un scotome correspondant exactement au corps étranger, mais les

---

1. O. HAAB. *Atlas manuel d'ophtalmoscopie,* éd. française par A. Terson et Cuénod, p. 157, 2ᵉ éd., 1900.

déchirures, les décollements partiels de la rétine et les hémorragies augmentent ordinairement l'étendue du scotome. Quant à la localisation en millimètres par rapport à la cornée, on pourra la déterminer, en s'aidant des dimensions connues du disque optique. « Sachant que la papille mesure 1^{mm},5 de diamètre et que la distance du bord papillaire au limbe scléro-cornéen est d'environ 23 millimètres du côté temporal et de 20 millimètres du côté nasal, si le point lésé est séparé du bord de la papille par une distance mesurant six fois la largeur du disque optique, le corps étranger siégera à 9 millimètres en avant de celui-ci, à 14 millimètres du limbe scléro-cornéen pour le côté temporal ou à 11 millimètres pour le côté nasal. » Terrien, auquel nous empruntons l'exemple précédent, rappelle aussi les tableaux de Donders qui ont établi une relation entre un point du champ visuel et la distance du point rétinien au limbe scléro-cornéen. On reporte avec un compas sur le globe les distances fournies par ces tableaux :

Scotome (côté nasal).	Siège rétinien (côté nasal) par rapport au limbe.	
90°	8^{mm},	
80	9	3
70	11	2
60	13	2
50	15	3
40	16	2
20	19	

Scotome (côté nasal).	Siège rétinien (côté temporal) par rapport au limbe.	
70°	11^{mm},6	
60	13	5
50	15	7
40	17	2
20	18	2

Mayweg a aussi fourni des mensurations importantes : la limite antérieure du champ ophtalmoscopique se trouvant à 8 millimètres du limbe, on peut, en ajoutant cette distance à celle où se trouve le corps étranger, mesurée approximativement en diamètres papillaires ($1^{mm},5$), obtenir un renseignement utile.

Si le corps étranger est *mobile* dans le corps vitré, ce qui est d'ailleurs exceptionnel, il se meut soit en avant, soit en arrière du centre de rotation du globe situé à $13^{mm},5$ en arrière de la cornée.

Au centre même il serait immobile, en arrière il se meut en sens inverse de la cornée : en avant du centre, il se meut dans le même sens, avec une rapidité variable avec la distance du centre.

Toutefois dans la pratique quelques inexactitudes d'appréciation sont possibles, sans parler des difficultés pour tomber juste sur le corps étranger, même bien localisé.

INDICATIONS OPÉRATOIRES ET OPPORTUNITÉ DE L'INTERVENTION. — 1° *Corps magnétiques.* — On pourra penser à intervenir par l'extraction dans les circonstances suivantes. Si l'on veut rendre la *vision* avec quelque chance de succès, il faut intervenir au plus tôt, le jour même si c'est possible, dès que l'accident s'est produit. Exceptionnellement, dans le cas d'un minuscule fragment métallique planté dans la rétine, sans aucun trouble des milieux de l'œil autre qu'une petite hémorragie, avec un champ visuel conservé sauf le scotome, on pourra temporiser. Dans le cas auquel nous avons fait allusion, le corps étranger implanté depuis plusieurs mois dans la région maculaire, n'a déterminé aucun accident inflammatoire ni aucun trouble des milieux. Doit-on insister dans un cas pareil pour ouvrir de nouveau le corps vitré de cet œil voyant partiellement et se livrer à une intervention aussi aléatoire, que d'ailleurs le malade repousse formellement ? Ces cas sont d'ailleurs tout à fait exceptionnels et, si nous avions été appelé le *jour de l'accident,* nous serions très probablement intervenu, à tort peut-être, par l'extraction à l'aimant.

C'est qu'il est à peu près impossible de savoir si le corps étranger sera bien toléré, et, seules, l'expectation et la surveillance du malade renseignent là-dessus. D'autre part, si l'on attend, les corps qui ne seront pas tolérés, commettront des dégâts que l'extraction aurait quelquefois évités. C'est l'éternelle question des plaies abdominales et il n'est pas facile de se ranger toujours dans le camp des interventionnistes à outrance. Toutefois, si, au besoin avec la radiographie rapide, le corps étranger est mis en évidence, s'il paraît se trouver dans une région où il restera *mobile* et d'autant plus dangereux, si son volume est assez considérable, il y aura les plus grands motifs d'intervention immédiate.

Si au contraire il s'est passé quelques jours depuis l'accident, la conduite à tenir sera variable. S'il y a une panophtalmie déclarée, le curage de l'œil, retirant les membranes et le corps étranger, s'il y est, est indiqué. Une irido-choroïdite avec trouble des milieux, tendance à l'occlusion pupillaire, hypotonie extrème, sera le plus souvent justiciable de l'énucléation, si l'on veut se mettre le plus sûrement à couvert de l'ophtalmie sympathique.

Plus tard, si le corps étranger est parfaitement toléré, l'expectation sera permise, mais l'énucléation sera faite lorsqu'un moignon, contenant probablement un corps étranger ou ayant été traversé par lui, sera resté *douloureux.*

Toutefois la tolérance de l'œil pour certains corps étrangers est singulière. Nous avons extrait du corps ciliaire un corps étranger métallique supporté plus de vingt-cinq ans. Nous avons vu des morceaux de verre également bien tolérés. Malgré la fréquence plus grande de l'intolérance pour les corps oxydables, tous les ophtalmologistes connaissent des cas de tolérance indéfinie, même pour des éclats de cuivre, ordinairement si rapidement dangereux. Dans un cas de moignon *non douloureux,* n'ayant aucune inflammation apparente et dont la cornée était absolument opaque, ce n'est que sur les vives instances du malade que nous énucléâmes. L'œil contenait une épine d'un centimètre et demi de long, qui allait de la face postérieure de la cornée jusqu'au nerf optique. Le malade s'était blessé l'œil, en traversant un bois, un an auparavant, et ignorait qu'il eût un corps étranger dans l'œil. La radiographie n'existait pas à cette époque.

L'énucléation sera donc pratiquée *tardivement,* lorsque le moignon, la vision étant perdue, est douloureux et dangereux. D'une manière précoce, elle reste indiquée dans les cas où d'énormes corps étrangers ont vidé l'œil (plomb en fusion, énormes éclats de fonte, éclats volumineux de verre, etc.) et très largement désorganisé le globe. Quelquefois sans doute il subsisterait un moignon assez bien toléré, mais ces cas se prêtent mal au curage et d'autre part la conservation de ces yeux avec larges enclavements de l'iris, du corps ciliaire et des autres membranes, offre un danger d'ophtalmie sympathique. On agira donc, le cas échéant, par les moyens les plus radicaux.

2° *Corps non magnétiques.* — Pour les corps non magnétiques, on est privé de la ressource de l'aimant. Il s'agit donc de savoir, s'il faut énucléer d'emblée, temporiser systématiquement, ou enfin aller à la recherche du corps étranger, avant qu'il ait déterminé une violente inflammation avec ou sans panophtalmie. Le cas type et qui se présente périodiquement est le grain de plomb reçu à la chasse. Si la panophtalmie est déjà déclarée, le curage de l'œil est indiqué. S'il y a une irido-cyclite des plus graves, l'énucléation sera faite.

Si l'accident est très récent, doit-on temporiser, extraire ou énucléer? La *radiographie* sera pratiquée : elle est ici plus nécessaire que jamais, car on a énucléé des yeux que le grain de plomb avait traversés et qui ne le contenaient plus. Si le grain de plomb est dans l'orbite, raison de plus pour temporiser. Si le grain de plomb est *de suite très mal toléré,* si dès le soir, le lendemain, les souffrances s'aggravent, il faut enlever le *grain de plomb* ou l'œil.

Nous avons, en 1893-1894, fait un assez grand nombre d'expériences sur le lapin avec des grains de plomb que nous introduisions par une petite ouverture sclérale et qui tombaient dans le corps vitré. Nous avons dans les *neuf dixièmes des cas* réussi à retirer plus tard rapidement le grain de plomb, avec une pince spéciale à cuillers et à longues branches, que nous introduisions par une plaie sclérale et que nous portions brusquement au fond du globe. Nous ne pouvions nous aider de la radiographie qui n'était pas inventée et qui désormais fera partie de ces expériences et de ces opérations.

Nous avons pratiqué[1] le premier cette opération sur l'homme en présence de plusieurs confrères. Il s'agissait d'un malade dont le corps vitré était déjà jaunâtre et inéclairable. Nous l'endormîmes, après l'avoir prévenu que l'énucléation ou le curage total seraient immédiats si l'extraction du plomb ne réussissait pas. Notre pince-curette sentit et enleva le plomb ; le globe ne fut ni exentéré, ni énucléé. Toutefois, plusieurs mois plus tard, il fut énucléé, le malade étant sorti de l'hôpital, ayant conservé un moignon par moments douloureux, mais sans ophtalmie sympathique. Dans un cas semblable et aussi avancé, nous pratiquerions aujourd'hui le curage total. Mais, en présence d'un grain de plomb *démontré* et *localisé par la radiographie* immédiate, *non toléré dès les premiers jours,* et *avant que le corps vitré ne devienne purulent,* il n'est pas encore prouvé que l'extraction avec la pince-curette, *sous le chloroforme,* ne puisse être tentée avec chances de conserver un œil d'une forme et d'un volume convenables. On n'introduira qu'une fois la pince dans l'œil, et, si on ne

1. A. TERSON. *Soc. d'opht. de Paris,* 1895.

sent pas le grain de plomb en serrant à deux ou trois reprises ses cuillers, sans la retirer de l'œil, on terminera de suite par le curage ou même par l'énucléation, si les phénomènes réactionnels sans suppuration totale sont très violents déjà.

Il en sera de même, lorsqu'on aura *échoué* dans l'extraction d'un corps étranger *magnétique,* que, comme dans un de nos cas, un volumineux éclat soit incrusté dans la face profonde de la sclérotique, ou même que certains corps de petit volume soient enkystés et inébranlables. On sera aussi obligé à des mesures radicales lorsqu'*après l'extraction* du corps, l'atrophie du globe continue à s'accentuer avec douleurs et menace d'ophtalmie sympathique ou quand l'extraction a provoqué une recrudescence des accidents inflammatoires ou même des accidents nouveaux.

Il ne faut donc pas, ici comme ailleurs, vouloir simplifier outre mesure, et donner des indications absolues.

En pratique, on agira pour le mieux en conservant, extrayant ou énucléant, suivant les circonstances et les conditions qui entourent chaque cas particulier.

TECHNIQUE OPÉRATOIRE

1º *Corps magnétiques.* — a) INCISION. — Si l'accident est récent, la *plaie* large et encore ouverte, on interviendra *par la plaie,* surtout si elle est sclérale. Si la plaie est *cornéenne,* il sera permis de l'agrandir avec les ciseaux, ou, si elle est anfractueuse, de la refaire pour ainsi dire avec un couteau à cataracte, de façon à la rendre apte au but à atteindre. Quelquefois la plaie sclérale est tellement minime ou cachée sous le chémosis, qu'elle est invisible : il est alors assez difficile de la retrouver, même par une ablation ou une cautérisation ignée de la conjonctive. Le point d'entrée du corps étranger ne donne pas toujours de grands renseignements sur le trajet suivi, car les ricochets intra-oculaires ne sont pas rares.

Si l'accident, plus ancien, a déterminé une cataracte traumatique, il est permis d'inciser d'emblée la cornée et, après issue plus ou moins complète du cristallin avec iridectomie, de tenter avec l'aimant l'extraction du corps étranger. De même, si le cristallin n'existe plus dans l'œil, a été résorbé ou même luxé.

Si la pupille a été entièrement bouchée par une cataracte traumatique adhérente, la question est plus douteuse, mais, puisque le cristallin et l'iris doivent tôt ou tard être intéressés, nous serions partisan de l'intervention *par la cornée,* si l'intervention s'impose.

Si, au contraire, le *cristallin* est *intact,* il vaudra mieux passer par la *sclérotique,* un peu au delà de l'équateur, par une incision méridienne inférieure entre les muscles droits, pour éviter de rencontrer le cristallin pendant l'incision et les manœuvres ultérieures. Un *bistouri convexe* bien tranchant sera *préférable* au couteau à cataracte et pénétrera moins profondément. On pourra ne faire qu'une très petite incision à une extrémité du tracé, tout en entamant le reste, de façon à réserver un peu la suite. La conjonctive aura pu être disséquée et préparée par deux sutures à la soie avec nœuds lâches, qui seront rapidement serrés, quand il faudra refermer la plaie.

Le malade sera chloroformisé et l'extrémité des instruments bouillie.

b) EXTRACTION. — Si l'on emploie l'aimant de Hirschberg, bien vérifié et pouvant porter un fort trousseau de clefs par exemple, l'extrémité conique sera approchée de la plaie qu'elle obture. Le courant *étant déjà* en train, quelquefois le corps étranger se précipitera sur l'aimant en faisant entendre le « clic » caractéristique. Sinon on est obligé d'enfoncer plus ou moins la tige, quelquefois à diverses reprises et dans diverses directions en évitant le cristallin ; toutes ces manœuvres sont des plus nocives pour le corps vitré et de plus elles *échouent souvent*. Nous avons même échoué deux fois avec cet électro-aimant fonctionnant très convenablement : dans un cas très récent, le corps étranger volumineux et à éclats irréguliers était entre le corps ciliaire et la sclérotique où il était encastré. La traction avec une pince, *après énucléation* immédiate, ne le retira même qu'avec de grandes difficultés. Dans l'autre cas, assez ancien, le corps étranger était minuscule, mais perdu dans une organisation de la rétine et du corps vitré.

L'aimant géant de Haab ou celui de Schlösser, plus maniable et qu'Hirschberg croit moins dangereux, doivent-ils être employés, soit d'*emblée*, soit en cas d'*insuccès* du petit électro-aimant ? On pourra parfaitement opérer d'emblée avec l'aimant géant, après avoir pris les précautions d'usage (fixation par objets non magnétiques, déposer les clefs, objets métalliques, les montres qui s'altèrent, etc.), et par une incision encore plus petite que pour l'aimant d'Hirschberg.

Les deux aimants peuvent du reste être employés et même quelquefois combinés. Cette dernière méthode peut devenir nécessaire, surtout si le corps étranger bombe sous l'iris ou a été amené dans la chambre antérieure par l'aimant géant. Une incision cornéenne sera faite et l'un ou l'autre des aimants l'extraira facilement. Nous ne croyons pas cependant que dans tous les cas on puisse se proposer d'amener systématiquement d'abord en avant le corps étranger avec l'aimant géant pour l'extraire ensuite. Surtout, avec de gros corps étrangers, cette manœuvre aurait des dangers pour le corps ciliaire et le cristallin, bien que le corps étranger contourne quelquefois ce dernier (Haab).

Mayweg, en employant un aimant géant suspendu au plafond, nous paraît avoir réalisé une heureuse réforme pratique, car on pourra ainsi opérer les malades *couchés* et *chloroformisés,* tandis qu'avec l'aimant géant sur un support, le malade est assis, les douleurs qu'il ressent malgré la cocaïne, les mouvements de son œil, contrarient quelquefois les manœuvres et portent le corps étranger, mis en mouvement par la puissante action de l'aimant, dans des directions qui ne sont pas toujours celles qu'on voudrait lui voir prendre.

Il sera utile d'avoir un électro-aimant géant transformé, de façon à pouvoir sans danger, quel que soit son poids, le manier, l'approcher directement ou introduire son bec modifié au niveau de l'ouverture : autrement dit, de donner au même appareil les qualités portatives et directes de l'un et la force d'attraction de l'autre. On ne ferait marcher un courant progressif qu'après avoir mis l'aimant en position parfaite, de façon à ne pas avoir d'à-coups et à attirer directement où l'on veut le corps étranger, soit par la plaie sclérale, soit par la plaie cornéenne.

Il est à espérer qu'on pourra, en modifiant l'appareil, en graduant exactement le courant, arriver à unifier les procédés, à avoir un appareil unique pouvant donner un courant faible comme le courant le plus puissant et susceptible de pénétration comme de simple approche.

Les deux procédés sont loin de s'exclure et sont moins différents en réalité qu'en apparence.

2° *Corps non magnétiques.* — Dans le cas où le corps étranger est *visible* avec l'*ophtalmoscope,* dans le cas où il est *invisible,* en s'aidant de la *radiographie,* on déterminera le siège et la distance du corps étranger, puis on ira à sa recherche en suivant pour l'incision les mêmes indications que pour les corps magnétiques et en se servant le plus souvent de nos pinces-curettes à longues branches. Quelquefois, surtout chez un malade couché, une incision supérieure permettra, s'il s'agit d'un grain de plomb conduit par la pesanteur au fond de l'œil, d'aller droit sur lui, comme nous l'avons fait.

Suites. — Les suites opératoires sont ordinairement bonnes, si l'intervention n'a pas été trop laborieuse. Elles sont variables avec l'instrument employé, l'outillage, l'expérience technique de l'opérateur, la précocité de l'opération, le volume et le siège du corps étranger, etc. D'une façon générale, la panophtalmie sera exceptionnelle si les instruments introduits dans l'œil ont été désinfectés et bouillis. Les irido-cyclites, l'atrophie du globe, l'ophtalmie sympathique, la cataracte traumatique, restent des éventualités possibles. Le décollement rétinien pourra se produire tôt ou tard après l'opération.

Le gros aimant n'a pas les inconvénients de l'introduction des instruments dans le corps vitré, mais il a quelquefois provoqué des désordres assez sérieux (hémorragies, douleurs très vives et persistantes, recrudescence inflammatoire, déchirure des membranes internes, glaucome, cataractes et subluxations cristalliniennes, irido-dialyse, etc.) ou attiré le corps étranger dans des régions où il détermine de nouveaux dégâts.

Les corps étrangers volumineux donnent naturellement aussi des résultats bien moins favorables, même après extraction, et les corps étrangers trop petits et enkystés se prêtent souvent mal à l'extraction.

Comme résultats, les cas récents sont d'un pronostic déjà tout différent de ceux où l'accident date de quelques jours. Comme le dit Hirschberg, une statistique de ce genre n'a rien de comparable avec une statistique d'extractions de cataracte. Celui qui connaît déjà les graves défauts des plus sincères statistiques en fait d'extraction de cataracte et qui sait que les séries se suivent sans toujours se ressembler, devra se rappeler cette considération. Mais ce qu'il y a ici de remarquable, c'est qu'avant l'application habile et quelquefois combinée des électro-aimants des deux ordres, l'œil contenant un corps étranger dans le corps vitré était pour ainsi dire toujours *perdu* et *énucléé,* sauf de très rares cas où la lésion étant tolérée, on se gardait bien d'intervenir, et d'autres plus rares encore où l'extraction sans aimant n'avait pas entraîné de désastre. Aussi les derniers résultats obtenus par Hirschberg doivent-ils être enregistrés. Il rapporte que sur 16 malades qui furent opérés par lui dans les trois dernières années (où l'expérience de l'opérateur, l'instrumentation et la technique étaient devenues d'une précision consommée), trois conservèrent la perception lumineuse et la forme du globe : trois durent subir l'énucléation, *malgré l'extraction* du corps étranger ; enfin dix obtinrent un bon résultat, dont sept une acuité visuelle satisfaisante (de 1/2 à 1). Sur ces dix, six corps étrangers étaient dans le corps vitré, quatre dans la rétine ; huit étaient très récents, deux plus anciens ; sept opérés avec l'électro-aimant de Hirschberg, trois par la méthode combinée des deux électro-aimants. Bien que ces résultats puissent se perdre par suite d'accidents ultérieurs, ils doivent être retenus.

Mais, comme on le voit, l'énucléation, même si l'extraction a réussi, reste assez souvent un sacrifice nécessaire, avec toutes les méthodes et même pour les corps magnétiques.

§ II. — **Hémorragies, opacités.**

Les hémorragies, les larges opacités membraneuses du corps vitré ont été traitées par la ponction, la dilacération (de Græfe), l'électrolyse (Abadie). Les moyens médicaux, malgré leur lenteur et quelquefois leur impuissance, au besoin certaines injections sous-conjonctivales, seront en général préférés à ces interventions aléatoires.

On a été jusqu'à lier la carotide (Mayweg) dans les cas d'hémorragies profuses *à répétition* pour tâcher de sauver le second œil.

On pourrait essayer les injections sous-cutanées de gélatine, dans des cas semblables.

§ III. — **Parasites.**

Les parasites intra-oculaires, dont les cysticerques sont les plus fréquents, constituent des *corps étrangers vivants* des plus dangereux, car l'œil qui les héberge un certain temps se perd par une irido-choroïdite ou d'autres lésions qui nécessitent alors bien plutôt l'énucléation que la recherche du parasite désormais mort ou invisible.

La ponction galvanique, les injections parasiticides, l'électrolyse, ont été proposées. Mais leur exécution incertaine n'est pas sans présenter divers dangers.

L'*extraction,* malgré les hasards qu'elle comporte, semble préférable, dès qu'on a *constaté* le parasite et tant qu'il est encore bien localisé. Sa situation sera déterminée par l'ensemble des procédés déjà usités pour la localisation des corps étrangers intra-oculaires. A. Græfe a même employé un ophtalmoscope spécial à localisation.

L'incision pourra varier avec le siège du parasite. Pour un cysticerque placé dans les régions antérieures du corps vitré, une incision au limbe cornéen, l'iridectomie large, l'extraction du cristallin et la recherche du parasite avec des pinces, un crochet mousse, la curette ou nos pinces-curettes à longues branches seront pratiquées. C'était la voie que de Græfe a d'abord indiquée. Si au contraire le parasite est sous-rétinien ou dans les parties postérieures du corps vitré, une incision méridienne (Arlt) sera exécutée entre les insertions des muscles droits (sauf détachement du muscle retenu par un fil, si on est obligé d'inciser à son niveau) et pourra donner issue, soit spontanément, soit avec des instruments de traction, au parasite. Les résultats, encourageants quand le cysticerque est encore fixé et permettant de conserver souvent l'œil et un certain degré de vision (Alf. Græfe, Leber, Hirschberg et d'autres), deviennent naturellement beaucoup moins bons quand l'animal se déplace facilement dans un corps vitré plus ou moins dégénéré ou liquéfié, ou s'il y a plusieurs parasites.

L'incision sclérale que l'on recouvrira de la conjonctive préalablement disséquée et munie d'une anse de fil à nœud lâche que l'on resserrera à la fin de l'opération, ne diffère pas de celle pratiquée pour les corps étrangers intra-oculaires. Förster tatouait (on pourrait cautériser) le point à inciser, après avoir localisé le cysticerque par l'exploration.

Il est à peine besoin de dire que, comme pour toute la *chirurgie du corps vitré,* les interventions de ce genre sont d'un pronostic particulièrement incertain, mais, là aussi, il est remarquable qu'elles puissent, ne fût-ce que dans quelques cas, sauver l'œil de sa perte totale, sans elles fatale par l'évolution de la maladie ou par l'énucléation. Il est vrai de dire que dans un quart des cas environ, l'extraction n'aboutit pas à l'issue du parasite.

CHAPITRE NEUVIÈME

RÉTINE

Les opérations utiles applicables aux maladies de la rétine sont en nombre fort restreint. Elles se confondent en partie, comme indications et technique opératoire avec celles dont nous avons déjà parlé.

§ I. — **Tumeurs.**

Le traitement des tumeurs malignes est celui des tumeurs intra-oculaires en général : *l'énucléation avec résection simultanée* d'une portion notable du nerf optique. Peut-être même le gliome serait-il, comme cela a été dit, d'un meilleur pronostic au point de vue de la récidive, si le curage total de l'orbite était pratiqué d'emblée, malgré ses ennuis et ses dangers plus grands chez l'enfant.

§ II. — **Décollement.**

La ponction dans le décollement a été d'abord faite par Sichel père (1860), mais seulement pour lutter contre l'hypertonie qui existe quelquefois, quoique rarement, dans les suites du décollement rétinien. C'est Arlt qui paraît avoir conseillé l'opération pour remettre la rétine en place. Bowman et de Græfe déchiraient la rétine (dilacération), le premier avec deux aiguilles, le second avec un couteau falciforme. Plus tard de Wecker reprit, en 1870, les ponctions, au couteau de Græfe.

On a aussi recommandé les pointes de feu perforantes et non perforantes (de Wecker et Masselon), l'aspiration (Weber) dangereuse par son mode d'action, bien inutile d'ailleurs, le liquide ne demandant qu'à s'échapper par l'incision, la suture rétinienne (Galezowski), le drainage (de Wecker) avec un fil d'or en anse passé (fig. 120) avec une aiguille courbe creuse et laissé à demeure, les injections iodées (Schöler, Abadie), l'iridectomie (Galezowski, Dransart), l'électrolyse bipolaire ou unipolaire (Schöler, Abadie, Terson père), l'injection de corps vitré de lapin (Deutschmann), la sclérectomie et plusieurs autres procédés, presque tous dangereux ou inefficaces. La ponction nous semble encore justifiée dans quelques cas, de même que les pointes de feu non perforantes et les injections salées péri-oculaires. C'est le traitement d'une hydropisie séreuse.

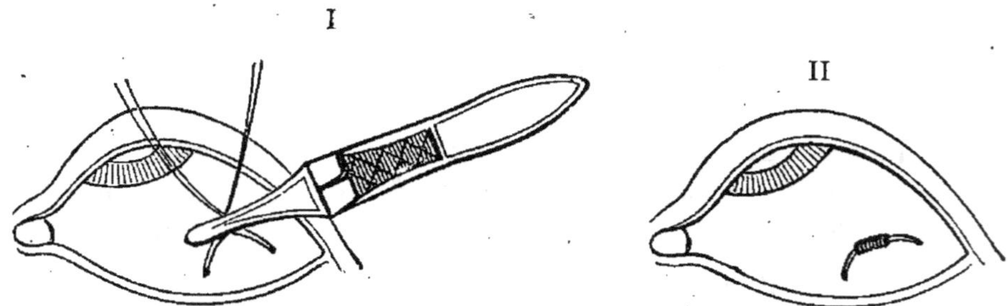

Fig. 120. — Drainage de l'œil.

Dans le décollement rétinien, la *ponction* sera faite le plus en arrière qu'il sera possible et après avoir pris un tracé absolument rigoureux du *champ visuel*, de façon à intervenir au milieu du décollement. Nous croyons qu'il y a intérêt à attendre que le liquide du décollement ait suivi sa marche naturelle et soit descendu vers la partie inférieure du globe beaucoup plus accessible à une intervention précise. On combinera à la ponction (où il suffira d'incliner légèrement la lame pour faire sortir le *liquide* sous-rétinien sous la conjonctive, au lieu de faire une plaie en accent circonflexe, qui pouvait donner lieu à une filtration excessive, alors qu'il ne faut qu'une évacuation) le décubitus dorsal, le traitement mercuriel et ioduré, la révulsion sur la conjonctive (pointes de feu) et la tempe, et tous les autres moyens médicaux appliqués au décollement. On a signalé quelques cas de guérison (Hirschberg, Parinaud, de Wecker).

Nous avons obtenu plusieurs fois par ce traitement combiné des restitutions totales du *champ visuel*, suivies ultérieurement de légers décollements n'ayant pas atteint leurs dimensions antérieures et permettant aux malades de se conduire, de voir des objets éloignés et même certains caractères. Il sera bon de prendre fréquemment le champ visuel avant et après l'opération.

Les autres interventions qu'on a appliquées au décollement peuvent présenter plus de danger sans avoir dans l'ensemble une efficacité plus considérable : l'électrolyse unipolaire a paru un instant donner quelques bons résultats, mais il n'est pas démontré qu'elle agisse d'une façon sensiblement différente de celle de la ponction, bien que théoriquement elle puisse provoquer une cicatrice adhérente ou d'autres effets. De plus, malgré son innocuité générale, peut-être n'est-elle pas dépourvue de quelque danger.

Quoi qu'il en soit, lorsque la ponction est faite aseptiquement, prudemment et bien au centre du décollement en n'enfonçant que d'un demi-centimètre et en dirigeant l'instrument un peu obliquement en arrière (de même que dans l'électrolyse), elle entraîne parfois, jointe à la révulsion temporale, au décubitus dorsal, et au traitement hydrargyrique et ioduré, des améliorations considérables comme étendue de champ visuel et comme acuité ; on ne doit donc nullement rejeter l'opération *a priori*, surtout dans les cas récents et pas trop hypotones. Mais on doit se rappeler qu'un décollement ne se produit presque toujours que dans un œil assez désorganisé, et que l'avenir et même les résultats immédiats sont subordonnés à l'état variable de l'œil, le décollement n'étant qu'une complication d'un processus ancien. Il en est autrement lorsque le décollement est actif, dû à des inflammations choroïdiennes ou rétiniennes (albuminurie, syphilis, affections eczémateuses), auquel cas l'opération doit céder le pas, pendant quelque temps au moins, au traitement purement médical qui pourra guérir.

Dans le décollement coexistant avec *des tumeurs intra-oculaires,* la ponction, dite exploratrice, est exceptionnellement d'un certain secours pour le diagnostic.

On la pratique, soit pour voir si la néoplasie ou le décollement contiennent du liquide ou seulement du sang, soit pour réaccoler sur la tumeur une rétine largement décollée et voir, avant la reproduction du liquide, si la rétine coiffe une tumeur rendue ainsi plus évidente (Hirschberg, Fränkel).

En réalité la ponction exploratrice est d'un résultat souvent difficile à interpréter.

Nous renvoyons sur ce point à ce que nous en avons dit ailleurs [1], ainsi que pour le diagnostic entre les décollements de la rétine simulant le gliome et celui des tumeurs elles-mêmes.

Les déboires de la chirurgie intra-oculaire à outrance contre le décollement ont provoqué une réaction et on s'est alors adressé à une chirurgie non pénétrante, *péri-oculaire,* qui au moins ne risque pas de provoquer de lésions nouvelles dans le corps vitré déjà gravement atteint.

Les injections salées sous-conjonctivales et intra-ténoniennes (de Wecker, Dor) sont à essayer, combinées aux déplétions sanguines temporales par les sangsues ou les

---

1. O. Haab. *Atlas manuel d'ophtalmoscopie.* 2e éd. franç., par A. Terson et Cuénod.

ventouses Heurteloup, plus brutales, la révulsion à la tempe (vésicatoires volants), le décubitus dorsal et le traitement hydrargyrique et iodo-bromuré : même à la concentration de 10 pour 100, elles entraînent une violente douleur et une vive réaction ; il est prudent de faire préalablement une injection de morphine à la tempe. Elles peuvent précéder ou suivre plus tard la ponction, suivant l'état et l'âge du décollement. Tout au début, *tant que le décollement n'a pas encore fusé en bas,* elles seraient seules indiquées avec les pointes de feu. Quand le décollement est fixé, on pourra les tenter seules ou suivies ultérieurement de la ponction, surtout en cas d'insuccès plus ou moins complet des injections.

Quant à la ponction, il est dangereux de la répéter plusieurs fois, ces yeux hypotones n'ayant que trop de tendance à diminuer de volume, à s'enflammer et à s'atrophier. A la rigueur une deuxième ponction sera faite dans certains cas seulement et on s'en tiendra là.

§ III. — Embolie et ischémie.

Dans l'embolie et dans l'ischémie de la rétine, des paracentèses et même l'iridectomie ont été pratiquées pour faire voyager le caillot plus en avant ou affluer le sang, en diminuant brusquement la tension intra-oculaire. Toutefois ces opérations, qui d'ailleurs semblent inoffensives (paracentèse), seront en général mal interprétées par le malade et on fera souvent bien de s'en tenir au massage de l'œil, aux révulsifs et à d'autres moyens locaux et généraux.

CHAPITRE DIXIÈME

NERF OPTIQUE

§ 1. — **Affections diverses (atrophies, névrites).**

Les opérations sur le nerf optique, lorsque le globe est
conservé, sont assez délicates et obligent à désinsérer un des
muscles, droit interne ou droit externe, pour pouvoir arriver sur le nerf. C'est ainsi qu'on a pratiqué l'*élongation* [1],
(de Wecker) avec un crochet mousse, le *débridement des
gaines* (de Wecker), la *section* simple du nerf optique pour
obvier à la persistance de sensations lumineuses pénibles
chez certains aveugles (de Græfe), la section du nerf optique
au sommet de l'orbite dans le cas de gliome propagé au
nerf (de Græfe), la section *intra-oculaire* des nerfs ciliaires
par une incision sclérale derrière la *région ciliaire* (E. Meyer,
de Græfe, 1866), la *section des nerfs ciliaires* extérieurs
pour obvier à l'irritation et à l'ophtalmie sympathique (de
Græfe, Snellen, 1873), la section du nerf optique et des nerfs
ciliaires (Rondeau, Boucheron, 1876, Schöler) contre l'ophtalmie sympathique, la *résection du nerf optique* avec
section des nerfs ciliaires (Schweigger, 1885, de Wecker.)

L'*élongation* ne nous semble pas recommandable. Le
débridement des gaines resterait souvent d'un effet hypothétique ou dangereux et dans les papillites méningitiques et

1. De WECKER et LANDOLT. *Traité d'opht.*, tome IV.

par tumeurs cérébrales, il nous semble plus justifié d'en venir à la *ponction lombaire* et, s'il le faut, à la trépanation *crânienne* exploratrice, décompressive ou quelquefois curatrice.

La *névrotomie optico-ciliaire*, même avec *résection*, est d'un effet incertain dans l'ophtalmie sympathique et laisse en place un œil généralement voué à l'atrophie et aux troubles dystrophiques de la cornée. De plus les hémorragies intra-orbitaires, avec propulsion de l'œil en avant et nécessité ultérieure de l'énucléation, enfin la mort par propagation orbito-crânienne de l'infection de la cavité opératoire rétro-oculaire difficile à désinfecter convenablement, nous font rejeter l'opération et ont d'ailleurs refroidi pas mal d'opérateurs.

L'énucléation avec résection simultanée d'un assez long tronçon du nerf optique *avant de terminer l'opération*, a l'avantage de supprimer avec le plus de sûreté possible l'origine même du mal et nous paraît généralement préférable.

Voici, pour donner néanmoins un type de la plus complète de ces interventions sur le nerf optique, comment a été exécutée la *résection optico-ciliaire* ou *névrectomie* sans énucléation (Schweigger).

La conjonctive est dégagée du côté interne (le côté externe doit être préféré) et le muscle droit correspondant détaché et suspendu par une anse de fil pour éviter de perdre son extrémité. On implante dans la sclérotique une double érigne qui fait rouler l'œil du côté opposé au muscle coupé et qui tend le nerf optique comme une corde. Le nerf optique est ensuite coupé, d'abord *aussi près que possible du trou optique*, puis le *globe de l'œil étant entièrement retourné*, on rase son hémisphère postérieur de tous ses nerfs et on coupe l'extrémité antérieure du nerf optique. On suture ensuite le muscle, la conjonctive et l'angle externe si on a été obligé de l'inciser.

Une violente hémorragie avec propulsion énorme de l'œil pourra être observée, si on ne cherche pas à placer préalablement une pince hémostatique sur le pédicule vasculo-nerveux ou si on n'emploie pas les ciseaux écraseurs de Warlomont, manœuvres qui ne sont pas sans avoir quelques difficultés.

§ II. — **Tumeurs.**

Les *tumeurs* du nerf optique ont été souvent traitées par l'énucléation avec résection totale de la tumeur et du nerf aussi loin que possible, à son entrée dans l'orbite, opération complétée dans un certain nombre de cas par le curage complet de l'orbite. Toutefois on a essayé plusieurs fois d'enlever la tumeur par résection simple du nerf malade, *tout en conservant* d'une part *le globe,* et d'autre part les parties molles de l'orbite. Cette conduite ne concerne bien entendu que les tumeurs primitives du nerf optique et non celles secondaires à une propagation oculaire ou orbitaire où le curage total de l'orbite est presque forcément indiqué. Dans les tumeurs *orbitaires* bénignes *avoisinant le nerf* optique, on conservera le nerf optique et le globe, en se bornant à l'extirpation de la tumeur (exostose, kyste, etc.), tant que le nerf et le globe sont intacts. Il en est autrement s'il s'agit de tumeurs orbitaires manifestement malignes.

Knapp (1874) a procédé de la manière suivante. Il pratiqua une ouverture conjonctivale entre les droits supérieur et interne en décollant en arrière jusqu'à sentir la tumeur avec le doigt, puis il coupa le nerf *d'abord* à son extrémité *oculaire,* puis à son extrémité *orbitaire.* La tumeur avait le volume d'une noix. L'œil fut conservé avec une partie de sa mobilité, mais il diminua ensuite de volume. Grüning, Mauthner, Rohmer, Fuchs et d'autres chirurgiens ont agi de même.

Lagrange (1891) a pratiqué au contraire l'opération

suivant. le procédé en usage pour la résection du nerf optique.

Après large canthotomie externe, il détache le droit externe, que l'on conserve dans une anse de fil, dégage la tumeur avec la sonde cannelée, puis, mettant une pince à forcipressure sur le pédicule vasculo-nerveux *au sommet de l'orbite,* il coupe aux ciseaux le nerf juste en avant de la pince, par conséquent en commençant par le *bout postérieur* du nerf, comme de Græfe, Schweigger et d'autres l'ont fait pour la résection optico-ciliaire, qui ici est appliquée à une tumeur primitive, tandis que de Græfe conseillait déjà la section au sommet de l'orbite pour le gliome oculaire *propagé* au nerf optique. On fait ensuite basculer le nerf dégénéré, soit avec une anse de fil, soit avec une forte pince-érigne ou une pince de Museux. Il ne reste plus qu'à le dégager complètement des parties avoisinantes, à sectionner l'extrémité oculaire du nerf et à terminer la toilette de l'hémisphère postérieur de la sclérotique qu'on a sous les yeux comme dans la *névrectomie optico-ciliaire.* Une fois l'hémorragie arrêtée, l'œil est remis en place, avec sutures de la conjonctive, du droit externe et de la canthotomie.

L'extirpation totale et le dégagement complet de la tumeur sont certainement ainsi plus faciles et plus nets, que si on sectionne d'abord l'extrémité juxta-oculaire du nerf.

Avec une très large incision externe en T (A. Terson), le jour pourra être plus considérable qu'avec la simple canthotomie ; l'opération de Krönlein (résection osseuse temporaire) sera ainsi généralement évitée, quoique, le cas échéant, elle puisse remplacer, précéder ou accompagner l'intervention.

Ces opérations, d'un effet toujours problématique dans leur ensemble, sont souvent plus intéressantes comme technique que comme résultat obtenu. Dans les 14 observations réunies dans une thèse récente[1], la conservation du globe a été possible dans plusieurs cas, bien que l'œil fût souvent strabique, immobile dans certaines directions, plus ou moins réduit de volume et si profondément enfoncé dans l'orbite que l'aspect n'était guère meilleur qu'après l'énucléation et nécessitait le port d'un œil artificiel, plus dangereux ici qu'après l'énucléation ou l'exentération du globe. Dans les autres cas, l'œil s'est détruit peu à peu en tout (panophtalmie) ou en partie (Kératite gangréneuse neuro-paralytique) et il y a eu des accidents du côté opposé. On a pu observer la mort et plusieurs des yeux qu'on avait pensé conserver, ont dû subir l'énucléation consécutive. Si l'on ajoute à ces dangers possibles la crainte d'une *opération incomplète* en cas de tumeur *maligne,* on conviendra que les résultats obtenus ne sont pas toujours encourageants.

De plus des erreurs de diagnostic restent possibles et l'on tombera quelquefois sur des tumeurs d'un volume et d'un siège inattendus. Enfin ce n'est guère que sous le microscope qu'on vérifiera la nature maligne ou bénigne de la tumeur et pas toujours sans remords. Autant pour une tumeur *orbitaire* de nature vraisemblablement bénigne et de marche très lente (exostoses, kystes, fibromes) on devra s'attacher à conserver le *globe et le nerf* optique, qui ont encore d'ailleurs un certain degré de vision, autant on sera réservé avant d'entreprendre de propos délibéré la conservation d'un globe oculaire ou de ses débris, en présence, ou au cours de l'opération, d'une tumeur occupant manifestement le nerf optique. Ce qu'il y a de certain, par contre, c'est qu'on ne doit pas *commencer par énucléer* l'œil, mais bien ouvrir *latéralement* et largement l'orbite, soit par une large incision en T, soit, s'il y a lieu, par l'opération de Krönlein. On conservera l'œil si la

---

1. Thiéry. *Thèse de Nancy, 1892.*

tumeur n'a pas envahi le nerf optique et on n'hésitera pas, si les lésions paraissent diffuses, à pratiquer non seulement l'énucléation de l'œil, mais encore le curage de l'orbite.

La radiographie mérite d'être essayée ici comme dans la plupart des tumeurs de l'orbite et dans d'autres régions (thorax, bassin) et pourra peut-être donner un jour quelques résultats de localisation dans les néoplasies du nerf optique.

CHAPITRE ONZIÈME

MUSCLES DE L'ŒIL

§ I. — **Strabisme non paralytique.**

ÉVOLUTION HISTORIQUE DES MÉTHODES OPÉRATOIRES. — La guérison opératoire régulière du strabisme est une conquête du XIXe siècle. Taylor, le plus célèbre des oculistes charlatans du XVIIIe siècle, prétendait redresser les yeux louches par une opération. D'après Le Cat, il se bornait à prendre avec un fil une portion de la conjonctive de l'œil qui louchait, portion située à la partie inférieure du globe, l'attirait à lui, la coupait et mettait un emplâtre sur l'œil *sain*. L'œil louche se redressait et chacun criait au miracle. Bien que Taylor affirmât qu'il cherchait à affaiblir le muscle qui détruisait l'équilibre, et ait eu ainsi une idée opératoire juste, rien ne démontre d'une façon sûre qu'il fît une ténotomie, d'autant plus qu'il déclarait se borner à sectionner un des filets nerveux qui se rendait au muscle trop puissant.

J. Guérin et Gensoul ont affirmé avoir *conseillé* la myotomie oculaire plusieurs années avant les opérations de Stromeyer et de Dieffenbach, et Gensoul dit même en avoir parlé à Dieffenbach.

C'est à Stromeyer (1838) que sont dus les premiers essais opératoires sur le cadavre. Une fois la conjonctive divisée au niveau du muscle qui paraissait provoquer la position vicieuse, un stylet fin était passé au-dessous de lui, puis on coupait le muscle avec les ciseaux courbes ou avec un bistouri.

Il faut reconnaître que l'idée de la ténotomie était déjà en circulation. Le terrain était largement préparé et l'opérateur n'avait plus qu'à surgir. En plus des recherches de Tenon sur la capsule et les muscles de l'œil, les travaux de Bonnet, les opérations si fréquemment recommandées à cette époque contre les déviations vicieuses (pied-bot, torticolis, etc.) ont engagé Stromeyer, comme il le reconnaît lui-même, à pratiquer la section des muscles oculaires.

Pauli (1839) fit une tentative infructueuse sur le vivant, et F. Cunier (1839) exécuta avec succès la première section du droit interne. C'est surtout Dieffenbach qui réunit rapidement un nombre considérable (plus de 200 en quelques mois) de ces interventions. On pratiqua alors de tous côtés la section musculaire, mais, si, malgré l'absence d'asepsie instrumentale, les accidents infectieux (phlegmon de l'orbite, panophtalmie) restaient très rares, l'opération était souvent laborieuse (absence d'anesthésie générale ou locale, trop larges débridements, interventions sur tous les muscles de l'œil, même les obliques, etc.) et donnait des difformités persistantes, de très fréquentes déviations opposées, substituant ainsi un strabisme divergent *horrible* à un strabisme convergent moins horrible. Enfin le muscle sectionné *trop loin* du globe était atteint ordinairement d'une insuffisance confinant à la paralysie, ce que nous avons vu chez deux malades de Velpeau.

Nous recommandons d'une manière spéciale la lecture du travail si important de Lucien Boyer[1]. L'on y verra que, comme manuel opératoire et instruments, il n'y a pas de différence sensible avec la pratique actuelle dans la

1. L. BOYER. *Recherches sur l'opération du strabisme.* Paris, 1842.

recherche du tendon ni dans les incisions conjonctivales. Ce que Bonnet, Boyer, de Græfe et Böhm ajoutèrent surtout à l'opération, c'est de s'attacher à couper exclusivement le *tendon,* au lieu de couper le muscle ou même le tendon *assez loin* de son insertion oculaire, et de substituer à une myotomie avec résection trop étendue de la gaine ténonienne, une ténotomie avec résection modérée et variable (tentatives de dosage) des expansions aponévrotiques. Les sections étaient du reste très largement faites et on remarquait déjà que la moindre fibrille aponévrotique persistante suffisait à retenir l'œil dans sa position vicieuse.

Chemin faisant, on arrivait ainsi trop souvent à des dénudations étendues de la sclérotique. De plus certains opérateurs avaient posé en principe qu'il fallait toujours *réséquer* une portion du muscle et enlever la partie du tendon restée adhérente à la sclérotique.

L'opération était faite sans anesthésie et considérée généralement comme très peu douloureuse.

L. Boyer a réuni de nombreuses études, expériences sur les animaux et autopsies sur le mode de réunion du muscle coupé avec l'œil. Il a bien vu qu'une sorte de lien fibreux venait unir le tendon *reculé* à une partie notablement plus postérieure de la sclérotique. Ces études anatomiques ont été reprises, ainsi que d'autres sur l'avancement musculaire et capsulaire, par Testut, Motais et Kalt.

L'opération a subi, peu après une période d'engouement, un temps de recul, évidemment dû aux excès opératoires et à la trop grande brutalité de l'opération.

En même temps que l'on avait proposé de sectionner les muscles, pour détruire un spasme supposé (alors qu'on se bornait à reculer son insertion), on se proposa, surtout dans le cas où le muscle s'était par trop reculé, *d'avancer* ce muscle. C'est à Jules Guérin (1841) que l'on doit cette nouvelle opération et on doit en lire la description *totale* dans le travail de L. Boyer et le traité de Desmarres,

Depuis, avec Critchett (1862) qui régularisa le procédé en suturant le muscle à la conjonctive, on s'est attaché dans certains cas d'abord très rares à avancer le muscle opposé au muscle déviateur, de façon à accentuer l'effet produit par la ténotomie. Enfin, après de Wecker (1883) on a cherché, *sans couper le muscle*, à plisser à *ciel ouvert* ce muscle et surtout ses expansions aponévrotiques et on a obtenu par le rétrécissement de la bourse capsulaire un effet sensiblement égal à l'avancement musculaire avec désinsertion ; nous nous l'expliquons d'autant plus que la face profonde du muscle désinséré peut prendre de vastes adhérences sur le terrain dénudé pour la recevoir, ce qui diminue encore l'effet comparatif de l'avancement avec désinsertion musculaire et du plissement simple capsulo-musculaire.

Il est juste de rappeler que de Græfe avait déjà tenté par l'attraction avec un fil (Philips), puis Knapp par des ligatures sous-conjonctivales faites du côté opposé à la ténotomie et même passées dans la paupière, de seconder l'effet de cette dernière : mais il y a loin de cette opération aveugle à l'opération méthodique et à ciel ouvert exécutée par de Wecker.

Avant, pendant et depuis ces diverses modifications techniques à l'opération du strabisme, les indications ont varié et se sont combinées dans des proportions variables (opérations monolatérales et bilatérales) avec les moyens orthopédiques et optiques qui ont été recommandés dans tous les temps et ont atteint aujourd'hui un grand degré de perfection.

Parinaud[1] a pratiqué avec le crochet une élongation capsulo-musculaire dans certains cas où il ne coupait pas l'insertion.

Panas a depuis recommandé cette manœuvre avant la

---

1. PARINAUD. *Rapport à la Soc. fr. d'opht.*, 1893, et *Le strabisme et son traitement*. Paris, 1899.

double ténotomie dans la très grande majorité des strabismes.

Enfin on s'est, surtout dans les premiers temps de l'opération du strabisme, attaqué successivement à tous les muscles de l'œil. Le grand oblique (Philips), le petit oblique (Bonnet), ont été sectionnés de même que tous les autres muscles droits, et dans des buts divers, tantôt pour corriger des strabismes verticaux ou obliques, tantôt pour remédier à des déviations secondaires à une première opération, tantôt pour guérir des amblyopies et des vices de réfraction (myopie).

Toutes ces opérations hasardeuses sont peu à peu, surtout en ce qui concerne les obliques, retombées dans l'oubli, sauf dans certains cas spéciaux où le reculement ou l'avancement des muscles droit supérieur et inférieur restent encore une précieuse ressource.

Dans quelques cas, Parinaud a également préconisé de simples incisions, reculements ou débridements purement capsulaires.

C'est à Javal que l'on doit les plus grands perfectionnements de la méthode orthoptique[1] qui a permis, plus souvent peut-être qu'avec les anciens procédés que l'on retrouve cependant dans tous les auteurs, d'obtenir quelquefois la guérison du strabisme sans opération et de préparer ou consolider les résultats opératoires.

TECHNIQUE OPÉRATOIRE. — Nous n'avons pas à insister ici sur les notions anatomiques et physiologiques précises que comporte l'étude de la chirurgie des muscles de l'œil, de même que sur la pathogénie du strabisme dans ses relations avec la réfraction, l'état cérébral et oculo-moteur.

1º *Reculement.* — Le reculement s'effectue par la section du tendon du muscle du côté correspondant à la déviation (ténotomie).

---

1. JAVAL. *Manuel du strabisme.* Paris, 1896.

On fixe l'œil sur le limbe, soit au côté opposé au muscle à sectionner, soit, ce qui donne encore plus de champ, sur le limbe presque à côté de la région conjonctivale à inciser.

On saisit, après avoir confié la pince à fixation à l'aide, un pli de conjonctive au niveau de l'insertion à sectionner. Comme les 4 muscles droits ne s'insèrent pas à la même distance de la cornée, il faudra se rappeler que l'incision conjonctive pour le droit interne pourra être plus rapprochée de la cornée, celle pour le droit supérieur plus éloignée. L'insertion du droit interne est située environ à 5 millimètres, celle du droit externe à 6 millimètres, celle du droit inférieur à 7 millimètres, et celle du droit supérieur à 8 millimètres.

Toutefois, pour l'avancement, il y a lieu de faire l'incision très rapprochée de la cornée pour faciliter l'affrontement maximum, et même pour la ténotomie, il ne faut pas aller aussi loin que les insertions afin d'éviter de trop grands déplacements conjonctivaux et caronculaires.

La forme de l'incision conjonctivale importe assez peu. On la fera à la pince à dents de souris et aux ciseaux ; la plaie horizontale (L. Boyer) ne diminue en rien l'effet de la ténotomie et diminue le déplacement caronculaire. La plaie verticale pourrait, si elle était suturée horizontalement, quelquefois diminuer un peu l'effet d'une ténotomie trop forte. Mais les effets de la forme de la plaie conjonctivale sont tellement *insignifiants* que la question de la direction de la plaie a bien peu d'importance. On a cependant discuté là-dessus dès les premiers temps de l'opération du strabisme. En réalité c'est l'incision verticale qui donne plus de *jour* pour l'opération. Elle sera donc assez souvent préférée d'autant plus qu'en la suturant *verticalement,* on ramène la plaie à la forme horizontale.

On dégage ensuite la conjonctive, *sans aller trop profondément* et on se trouve, si l'œil est, *chose capitale,* parfaitement fixé et fortement dévié du côté opposé par l'aide,

sur le tendon à exciser. On le reconnaît à ses fibres parallèles recouvertes de petits vaisseaux. En introduisant le
crochet de la main droite (un seul crochet moyen suffit
pour toute l'opération) sous un de ses bords, généralement
de façon que l'opérateur fasse exécuter au crochet un
mouvement de droite à gauche et *ramène vers lui* le tendon,
on charge le tendon en totalité sur ce crochet.

Dans les premiers temps de l'opération du strabisme,
l'opérateur saisissait d'abord le tendon avec la pince, soulevait ainsi le muscle et introduisait le crochet sous un de
ses bords. Cette manœuvre est encore à présent utile, si
l'œil n'est pas convenablement attiré du côté opposé à la
ténotomie. D'autres, avec Lucien Boyer, Velpeau et Arlt, se
bornaient à saisir le tendon *avec la pince* et à le couper aux
ciseaux, sans employer le crochet. Il est plus sûr de charger
le tendon sur le crochet et, en commençant par l'un de ses
bords, au lieu de le perforer au milieu, et de couper ensuite
ses deux moitiés, comme cela a été fait aussi (Snellen).

On sectionne ensuite tout le tendon *contre la sclérotique*
(fig. 121). Ce ne serait que dans des cas extrêmement
accentués qu'on reprendrait la vieille opération qui consiste
à sectionner volontairement le tendon un peu *en dehors* du
crochet et à réséquer ensuite le fragment tendineux resté
adhérent à la sclérotique, ce qui, dans les débuts de l'opération, a été recommandé dans tous les cas (L. Boyer).

Avec le même crochet, le grand crochet étant absolument
inutile pour la ténotomie, on recherche ensuite les fibres
tendineux, qui pourraient avoir échappé aux ciseaux et on
sectionne, dans la mesure où cela sera convenable, suivant
les cas et suivant l'effet produit, une partie de l'insertion
aponévrotique ténonienne du muscle. L'anesthésie simple
à la cocaïne (instillation et *injection* sous-conjonctivale)
est ici précieuse pour juger du résultat immédiat et des
retouches à faire de suite, le chloroforme supprimant toute
déviation strabique.

On fera *toujours* une suture conjonctivale, à la soie fine.
Le catgut se résorbe souvent trop vite. L'absence de suture
ou la chute prématurée du catgut prolongent les suites opératoires et donnent des bourgeons charnus, une vaste cicatrice adhérente.

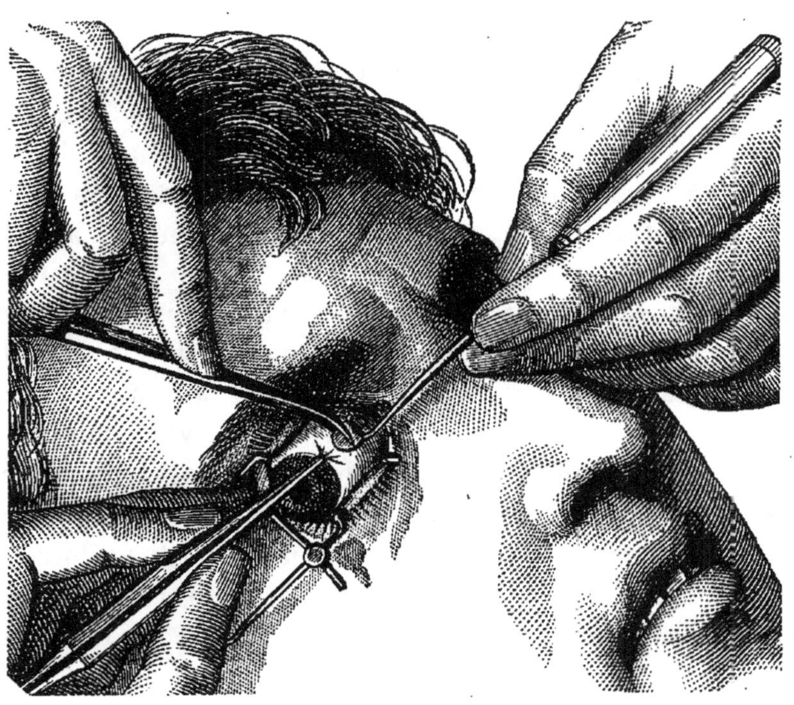

Fig. 121. — Ténotomie du droit interne.

Il est rare que le pansement, qu'il y aura généralement
intérêt à mettre sur les *deux yeux*, même si on n'a opéré
qu'un œil, doive être porté plus de trois jours. Les fils
seront enlevés vers le 5ᵉ jour, le pansement étant remplacé
le 3ᵉ jour par une rondelle d'ouate derrière des conserves
fumées. Dans les cas accentués et où il reste un peu trop de
convergence, il y a intérêt à atropiniser les deux yeux du

malade pendant les quelques jours qui suivent l'opération, de façon à supprimer ou à diminuer considérablement l'accommodation qui excite la convergence.

Il n'a été apporté à la ténotomie aucune modification récente importante. La ténotomie partielle (Baudens, de Græfe, Abadie), certaines fibres étant conservées à dessein, est généralement d'un effet presque nul. Il faut donc toujours couper tout le tendon, mais on doit être très réservé avant d'entreprendre le détachement (aponévrotomie) plus ou moins large des expansions ténoniennes, ne le faire qu'à bon escient, et se garder dans tous les cas de faire indistinctement et machinalement un énorme débridement ténonien, un véritable éventrement de la bourse capsulaire.

Pour *augmenter* l'effet de la ténotomie, on pourrait en effet, suivant le cas, débrider la capsule de Tenon, mais légèrement, et mettre une ligature sous-conjonctivale du côté du muscle antagoniste ; on fixe les chefs à la tempe et l'œil est attiré du côté opposé à la ténotomie. Il vaut beaucoup mieux avoir recours à une exécution correcte et raisonnée de l'avancement du muscle antagoniste. Quelquefois, surtout dans les cas de strabisme alternant, ou bien lorsque après les deux interventions précédentes, il reste encore une assez forte convergence, on pratiquera plus tard une ténotomie modérée sur le droit interne de l'œil opposé.

Dans le cas où une double ténotomie des droits internes aurait laissé persister un fort strabisme ou donné au contraire une surcorrection, c'est à l'avancement que l'on s'adressera sur les muscles appropriés de l'*un* ou des *deux* yeux. On évitera très généralement de recouper plusieurs fois le même muscle, ce qui aboutit rapidement à une exophtalmie disgracieuse, à une insuffisance musculaire considérable, et à une surcorrection progressive.

Il est beaucoup plus difficile de *diminuer* les résultats d'une ténotomie qui a dépassé le but. Si, dès que l'opération est terminée, la surcorrection est considérable, on prendra dans la suture les parties profondes et on les fixera horizontalement au-dessus et au-dessous de la cornée comme dans l'avancement, de façon à rapprocher un peu l'extrémité coupée de son insertion primitive, au lieu de se borner à la suture conjonctivale, dont la forme verticale ou horizontale n'a qu'un effet insuffisant. Ce sera donc une sorte de ligature capsulo-conjonctivale profonde qui sera faite alors immédiatement et dont les fils de soie resteront 6 à 7 jours en place.

L'atropinisation et les exercices orthoptiques font partie du traitement consécutif.

Suites. — Les suites opératoires sont ordinairement des plus simples. Une violente *hémorragie,* sauf chez des hémophiles, sera évitée en ne fouillant pas trop profondément du côté de la caroncule. Ces hémorragies, quelquefois absolument nulles, l'opération se faisant presque à sec, ont été cependant toutefois assez fortes pour qu'on ait cité un cas où la transfusion a été pratiquée. La *perforation de la sclérotique* ne se produira pas, si on voit bien ce qu'on fait, si on est bien aidé et si on emploie des crochets et des ciseaux bien mousses tenus parallèlement au globe oculaire. L'*infection* post-opératoire est devenue presque impossible, si on opère sur des yeux non infectés, préparés spécialement (dacryocystites, etc.) et avec des instruments et des sutures aseptiques. Les *bourgeons charnus* pédiculisés sont le résultat d'une suture trop lâche ou qui a cédé. On n'a qu'à les exciser, car ils gênent la réunion des lèvres de la plaie conjonctivale.

A côté de ces petits accidents, il peut y avoir des *insuccès* ou même des déviations *secondaires* ; de plus, dans les vastes débridements monolatéraux (qu'on évitera le plus possible, en s'efforçant de combiner sur le même œil l'avancement qui *rétracte* l'œil en arrière, à la ténotomie qui permet la *hernie* de l'œil, et en réalisant, dans les cas où cette double opération *monoculaire* est indiquée, l'*équilibre* parfait), on peut observer une exophtalmie assez développéc qui agrandit la fente palpébrale du côté opéré.

On remédiera facilement à ce dernier défaut en rétrécissant légèrement la commissure externe avivée, par un à deux points de suture. L'*exophtalmie* est moins facile à corriger et doit surtout être évitée. Rognetta, Baudens et d'autres exécutaient dans ces cas-là une suture de l'*angle interne de la peau* des paupières, mais, comme on l'a dit, c'était substituer une difformité à une autre difformité.

Le recul de la caroncule a été traité par le déplacement et l'avancement caronculaire (Desmarres, de Wecker).

Il vaut mieux *rétrécir* la fente palpébrale de l'œil opéré qu'*agrandir* par canthoplastie la fente palpébrale de l'œil non opéré.

Outre que l'agrandissement d'une fente palpébrale est moins sûr à obtenir et à doser que son rétrécissement, la première opération, en égalisant, si elle réussissait très complètement, les deux fentes palpébrales, n'aurait pas l'effet réducteur sur l'exophtalmie que donne la canthorrhaphie de l'œil opéré qui ramène la fente à ses dimensions normales.

Toutes ces opérations complémentaires seront évitées, d'abord en se bornant dans les cas de strabisme léger à faire des ténotomies raisonnables, sans trop de débridement capsulaire, dans les cas moyens et extrêmes à combiner la ténotomie à l'avancement et exceptionnellement à répartir la correction sur les deux yeux.

But de la ténotomie. — Le but de la ténotomie est de reculer l'insertion tendineuse, pour lui permettre de s'insérer plus loin et de laisser ainsi la cornée regagner sa place normale sur la ligne médiane dans l'équilibre des yeux; d'autre part, on respecte partiellement les ailerons ténoniens qui empêchent la désinsertion totale des muscles. Ténotomisé à ciel ouvert, le muscle conserve donc encore dans ses rapports avec le globe une insertion par les expansions de son fourreau tendineux, de sa doublure pour ainsi dire, qui l'empêche de se reculer indéfiniment. Anatomiquement la gaine ténonienne disparaît peu à peu sur le corps du muscle et on s'explique ainsi les paralysies traumatiques plus ou moins complètes qu'on obtenait autrefois et qu'on obtiendrait en coupant le muscle trop loin de son insertion tendineuse et ténonienne (myotomie), et qui pourraient encore se réaliser, si on s'acharnait à intervenir plusieurs fois de suite sur le même muscle ténotomisé.

Plus le muscle reculé va s'insérer en arrière, moins il a d'action sur la motilité du globe. L'action de la ténotomie et son but qui consistent à reculer le muscle sans supprimer son action, se composent comme résultat permettant d'exprimer le redressement de l'œil, d'une part du siège de la nouvelle insertion du muscle qui est reculée, et de l'*étendue* dont il a reculé, d'autre part de la diminution de son effet (insuffisance légère), le muscle étant inséré plus en arrière et ne *pouvant* exercer une action aussi forte que précédemment. Ces deux actions sont aussi importantes l'une que l'autre et jouent un rôle solidaire. Mais d'une part si le débridement et le reculement sont trop grands, l'espace de la sclérotique mis à nu est trop vaste ; une trop grande partie de l'œil *s'échappe de la bourse* ténonienne (exophtalmie). D'autre part, si le muscle va s'insérer sur un point par trop éloigné de la cornée, quelle que soit la force qu'il ait conservée, il ne peut agir d'une façon suffisamment efficace, et son impuissance (insuffisance musculaire) peut avoisiner la paralysie. Envisagés de la sorte, le but et le résultat de l'opération de la section tendineuse des muscles de l'œil nous semblent parfaitement clairs et leurs succès comme leurs insuccès s'expliquent. Il y a toutefois des éléments qui échappent à l'opération elle-même et qui ne sauraient être appréciés avant l'intervention. Les *insertions anormales* des muscles peuvent exister, bien qu'évidemment fort rares ; c'est la *force* réelle du muscle (et de l'antagoniste), sa dynamométrie pour ainsi dire et l'étendue de son recul, que nous ne pouvons pas apprécier à l'avance. Il paraît démontré aujourd'hui que le strabisme n'est pas d'origine musculaire, mais il est certain d'autre part que tous les muscles sur lesquels on agit n'ont pas la même force dynamométrique que *c'est sur les muscles que nous agissons* et que c'est leur opération qui détermine la correction *immédiate*. Même reculés d'une quantité égale, ils peuvent, suivant les cas, exercer une action trop forte et contribuer ainsi à un redressement incomplet, ou, s'ils sont trop faibles, laisser se produire ou une simple insuffisance, ou même une déviation secondaire en sens inverse. Pas plus que pour les autres muscles du corps, il est impossible d'admettre que les muscles oculaires de tous les sujets qu'on strabotomise, ont une force égale. D'autres causes existent concurremment, mais il nous paraît certain qu'il y a là une des raisons pour lesquelles l'effet d'une ténotomie est toujours moins marqué, à strabisme égal bien entendu, plus le sujet est âgé. Alors qu'une ténotomie donne souvent chez l'enfant, même pour un strabisme accentué, une correction immédiate, le même effet, pour être obtenu, demandera chez l'adulte à être secondé suivant les cas, par une ténotomie du muscle congénère de l'œil opposé ou par un avancement (avancement combiné au raccourcissement et par suite au renforcement) du muscle antagoniste sur le même œil. Quelquefois même les deux opérations devront être pratiquées également de chaque côté.

Enfin c'est très souvent la faiblesse de l'antagoniste qui est en cause et qui ne vient pas suffisamment accentuer le reculement.

Il est absolument visible que dans la plupart des cas de strabisme, le muscle opposé à la déviation est particulièrement faible et d'un volume inférieur au volume normal. Ceci nous a encore plus frappé chez l'adulte. On est souvent par contre étonné de la largeur et de la puissance du muscle correspondant à la déviation.

2° *Avancement.* — L'avancement[1] du muscle consiste à greffer le muscle à une distance plus rapprochée de la cornée que celle où il s'insère normalement. On pourra soit *désinsérer complètement* le muscle et venir le suturer à côté de la cornée, soit le plisser, le couder pour ainsi dire tout en rétrécissant aussi ses insertions aponévrotiques, de façon à obtenir un résultat sensiblement égal, sans être obligé de couper le muscle. Après avoir exposé la technique opératoire de ces deux modes d'interventions, dont le second n'est qu'une modification logique, un diminutif du premier, de même que la sclérotomie est un diminutif de l'iridectomie sclérale la première en date, nous montrerons qu'il est facile d'expliquer par le mode de cicatrisation dans les deux cas, pourquoi l'avancement sans section du muscle a un effet, dans la grande majorité des cas, presque égal à l'avancement avec section totale, et comment on peut être amené, comme de Wecke, même pour la correction des plus forts strabismes à l'avancement sans désinsertion tendineuse.

A. *Avancement avec désinsertion totale du tendon.* — Il s'agit d'une vraie ténopexie, d'une sorte d'autoplastie, de ténoplastie par glissement, d'une section totale du tendon que l'on transporte et que l'on transplante le plus près possible de la cornée où l'on vient le fixer avec des sutures.

Au procédé imparfait de Jules Guérin, l'initiateur, sont venus se joindre ceux de Critchett, Weber, de Wecker avec son double crochet, analogue à un lithotome, et son double fil (fig. 122). Abadie a apporté aussi plusieurs modifications qui ont facilité l'opération.

Après excision éventuelle d'un ovale vertical de conjonctive, le muscle étant chargé sur le *grand crochet* en saisissant une *assez grande étendue* de sa gaine aponévrotique pour augmenter la prise et le résultat (le muscle et sa dou-

---

1. Consulter de WECKER. Les opérations modernes du strabisme (*Arch. d'opht.*, 1893) et PARINAUD, *loc. cit.*

blure), on pratique une ténotomie partielle, en laissant jusqu'à la fin de l'opération quelques fibres d'arrêt, *de sûreté* (fig. 123). On peut alors à 3 millimètres environ de la cornée saisir sur une étendue variable la sclérotique en traversant ses couches superficielles pour avoir une fixation solide. Puis on charge la languette tendineuse· détachée et enfin la conjonctive. La même opération est faite bien symétriquement du côté opposé du muscle. Le double crochet, les pinces dentées, avec ou sans verrou, sont ordinairement inutiles. Lorsque le tendon est solidement enfilé, sans qu'il y ait ordinairement besoin d'un troisième fil médian, qui peut gêner et s'insérer dans une région juxta-cornéenne dangereuse, on coupe avec la pince et les ciseaux la languette d'arrêt. Il ne reste plus (Abadie) qu'à faire tourner fortement (chose facile, la ténotomie du muscle droit opposé ayant été souvent préalablement faite), avec deux pinces en haut et en bas de la cornée, l'œil vers le tendon à avancer et c'est dans cette position *forcée*, en exagérant la correction, que l'on nouera prudemment les deux fils.

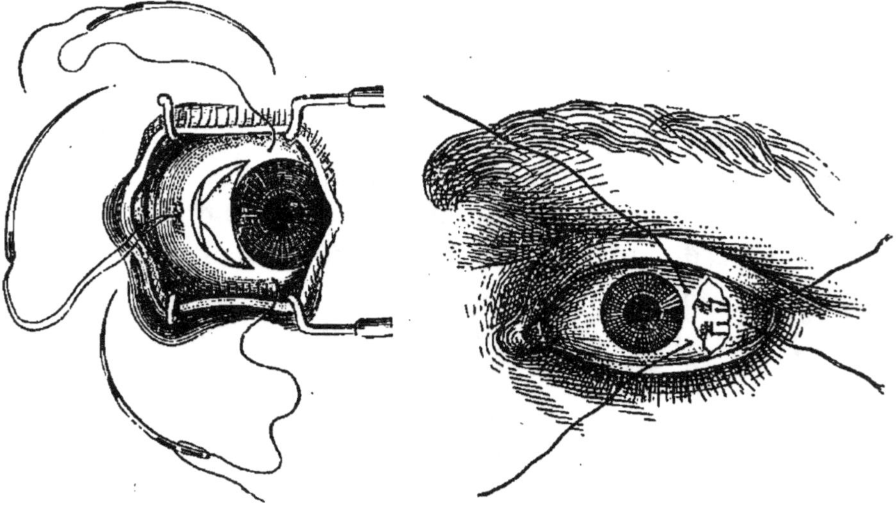

Fig. 122. — Avancement musculaire (de Wecker).

Fig. 123. — Avancement musculaire (Abadie).

Landolt coupe souvent le tendon en dehors du crochet et résèque la petite extrémité restée adhérente à la sclérotique. Il coupe en deux le tendon, s'il veut l'avancer le plus possible. Valude a proposé systématiquement cette opération (avancement en Y) (fig. 124).

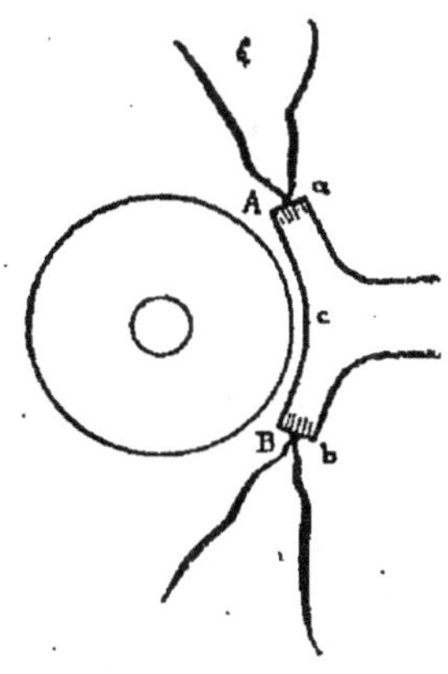

Fig. 124. — Avancement en Y (Valude).

A, B, chef du tendon c.
a, b, fils.

Ces modifications accroissent l'effet opératoire et peuvent être employées dans les cas extrêmes ou dans les récidives et les opérations réparatrices. Mais l'avancement suivant, combiné à la ténotomie, suffit dans la grande majorité des cas.

B. *Avancement sans section du tendon.* — Ce procédé a été recommandé, décrit et exécuté d'une façon précise d'abord par de Wecker. C'est une opération méthodique à ciel ouvert, et à ligature *sclérale,* tandis que la ligature sous-conjonctivale de Græfe, dont on l'a rapprochée, visait bien un but assez analogue, mais était une opération relativement aveugle et de nature différente. Voici comment Meyer, utile aussi à consulter pour les autres procédés de Græfe et Critchett, décrit cette dernière :

On pénètre avec une aiguille enfilée de soie sous la conjonctive près de la commissure externe (cas de ténotomie du droit interne). On glisse l'aiguille horizontalement *dans la conjonctive*, jusqu'à ce qu'on soit arrivé près du bord externe de la cornée, où l'on traverse *la conjonctive* de dedans en dehors pour retirer l'aiguille. On ferme la ligature par un double nœud et on provoque ainsi une abduction forcée du globe. L'effet de cette ligature est d'autant plus grand que la portion *de conjonctive* saisie est plus considérable.

En pratiquant une opération à la fois *ténonienne, tendi-*

neuse et *sclérale*, de Wecker a réalisé infiniment mieux et plus sûrement le but de l'opération précédente. C'est la différence de la chirurgie moderne *à ciel ouvert* avec l'ancienne chirurgie *sous-cutanée*.

L'avancement capsulo-musculaire de Wecker s'exécutera (fig. 125) d'une façon assez semblable à l'avancement avec désinsertion.

L'essentiel sera de prendre le plus possible de capsule de Tenon, avec le tendon, de bien dégager le tendon en dessous et en dessus (et aussi la conjonctive voisine de la cornée), de façon à le mobiliser très largement avec son fourreau aponévrotique et à pouvoir, en nouant les ligatures de la même manière que dans l'avancement avec désinsertion, obtenir une sorte de plissement musculo-tendineux qui peut seconder l'effet de la rétraction du fourreau ténonien. On s'abstient de toute section tendineuse au moment de serrer les fils.

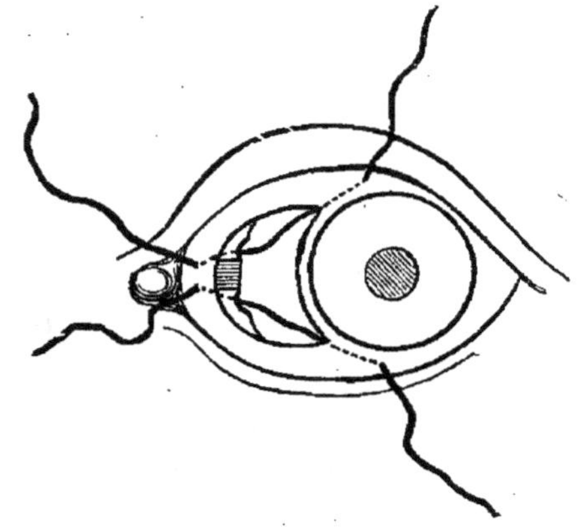

Fig. 125. — Avancement sans désinsertion (de Wecker).

La graduation relative (dosage) résulte de l'étendue plus ou moins grande du trajet péricornéen des fils et de l'étendue de capsule bien dégagée prise dans la ligature, car il s'agit plutôt ici d'une ligature que d'une suture.

D'une manière générale, l'avancement est une opération minutieuse, qui nécessite une technique particulièrement soignée pour éviter l'à peu près et faire rendre à l'opération tout ce qu'elle doit donner.

Quelques remarques pratiques nous paraissent encore nécessaires pour assurer le succès complet.

On s'attachera à bien débrider la conjonctive du côté de

la cornée de façon à *créer une sorte de poche* bien avivée destinée à recevoir le muscle. Ce temps est capital et trop souvent négligé. Il suffit à compromettre en partie l'effet de l'opération.

On s'attachera encore à charger sur le crochet le plus possible de l'expansion aponévrotique ténonienne, si on veut un effet maximum. Les insertions nouvelles se font rapidement et largement surtout par la capsule : plus on en chargera, meilleures elles seront sous tous les rapports. De plus, si l'on admet que la suture agit aussi un peu (Parinaud) comme une ligature coupant progressivement et donnant une rétraction et un plissement cicatriciels profonds, comme les ligatures si souvent employés aux paupières (ectropion, ptosis, entropion, etc.), il y a encore plus d'intérêt à prendre le plus possible de capsule dans une opération où l'on craint plutôt l'insuffisance que l'excès du résultat et dont on peut d'ailleurs, en serrant plus ou moins les fils et en les enlevant plus ou moins tard, modifier l'action ; on a en effet bien plus de latitude dans ces cas-là que pour la ténotomie où il est possible d'*accentuer*, mais presque impossible d'*atténuer* l'effet.

Divers auteurs, avec Critchett, ont proposé de fixer le tendon par une troisième suture, médiane, en plus des deux sutures obliques signalées plus haut et généralement employées. Cette suture pourrait compliquer l'opération, s'exécuter dans un point trop rapproché de la chambre antérieure (canal de Schlemm) et par suite devenir dangereuse sans profit certain.

Dans les cas où l'on n'aura pas donné le chloroforme et qu'on se sera réduit à l'instillation et à l'injection sousconjonctivale de cocaïne, on pratiquera l'injection sousconjonctivale, *seulement dans la région du tendon, sans faire d'injection péricornéenne aux points où passeront les sutures juxtacornéennes.* Le passage de ces fils dans la sclérotique n'est pas douloureux avec les simples instillations, pas plus douloureux qu'une sclérotomie, et il est si important de pouvoir apprécier exactement la profondeur du passage des fils dans les couches superficielles de la sclérotique que l'injection sous-conjonctivale masquerait les parties et pourrait exposer à la perforation ou à une prise insuffisante. On bornera donc, chose des plus simples, la bulle de l'injection sous-conjonctivale à la région qui recouvre le tendon et le corps du muscle.

Comme pour l'avancement musculaire, il est bon, sauf effet exagéré, inflammation vive et douleurs extrêmes, de laisser les fils longtemps, 7 à 8 jours, de façon qu'ils aient toute l'action possible, et que, relâchés par leur section progressive des tissus, ils forment une anse lâche qui demande alors à être coupée, et qui s'éliminerait presque d'elle-même, si l'on attendait indéfiniment comme pour les ligatures coupantes palpébrales.

Suites. — Les accidents possibles dans les deux modes d'intervention sont rares.

Les *douleurs* sont quelquefois assez vives et pendant vingt-quatre heures environ, les malades souffrent assez fortement, comme il est facile de le comprendre, de la striction des parties serrées par les fils. Passé ce temps, les violentes douleurs indiqueraient une complication.

Une *inflammation oculaire* (iritis, hypopyon, suppuration du corps vitré) pourrait s'observer lorsque l'opérateur a passé ses fils *trop près de la cornée*, dans la région des opérations antiglaucomateuses, dans la scléro-cornée par conséquent, et s'il a employé des fils sales. On ne saurait trop répéter que les fils pour l'avancement nécessitent la même préparation que ceux destinés aux opérations intra-abdominales, et, pour notre part, nous employons un matériel de sutures qui a subi la même préparation. De plus, la *perforation* de la sclérotique pourrait avoir des conséquences graves, et, si elle se produisait, nécessiterait le retrait immédiat des fils et une suture conjonctivale.

Un *bourrelet* persistant témoigne du *plissement* dans l'avancement.

Quant à la *non-insertion* du muscle, soit parce que les fils le coupent, soit parce que l'opérateur les casse en serrant mal le nœud, soit parce qu'ils sont trop fragiles, soit enfin parce qu'ils ont entraîné une inflammation des parties serrées, c'est surtout par le choix d'un bon matériel, solide et bien aseptique, et une entente précise de la technique opératoire qu'on parviendra à l'éviter. En tous cas, si une suture embrassant la partie qui s'est reculée immédiatement ne donne pas un résultat satisfaisant ou si le résultat tardif est mauvais, on se rappellera qu'une opération (avancement secondaire) peut être entreprise au bout de quelque temps, lorsque toute irritation aura disparu et que l'on pourra agir sur un terrain qui aura repris sa solidité.

Les *retouches* dans la *ténotomie* et l'*avancement* ont été recommandées. Nous ne reparlons pas de celles qui consistent à augmenter *de suite* l'effet d'une ténotomie.

Doit-on, au moment d'enlever les fils après une ténotomie, profiter de cet incident forcé pour refaire une nouvelle intervention destinée à compléter la première? Nous croyons qu'il sera en général plus prudent de s'abstenir de cette retouche précoce qui pourrait être insuffisante ou excessive, car elle manque d'une base solide d'appréciation. C'est comme la discission trop précoce après l'extraction de la cataracte. Toutefois un avancement complémentaire serait exceptionnellement possible, mais, en général, c'est plus tard qu'on saura s'il vaut mieux pratiquer l'avancement de l'antagoniste du même œil ou la ténotomie du côté opposé. Recouper le même muscle est imprudent et engage l'avenir. Quant à l'avancement, on pourra toujours enlever les fils plus tôt que de coutume, en cas de surcorrection.

But et mode d'action de l'avancement. — En rapprochant l'insertion de la cornée et en rétrécissant l'entonnoir ténonien, on augmente naturellement beaucoup l'action du muscle puisqu'on le fait agir sur un point beaucoup plus antérieur à son insertion primitive. De plus l'opération agit comme si on *raccourcissait* le muscle. Il suit de là que l'opération produit un *avancement* qui donne un effet analogue à un *raccourcissement* et à un *renforcement* du muscle. De même dans l'opération inverse par reculement, la ténotomie aboutissait à un reculement avec affaiblissement du muscle par suite de la nouvelle situation.

Là aussi la force du muscle et de l'antagoniste, variable avec chaque sujet, fait varier en plus ou en moins le résultat définitif.

Landolt a remarqué souvent une diminution dans les excursions de l'antagoniste du déviateur.

On a vanté l'avancement avec désinsertion au détriment de l'avancement sans désinsertion.

En réalité, l'avancement avec désinsertion totale a, dans certains cas extrêmes, une action un peu supérieure, mais dans la grande majorité des cas, même accentués, les deux procédés, *combinés à la ténotomie de l'antagoniste*, ont un égal effet et la simplicité, jointe à la sûreté de l'avancement sans désinsertion, doivent lui valoir la préférence.

En effet, dans l'avancement musculaire avec la *désinsertion totale*, il peut s'établir et il s'établit entre la sclérotique et la *face profonde du tendon avancé*, des adhérences sur *une si vaste étendue* que le résultat cicatriciel est sensiblement le même que pour l'autre procédé sans désinsertion. Dans le premier procédé, le raccourcissement est obtenu par le transport direct du muscle : dans le second, en redoublant le tendon et l'aponévrose sur eux-mêmes. Dans le plus grand nombre des cas, le résultat *cicatriciel* se vaut, et il y a là plutôt une discussion sur les apparences. Ce qui est certain, c'est que l'avancement sans désinsertion combiné à la ténotomie permet de corriger ces strabismes très accentués, et que, l'autre procédé restant d'ailleurs toujours possible même après insuccès du premier, l'opération sans désinsertion est l'*opération de choix*, tandis que l'opération avec désinsertion est l'opération de *nécessité*. L'explication que nous proposons plus haut sur le mode de cicatrisation, nous paraît faire comprendre pourquoi l'avancement avec désinsertion n'a pas une extrême supériorité sur son succédané et peut, *lui aussi,* être insuffisant pour les raisons données, indépendamment des différences individuelles (force, épaisseur du tendon, du muscle et de la capsule, à strabisme égal, etc).

INDICATIONS OPÉRATOIRES. — Il est important, au point de vue des indications opératoires dans le strabisme, de diviser les cas, car il est des variétés de strabisme qui ne guérissent jamais sans opération, tandis qu'il en est d'autres où l'on arrive quelquefois à un résultat satisfaisant quoique obtenu lentement, sans opération. De plus, pour les cas à opérer, il est absolument certain que, *quelle que soit l'opération* qu'on emploie, qu'elle porte sur les deux yeux ou sur un seul œil, il peut survenir des *insuccès* ou des *aggravations* qui démontrent qu'on doit user dans le strabisme de toutes les ressources opératoires suivant les cas, au lieu de s'en tenir à une exclusive opération.

Il a de plus toujours été reconnu que le strabisme est un défaut d'équilibre dans la position des axes des deux yeux et cela nous offre la précieuse ressource d'accentuer considérablement, en opérant l'œil peu dévié, le résultat des opérations sur l'œil le plus dévié. Dans certains cas, le strabisme est égal sur les deux yeux : dans d'autres cas, c'est tantôt un œil, tantôt l'autre, qui entre en fixation alternante. Mais dans le plus grand nombre des cas que l'on a souvent appelés monolatéraux, il y a une localisation sur l'œil le plus mauvais qui paraît le plus dévié ou qui *paraît* le seul dévié. « On appelle strabisme monolatéral celui où un œil est exclu de la fixation d'une façon permanente » (de Wecker). Mais il s'agit toujours d'un état auquel participent les deux yeux (Parinaud), car cela n'a rien de commun avec le strabisme paralytique où seul l'œil paralysé est exclusivement en cause. Toutefois il reste absolument logique de commencer dans les cas où la fixation et la valeur d'*un* des yeux sont tout à fait *inférieures* à celles de l'autre, à renforcer le plus possible l'œil faible, tout en ayant la possibilité immédiate ou tardive de toucher à l'œil dont les qualités motrices et visuelles paraissent s'exercer normalement, de façon à obtenir la restauration harmonique de la situation, des mouvements des yeux, de la vision binoculaire, but idéal, par les moyens chirurgicaux et optiques seuls ou combinés.

La section immédiate des muscles *sur les deux yeux,* « coup sur coup (Baudens) », a été conseillée systématiquement *dans tous les cas* par quelques auteurs et exécutée *dans certains cas déterminés* à l'avance par la plupart des opérateurs, aussi bien dans les périodes déjà anciennes que dans la période actuelle de l'opération du strabisme.

Desmarres a écrit que, sauf dans des cas très rares, il était indispensable d'opérer les deux yeux à une distance de quelques jours à quelques semaines. Ce n'est qu'après la seconde opération qu'on obtient le résultat désiré. Cela était vrai pour les cas très *accentués,* à une époque où l'on ne connaissait pas l'avancement de l'antagoniste. Cela n'est plus vrai aujourd'hui que dans quelques cas. Desmarres n'opérait qu'à partir de 7 à 8 ans.

Lucien Boyer (1842) recommande dans le strabisme convergent paraissant monolatéral la ténotomie interne; la section simple suffit quelquefois, et il faut, chez les sujets *jeunes,* ne couper que le tendon sans dénuder le globe, de crainte de trop faire. Chez les sujets plus âgés et où la déviation est forte, il faut dénuder largement et quelquefois intervenir sur les deux yeux. Cependant il ne considère pas l'opération bilatérale comme applicable à tous les cas et

indique dans quelles circonstances et avec quelles précautions elle lui semble admissible, alors que, pour de Nobèle,
Doubovitski et plusieurs autres, il était convenable d'opérer
toujours les deux yeux à la fois, n'existât-il d'un côté *aucune apparence* de strabisme. Il admet que cette pratique
de partager l'opération est fondée, si on n'en fait l'application qu'à quelques cas particuliers. Il estime, en effet,
qu'opérer toujours les deux yeux serait souvent sans nécessité, que souvent aussi il y aurait une surcorrection et constate que presque toujours chez les jeunes sujets, l'opération
d'un seul œil suffit. Dans le strabisme *double, même inégal,*
il pense en thèse générale qu'il vaudrait mieux opérer toujours les deux yeux que n'en opérer jamais qu'un seul, et il
a pratiqué souvent l'opération en une seule séance. Il considère dans le strabisme alternant comme préférable de
répartir l'action chirurgicale sur les deux yeux. Tout ce
travail d'ensemble avec ses nombreuses observations est à
lire entièrement.

La double ténotomie immédiate a donné et donne lieu à de
pénibles surprises qui l'ont fait rejeter par nombre d'opérateurs : on doit même examiner, plusieurs années après, les
malades chez lesquels le parallélisme a été rétabli, pour
constater la persistance de la guérison ou un degré progressif de surcorrection. Il est avéré que l'on guérit souvent
le strabisme par une seule ténotomie sur l'œil dévié, s'il
est minime, et par la ténotomie combinée à l'avancement,
toujours sur l'œil faible, qu'il s'agit de renforcer autant
que possible, car c'est lui qui tourne le plus mal, avant
d'aller, ce que le malade ne permet pas toujours, toucher
à l'œil pourvu de la bonne acuité visuelle et de la bonne
fixation. Les cas sont tout à fait différents entre eux et
nécessitent, suivant la forme du strabisme, l'acuité visuelle,
le degré de la déviation, tantôt des opérations monolatérales
simples ou combinées, tantôt des opérations bilatérales.
L'âge du sujet est tout à fait important en l'espèce, et chez

l'adulte, on sera plus souvent obligé d'intervenir sur les deux yeux, tandis que chez l'enfant, on devra être extrêmement réservé sur ce terrain, comme d'ailleurs dans toute la chirurgie oculaire pour les opérations sur les deux yeux *à la fois.*

1° *Strabisme convergent.* — Le strabisme convergent guérit quelquefois spontanément avec l'âge, comme de Wecker l'a signalé. Nous avons observé plusieurs de ces cas et en effet la déviation strabique était devenue nulle ou très peu accentuée : mais l'évolution des cas de ce genre est extrêmement longue : c'est après 20 ans, 30 ans de strabisme que, dans plusieurs de nos cas, la déviation s'est insensiblement atténuée, au point de disparaître. De plus, nous avons remarqué que, malgré le rétablissement de la position normale des yeux, l'*amblyopie extrême* qui siégeait sur l'œil dévié ou le plus dévié, *existait toujours*. Ce n'est donc pas par une amélioration de la vision que l'œil le plus dévié a repris peu à peu sa position. Aussi doit-on reconnaître que, si dans beaucoup de cas le rétablissement de la vision binoculaire et l'amélioration de l'amblyopie strabique par divers moyens (exercices stéréoscopiques, occlusion de l'œil sain par une louchette non perforée, port de verres corrigeant l'amétropie, etc.) sont utiles pour aider à la guérison du strabisme sans opération, surtout si le malade la refuse obstinément, ou fortifier les résultats opératoires, la guérison de la déviation strabique peut s'effectuer sans eux et avec persistance d'une extrême amblyopie monoculaire. Aussi, si l'on doit se rappeler qu'il n'est pas défendu de rechercher à rétablir la vision binoculaire et d'améliorer l'acuité visuelle des strabiques opérés ou à opérer, l'opération du strabisme a été dès le début et reste surtout une opération *esthétique* (Abadie) destinée à remettre l'opéré dans les conditions sociales habituelles. Les malades réclament plus particulièrement ce résultat et quant à l'amélioration si souvent faible de leur acuité visuelle, elle leur importe bien moins, d'autant plus que, quels que soient les soins qu'on donne à ce rétablissement visuel, il s'agit d'une entreprise qui échoue fréquemment, et ne donne dans la plupart des cas qu'une satisfaction peu comparable avec les efforts dépensés pour l'atteindre. Ce qu'il faut savoir, c'est qu'aussi bien pour la guérison spontanée que pour la guérison opératoire du strabisme, le rétablissement de la vision binoculaire et l'amélioration de l'amblyopie peuvent ne pas exister, alors que les yeux sont rétablis dans leur position normale par l'opération et restent *définitivement* et *pour toujours* en bonne place.

En tous cas, dans le strabisme convergent, les indications varient *absolument avec l'âge,* et, avant 6 à 7 ans, on peut et on doit le plus souvent temporiser et ne *pas opérer*. Au delà de cet âge, c'est au contraire à l'opération qu'on devra *rapidement* s'adresser.

Chez un tout petit enfant qui commence à loucher, et tant que la déviation ne s'est pas fixée sur un œil, on devra tâcher d'éviter les efforts accommodatifs qui sollicitent toujours la convergence : une instillation d'atropine à demi-dose de l'adulte et pratiquée tous les jours *dans les deux yeux* pendant des périodes de temps assez variables est encore le meilleur moyen à employer et quelquefois par ce moyen seul on réussit, quoique très exceptionnellement, à arrêter la déviation. On a recommandé aussi de mettre une louchette non perforée attachée par un cordon élastique, tantôt sur un œil, tantôt sur l'autre, pour les fortifier également et empêcher le strabisme de devenir monoculaire, mais dans la pratique, chez les tout petits enfants, ce moyen est souvent incommode et généralement appliqué d'une manière insuffisante. Les verres correcteurs de l'amétropie, quelle qu'elle soit, sont difficiles à recommander de trop bonne heure, mais on les fera porter, dès que l'enfant sera assez raisonnable pour les tolérer convenablement et qu'il aura été possible par les méthodes objectives, surtout par la skiascopie, combinée aux autres méthodes objectives et subjectives, d'aboutir à un choix suffisamment exact des verres correcteurs. De plus, on fera exécuter des exercices stéréoscopiques, dont tous les détails ont été fixés dans le travail de Javal.

Après avoir recherché quel est l'œil qui *fixe* et quel est celui qui ne *fixe pas*, parce que c'est *évidemment* sur celui qui n'a pas une bonne fixation qu'il faudra faire porter le *plus grand* effort thérapeutique et opératoire), les mêmes moyens seront employés, mais la louchette non perforée sera placée exclusivement sur l'œil qui fixe normalement de manière à faire entrer en fixation l'œil dévié.

En tous cas, on doit s'abstenir de faire, avant l'âge de 6 ans au moins, des ténotomies, car l'opération est alors beaucoup moins sûre dans ses résultats et pourrait même, monolatérale, à plus forte raison si elle était bilatérale, surcorriger.

Mensuration préalable. — Il est généralement utile de mesurer préalablement le degré du strabisme. Les mensurations en millimètres (strabomètres), les prismes seront généralement remplacés par des mensurations en degrés au *périmètre* ou à l'arc de Wecker et Masselon. On aura soin aussi d'atropiniser, pendant plusieurs jours, les deux yeux des malades, après avoir fait une première mensuration, pour comparer les résultats et délimiter la partie *fixe* et la partie *variable* de la déviation, la partie variable pouvant se modifier plus facilement avec les exercices orthoptiques, et la correction de la réfraction. Il est admis qu'une seule ténotomie interne corrige une déviation d'environ 18° à 20°; mais, soit avec une ténotomie du côté opposé, soit plus ordinairement avec un avancement sur le même œil, on arrive à corriger des déviations dépassant 40°. — Il reste encore la ressource d'une ténotomie et d'un avancement sur l'œil opposé. — Les mensurations précédentes ne doivent être prises que comme données générales. D'assez *grandes variations* (âge du sujet, ancienneté et nature du strabisme, etc.) s'observent en effet pour des mesures et des opérations en *apparence* identique, aussi bien pour la correction immédiate que pour la correction tardive.

Un avancement capsulo-musculaire *seul* peut corriger des déviations fixes de 8 à 15°, mais il en corrige quelquefois de périodiques beaucoup plus considérables, en renforçant le muscle avancé. Quant aux ténotomies du droit externe, vu la position de l'insertion du muscle et sa faiblesse normale ou pathologique, elles donnent une correction beaucoup moindre que la ténotomie du droit interne, tout en provoquant quelquefois une insuffisance musculaire considérable. — Elles agiront le plus souvent comme appoint de l'avancement unilatéral ou bilatéral de l'antagoniste, qui leur sera généralement d'abord préféré. Ce serait une fâcheuse tendance d'agir au jugé et de supprimer complètement la mensuration du strabisme pour le traiter optiquement ou chirurgicalement de la même manière, sans se préoccuper du degré de la déviation, mais il sera impossible de porter un pronostic opératoire basé sur la seule mensuration, qui toutefois donne de précieuses probabilités.

C'est surtout par l'avancement qu'on exagérera l'effet de la ténotomie, tout en se rappelant que chez les jeunes sujets il faut ne pas obtenir d'emblée une correction trop absolue, afin d'éviter de la voir peu à peu aboutir à une divergence de plus en plus accentuée. Il faut donc seconder l'effet de la nature qui, dans quelques cas, diminue la déviation strabique.

Dans les cas où la déviation *apparente* porte plus ou moins également sur les *deux yeux,* ce que l'on appelait autrefois le strabisme double, il y a au contraire *intérêt* à *répartir* la correction sur les *deux yeux,* par des ténotomies *modérées.* Le double avancement des droits externes (Laudolt) a également été pratiqué, mais la ténotomie reste encore la principale ressource (Parinaud).

La *double ténotomie* est également dans la très grande

majorité des cas, l'opération de choix dans le strabisme fort franchement *alternant,* avec acuité visuelle sensiblement égale sur chaque œil.

La ténotomie peut également après insuccès avéré des moyens orthoptiques seuls, s'adresser au strabisme *périodique.* Mais il est généralement préférable de commencer par l'avancement du muscle opposé à celui qui entraîne la déviation périodique et de le renforcer par ce moyen.

Dans les cas *excessifs, chez l'adulte,* les ténotomies seules sont généralement *insuffisantes, même binoculaires* ; aussi les avancements doivent-ils être souvent combinés à la ténotomie.

Quoi qu'il en soit, on obtient et nous avons obtenu chez les enfants et dans les cas moyens de strabisme dit *monolatéral,* c'est-à-dire où il n'y a qu'un seul œil dont la *fixation* soit incorrecte, de très bons résultats dans la grande majorité des cas, par une ténotomie *monoculaire.* Dans les cas plus accentués et dès que le sujet n'est plus un enfant, la ténotomie et l'avancement donnent des résultats souvent très complets, pratiqués sur le même œil. — En cas d'insuccès, une petite ténotomie interne pourra être plus tard pratiquée sur l'œil dont la fixation semble toujours bonne. Mais on renforcera davantage l'œil plus faible que l'œil plus fort.

Dans le strabisme *alternant,* la ténotomie presque toujours double, bilatérale nous a donné plusieurs fois d'excellents résultats.

Les *moyens orthoptiques* (correction de la réfraction par les verres appropriés, exercices stéréoscopiques) doivent, dans la majorité des cas, précéder ou suivre l'opération. L'atropinisation, l'emploi de la louchette non perforée, combinés aussi aux précédents, complètent la cure, quand il ne reste que des déviations insignifiantes.

Le traitement général a son utilité chez les jeunes sujets, mais, pas plus qu'un traitement antinerveux ou cérébral quelconque, il n'a une efficacité rapide contre le strabisme même névropathique. Il secondera néanmoins le traitement orthoptique et chirurgical.

Il n'y a donc pas une indication opératoire unique dans le strabisme : l'opération systématique sur un œil ou sur les deux yeux, qu'elle soit la myotomie, la ténotomie ou l'avancement, aussi bien au temps de la ténotomie qu'à celui de la myotomie, peut avoir ses *succès*, ses *dangers* et ses *insuccès complets*. — On s'attachera, ici comme partout, à proportionner la nature et le nombre des opérations aux cas si divers que l'on a à traiter, bien loin de traiter uniformément tous les strabismes par un seul procédé, quel qu'il soit.

Il ne faut pas s'exagérer l'importance d'une *légère* surcorrection *tardive* et facilement corrigible, après quinze ou vingt ans, alors que le sujet, pendant toute la période *active* de sa vie, a joui des résultats, au point de vue social, d'une parfaite correction. Mais il en est *tout autrement* des surcorrections *immédiates* ou *rapides* (après 2, 3 ou 4 ans) survenant chez des sujets encore adolescents, qui leur apportent alors à tous les points de vue un préjudice considérable, et qu'il est plus difficile de modifier et de rétablir définitivement. C'est chez ces sujets qu'il faut savoir, lors de la première opération, résister à la tentation d'exagérer la correction.

2° *Strabismes verticaux et obliques*. — Ils guérissent quelquefois, s'ils sont combinés au convergent et au divergent, par l'opération de la déviation *principale*. Parfois ils nécessitent l'avancement, très rarement et ultérieurement la ténotomie.

3° *Strabisme divergent*. — A l'encontre du strabisme convergent, le strabisme divergent comporte toujours une opération et n'a aucune tendance à la guérison spontanée : il s'accroît même généralement si on n'y remédie de bonne heure.

Dans le strabisme divergent *permanent* et *excessif*, on devra toujours combiner la ténotomie à l'avancement sur l'œil le plus dévié d'abord. Si le résultat est insuffisant, la ténotomie du droit externe, combinée ou non suivant le cas, ou l'avancement interne, seront pratiqués sur l'œil opposé, au bout de quelque temps.

Il y a des cas où par contre il faut se méfier d'intervenir trop largement. Chez les myopes par exemple qui ont un léger strabisme divergent *permanent*, on sera réservé, avant de pratiquer la ténotomie du droit externe : on a vu plusieurs fois cette pratique suivie peu à peu d'un strabisme convergent, et nous avons vu une malade où l'opération pratiquée autrefois laissait, plus de 15 ans après, un fort strabisme convergent et une diplopie gênante. Aussi devra-t-on, comme de Wecker l'a justement recommandé, s'adresser d'abord à l'*avancement* du droit interne, sans désinsertion. Les résultats peuvent être excellents et définitifs ; en cas d'insuccès, on s'adresse ensuite au droit interne du côté opposé plutôt qu'à la ténotomie du droit externe.

Dans les cas d'*anisométropie* extrême chez certains myopes, il arrive que l'œil le plus myope peut entrer en fixation, mais que rapidement il se dévie en dehors au point d'atteindre la commissure externe.

Dans deux cas de ce genre, chez un prêtre et chez une dame, la déviation atteignait près de 50°, dès qu'ils avaient fixé pendant quelques secondes. L'avancement sans désinsertion pratiqué par nous au niveau du muscle droit interne sur le seul œil qui se déviait, nous a donné chez ces malades un succès complet et total qui ne s'est pas démenti depuis plusieurs années. L'œil qui se déviait si étrangement après quelques secondes de fixation, n'a plus subi la moindre déviation et la guérison est absolue, malgré l'énorme anisométropie persistante. — Aussi avons-nous tenu à citer ces cas, qui prouvent que dans certains cas, l'avancement du muscle opposé à la déviation et *sur le seul œil* qui se dévie, peut suffire absolument : aussi doit-on commencer par cette opération. Ajoutons que dans les cas de ce genre l'œil beaucoup plus myope que l'autre paraît en exophtalmie : l'avancement joue un rôle réducteur de l'exophtalmie unilatérale et est plus indiqué que jamais. Mais il agit ici surtout en *renforçant* le muscle opéré : c'est notre seul moyen de lui redonner la force nécessaire.

En somme, il y a *toujours* le moyen de guérir un strabisme au point de vue esthétique, quelles que soient les difficultés et la multiplicité des interventions, *même réparatrices,* à faire. On ne devra donc pas rester sur un insuccès, puisqu'il y a moyen d'*accentuer* le résultat, s'il est insuffisant, ou de *réparer* les dégâts que des interventions excessives ont pu provoquer. En variant alors les ténotomies et les avancements, en s'adressant souvent au second œil, au lieu de *dénuder* indéfiniment le premier et de paralyser ses muscles par des ténotomies répétées, on pourra, avec une technique prudente, mais active, arriver à de bons résultats dans des cas où la première intervention avait abouti à un insuccès ou, ce qui est pire, à une difformité plus horrible que celle dont le malade voulait être débarrassé. L'opération du strabisme est peut-être celle de toutes où il y a le moins de raison pour s'avouer vaincu ; si le malade garde confiance, il ne sera pour ainsi dire jamais incurable, au point de vue de la déviation.

§ II. — Strabisme paralytique.

Dans les cas de paralysies *totales* très anciennes et paraissant incurables, on pourra être amené à *raccourcir* (sinon à renforcer) par un avancement le muscle paralysé. On ne commencera donc *jamais* par ténotomiser l'antagoniste sain (de Græfe), chose contraire à toute logique, mais on ne fera cette opération *qu'après* insuccès constaté de l'avancement.

Dans les parésies chroniques, l'avancement pourra fort utilement renforcer le muscle et lui rendre sa force primitive.

Dans les paralysies *totales traumatiques*, l'avancement avec désinsertion du tendon sera pratiqué, si le traumatisme a entraîné lui-même la désinsertion du muscle à vérifier au cours de l'opération. Dans le cas contraire, on se bornera souvent à l'avancement avec simple plissement musculaire.

En somme, dans cette chirurgie des paralysies *traumatiques* ou spontanées, c'est bien plutôt dans la voie du renforcement qu'avec de Wecker d'abord, on est entré et on a obtenu des succès, au lieu de s'en tenir à l'ancienne conduite, où on commençait par affaiblir par ténotomie le muscle sain. Cette façon d'obtenir l'équilibre doit être l'exception au lieu d'être la règle.

§ III. — **Affections diverses**.

On a encore coupé les muscles de l'œil même pour provoquer un strabisme permettant, dans des cas où le sujet n'a qu'un seul œil, de mettre sa pupille (surtout dans les cas où un leucome inférieur a entraîné une iridectomie supérieure) au-dessous de la paupière supérieure.

On a pratiqué (Fuchs, Darier) la section des muscles droits pour remédier à l'*énophtalmie*.

Les ténotomies destinées à agir sur des *vices de réfraction* (Bonnet) sont abandonnées.

Le *nystagmus* a été également traité par la ténotomie et il a disparu quelquefois lorsque le strabisme avec lequel il était combiné a été ainsi traité. On sera fort réservé

avant d'intervenir sur les muscles de l'œil, si le nystagmus
n'est pas combiné au strabisme ou si la déviation strabique
est absolument minime, pour s'en tenir à la cure orthoptique et générale.

§ IV. — Énucléation.

Évolution historique des méthodes opératoires. — Rien
ne montre mieux la supériorité de la technique actuelle
de l'opération que son évolution historique.

On rapporte souvent à Bartisch (1583) l'ablation du globe
tout entier, avec une sorte de faucille. Une très belle observation d'ablation de l'œil et d'une tumeur orbitaire avec
une sorte de tenaille coupante se trouve, avec figures, dans
les OEuvres de Fabrice de Hilden.

Toutefois, il est infiniment probable que l'opération avait
été faite avant eux sans technique opératoire réglée et soit
comme premier temps, soit comme complément des opérations sur les tumeurs orbitaires, et aussi pour enlever, ou
en enlevant, les énormes fragments d'armes de guerre ou
les projectiles, et gros corps étrangers qui avaient pénétré
dans l'orbite ou les cavités voisines.

Il s'agissait en général d'une dissection au bistouri : la
conjonctive était incisée à une distance variable, généralement beaucoup trop grande, de la cornée. Les muscles et
le nerf optique étaient ensuite divisés à la pince, au bistouri et aux ciseaux. L'œil lui-même était préalablement
attiré avec un fil ou avec un crochet simple ou double.
Quelques-uns le ponctionnaient pour le *réduire,* surtout s'il
était gros et difforme et l'extirper soi-disant plus facilement. Ce procédé est d'ailleurs assez peu recommandable,
car l'œil ressemble à une poche à moitié vide et, en dépit
de tout appareil protecteur, il est possible d'en pincer la
cupule postérieure et de défoncer la coque en en laissant

une partie attachée au nerf optique, ce qui retarde la cicatrisation et laisse en place plus de nerfs ciliaires.

Nous avons souvent fait littéralement toucher du doigt aux élèves l'inconvénient de ce procédé qui en séduit au premier abord quelques-uns effrayés en face du volume d'un œil, même de grosseur normale, qui remplit toute l'orbite et qu'ils ne savent pas quel bout prendre. En leur faisant crever préalablement le globe, ou en leur faisant opérer l'œil *flétri* et ratatiné d'un cadavre un peu ancien, ce qui revient au même, l'énucléation de cet œil si petit et qui paraît d'autant plus simple, plus rapide que l'œil est justement plus petit, aboutit à une boucherie qui se termine fréquemment par la décapitation du tiers postérieur de l'œil. Injectez du liquide dans l'autre œil non moins flétri du cadavre sur lequel cette énucléation pénible et de résultat mauvais vient d'être pratiquée, très instructive *en ses fautes,* si elles ont été attentivement suivies par les autres élèves. Cet œil reprend son volume et sa consistance vitale pour ainsi dire. Tout se passe alors sur un globe tendu, sur lequel toutes vos manœuvres, la section de la conjonctive, des muscles, des nerfs, s'opèrent sur un sol *résistant*, au lieu d'être vaincues d'avance ou compromises quand elles se pratiquent sur un ennemi *insaisissable.*

L'énucléation est devenue, suivant un nom qui à notre avis doit lui être désormais imposé, une *désarticulation* aussi *élégante* que totalement réglée en ses détails.

C'est à Bonnet que nous la devons telle qu'elle est, mais il est juste de dire qu'avant lui un certain pas en avant avait été fait pour améliorer la technique opératoire. Louis, en particulier, en recommandant l'emploi des ciseaux courbes pour le dégagement de l'œil et la section du nerf optique, mérite d'être cité à ce sujet.

On ne pratiquait cependant pas fort souvent l'opération avant Bonnet. L'ablation du segment antérieur du globe, l'ablation de la cornée, procédés connus dès les temps les plus reculés, étaient employés de la manière la plus *courante,* préférablement à l'énucléation pour une série de graves affections du globe et même pour les tumeurs cancéreuses du segment antérieur et de la cornée.

Mais, comme tout progrès a son revers, le *procédé brillant de Bonnet et surtout l'invention et l'emploi du chloroforme,* ont d'un coup généralisé l'opération, devenue fréquemment possible, et rendue si simple, comme technique et suites, que la classique amputation du segment antérieur, qui ne guérissait pas de suite, se trouvait reléguée au second plan. C'est la lutte de l'amputation et de la résection en chirurgie générale. *Après* les travaux de Bonnet, l'emploi du chloroforme et les tendances histologiques, qu'on vit apparaître l'énucléation *partout* et *toujours* ; de nouvelles indications apparurent. On énucléa pour le staphylome, entre autres, alors que de Celse jusqu'à Bonnet on se contentait de le réséquer. Il a fallu de nombreux efforts, analogues à ceux des chirurgiens généraux pour les résections, pour rendre aux *résections du globe* leur antique place. Aujourd'hui l'énucléation *redevient,* quelle que soit sa technique si parfaite, et doit redevenir l'opération d'*exception,* de *nécessité,* et, si l'on se garde d'aller trop loin, de ne pas vouloir énucléer des yeux que l'intérêt du malade et de son autre œil commande impérieusement de supprimer totalement, les droits respectifs de la résection et de l'énucléation sont désormais établis, après une longue période de fluctuation.

TECHNIQUE OPÉRATOIRE. — 1° **Cas simples.** — Prenons d'abord un cas où l'œil a sa forme normale et un volume normal. On a découvert un petit sarcome noir du corps ciliaire et on veut débarrasser aussitôt que possible le malade de cet œil dangereux, mais qui en apparence est souvent fort tranquille et pas toujours encore glaucomateux.

Le blépharostat mis en place, l'aide dirige avec une pince à griffes sans arrêt, avec une spatule (comme le faisaient Velpeau et Nélaton) ou un crochet à strabisme, l'œil dans une position latérale et l'opérateur, avec une pince à dents de souris et des ciseaux courbes mousses à strabisme, fait sur le pli formé près du limbe une péritomie qu'il conduit circulairement autour de la cornée. Il a soin, tout en rasant la conjonctive et le globe, entre l'arbre et l'écorce, d'aller le *plus loin possible,* de façon à décoller fort loin et que le globe apparaisse comme une fleur dans sa corolle. Sur l'œil ainsi *décoiffé* de sa conjonctive, les muscles sont saisis, en commençant par le droit interne, successivement avec le crochet à strabisme et coupés au *ras* du globe. Les obliques peuvent être coupés de *même* au lieu de les garder pour la fin de l'opération. Tout cela s'exécute avec la plus grande sûreté et la plus grande *rapidité.* Il ne reste plus qu'à détacher le nerf optique. Pour cela *il faut* que l'œil soit fortement tiré en avant. Ici chaque opérateur a un peu sa manière. Les uns prennent sans façon le globe entre le pouce et l'index : procédé d'exception, faute d'instruments ou de bons aides ; le principe général est de mettre le moins possible le doigt dans l'œil ; nous ne sommes plus au temps où on le fixait avec le doigt : c'est un procédé primitif, et il ne faut jamais, si l'on peut, combattre à mains nues. D'autres conservent un débris de muscle, surtout du droit externe, pour s'accrocher à cette planche de salut : petit moyen et qui cède à une forte traction ; d'autres repassent dans l'œil le fil des anciens.

Enfin ce qui s'est aussi toujours fait, on prie l'aide de presser brusquement sur les paupières, soit avec les doigts, soit avec le blépharostat ou les releveurs de Desmarres : l'œil entre alors en paraphimosis, mais l'opérateur pressé ou mal aidé, pourrait écorner les paupières devenues trop cachées et le remède est alors pire que le mal.

Le mieux est d'*attirer* fortement l'œil en avant, tout en faisant rétracter prudemment et *un peu loin du globe* (de façon à les avoir bien en vue) les paupières en arrière de l'œil. Le meilleur moyen pour l'attirer en avant est de le

saisir en dehors et au delà des insertions du droit externe avec
une pince érigne à petits crochets : ces *crochets* sont très ré-

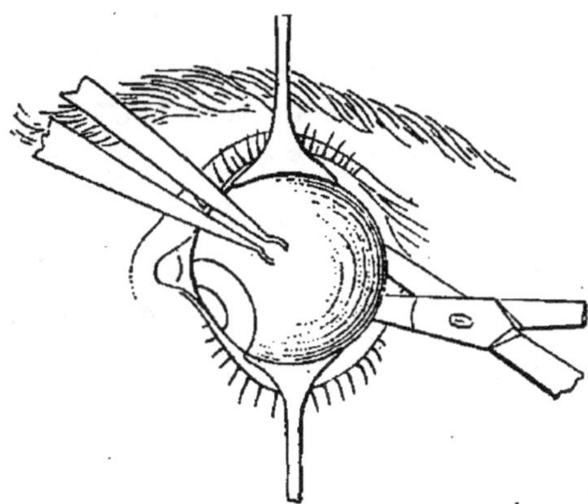

FIG. 126. — Section du nerf optique
dans l'énucléation.

sistants et TRÈS PETITS (mais
ne pas confondre avec la
pince à *dents* de souris,
tout à fait insuffisante ici) :
ils entrent dans la *sléro-
tique*, mais ne *perforent
pas l'œil*, qui conserve tout
son contenu; ils se bor-
nent à accrocher solide-
ment la sclérotique (fig.
126).

Les GROS ciseaux mous-
ses et dont l'épaisseur en
biseau des branches repousse le globe en avant tout en le
protégeant du tranchant, sont introduits par dehors assez
loin et facilement, si le premier temps (décoiffement conjonctival) et le second temps (section de tous les muscles)
ont été largement et correctement exécutés; ils s'ouvrent à
temps, saisissent le nerf, le coupent ainsi que les tractus
ténoniens restants, et l'œil reste au bout de la pince érigne.

On referme les paupières et on attend 2 ou 3 minutes en
comprimant fortement avec un tampon *à travers les paupières*. La plaie saigne encore et on irrigue alors très abon-
damment avec la solution antiseptique habituelle à l'opérateur, mais que nous recommandons *très chaude* et un
peu alcoolisée. Son pouvoir hémostatique et antiseptique
est alors accru.

Il ne reste plus qu'à suturer. Il ne faut jamais, comme
on le voit malheureusement quelquefois encore et comme
il faudrait d'ailleurs le faire, s'il y avait une très violente
inflammation concomitante de l'orbite (panophtalmie, etc.),
laisser, dans les cas ordinaires, la plaie béante sans sutures.
Une sécrétion abondante s'établit pendant plusieurs semai-

nes ; des bourgeons poussent, nécessitent des excisions complémentaires : la cicatrice est plus déprimée : il y a, sans parler de la façon répugnante de laisser une opération à moitié faite, une foule d'inconvénients, pas un avantage. Que dirait-on d'un chirurgien qui, à l'époque antiseptique où nous sommes, laisserait son moignon d'amputation de cuisse, sans sutures, au hasard ? Il faut refermer ce qu'on a ouvert, après avoir pris ce qu'il fallait y prendre. La conjonctive n'est pas, comme la cornée, un terrain d'une forme géométrique et un tissu spécial qu'*on doit* généralement laisser sans sutures. Les uns emploient la suture en bourse de Wecker (voy. fig. 69), d'autres des sutures entrecoupées, à points séparés. Nous avons employé plusieurs fois des fils en croix.

Si on a été propre dans l'opération, s'il n'y a pas d'infection *orbitaire* ou d'hémorragie très abondante, on se passera de drainage. La suture à points séparés, dont on peut laisser en dehors une petite partie plus ouverte pour l'écoulement des liquides, est simple. La suture en bourse, très élégante, ne paraît pas plus prédisposée à l'infection, comme on pourrait le croire *a priori*. En réalité, comme résultat et comme *petit* moignon prothétique, il n'y a peut-être pas grande différence entre les résultats des diverses sutures, mais il vaut mieux une suture que rien. Doit-on faire des sutures compliquées, suturer entre eux les muscles droits, par un échafaudage fragile de sutures variées, et qu'on pourra, si l'on veut, compliquer indéfiniment, nous croyons que tout cela manque de base solide. Quant au blindage de la capsule de Tenon, veuve du globe qui vient d'être enlevé, par une boule de diverse nature, nous l'examinerons avec la prothèse.

Les sutures seront faites au catgut ou à la soie. Le catgut se résorbe souvent trop vite, coapte moins bien et laisse flotter au premier pansement sur la plaie une série de filaments d'aspect puriforme assez repoussant. La soie fine,

bien reconnaissable (noire), nous paraît préférable, en prenant la conjonctive assez loin du bord de l'incision. Si on
enlève les fils le 6e ou 7e jour (un peu tard, exprès), la réunion par *première intention* est faite et bien faite.

Revenons encore sur les temps de l'opération, car on
s'est plu à la compliquer et à lui faire perdre son caractère
merveilleux de facilité et de correction.

Velpeau et Arlt coupaient les muscles avec les ciseaux
après les avoir saisis avec la pince, retour à l'ancien procédé. Ce procédé est plus compliqué. Son avantage est
moindre, car le crochet à strabisme bien manié *rase* parfaitement le globe et charge *d'un seul coup* le muscle à
son insertion. Il n'y a aucune manœuvre plus simple ni plus
rapide.

Stœber et Cunier ont proposé les premiers de détacher
d'abord le droit interne et d'aller de suite couper le nerf
optique, procédé d'autant plus mauvais qu'il compromet de
suite et d'emblée la rectitude de l'opération et le succès final.
On fouille avec les ciseaux, on trouve ou on ne trouve pas
vite le nerf optique et on a une abondante hémorragie qui
met l'œil en exophtalmie. Voilà le seul résultat clair de cette
section *anticipée* : cela vaut la kystitomie *anticipée* dans
l'opération de la cataracte, et, en technique opératoire, cela
vaut toutes les *anticipations*. On s'en abstiendra.

Tillaux a proposé ensuite de faire la même chose avec le
droit externe : mêmes inconvénients, quoique moins grands.
L'œil est plus accessible par le côté externe et l'hémorragie
est beaucoup moins prononcée. Mais là encore rien que des
inconvénients, et aucun avantage à cette section anticipée.

De tous temps, une discussion s'est élevée pour savoir
s'il valait mieux introduire les ciseaux pour couper le nerf
du côté du nez ou du côté de la tempe. Bien que le nerf
optique soit, *anatomiquement,* plus près du nez, *chirurgicalement* il est beaucoup plus accessible du côté externe,

vu que le rebord externe de l'orbite, si reculé, ouvre la porte aux ciseaux qui peuvent alors être à peine obliqués, qui ont un point d'appui en levier, tandis que la saillie du nez les oblige à rester presque parallèles à la paroi interne de l'orbite, sauf à employer des ciseaux extrêmement courbes et difficiles à manier comme tout instrument *très courbe*. Des ciseaux pas très courbes seront donc introduits toujours en *dehors*, et, si avec la pince érigne on fait basculer le globe en dedans, après avoir saisi l'œil en dehors et en arrière, on coupe de suite le nerf optique qui vient s'offrir.

Doit-on faire basculer le globe en avant avec l'ancienne spatule, qui a engendré des spatules et des cuillères *bifides* (Weltz, Trélat), se mettant à cheval sur le nerf optique et *cuirassant* le globe ? Ces instruments chaussent souvent mal le nerf optique, plus ou moins dégagé, et s'embrouillent dans des plis ténoniens. Ils sont souvent inutiles si le décollement est bien fait, et impratiques s'il est mal fait.

Nous ferons une exception pour la griffe cuiller (Terson père). Si le *dégagement* est bien fait, elle enfourche facilement le nerf optique ; elle enferre l'œil, par un léger mouvement de retrait, et pénètre, *sans la perforer,* dans la sclérotique : elle permet, après la section dont elle a protégé tous les temps, de retirer l'œil solidement harponné, qu'on tire où on veut, qu'on bascule comme on veut, dont on fait en un mot ce qu'on veut. Elle est *utile* dans les cas d'yeux *difficiles,* sans être toujours indispensable, si on se sert d'une forte attraction en avant avec la pince érigne.

2° **Cas spéciaux.** — Nous avons envisagé jusqu'ici l'ablation d'un œil de forme normale. Ce sont les cas faciles. Il y a des cas difficiles : ce sont ceux où l'œil est *difforme* et *trop gros* ou *trop petit.*

Si l'œil est *très difforme* (staphylomes scléroticaux, hernies sarcomateuses), on modifiera suivant le besoin la section de la conjonctive, tout en suivant le procédé général.

Si l'œil est *très gros* (œil géant, buphtalme), doit-on le *réduire ?* D'abord dans un certain nombre de cas, sans aucune opération complémentaire, l'opération par le procédé *habituel* sera possible, *quoique pénible.* On peinera, mais *on arrivera tout de même*, en tirant en avant et même en basculant avec la griffe. Si vraiment on n'arrive pas, faut-il vider une partie de l'œil pour avoir plus de facilité? Nous croyons qu'il faut recourir le moins possible à cet expédient si ancien. La poche *flasque* et souvent amincie par la maladie (staphylomes, tumeurs, buphtalmie) est encore difficile à bien et à complètement énucléer par le procédé ordinaire. On en est réduit à la disséquer à la pince et aux ciseaux.

Doit-on systématiquement inciser la commissure externe? Cela facilite beaucoup l'opération, et une suture à la soie réunira la section par première intention. Mais cela donne, dès le début de l'énucléation, une hémorragie assez forte que la pince hémostatique arrête, mais qui en définitive est une complication de plus. On recourra donc à ces divers moyens, quand il sera bien reconnu qu'on ne peut pas faire autrement, ce qui est extrêmement rare.

Enfin on terminera l'*énucléation* par la résection assez éloignée du nerf (autant que possible avant de séparer le globe, la recherche du nerf étant fort malaisée ensuite et exposant à retirer plus de graisse orbitaire que de nerf), le curage partiel ou total de l'orbite, suivant les cas (ophtalmie sympathique, tumeurs plus ou moins avancées, ayant perforé le globe, etc.).

Suites. — Les accidents *opératoires* sont rares. Le principal qui sera évité en général par une technique *motivée, précise* et *sûre,* est l'ouverture et la décapitation du globe, qu'on évitera à tout prix, car elle complique d'une part l'opération, et d'autre part ses suites, le fragment laissé faisant corps étranger pendant quelque temps.

Les hémophiles peuvent avoir une violente hémorragie

consécutive : les irrigations chaudes, la gélatine seront employées. Quelquefois l'opération se fait presque à *blanc*.

Très rarement on voit une forte hémorragie *au cours* de l'opération et l'hémorragie est tout à fait variable avec le sujet et la maladie; des anomalies vasculaires sont possibles. Enfin on aurait une violente hémorragie terminale, quelquefois avec une énorme infiltration sanguine des tissus, si on promène inopportunément les ciseaux loin du globe et par conséquent près des gros vaisseaux de l'orbite. Ce sont des échappées à ne pas faire et des sorties intempestives. L'accident n'a guère de gravité par lui-même, mais il empêche la suture et rend les suites plus longues.

Le malade accuse presque toujours après l'opération une *douleur occipitale* vive et prolongée pendant quelques heures.

On peut faire sans aucune mort plusieurs centaines d'énucléations si on est prudent et logique dans les indications opératoires. Il y a quelquefois des *ecchymoses* palpébrales, même du côté opposé, mais cela n'a pas d'importance.

La *méningite* peut suivre l'opération : on en a signalé une cinquantaine de cas : il y en a probablement beaucoup qu'on n'a pas signalés. Il s'agit bien moins de fautes de technique ou même d'antisepsie que de *fautes dans l'indication* opératoire. Avant la période antiseptique, l'énucléation, véritable opération cérébrale (puisque l'œil et le nerf optique ne sont qu'un prolongement cérébral, qu'un cerveau oculaire), ne donnait guère plus de morts. Cependant la saleté des instruments, des aides, des doigts, des sutures (le fil *bien* ciré), a pu jouer un rôle pour donner la *méningite* et même le *tétanos* signalé aussi. Mais, bien qu'on puisse très exceptionnellement mourir après une exentération oculaire ou une panophtalmie non opérée, on meurt plus souvent d'une panophtalmie traitée par l'énucléation que par les autres opérations, surtout le simple curage de l'œil.

. Les suites tardives, l'envers de l'énucléation ne sont pas toujours aussi bons que les suites immédiates. La conjonctive ne tolère pas toujours très bien un œil artificiel, même de bonne qualité et bien fait, chose rare, et changé tous les 8 à 10 mois *au plus tard* (nous avons vu un œil artificiel porté 14 ans : c'est l'histoire des vieux pessaires incrustés, oubliés et conservés par une économie mal comprise : le malade auquel nous faisons allusion, pouvait facilement changer de temps à autre son œil artificiel). Des bourgeons charnus, des rétrécissements cicatriciels, des catarrhes, des éversions palpébrales, le cancroïde même (Panas), se voient quelquefois. Quelquefois l'œil est expulsé : on laisse alors le malade sans prothèse, si les procédés applicables à l'ectropion (procédés en vanne, tarsorrhaphies interne et externe, etc.) et au symblépharon (greffes, canthoplasties avec interposition de lambeau cutané, etc.) n'aboutissent pas.

Ces accidents sont plus fréquents à la suite de l'emploi des coques qui *coupent,* qui usent la muqueuse, plus fréquents aussi si la suture post-opératoire a été mal faite et la prothèse mal entretenue ; ils diminueront, naturellement d'une part avec le nombre des énucléations et le nombre croissant des résections où la coque *coiffe* un moignon et blesse moins le cul-de-sac, et peut-être avec de nouveaux progrès dans l'exécution de la pièce artificielle.

Prothèse. — L'inconvénient *esthétique* de l'énucléation et de la prothèse est certain, en plus de ses nombreux autres inconvénients sociaux, pécuniaires et organiques. L'œil artificiel est beaucoup plus *enfoncé* que l'autre et il y a un creux sus-orbitaire auquel on n'a remédié qu'assez imparfaitement jusqu'ici par la prothèse qu'au prix d'inconvénients à peu près aussi grands que l'avantage qui en résulte. Sur les sujets où l'œil sain est fort saillant, le résultat apparent est *détestable,* impossible à cacher. Sur les sujets qui ont les yeux *enfoncés* naturellement et à paupières maigres et plissées, la prothèse est au contraire bien meilleure.

La mobilité varie, quoique faible, bien plus faible que celle où le moignon reste, mobilité mesurée par Truc au périmètre.

Quant à la prothèse chez les miséreux et chez les ouvriers (yeux toujours salis de plâtre, de corps étrangers, etc.), elle est absolument désastreuse comme soins et entretien.

Enfin, chez les enfants, elle est particulièrement déplorable au point de vue esthétique, au point de vue du développement de l'orbite et, comme entretien et mise en place, elle est une source permanente d'ennuis, de craintes et de dangers.

Aussi devra-t-on encore plus hésiter, avant de pratiquer les énucléations chez des sujets trop jeunes ou dans des conditions qui seront un ennui perpétuel pour le malade. C'est du reste la question des amputations en général, chez les ouvriers.

Nous dirons un mot des opérations proposées pour donner, *après énucléation* totale, un moignon solide aux opérés. La greffe d'un œil de lapin faite par Chibret (1885) n'a pas eu de succès. Lang (1887), avec des globes en verre ou métalliques, Belt avec une éponge aseptisée, Bourgeois, avec des pelotes de soie, Lagrange des fragments osseux, ont fait des tentatives plus ou moins réussies, mais dont l'avenir reste incertain, même pour la conservation du corps étranger qui se résorbe souvent peu à peu (éponge). Le corps étranger prothétique est introduit après l'énucléation à la place du globe et on suture au-devant d'elle la conjonctive, la capsule et les muscles qu'on a préalablement enfilés, avant de couper leur insertion. Il n'y a pas encore lieu de conseiller définitivement d'adjoindre cette prothèse intra-ténonienne à l'énucléation.

D'autre part les nouveaux yeux artificiels (Snellen) ne nous ont pas encore donné, chez plusieurs malades, de résultats supérieurs aux anciennes pièces : de plus le poids a paru plus gênant.

On fera la prothèse *provisoire* (c'est-à-dire par une pièce temporaire, destinée à préparer la cavité définitive et à habituer le malade à sa nouvelle situation), le plus tôt que l'on pourra, c'est-à-dire dès que la réunion sera assez solide pour ne pas céder aux manœuvres d'introduction de la pièce artificielle, et ne risque aucune infection nouvelle.

L'intéressant livre de Pansier[1] sur l'œil artificiel est tout à fait recommandable en le complétant par quelques détails sur ce qui s'est fait depuis son apparition. Bien que la fabrication, *si intéressante à voir,* et même l'application de la prothèse oculaire soient, comme celle des lunettes, une spécialité dans la spécialité, il est extrêmement important pour l'ophtalmologiste d'être très au fait de tout ce qui touche à l'œil artificiel et d'être secondé par des oculoristes habiles et non routiniers. On ne peut se douter des abus commis et du mal que font au malade les pièces artificielles achetées au hasard et sans l'intervention simultanée de l'oculiste et de l'oculariste.

INDICATIONS OPÉRATOIRES. — Les indications de l'énucléation sont absolues ou relatives.

Parmi les indications *absolues*, et qui doivent être absolues pour tout le monde, il y en a une formelle, c'est d'*énucléer* toutes les fois que l'œil contient une *tumeur maligne*, mais après s'être entouré de tous les moyens possibles de diagnostic et avoir même souvent tenté un traitement général destiné à appuyer le diagnostic.

Ainsi donc l'œil contenant une tumeur soigneusement étudiée et considérée comme maligne, après avoir épuisé tous les éléments de diagnostic, doit être *énucléé.*

Nous continuons à considérer comme absolue l'indication (Pritchard) d'enlever l'œil *sympathisant* même *en*

1. PANSIER. Traité de l'œil artificiel. Paris, 1896.

pleine ophtalmie sympathique, lorsqu'il a perdu toute vision. Nous avons eu deux malades où le traitement mercuriel intensif et tous les autres soins n'amenaient aucun soulagement à une iritis sympathique déclarée, et où la détente s'est faite dès l'énucléation et a dans les deux cas abouti à la conservation d'yeux excellents pour la vision.

On cite de nombreux insuccès en revanche où l'énucléation n'a pas empêché l'ophtalmie sympathique de continuer ou d'apparaître ; mais l'énucléation du moignon sympathisant donnera alors peu de remords à l'opérateur et au malade, et si l'opération peut être insuffisante comme tout le monde en a vu des cas, les cas où elle s'est développée après l'énucléation ont semblé bénins.

Les *autres indications* de l'énucléation sont *relatives* : elles dépendent, *pour le même mal*, du *siège*, de l'*étendue*, de l'*intensité* et du *danger général*, vital ou *sympathisant*, de la lésion dans *chaque cas particulier*.

On peut *donc avoir à énucléer* avant ou après d'autres opérations pour des corps étrangers intra-oculaires, le glaucome absolu, des tumeurs récidivantes et perforantes de la cornée et de la conjonctive, des moignons largement ossifiés, des décollements douloureux, des infections *progressives* de l'œil, des traumatismes avec évacuation totale et irrégularité extrême de certains moignons, des moignons très douloureux, après irido-cyclite atrophique, des moignons enserrés, encastrés dans un symblépharon incurable, des désorganisations de toute sorte d'origine *oculaire* ou même *orbitaire*.

Mais dans tous ces cas-là on n'énucléera *presque jamais*. Il suffira de s'en convaincre en parcourant toutes les autres parties d'indications cliniques de ce livre. Un grand nombre d'opérations conservatrices sont applicables *d'abord*, *suffiront* presque toujours, et conserveront, même si on a été obligé quelquefois à un curage ou à une résection partielle, un œil suffisant, parfois pour la vision, souvent pour l'esthétique et la prothèse. Aussi doit-on se garder de conclusions trop absolues en pareil cas. L'énucléation, quels qu'en soit les inconvénients et même les dangers si atténués qu'ils puissent être, est quelquefois le plus grand des bienfaits : appliquée où avec une autre thérapeutique médicamenteuse ou chirurgicale conservatrice, on aurait pu *faire autrement*, c'est faire au malade un dommage irréparable et de tous les instants : cela équivaut à une amputation de cuisse, là où une résection ou un curage aurait suffi à conserver le membre. Aussi nous sommes de ceux qui croient fermement que ces indications ne se résolvent pas complètement en préceptes et en discussions et que c'est sur le terrain pratique que le chirurgien devra savoir faire plier ses préférences, au lieu de se ranger dans le camp des énucléateurs et des anti-énucléateurs à outrance. Mais, comme il faut avoir une ligne générale de conduite et une base, on doit reconnaître qu'à l'heure actuelle on ne doit énucléer que dans des cas *absolument exceptionnels*.

Le vigoureux appel de Wecker a eu une influence décisive, il restera vrai, s'il s'applique seulement à « *l'abus* de l'énucléation » et non à l'opération elle-même et à ses bienfaits dans certains cas.

L'opérateur se gardera donc de se lier les mains par une formule qui l'hypnotisera bientôt lui-même, et le conduira, sauf revirement, à des sacrifices ou à des concessions, aboutissant à un massacre trop réel d'innocents ou à la conservation non moins réelle de coupables ; la recherche de l'intérêt du malade dans chaque cas particulier s'impose à lui comme seule conduite à tenir.

———

CHAPITRE DOUZIÈME

ORBITE

L'orbite a été dans ces dernières années le terrain de remarquables progrès chirurgicaux, tenant, les uns, à de nouveaux modes d'investigation positive de la cavité orbitaire, les autres, à l'étude toujours plus poussée, d'une part des tumeurs, et d'autre part des relations des lésions chirurgicales de l'orbite avec des altérations voisines ayant progressivement altéré la cloison orbitaire. La technique des opérations orbitaires a aussi acquis plus de précision dans son ensemble, mais ce qui prédomine, c'est le progrès dans l'*investigation* de cette loge jusqu'ici inéclairable, et aussi le très grand pas fait dans la voie du diagnostic et de l'opération des collections et des tumeurs des sinus osseux que leur position doit faire nommer *péri-orbitaires*.

Méthodes d'investigation orbitaire. Orbitoscopie. — On s'efforcera bien entendu d'établir l'existence *réelle* d'une exophtalmie *permanente*, qu'il faudra éviter de confondre avec un état oculaire anormal (extrême myopie unilatérale, buphtalmie, énophtalmie du côté opposé, etc.)

On priera le malade de pencher la tête en avant, pour éliminer l'exophtalmie *intermittente* succédant momentanément à l'énophtalmie du même côté (énophtalmie et exophtalmie *alternantes*).

Une fois l'exophtalmie indiscutablement confirmée, on en déterminera la nature, sur laquelle nous n'avons pas à insister ici, mais que nous avons largement traitée déjà [1]. Toutes les cavités péri-orbitaires seront explorées, s'il y a lieu, par les procédés spéciaux.

La *palpation* avec l'index ou le petit doigt sera également utilisée autour du globe.

Radiographie. — La radiographie est une ressource extrêmement précieuse pour l'orbitoscopie, aussi bien pour *préciser* le *diagnostic* que la forme, l'étendue et le siège de l'intervention opératoire. Elle montrera les lésions ou l'intégrité des parois orbitaires et des cavités osseuses voisines. S'il s'agit d'un *projectile*, d'un *corps étranger*, d'un cal vicieux ou d'une esquille déplacée, elle indiquera s'il est resté dans l'œil, dans l'orbite, dans les os, ou s'il a dépassé la cavité orbitaire. S'il s'agit d'*accidents inflammatoires* chroniques, elle montrera s'ils sont dus à une lésion osseuse ou à un corps étranger ignoré. Pour les *tumeurs osseuses*, souvent impossibles à délimiter, elle donnera quelquefois le siège exact d'implantation, le volume du pédicule ou les propagations de voisinage, surtout intra-crâniennes, qui sont d'une importance majeure et commandent l'intervention ou l'expectation. Elle joue un rôle médico-légal déjà très fréquent.

Il sera absolument indispensable de s'adresser à un radiographe compétent qui puisse, en appliquant ou en modifiant les procédés spéciaux de localisation qui ont donné déjà de si brillants résultats (Contremoulins, Davidson), préciser non seulement l'existence, la forme et le volume de la lésion, du ou des corps étrangers, mais encore *le siège exact* et la distance du rebord orbitaire en tous sens, de façon à permettre une intervention opératoire dans les conditions les plus sûres. De plus les précautions recommandées pour éviter les troubles trophiques qui ont été

---

1. A. Terson. Maladies de l'œil. *Traité de chirurgie* dirigé par Le Dentu et Delbet, tome V.

signalés dans les débuts de la radiographie, seront ici plus indiquées que jamais.

Il est à espérer que, même pour les néoplasies autres que les néoplasies osseuses, on pourra arriver à quelques résultats utiles pour la délimitation et le diagnostic, en suivant la voie que nous trace la radiographie des organes thoraciques et pelviens.

En tous cas la radiographie est la seule méthode qui puisse avec avantage *s'ajouter* à tous les procédés d'orbitoscopie et résoudre souvent des problèmes thérapeutiques insolubles sans elle.

Interventions exploratrices. — Lorsque les moyens précédents auront été mis en œuvre avec un succès variable, on pourra être amené à une *intervention directe, exploratrice,* lorsqu'il est reconnu qu'elle est indispensable.

1º *Ponction exploratrice et aspiratrice.* L'acupuncture seule n'a pas grande valeur, sauf dans les cas où elle tombe sur une tumeur osseuse (exostose, etc.) et où elle joue alors un rôle explorateur utile analogue à l'acupuncture du rein où l'on soupçonne un calcul.

La ponction *aspiratrice* sera pratiquée avec une petite seringue stérilisable (celle en verre de Wülfing-Lüer est tout à fait parfaite) et une aiguille hypodermique un peu large. En cas d'insuccès, la ponction sera répétée avec une aiguille-trocart notablement plus large, en communication avec une seringue plus forte ou même un aspirateur. On évitera, sauf défaut d'outillage, les poires en caoutchouc et les aspirateurs à succion buccale qui pourraient injecter de l'air. On pénétrera le plus souvent *par la peau* et en rasant les parois orbitaires, afin d'éviter dans les manœuvres précédentes comme dans celles qui suivent, de rencontrer le globe de l'œil et on n'enfoncera pas trop loin pour éviter le nerf optique. La ponction ne serait faite très prudemment par la *conjonctive,* que si une saillie considérable à son niveau indique que la collection (purulente, parasitaire ou autre) a pénétré dans la capsule de Tenon et vient affleurer au dehors directement autour du globe.

La ponction donnera du sang, du pus (examen des microbes) ou un liquide spécial de nature variable, dont l'étude chimique et histologique sera utile.

Le liquide *céphalo-rachidien* (méningocèle) est incoagulable; son albumine est analogue à la caséine : on y trouve aussi une certaine proportion de phosphates, de sels de potasse et de glycose.

Le liquide *hydatique,* transparent comme de l'eau de roche, non coagulable par les acides, contient du chlorure de sodium, *sans albumine,* sauf si les hydatides sont mortes (Gubler). Le microscope permet d'y voir souvent des crochets d'échinocoques.

Les autres liquides (kystes séreux congénitaux, ténonite enkystée, etc.) auront des caractères variables (albumine, coagulabilité, etc.) que l'on diagnostiquerait surtout par exclusion des précédents.

2° *Incision.* — L'incision exploratrice de l'orbite est analogue à la laparotomie exploratrice. Horizontale ou oblique, rarement verticale, elle pourra être faite un peu sur tous les points du rebord de l'orbite, en évitant le plus possible, en haut la région du releveur palpébral, en haut et en dedans les gros vaisseaux et la poulie du grand oblique, en bas et en dedans le petit oblique. C'est donc dans tout le croissant externe de l'orbite qu'on agira surtout, sauf dans les cas où la collection ou la néoplasie se trouvent manifestement dans une région opposée. De même, c'est la région externe et inféro-externe qu'on choisira dans les cas douteux. Une incision en T pratiquée, soit en continuité directe avec la commissure externe (Voy. Exentération de l'orbite), soit sur un autre point du pourtour orbitaire sans atteindre le bord palpébral, nous a donné un jour en général beaucoup plus considérable qu'une simple incision concentrique au pourtour osseux de l'orbite, qui suffira cependant quelquefois. Les dimensions de ces incisions varieront avec chaque cas particulier. On évitera dans la très grande majorité des cas une incision exploratrice *conjonctivale* qui donne d'ailleurs peu de jour et expose à diverses lésions oculaires.

Par l'incision, il est possible d'introduire soit le doigt (index ou auriculaire), soit une tige métallique mousse. Le *sondage* avec un stylet olivaire par une fistule ou une plaie existant déjà est soumis aux mêmes règles et aux mêmes précautions (flambage, antisepsie, etc.). L'explorateur électrique de Trouvé pourra éventuellement être utile. La *radiographie* et la localisation radiographique préalables seront précieuses pour indiquer la direction générale à suivre.

Il est à peine besoin d'ajouter que ce n'est que dans les cas extrêmes que l'exploration *digitale* sera pratiquée, vu sa grossièreté et ses dangers (compression du globe quelquefois ulcéré).

3° *Résection orbitaire externe temporaire*. — Toutefois, lorsque les moyens précédents ne suffisent pas, dans les cas où les lésions sont très profondes, *au sommet de l'orbite*, on sera obligé de compléter l'incision exploratrice par la résection de la paroi externe de l'orbite. Cette large éventration orbitaire sera d'ailleurs, pour ainsi dire toujours, le premier temps de l'intervention curatrice : mais, dans quelques cas où l'exophtalmie est directe, d'une nature restée malgré tout indéterminée, où l'on ne peut se résigner à sacrifier d'emblée l'œil et où d'autre part l'incision large en T ne permet pas d'aller assez loin, on sera obligé d'en venir à la résection de la paroi externe. Cette idée a pu naître dans l'esprit de divers opérateurs. De Wecker[1] dit que pour pouvoir pénétrer plus librement dans la pro-

---

1. De WECKER. Chir. oculaire, 1879, p. 300.

fondeur de l'orbite, on peut, non seulement élargir la fente palpébrale, mais même réséquer sans grand inconvénient une partie de la paroi externe de l'orbite.

C'est Krönlein (1887) qui a systématisé la résection *temporaire,* opération qui a rencontré depuis une assez grande faveur.

Technique opératoire. — Krönlein incise la peau suivant une ligne courbe correspondant en partie dans sa concavité antérieure au rebord orbitaire externe. Une large incision en T horizontal, un large volet rectangulaire ou une raquette pourraient également donner de bons et larges résultats. L'os est mis à nu et les parties molles externes de l'orbite décollées et réclinées avec une spatule mousse. On détache ensuite au ciseau et au maillet (préférables en général aux cisailles ou à la scie à chaîne, mais inférieurs peut-être aux instruments actuellement employés (Doyen) pour la chirurgie crânienne) la paroi externe de l'orbite, en triangle (fig. 127) dont le sommet correspond à la fente orbitaire inféro-externe. L'apophyse zygomatique du frontal et l'apophyse frontale de l'os malaire sont ainsi divisés. Le coin osseux est récliné et on visite l'orbite. Les tumeurs à enlever nécessiteront quelquefois le détachement du muscle droit externe, qu'on enfilera préalablement pour pouvoir le remettre ensuite en place.

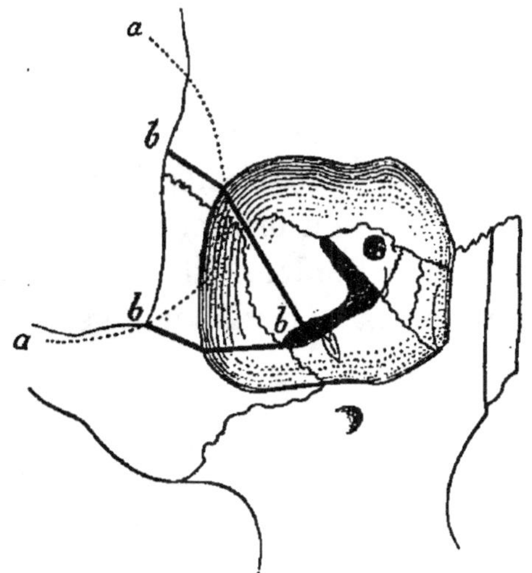

Fig. 127. — Résection cunéiforme temporaire de l'orbite.

aa, incision cutanée.
bb, triangle osseux sectionné.

Finalement le lambeau ostéo-musculo-cutané est remis en place, la suture ne comprenant que les parties molles. Une consolidation suffisante de l'os est généralement rapide et demande douze à quinze jours.

INDICATIONS OPÉRATOIRES. — Quoi qu'il en soit, cette opération ne doit être pratiquée qu'*exceptionnellement,* lorsque l'*incision exploratrice externe* en T, pratiquée d'abord, ne permet pas l'ablation complète de la tumeur, ou lorsque la tumeur paraît trop profondément située pour être abordée autrement que latéralement et vers le sommet de l'orbite, surtout chez les enfants (petitesse de l'orbite). Outre es risques d'infection, l'opération expose à un recul du globe, au strabisme paralytique et à la diplopie par rétraction cicatricielle des muscles de l'œil, sans parler d'autres accidents optiques et trophiques. C'est donc une intervention de *nécessité,* dans quelques cas seulement. De plus elle n'est justifiée qu'en cas de tumeur *bénigne profonde* ou dans les cas absolument douteux.

Lorsqu'il y a une tumeur que tous les moyens de diagnostic et l'évolution clinique doivent faire considérer comme *maligne,* il vaudra mieux pratiquer le *curage total* de la cavité orbitaire, suivant les cas soit d'emblée, soit comme continuation *immédiate* de l'incision orbitaire exploratrice ou même de l'opération de Krönlein. Il a été question aussi de cette intervention dans les infections orbitaires.

§ I. — **Traumatismes.**

Les plaies orbitaires sont extrêmement variées et d'un pronostic fort différent suivant leur origine. Leur pronostic immédiat dépend, en général, du siège de la pénétration qui, si elle se fait obliquement de bas en haut, perfore la voûte orbitaire si mince et intéresse le cerveau, et, si elle se fait d'avant en arrière, pénètre, plus facilement encore, dans le crâne par la fente sphénoïdale. La pénétration *latérale en avant* de la tempe est la moins grave de toutes, au point de vue de la vie bien entendu. Nous avons vu survivre des malades dont les deux orbites et les fosses nasales ont été traversées par une balle. Le pronostic *visuel* et le pronostic *vital* sont fréquemment, pour ainsi dire, opposés, et tel malade restera aveugle, sans avoir eu à redouter de danger pour sa vie, tandis que tel autre succombera rapidement sans avoir eu les globes oculaires et la vue intéressés.

Les cas de pénétration antéro-postérieure sont connus de tous temps pour avoir une gravité immédiate considérable. « Ces plaies passent quelquefois si avant dans l'orbite de l'œil qu'elles pénètrent jusqu'au fond, de sorte que l'instrument aigu, passant par cette longue fente qui se voit au profond de l'orbite, se plonge dans la substance du cerveau, d'où il arrive que ceux qui sont blessés de la sorte tombent tout incontinent à terre. Voilà pourquoi aussi les maîtres d'escrime tiennent celui-ci pour un *excellent coup de maître* ; entre autres, un certain tireur d'armes français s'en tenait assuré, comme d'un *coup inévitable* » (Fabrice d'Acquapendente). Pline le naturaliste rapporte qu'un belluaire tua un éléphant d'un seul coup de javelot dans l'orbite, et l'on sait que cette voie est souvent recherchée par les chasseurs pour les gros animaux. N'a-t-on pas signalé aussi des infanticides par introduction d'une aiguille dans le cul-de-sac conjonctival, l'orbite et le crâne ? Ces exemples démontrent que l'orbite a même été recherchée, comme facile *point de mire* et véritable vestibule, couloir, conduisant au cerveau, pour tuer à coup sûr.

En plus des armes (épée, fleuret cassé, lance, flèche), il y a des instruments ou des objets qu'on ne s'attendait pas toujours à trouver en pareille occurrence (tuyau de pipe, fourche, crayon, bâton pointu, corne). Le parapluie a été souvent incriminé et on ne compte plus les cas de mort rapide que cet objet manié avec précision a entraînés par pénétration dans le crâne ; on en trouve encore souvent dans les journaux médicaux et les annales judiciaires. La mort survient le plus fréquemment par pénétration directe dans le crâne. On connaît le cas célèbre de Nélaton où le fragment de parapluie rompit la carotide dans le sinus caverneux. Nous ne pouvons insister ici sur les suites immédiates ou tardives des innombrables traumatismes de l'orbite que l'on observe si souvent. Certains, avec ou sans extraction d'un corps étranger, sont d'une surprenante bénignité, d'autres entraînent une mort rapide, souvent après quelques heures ou même quelques jours d'un calme trompeur, quelquefois pour des plaies minimes dont la profondeur a été mal appréciée. Nous avons observé une paralysie du petit oblique à la suite d'une très violente contusion sur le rebord orbitaire inférieur. Elle guérit peu à peu complètement. La tolérance pour les corps étrangers est également très variable, suivant leur nature, leur siège, leur volume et va de la mort prompte à l'enkystement définitif, en passant par les abcès, la migration, etc. Nous avons vu un cas où un écoulement nasal de liquide céphalorachidien se prolongea plus de 15 jours, à la suite d'une fracture du sinus frontal par une balle que nous enlevâmes ; il n'y eut pas la plus légère fièvre. Même dans la période préantiseptique, les auteurs de tous pays et surtout les chirurgiens militaires rapportent des cas d'extraction pénible de corps étranger et de guérison, encore que le cerveau fût intéressé.

Quoi qu'il en soit, le *pronostic* est absolument variable et on n'en viendra pas toujours tout de suite à la recherche et à l'ablation du corps étranger, ni surtout à l'énucléation ou même au curage orbitaire *d'urgence,* comme on l'a conseillé.

Ce n'est qu'en présence de phénomènes menaçants qu'on pourra y penser.

L'expectation antiseptique suffira le plus souvent après

désinfection de la porte d'entrée. L'œil *luxé* et en paraphimosis prépalpébral, sera réduit et fixé par une tarsorrhaphie partielle, interne, externe ou médiane, suivant le cas.

Les plaies ne seront guère sondées que si on suspecte la présence d'un volumineux corps étranger. L'explorateur électrique pour les balles sera utilisé au cours de l'extraction pour déterminer la présence du corps étranger. *La radiographie sera pratiquée le plus tôt possible.*

Les esquilles ne seront pas toujours sacrifiées d'emblée, car elles se ressoudent quelquefois (Jobert, Baudens) ; d'autres fois nous avons été obligé de les extraire plus tard.

L'extraction plus ou moins pénible des corps étrangers, après incision, se fera avec une pince érigne, une pince de Museux, une pince hémostatique en évitant de comprimer l'œil, souvent déjà lésé. Les aimants ne sont guère de mise ici. Quelquefois on est obligé d'aller chercher le corps dans les cavités péri-orbitaires ou plus loin.

Parmi les suites tardives, il faut compter les *cals vicieux,* où les opérations de blépharoplastie comportent quelquefois le redressement ostéoplastique du rebord orbitaire déplacé. On pourra le mobiliser, le fixer (fig. 128) avec des chevilles de platine ou d'ivoire, après avoir fraisé avec un tour des trous destinés à les recevoir. Gayet a communiqué sur ce sujet une observation intéressante. Quand les os ont été détruits, ou les séquestres enlevés, l'implan-

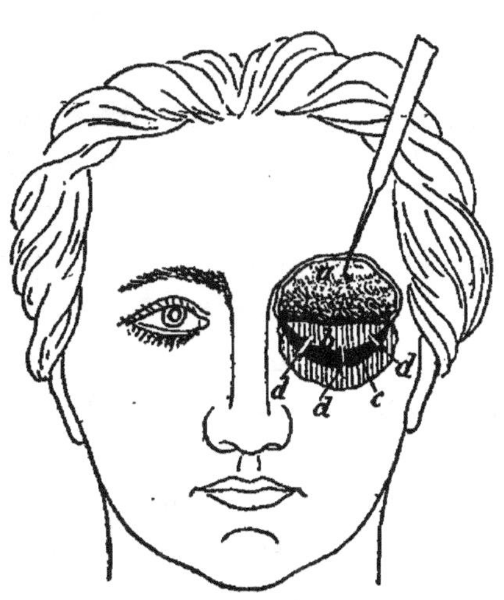

Fig. 128. — Redressement du rebord orbitaire (Gayet).

a, lambeau cutané relevé.
b, fragment osseux.
c, sinus.
dd, chevilles.

tation d'os décalcifiés, ou mieux d'os vivants, empruntés soit à des animaux, soit au sujet lui-même (métatarsiens), est une ressource utilisable, comme pour la chirurgie générale. La présence des sinus périorbitaires est une condition relativement défavorable.

Toute fistule intarissable devra engager à la recherche d'un séquestre ou d'un corps étranger ignoré. Mais on sera très réservé pour les corps étrangers petits et bien tolérés, quoique démontrés par la radiographie qui en rendra l'extraction mieux réglée, si elle devenait indispensable.

§ II. — Infections.

Ostéopériostites. — A la période *aiguë* où l'œdème inflammatoire souvent considérable est en cause et provoque l'exophtalmie, le traitement mercuriel (frictions et injections), iodé et ioduré *intensif* amène dans les cas *syphilitiques* et dans certains cas *douteux*, la résolution totale et rapidement progressive. Comme d'autres, nous avons obtenu chez des sujets de tout âge des guérisons par ces moyens qu'il faut toujours essayer patiemment, avec ou sans ponction exploratrice.

A la période d'*abcès,* puis de *fistule,* les ostéopériostites en général et les ostéopériostites *tuberculeuses* orbitaires ou périorbitaires (abcès froids) nécessitent le traitement approprié local et général en se conformant à ce que nous avons déjà dit (*Voy. Paupières*) pour éviter par le mode des incisions et au besoin par la tarsorrhaphie préventive, une cicatrisation vicieuse, qui, si elle est déjà produite, sera traitée par une blépharoplastie.

L'*actinomycose* sera toujours recherchée avec soin, de même la présence d'un corps étranger ou d'un séquestre.

Enfin on étudiera minutieusement les régions de voisinage, en particulier les trois *sinus* osseux périorbitaires pour voir s'ils ne sont pas le point de départ direct ou indirect de l'ostéopériostite et s'ils ne doivent pas alors être très largement traités chirurgicalement.

Tous les moyens d'exploration et de diagnostic rhinologiques seront utilisés, ou même, s'il y a lieu, l'éclairage par transparence et la radiographie.

Dans le cas de *fistule* ancienne orbitaire ou de phlegmons orbitaires dépendant manifestement d'une sinusite frontale, ethmoïdale, maxillaire, sphénoïdale, d'un pronostic toujours dangereux pour l'avenir, une intervention orbitaire sera combinée à une intervention nasale ou bucco-nasale ; de même dans les cas de *mucocèle* et de pseudo-kystes, provenant des cavités frontales et ethmoïdales. Dans les cas rebelles au traitement topique, à la trépanation du sinus combinée à un drainage antiseptique nasal ou buccal, suivant le cas, à des curettages du sinus, la *cure radicale* rapide par l'ablation de toute la paroi antérieure du sinus (Ogston, Luc, Laurens) pourra devenir nécessaire, pour faire, comme on l'a dit, cesser la sinusite en supprimant le sinus. Les travaux de E. Berger, de Guillemain et Panas, de Laurens et surtout le livre de Luc[1], constituent les principaux documents à consulter sur cette question chirurgicale encore plus rhinologique qu'ophtalmologique. Les complications orbitaires ne sont en effet qu'un épisode de l'*évolution* et du *traitement des sinusites,* quoi qu'il arrive assez souvent que l'examen ophtalmologique mette sur la voie d'une sinusite chronique restée inaperçue ou négligée et que les complications inflammatoires orbitaires nécessitent des incisions orbitaires, bientôt suivies du traitement chirurgical de la sinusite.

Ténonite. — La ténonite guérit presque immanquablement dans la forme séreuse aiguë et subaiguë par les

---

1. Luc. Leçons sur les suppurations de l'oreille moyenne et des cavités accessoires des fosses nasales. Paris, 1900.

moyens généraux et locaux. Il est cependant des cas où l'épanchement est tel qu'on pourrait penser à une intervention. Nous avons vu en coexistence avec des arthrites, un cas, où le cul-de-sac supérieur et la paupière supérieure furent assez distendus pour devenir nettement fluctuants avec une énorme exophtalmie et une forte protrusion de l'œil en bas et en avant, chez un sujet rhumatisant. Le traitement médical suffit néanmoins.

Aussi dans les cas *séreux* aigus, toute intervention sera rejetée pour n'être pratiquée qu'à la dernière extrémité, en présence, ce qui serait absolument exceptionnel, d'une violente congestion et stase papillaire, avec affaiblissement notable de l'acuité et fluctuation des plus manifestes, après insuccès du traitement médical.

Dans les cas *suppurés* au contraire, on ouvrira en présence d'une fluctuation nette, généralement par la peau, exceptionnellement par la conjonctive où l'on est exposé à infecter l'œil par le pus qui s'écoulera ensuite par le cul-de-sac. De plus, le drainage, nécessaire ici, sera fait dans de meilleures conditions par la peau. On *s'inspirera* dans chaque cas particulier, des circonstances, tout en intervenant surtout par la peau et en avançant avec la sonde *cannelée* et le bistouri boutonné, s'il y a lieu.

C'est dire que l'intervention pour une ténonite *suppurée* sera sensiblement la même que pour un phlegmon de l'orbite.

Dans les cas séreux aigus où des altérations du fond de l'œil paraîtraient dus à la compression, et dans certains cas d'*hydropisie chronique* (hydrocèle de la bourse de Tenon, ténonite séreuse enkystée), on pourrait penser à l'évacuation du liquide par une incision conjonctivale pratiquée entre les muscles droits et ouvrant largement la capsule, procédé sans danger, si on se sert de ciseaux mousses courbes et aseptiques. Carron du Villards, auquel on doit une importante contribution à ce sujet, a conseillé le premier ce procédé.

Les erreurs de diagnostic de cette rare affection ont entraîné plusieurs fois, et déjà dans les mains de l'auteur précédent, de vastes opérations intra-orbitaires où la tumeur liquide s'est évanouie au dernier coup de ciseaux et c'est ce qui a conduit Carron du Villards à préférer d'abord la ponction exploratrice et aussi l'opération précédente, qui semble moins incertaine que la ponction par la voie cutanée ou le cul-de-sac conjonctival.

Phlegmon. — Le phlegmon vrai de l'orbite, aigu ou chronique, bien diagnostiqué de l'ostéopériostite, de la ténonite non suppurée, et surtout de la phlébite orbitaire primitive ou secondaire, devra être immédiatement traité aussi bien directement que dans son origine. Généralement il s'agit d'une origine locale pour laquelle on passera soigneusement en revue le sac lacrymal, tous les sinus périorbitaires et le crâne, les fosses nasales, la bouche et les infections oculaires dentaires, péridentaires et amygdaliennes, les infections palpébrales et faciales diverses (panophtalmies, érysipèles, anthrax, etc.), et on éliminera soigneusement la présence d'un corps étranger orbitaire quand il y a une origine traumatique (plaies palpébrales, projectiles, cathétérisme et injections lacrymales, etc.). Les causes générales (grippe, fièvres éruptives, etc.) et les infections viscérales chroniques doivent être aussi examinées, l'abcès orbitaire étant quelquefois même métastatique.

Si l'on est appelé dès le début, on devra mettre en œuvre simultanément tous les moyens antiphlogistiques, et l'on pourra exceptionnellement, de même que pour le phlegmon lacrymal, obtenir l'*avortement* du phlegmon. Les anciens auteurs rapportent ces faits et nous nous rappelons le cas d'un enfant de 8 ans, qui au cours d'une angine avec catarrhe nasal abondant fut pris du *côté droit* d'une exophtalmie considérable, avec immobilité de l'œil, vive douleur spontanée et à la pression, empâtement palpébral, chémosis, stase papillaire, fièvre très violente et vomissements et donna tout à coup le tableau d'un phlegmon de l'orbite. Les compresses chaudes, l'antisepsie interne (calomel) furent employés, puis trois sangsues furent placées à la tempe par les soins des parents, et entraînèrent une telle hémorragie, probablement par plaie d'une artère, que le petit malade tomba en syncope prolongée; le gonflement de l'orbite diminua *immédiatement* et, en deux jours, tout était redevenu absolument normal. On s'explique les résultats que l'*artériotomie* aurait quelquefois donné au dire des anciens.

Si la situation s'aggrave, malgré les moyens précédents et malgré *le traitement immédiat de l'origine de voisinage,* en particulier l'ouverture large des sinusites, l'incision sera pratiquée. A moins d'une fluctuation particulièrement nette sur un autre point, auquel cas on inciserait sur ce point (en ne pénétrant pas trop profondément avec le bistouri, mais en se servant surtout de la sonde cannelée pour éviter le globe et le nerf optique), l'incision la plus recommandable (Richet) est celle qui longe le rebord *orbitaire inférieur,* surtout dans la région inféro-externe, où ne se trouve aucun organe important et qui est dans une situation déclive. On usera aussi de la sonde cannelée pour faire sortir le pus, et on drainera. On ne ferait des incisions supplémentaires qu'en cas d'insuccès dans l'évacuation du pus.

Si le plus souvent la vie est conservée, et même quelquefois la vision (le décollement de la rétine, l'atrophie du nerf optique et la panophtalmie ne s'étant pas produits), il y a d'autres cas où, lorsqu'il existe des lésions osseuses ou sinusiques très anciennes, des infections méningitiques ou phlébitiques avec abcès du cerveau, des nécroses osseuses et d'autres lésions entraînent brusquement la mort, alors que cependant l'orbite et les sinus sont ouverts et irrigués antiseptiquement de la manière la plus complète et la plus large, le malade ayant été pendant longtemps, après l'opération, dans un état des plus satisfaisants. Le pronostic doit donc toujours être assez réservé, tant qu'il reste la moindre trace de suppuration.

Phlébite. — S'il y a une phlébite *primitive*, outre le traitement le plus énergique de l'origine (avulsion des dents cariées, incision des foyers péridentaires, *thermo-cautérisation* énergique des anthrax et foyers d'infection), les vastes émissions sanguines, les vésicatoires, le mercure, on a proposé les injections phéniquées en plein tissu orbitaire, suivant la pratique de Verneuil dans des cas analogues (Valude).

On doit se demander si ce moyen ne peut augmenter l'œdème déjà considérable.

Lancial, dans le but de couper la route à l'infection progressant vers l'orbite à la suite d'un anthrax labial, en établissant un vrai barrage, a cautérisé à fond au thermocautère la veine faciale et les parties molles de la région inféro-interne de l'orbite : il a réussi à guérir son malade, dont le chémosis et l'œdème palpébral paraissaient annoncer le début d'une phlébite. Le même auteur a aussi proposé le curage total de l'orbite pour empêcher la pénétration progressive dans le sinus caverneux. C'est le curettage utérin large au début d'une septicémie puerpérale.

Dans la phlébite *secondaire* et *intracrânienne,* tous les moyens généraux et locaux, les injections antistreptococciques, le lavage du sang, sont indiqués.

Zaufal (1880), Horsley ont proposé la ligature de la jugulaire au cou et l'ouverture du sinus latéral infecté avec drainage et cette conduite a été depuis adoptée par un assez grand nombre de chirurgiens. On a également fait, après curage de l'orbite, des tentatives pour désinfecter et désobstruer le sinus caverneux. On consultera à ce sujet le travail de Descazals [1].

1. Descazals. *Th.* de Paris, 1898.

§ III. — Affections vasculaires et nerveuses.

Exophtalmie pulsatile. — On essaiera d'abord la compression locale combinée à la pression digitale de la carotide primitive, par séances répétées le plus longtemps possible.

Les injections d'ergotine, les applications glacées ne méritent guère de confiance, tandis que les moyens précédents ont guéri quelquefois.

Il nous semble par contre que, malgré les insuccès possibles, les injections sous-cutanées de gélatine qui ont donné, surtout dans les anévrismes, plusieurs succès remarquables, méritent d'être essayées avec les précautions nécessaires.

Sans doute cette méthode a été faite pour les anévrismes et exige une longue série d'injections : mais elle nous paraît à expérimenter ici, en suivant les indications et la technique récemment exposées [1], afin d'éviter des accidents.

L'*électrolyse*, souvent conseillée, et pratiquée comme pour un angiome, ne serait pas exempte de dangers, sans qu'on puisse la rejeter d'une manière absolue.

Les injections *coagulantes* directes seraient ici plus hasardeuses que jamais.

Lorsque le malade, après avoir tout essayé sans succès, mène une existence insupportable, surtout à cause des bruissements qu'il entend constamment, on pensera à la *ligature de la carotide primitive* (Travers), qui paraît plus efficace que la ligature de la carotide interne. Après insuccès, la ligature de la carotide primitive du côté opposé a

---

1. Lancereaux et Paulesco. Trait. des anévrismes par la gélatine en inj. sous-cut. (*Gaz. des Hôp.*, juillet 1900.)

pu compléter la guérison (Bock). Cette opération grave entraîne de temps à autre la mort et chez les survivants des accidents cérébraux et oculaires (lésions vasculaires, atrophie du nerf optique), mais elle constitue une ressource dernière et amène quelquefois la guérison définitive.

Dans le cas d'exophtalmie attribuable à des varices de la veine ophtalmique ou à un anévrisme orbitaire, serait-il permis d'aller, grâce au jour considérable que donne au sommet de l'orbite la résection osseuse temporaire cunéiforme (Krönlein), pratiquer la ligature ou la section entre deux ligatures, des paquets vasculaires ou de l'artère ? La question mérite d'être envisagée. De même, si la ligature de la carotide échoue, comme tous les autres moyens, devrait-on, plutôt que de laisser le malade se suicider, en venir au curage de l'orbite, ultime ressource.

Exophtalmie et énophtalmie alternantes. — L'exophtalmie variqueuse alternant avec l'énophtalmie ne paraît pas susceptible d'une intervention sur les veines.

Hématome. — L'expectation est indiquée, sauf incision et évacuation, si la tension est excessive ou si une infection se manifeste.

Goitre exophtalmique. — La thyroïdectomie et surtout l'ablation des ganglions sympathiques cervicaux, conseillée par Abadie, ne seraient applicables qu'aux cas exceptionnels où l'exophtalmie est énorme et les cornées menacées, que la tarsorrhaphie soit ou non possible. Dans tous les autres cas, le traitement médical seul sera employé et souvent avec succès.

Enophtalmie. — La section d'un ou plusieurs muscles droits (Fuchs, Darier) ne serait guère tentée que si l'œil énophtalme était, soit dévié, soit pourvu d'une très médiocre vision, un strabisme pouvant se développer à la suite de ces interventions et produire en plus des troubles visuels gênants (diplopie).

§ IV. — **Tumeurs.**

Angiomes. — En présence d'un angiome encapsulé de l'orbite, diagnostiqué par exclusion et par les symptômes cliniques de sa présence dans l'entonnoir musculaire, la conduite à tenir variera surtout d'après l'*état du globe oculaire.*

Si par les progrès de l'exophtalmie il a été ulcéré, détruit quelquefois et réduit à l'état de moignon, on aura beaucoup moins de ménagements à garder, et on pourra penser à l'extirpation de la tumeur et à la suppression possible de l'œil. Toutefois, dans le but d'avoir une meilleure prothèse, on ne se pressera pas trop d'énucléer l'œil pour commencer, même réduit à l'état de moignon. Il s'agit en effet d'un angiome, tumeur bénigne, et on doit s'efforcer ici de conserver le *cul-de-sac conjonctival* et le moignon qui peuvent alors être l'objet d'une prothèse utile. On procédera donc systématiquement par l'incision *externe* (à compléter ou à remplacer si le volume de la tumeur est énorme, par l'opération de Krönlein) en relevant les paupières débridées.

On disséquera ensuite l'angiome et on l'enlèvera avec le bistouri, la pince et les ciseaux. L'hémostase sera faite avec les pinces hémostatiques et le thermocautère. — On terminera l'opération, soit en enlevant l'œil s'il y a lieu, soit en le conservant, et en désinfectant énergiquement la cavité (solution phéniquée). On mettra ensuite un drain et on suturera.

Dans le cas au contraire où l'œil est bon, malgré une exophtalmie si énorme que les paupières ne peuvent quelquefois pas se fermer et que la tarsorrhaphie préparatoire a pu être indiquée, on doit être fort hésitant avant de commencer une extirpation qui pourrait amener la destruction de l'œil y voyant encore, destruction qui s'imposerait au cours des énormes délabrements opératoires que nécessite l'ablation de la tumeur souvent si volumineuse et sa destruction tardive par les troubles trophiques extrêmement fréquents à la suite de l'extirpation du nerf optique et des nerfs ciliaires, particulièrement difficile ou impossible à éviter dans le cas d'angiome de l'entonnoir musculaire. — Aussi devra-t-on penser d'abord à des moyens conservateurs. — La ponction exploratrice, soit avec un aspirateur à aiguille assez forte, soit avec un long bistouri étroit, devra être pratiquée. Dans quelques cas, on aura des résultats précis. Dans le cas de Valude, la ponction au bistouri donnait plusieurs grammes d'un liquide brunâtre hématique caractéristique et l'*exophtalmie disparaissait,* après chaque évacuation. Le diagnostic était donc parfaitement affirmé.

L'électrolyse est la seule intervention d'abord indiquée. Les autres traitements compressifs, médicamenteux, les injections coagulantes sont inefficaces ou extrêmement dangereux.

On doit se demander, comme pour les angiomes palpébraux, si l'électrolyse positive (Thompson) ou négative (Valude) qui ont donné chacune des succès, doivent être employés exclusivement. Les résultats remarquables et *rapides* de l'électrolyse *négative,* qui tend à être de plus en plus employée dans les angiomes, nous semblent devoir faire préférer le pôle négatif. On enfoncera donc dans la tumeur une longue aiguille flambée formant le pôle négatif et on fera passer un courant de 3 à 5 milliampères pendant 4 à 5 minutes. On agira avec toutes les précautions antiseptiques, et on refera de nouvelles séances, d'intensité et de durée appropriées à l'amélioration.

Quelles que soient les incertitudes possibles d'une semblable méthode (piqûre du nerf optique, insuccès, récidives, etc.), elle constitue en somme à l'heure actuelle la méthode de *choix*, puisque, prudemment faite, elle offre un minimum de danger, entraîne souvent la guérison définitive sans aucun délabrement, et, en cas d'insuccès *répété*, laisse l'extirpation, opération de nécessité, s'imposer, s'il y a lieu, comme par le passé et comme pour les autres tumeurs profondes.

Kystes. — 1º KYSTES PARASITAIRES [1]. — a) *Cysticerques.* — Les cysticerques orbitaires se trouvent le plus généralement dans la partie antérieure et sous-palpébrale de l'orbite. Il y a le plus grand intérêt à extirper de bonne heure le parasite et la poche fibreuse par dissection minutieuse : il survient sans cela fréquemment des phlegmons palpébraux, ténoniens ou orbitaires avec leurs graves dangers immédiats et consécutifs : de plus, l'inflammation masque souvent le parasite, dont l'extraction pourra être alors plus difficile et dont les résultats ont naturellement moins bons que ceux de l'extirpation précoce.

b) *Kystes hydatiques.* — L'intervention est tout à fait variable suivant la période de la malade. Tout au début, le diagnostic est des plus délicats, lorsque le kyste est profond et ne se manifeste que par des signes trompeurs (ténonite, paralysies oculo-motrices, papillite, etc.) et larvés. A la période de tumeur, la *ponction exploratrice* au point culminant, cutané ou conjonctival suivant le cas, sera faite avec une seringue stérilisée et une aiguille creuse un peu forte. Si elle donne un liquide manifestement hydatique (voir page 498), elle sera suivie, soit ordinairement plus tard lors de la reproduction possible du liquide, d'une injection de quelques gouttes de sublimé à 1/1 000ᵉ ou d'une solution iodée, comme pour les kystes hydatiques des autres régions du corps. On est encore assez mal fixé sur la

1. Consulter le travail de FROMAGET. Cysticerques de l'orbite (*Archives d'ophtalmologie,* 1896) et la *Thèse* de MANDOUR. Les kystes hydatiques de l'orbite. Paris, 1895.

valeur de ces injections. L'inconvénient de l'aspiration simple, sans injection modificatrice, est qu'elle laisse se produire quelquefois une récidive, malgré un temps assez long, souvent plusieurs mois, de guérison apparente totale : mais ses succès et son innocuité engagent à commencer par elle.

L'électrolyse mérite d'être essayée soit d'emblée, soit en cas d'insuccès.

Quant à l'ouverture large de la poche, que l'on faisait suppurer autrefois avec de la charpie, elle serait souvent insuffisante, si on ne la complétait par l'extirpation de la poche, qui, en dehors même de toute infection opératoire, produit ordinairement de graves désordres mécaniques du côté des muscles de l'œil et du nerf optique. Sauf les cas où la poche serait très accessible et de petit volume, l'extirpation sera plus souvent réservée aux insuccès de l'injection modificatrice. On extirpera alors autant que possible toute la poche, avec tous les ménagements désirables. Les cas sont fort différents entre eux et la nature et gravité de l'intervention diffèrent complètement avec le siège superficiel ou profond du parasite (incisions larges, résection osseuse temporaire de Krönlein, etc.).

Il est des cas où le kyste, ancien et énorme, a déjà détruit plus ou moins complètement l'œil et les parties molles de l'orbite et où l'extirpation de la poche doit être complétée par l'énucléation de l'œil ou même des interventions orbitaires plus larges.

2° KYSTES CONGÉNITAUX. — a) *Kystes séreux.* — Lorsque l'œil est intact, l'ablation totale de la poche sera indiquée.

S'il y a microphtalmie, cryptophtalmie ou anophtalmie, l'extirpation de la poche ne s'imposera guère que si le kyste prend des proportions volumineuses.

b) *Kystes dermoïdes.* — L'opération des kystes dermoïdes à contenu pâteux mérite d'être décrite en détail, car ils constituent une tumeur orbitaire limitée et à connexions souvent profondes, où la marche de l'extirpation servira de *guide pour l'ablation des autres tumeurs*. Quoiqu'il y ait des cas d'un volume considérable et ayant déterminé des dégagements variables (opération de Krönlein), il s'agit le plus souvent d'une opération bien réglée.

Après incision des téguments, soit oblique, soit horizontale, de façon que la cicatrice se perde dans la direction des plis de la paupière, l'orbiculaire apparaît ; on l'incise et la masse jaunâtre du kyste, dont la paroi est souvent très mince, devient visible. Si on continue à disséquer prudemment, si on est bien aidé et si l'aide rétracte soigneusement la peau avec des crochets mousses (à strabisme), ou avec de très petits écarteurs plats, on pourra quelquefois faire saillir la plus grande partie du kyste, avant de le voir se perforer, soit par les pressions qu'il subit, soit par les instruments. On finit alors par le saisir avec une pince-érigne, dans l'endroit où sa paroi paraît la plus épaisse et un aide éponge avec soin le petit filet pâteux qui peut sortir au niveau des érignes pour empêcher la matière de retomber dans la plaie. Si la paroi est si mince que la pince-érigne la déchire, on saisira la poche avec une bonne pince hémostatique. Mais on ne peut l'employer d'emblée, car sa pression crève toujours le kyste à moins qu'on n'ait pu saisir sa paroi seule ou le tissu qui l'entoure et attirer ainsi l'ensemble du kyste sans le perforer. Avec un kyste énorme, on pourra être amené à le perforer d'emblée pour le diminuer de volume et pouvoir saisir fortement une partie de la poche devenue plus flasque, avec une forte pince hémostatique qui de plus referme l'orifice qu'on a volontairement pratiqué.

Sans ces diverses précautions, le kyste crève souvent au dernier moment ; son contenu gêne pour le dernier temps, le plus délicat et le plus reculé de l'opération, la recherche du pédicule, qu'on sectionnera à son insertion osseuse : si le kyste a été totalement enlevé, la section du pédicule aux ciseaux suffit absolument pour empêcher toute récidive. Sinon, un grattage à la curette tranchante est indiqué. On désinfectera (eau phéniquée forte) le fond de la poche et on réunira totalement sans hésiter, à moins d'une très volumineuse poche, auquel cas un petit drain serait placé en un point déclive. Dans plusieurs cas que nous avons opérés, la réunion par première insertion sans drainage a été obtenue.

Exostoses. — Les exostoses orbitaires, abstraction faite des ostéopériostites, des hypertrophies osseuses en masse des os de la face, et des exostoses syphilitiques, ont une marche excessivement lente, et, pendant un grand nombre d'années, l'œil conserve ses fonctions et la plus grande partie de sa mobilité. Aussi dans ces cas-là peut-on temporiser dans une certaine mesure. Mais, si la néoformation prend un grand développement, on est amené à intervenir.

On pratiquera toujours dans ces cas-là l'examen radiographique qui a la plus grande importance et montrera : 1° si la tumeur a un *pédicule étroit* de section facile ; 2° son volume relatif ; 3° si elle est en grande partie sessile (Mackensie), non pédiculée ou incluse dans le squelette même (exostose parenchymateuse) ; 4° si elle a un développement *intracrânien* plus ou moins considérable.

Dans ces deux derniers cas, on pourra quelquefois être amené à refuser une intervention trop dangereuse et qui a entraîné déjà un nombre considérable de morts.

Dans les autres cas, on pourra par une incision périorbitaire arriver sur la tumeur et *scier* son pédicule avec une petite scie ou avec la scie à chaîne. L'ablation à la gouge et au maillet est indiquée, si l'exostose est d'une extrême dureté et résiste aux moyens précédents.

Mais ce procédé est extrêmement lent, expose à des ébranlements, à des fissures, et est ici bien moins rationnel que le sciage de la partie *orbitaire*. On agira avec modération pour éviter un trop grand ébranlement et l'arrachement brusque *du pédicule* qui met alors souvent la dure-mère à nu et prédispose à l'infection méningitique soit au moment de l'opération, soit ultérieurement. Cet arrachement par fracture, quoique plus facile que le sciage, doit donc être évité, si possible.

On désinfectera ensuite énergiquement (eau phéniquée forte) et on drainera après suture. On évitera le bourrage à la gaze iodoformée ou même stérilisée, qui est passible de diverses infections dans la manipulation ou la mise en place de la mèche, et on s'en tiendra au drainage, destiné à conduire aussi les jours suivants des injections antiseptiques dans la cavité opératoire.

On devra, si l'incision cutanée périphérique ne donne pas, dans le cas d'une volumineuse exostose, assez de jour, s'aider extemporanément, s'il y a lieu, de l'opération de Krönlein, mais elle sera souvent inutile.

L'œil devra être scrupuleusement respecté, et fréquemment protégé, *quelque temps auparavant*, par une tarsorrhaphie médiane ou interne, plus ou moins complète, extrêmement utile ici.

Dans certains cas, le malade se présente au contraire avec un œil *détruit* et une exostose très volumineuse. Dans des cas de ce genre, l'intervention pourrait se borner quelquefois à l'énucléation (Mackensie), au lieu d'aller opérer l'exostose, dont on aura soin d'ailleurs de déterminer la nature (acupuncture), les proportions et le siège (radiographie).

Quant à la tarsorrhaphie partielle, c'est-à-dire médiane, interne, externe, elle sera indiquée comme moyen général de protection de la cornée, surtout si le malade refuse l'intervention ou si le volume, l'implantation de l'exostose, l'état *général* du malade, empêchent de proposer l'intervention.

La chirurgie des exostoses de l'orbite a donné, même avant la période antiseptique (voir, entre autres auteurs,

Demarquay, et le superbe cas opéré et guéri par Maisonneuve, après une intervention extrêmement laborieuse), des succès remarquables, mais aussi un grand nombre de morts. Actuellement les séries semblent un peu meilleures (H. Coppez, Mitvalsky) et il y a lieu de croire qu'elles pourront s'améliorer encore si, tout en usant de l'antisepsie et de l'asepsie les plus rigoureuses, avant, pendant et après l'opération, de même que dans les pansements consécutifs, on adopte ici les modifications *techniques* et *instrumentales* toutes récentes qui ont donné récemment à la chirurgie ostéo-crânienne un maximum de netteté, de *rapidité* et de sécurité, surtout pour le sciage du pédicule.

Nous ne parlons que pour mémoire des exostoses, non plus ostéogéniques, mais d'origine diathésique, accessibles à un traitement résolutif, des hyperostoses diffuses et des ostéosarcomes.

Fibromes, névromes. — Les fibromes et leurs variétés, souvent mobiles, les névromes et les autres *tumeurs bénignes* seront extirpés, s'il y a lieu, avec tous les ménagements désirables.

Celles qui siègent dans l'entonnoir musculaire rappellent comme traitement celles du nerf optique, quoiqu'il faille être aussi conservateur que possible, en présence d'un œil dont le nerf optique est quelquefois sain. La conservation de l'œil non altéré et du nerf optique sera donc avant tout recherchée, tandis qu'elle est souvent imprudente ou inutile, lorsqu'il y a une véritable dégénérescence néoplasique du nerf optique.

De même que les tumeurs *du nerf optique,* les tumeurs des *glandes lacrymales* ont déjà été étudiées.

Sarcome et autres *tumeurs malignes* (lymphadénomes, endothéliomes, etc.). —

On devra toujours s'attacher à diagnostiquer si la tumeur est primitive, secondaire par voisinage, enfin métastatique ou d'origine générale. De plus un traitement mercuriel, iodé et arsenical intensif devra dans la plupart des cas être institué et amènera quelquefois la résolution de volumineuses *pseudo-tumeurs*.

Ce traitement, combiné à tous les autres moyens généraux appropriés, sera aussi celui (sauf opérations *palliatives* sur l'œil, l'orbite ou les parties voisines) applicable aux tumeurs métastatiques à distance, résultant d'une localisation orbitaire de sarcomes ou de cancers d'autres régions du corps, et aux tumeurs multiples ou symétriques d'origine endogène (lymphadénie).

Le crâne, l'œil, les fosses nasales, la bouche, le pharynx et les sinus seront explorés avec soin. On voit souvent encore des *pseudo-polypes* des fosses nasales envahir rapidement l'orbite et les cavités voisines, surtout chez les enfants. Dans ces cas, ordinairement inopérables au moment où on est consulté, l'intervention orbitaire est tout à fait secondaire à l'intervention sur le point de départ de la néoplasie. Il en est de même dans les ostéosarcomes.

C'est dans ces cas surtout que comme dans d'autres un peu moins accentués, la *toxithérapie* des tumeurs malignes a toutefois donné quelques résultats, nécessite de nouvelles recherches (travaux de Répin et Emmerich) et pourrait être tentée de plus en plus par une sérothérapie spéciale.

Le *sarcome primitif* de l'orbite sera traité, après le traitement d'épreuve, par le curage total de l'orbite. On observe bien rarement la guérison locale définitive, quoique la métastase reste possible, même après la guérison locale.

Curage total (exentération) de l'orbite. — L'énucléation même du globe a été longtemps une opération qui intéressait l'orbite bien au delà de la capsule de Tenon et se complétait d'un évidement partiel de l'orbite. C'était donc souvent une opération mixte, bâtarde, allant de la simple extirpation du globe jusqu'au curage partiel ou total de l'orbite avec rugination et cautérisation des os en cas de cancer. Jusqu'à Bonnet d'ailleurs, l'énucléation seule du globe était fort rare et on s'en tenait presque toujours à l'ablation du segment antérieur. Sinon on dépassait presque toujours le globe pour aller plus ou moins profondément en arrière.

Technique opératoire. — Lorsque les paupières sont envahies par la néoplasie, elles doivent être sacrifiées et enlevées en dépassant convenablement les limites du mal.

Lorsqu'elles sont saines, aussi bien dans leur partie conjonctivale que dans leur partie cutanée, elles seront conservées scrupuleusement.

Diverses incisions permettent d'exécuter en totalité le curage, sans être gêné en rien par les paupières.

Dupuytren fendait chaque paupière d'un coup de ciseaux perpendiculaire ou oblique au bord ciliaire, près des commissures et rabattait en haut et en bas les volets ainsi constitués.

Langenbeck détachait circulairement les paupières à leur base, en rondelle, au niveau du pourtour osseux de l'orbite, mais en laissant en dedans un pédicule adhérent. L'opération terminée, les paupières étaient remises en place et l'incision suturée.

Ces procédés réussissent quelquefois, mais donnent lieu d'autres fois à un sphacèle et à des difformités.

Acrel, Desault se bornaient à une canthotomie allant jusqu'au rebord orbitaire externe. Ce procédé ne donne pas toujours un jour suffisant.

En y ajoutant une incision en T de dimensions variables (fig. 129), mais qui, en aucun cas, ne comprendra plus du *tiers* externe correspondant au pourtour osseux de l'orbite, nous ouvrons une très large porte d'entrée qui sera toujours largement suffisante pour agir complètement et à ciel ouvert, et qui, suturée

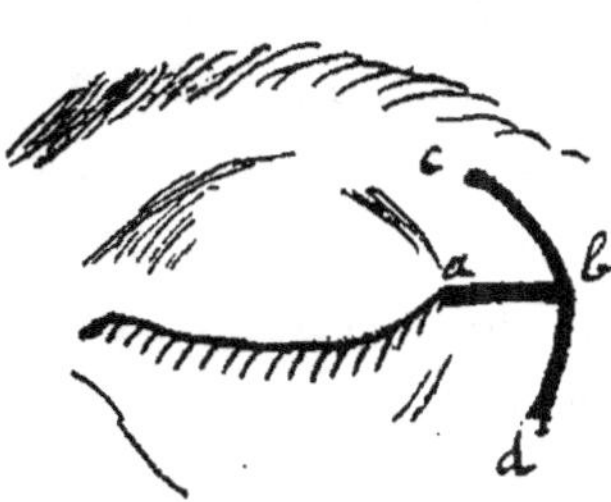

Fig. 129. — Incision (*a, b, c, d*), pour le curage de l'orbite.

après le curage, n'expose à aucun sphacèle et à aucune difformité.

Les paupières étant fortement écartées avec des releveurs à manche, on cercle les culs-de-sac conjonctivaux par une incision circulaire allant jusqu'à l'os : puis on décolle le périoste avec une rugine, après avoir frayé la voie avec le bistouri. L'énucléation du globe a été quelquefois faite comme premier temps, mais on a généralement plus d'avantages à le saisir en plein, après l'avoir vidé, avec une pince de Museux ou une pince-érigne, car il constitue avec le nerf optique l'axe et la partie solide de tout le cône de parties molles qu'il s'agit de désinsérer, et en tirant de la main gauche sur la pince, on décolle au bistouri avec la main droite. Quand la désinsertion, surtout au côté externe, est suffisante pour le permettre, on va avec une très forte pince hémostatique embrasser et comprimer le pédicule vasculo-nerveux du sommet de l'orbite. L'hémorragie au cours de l'opération sera déjà moindre.

On remplace le bistouri pointu par un bistouri boutonné à hernie, lorsqu'on arrive vers le sommet de l'orbite.

On coupe le pédicule en avant de la pince hémostatique et on complète la toilette de l'os, mis totalement à nu.

Il ne reste plus qu'à faire la toilette du pédicule. La ligature et la torsion sont difficilement praticables. Après avoir enlevé le pédicule au bistouri boutonné, la cautérisation au thermocautère est en général préférable. Les ciseaux compresseurs de Warlomont ont été également employés, mais ne sont pas indispensables. L'hémostase avec la gélatine liquéfiée rendrait ici des services. Pour éviter qu'il ne reste une couche de gélatine pouvant favoriser une infection ultérieure, on pourrait l'enlever avec une injection d'eau bouillie très chaude. Une énergique compression avec un tampon aseptique, puis avec la gaze iodoformée à demeure, préférable à une éponge, enfin

la suture des parties externes divisées, complètent l'opération, qui est très rapide si elle est bien menée, et
dont l'hémostase nécessite seulement une assez grande
patience.

Le curage de l'orbite sera ordinairement total. Il ne
s'agit plus d'une opération essentiellement conservatrice,
comme l'extraction des tumeurs *bénignes* de l'orbite, où
l'on enlève la tumeur, mais où on conserve soigneusement
tout le reste, en particulier l'œil et tout ce qui le fait voir
et mouvoir. Quand au contraire on est amené à vider l'orbite, il faut le faire complètement, les curages partiels
laissant, sans grand avantage pour la prothèse, des craintes
plus grandes de *récidive*, et des débris graisseux qui s'infectent facilement et donnent lieu à des suppurations prolongées, des complications intracrâniennes mortelles.

La cautérisation chimique du pédicule aux flèches de
Canquoin entraîne quelquefois (Hulke) l'exfoliation des os
et sera rejetée.

Suites. — L'intérieur de la cavité orbitaire est recou-
vert au bout de quelques jours par un tissu bourgeonnant,
dont les bourgeons exubérants ne sont pas toujours des
récidives néoplasiques.

Après l'exentération, on a proposé de pratiquer immédiatement une autoplastie destinée à faciliter la réparation
du revêtement des parois orbitaires, par première intention
pour ainsi dire, à empêcher la sécrétion puriforme et muqueuse qui se produit pendant plusieurs semaines, si
l'on s'est borné au curage seul, à s'opposer à la rétraction
palpébrale, et à permettre dans la cavité ainsi restaurée
d'emblée le port d'un œil artificiel. Après le curage de l'orbite, la rétraction des paupières est souvent telle qu'elles
viennent tapisser l'os et que la *prothèse,* qu'on a essayée quelquefois avec des pièces *coniques,* devient souvent même impossible pour les plus petites coques d'émail.
Toutefois une malade opérée par nous d'exentération

totale pouvait porter un petit œil artificiel, assez enfoncé.

D'autres malades, pour lesquels on pourrait penser à la prothèse *suspalpébrale* (les anciens ecblepharii), sont réduits au port de conserves fumées ou d'un taffetas noir de forme variée comme après les vastes blessures du visage.

Aussi, dans ces dernières années, pour s'opposer à la pullulation du tissu nouveau, on a *tapissé* la paroi orbitaire avec des lambeaux autoplastiques soit à pédicule (Küster, Golovine), soit par greffe cutanée totale, soit par greffe de Thiersch (Noorden). C'est une chirurgie presque identique à celle du symblépharon.

Malgré quelques résultats immédiats ou même tardifs, cette intervention, d'ailleurs aléatoire et qui en cas d'insuccès, contribue encore à défigurer le patient, nous semble passibles des mêmes reproches que l'autoplastie immédiate après l'ablation des épithéliomas palpébraux, et encore ici même après l'exentération, il n'y a plus d'œil et il n'y a donc plus cette nécessité impérieuse de protéger le globe, qui impose quelquefois après l'ablation d'un cancroïde une blépharoplastie immédiate. Sous les vastes lambeaux cutanés, ayant d'ailleurs nécessité des cicatrices faciales nouvelles, peuvent se cacher de dangereuses répullulations, tandis qu'après le simple curage on inspecte à nu le bourgeonnement de la cavité où d'ailleurs il peut se produire comme après l'énucléation des proliférations bénignes qu'on ne confondra pas par exemple avec les récidives d'un sarcome et dont il ne faudra pas trop tôt s'alarmer. En tous cas, ces récidives, lorsqu'elles se produisent, sont directement accessibles à la cautérisation ignée ou chimique. Il en est tout autrement de celles que masque un épais lambeau cutané, plus ou moins plissé et noueux.

Il ne faut donc pas se hâter de considérer comme un progrès ce qui peut n'être qu'un bénéfice momentané et constituer une condition assez défavorable pour l'examen des récidives.

Nous croyons que si le curage total a été fait pour une tumeur *maligne qui n'a encore nulle part atteint la paroi périostique de l'orbite,* comme cela arrive pour diverses tumeurs du nerf optique et pour les sarcomes qui, après avoir rempli le globe, ont émigré dans l'orbite, on pourra faire cette autoplastie des parois de l'orbite, car la récidive sur place est extrèmement peu probable.

La question sera déjà beaucoup plus discutable pour une tumeur oculo-orbitaire à récidive fréquente et grave, telle que le *gliome.*

Enfin l'autoplastie nous paraît *absolument contre-indiquée* dans toute tumeur maligne implantée sur le périoste ou l'ayant envahi secondairement.

Il pourrait en être autrement s'il s'agit d'une affection bénigne, mais ce n'est guère que par erreur de diagnostic que le curage orbitaire est alors exécuté.

INDICATIONS OPÉRATOIRES. — L'exentération orbitaire est surtout pratiquée pour des tumeurs orbitaires primitives ou secondaires. On l'a conseillée aussi en cas de tumeur maligne intra-oculaire de nature très grave (gliome) et dans les cas de tumeur intra-oculaire en général (Richet), même avant toute propagation orbitaire. Elle a été aussi recommandée d'emblée pour éviter l'infection progressive et désinfecter totalement l'orbite dans les cas d'énormes délabrements traumatiques ayant labouré l'œil et les parties molles de l'orbite. On y a même pensé (Abadie) pour l'ophtalmie sympathique, l'énucléation seule laissant en place les nerfs ciliaires et le nerf optique qui peuvent continuer à jouer un rôle malfaisant. Toutefois, l'énucléation *avec* résection optico-ciliaire lui sera généralement préférée, combinée au traitement général.

En cas de *phlegmon orbitaire* et de *phlébites* continuant, malgré les incisions larges, le drainage, l'antisepsie locale et le traitement général, on pourra quelquefois sauver la vie du malade en se décidant, à *temps*, avant la généralisation et la pyohémie, au curage total et à la désinfection complète de l'orbite. Toutefois Braunschweig a proposé, pour la désinfection des foyers profondément situés, l'opération de Krönlein. On doit cependant se demander si cette opération sera ici toujours bien supérieure aux incisions larges et profondes faites le long du pourtour osseux de l'orbite ou égale en efficacité, dans ces cas désespérés, au curage total.

EXERCICES OPÉRATOIRES

Ce résumé de notre cours technique étant destiné à guider aussi bien sur le cadavre que sur le vivant, il nous a paru convenable de donner quelques indications qui, si elles ne peuvent remplacer les explications orales et les conseils pratiques, faciliteront peut-être la répétition des opérations de chirurgie oculaire.

Qu'il nous soit permis de rappeler ici combien, sans parler des émotions inséparables des premiers débuts, il est nécessaire de s'être longtemps exercé sur l'œil d'animal et sur le cadavre, avant d'aborder utilement le vivant.

Il y a là une question capitale, et le chirurgien, habitué aux plus grandes et aux plus minutieuses opérations de chirurgie générale, devra se rappeler que des exercices spéciaux de chirurgie oculaire lui sont aussi nécessaires qu'à l'étudiant le moins expérimenté. C'est une chirurgie spéciale où l'on peut faire beaucoup de bien et beaucoup de mal et où il faut des habitudes complètement différentes de celles de la chirurgie générale, qui donnent quelquefois de singulières illusions en chirurgie oculaire.

Il est de toute nécessité d'autre part que le chirurgien-oculiste soit capable d'exécuter toute opération palpébrale

ou orbitaire avec la même facilité que l'extraction de la
cataracte, en évitant scrupuleusement toute incursion sur
les régions voisines, s'il veut pouvoir demander le même
respect pour le terrain d'action auquel il a consacré de
longues années de travail exclusif. Il doit donc savoir exécuter complètement son programme, et il peut l'étudier
pratiquement comme tout programme de *médecine opératoire* et de *chirurgie générale*. La chirurgie du vivant lui
réservera assez de surprises et de variations pour qu'il ait
pris soin que la chirurgie du cadavre ne lui en réserve
plus depuis longtemps.

Bien qu'il soit utile d'exercer la main gauche, et qu'il y
ait d'excellents opérateurs gauchers, il n'est pas indispensable d'opérer, comme on le conseillait autrefois, aussi
bien avec les deux mains. La main droite suffit, dans les
cas normaux, et c'est elle qui jouera toujours le grand
rôle.

Malgaigne avait raison quand il se bornait à passer derrière le malade lorsqu'il s'agissait d'opérer l'œil droit de
la main droite. On arriverait rarement à un aussi bon résultat avec les deux mains et les essais seraient souvent dangereux.

Les exercices opératoires peuvent se faire sur les yeux
d'animaux ou sur des yeux de cadavre et doivent se faire
sur les deux.

Les yeux d'*animaux* (Gaddesden et Franco recommandaient déjà de s'exercer sur les yeux « des bestes ») offrent,
à une seule exception près, un mauvais terrain d'étude :
la plupart ont des cornées de dimensions trop notablement
différentes des cornées humaines, d'autres sont difficiles à
se procurer. L'œil du lapin, que l'on a si souvent à sa disposition dans les laboratoires, nous a toujours paru, quoiqu'on en ait dit, un très mauvais sujet d'exercices, sauf pour
l'iridectomie. La cornée est mince, le cristallin énorme rem-
plissant l'œil presque tout entier, la sclérotique tellement

ince que dès que l'humeur aqueuse s'est écoulée, l'œil
e plisse en chiffon et n'a absolument rien de commun avec
e terrain opératoire humain.

Il n'y a que deux excellents terrains opératoires : l'œil
de porc et l'œil humain. On se procure les premiers dans
es abattoirs, à peu de frais, et on doit les employer le
lus tôt possible après leur ablation, après les avoir fixés
ar le nerf optique très près du globe, sur le classique
ophtalmo-fantome, usité depuis si longtemps. L'édition
rançaise du traité de Weller contient sur ce point divers
détails historiques, de même que sur les cataractes
artificielles produites par injections dans le cristallin de
gouttes caustiques (sublimé, acide sulfurique, alcool, etc.)
ou par l'immersion de l'œil dans des solutions fortement
salées ou alcooliques, comme cela a été souvent fait autre-
ois (Troja, Sichel, Deval). Ces manœuvres n'ont pas d'uti-
ité réelle et détériorent l'œil.

Il faudra observer deux précautions : 1° placer la *partie
circulaire* de la cornée (la cornée du porc a une forme
en raquette et un seul côté est par conséquent utilisable
ans de bonnes conditions) en haut ou en bas, suivant
u'on veut faire en haut ou en bas l'opération fondamen-
ale (lambeau pour extraction de cataracte, plaie d'iri-
ectomie, de sclérotomie, etc.) : mais l'élève doit s'exercer
opérer absolument dans tous les sens pour être prémuni
ontre les grandes variétés de cas qu'on observe dans la
ratique. 2° Il faut être rompu à inciser, à sclérotomiser, et
à faire un lambeau de dimensions convenables dans n'importe quelle région du cercle cornéen. L'utilité d'opérer
ainsi dans des régions anormales, mais qui peuvent se présenter exceptionnellement, est facile à comprendre : de
lus, avec cette précaution, l'élève prend l'habitude de tour-
er autour du malade, de bien *aider,* de *fixer* l'œil sur des
points très différents des deux points habituels, en se rappelant qu'il n'y a qu'une seule et unique règle pour la

fixation du globe, fixer à un *point opposé* à la ponction et près du limbe.

L'œil de porc, qu'il est facile de se procurer en *très grande quantité,* permet toutes les opérations sur le globe. En particulier, l'extraction de cataracte et la sclérotomie s'y exécutent dans des conditions parfaites. De plus, il suffit d'exagérer la pression intra-oculaire, en faisant tourner l'œil et en le vissant énergiquement sur l'ophtalmo-fantome, pour obtenir toutes les variétés de glaucome. Il faut cependant faire une remarque. L'*iris* est peu extensible : il est épais, dur et friable ; il se déchire souvent au lieu de se laisser convenablement tirer au dehors. Aussi le débutant sera-t-il agréablement surpris, lorsqu'il s'apercevra que sur l'œil humain, l'attraction de l'iris et sa section sont beaucoup plus facilement réalisables que sur l'œil de porc.

L'*œil humain* est encore, 2 ou 3 heures *au plus* après la mort, un terrain d'étude opératoire qui complète admirablement le précédent.

Tous les détails opératoires et accessoires (manœuvre de pose et d'ablation du blépharostat, etc.) peuvent alors s'exécuter au grand complet, mais l'élève qui s'est patiemment exercé sur des yeux de porc aussi frais et aussi nombreux que possible, n'aura plus rien à apprendre du cadavre pour les opérations intra-oculaires, *après 2 ou 3 sujets.*

Sauf une exception pour l'*œil du chien,* qui présente encore cependant de bien notables différences dans les dispositions anatomiques, c'est sur l'œil de cadavre que doivent être répétées à fond les opérations *de strabisme* et l'*énucléation.* Il n'est ici nullement indispensable que l'œil du cadavre soit dans un état de fraîcheur relative : il nous est souvent arrivé de démontrer l'opération sur des têtes de sujets morts depuis plusieurs *mois* et dont les yeux étaient réduits à une sorte de cupule enfoncée dans l'orbite. Une injection d'eau pure pratiquée très *en arrière* et très *obliquement* avec une simple seringue de Pravaz, à travers la sclérotique, nous a toujours permis de regonfler l'œil au point de le rendre aussi dur qu'une bille. Dans ces conditions, la ténotomie, les avancements et l'énucléation redevenaient parfaitement possibles. Bien entendu, il vaut mieux l'œil du cadavre frais, surtout au point de vue de l'état de la conjonctive, mais cependant il faut ne pas hésiter à utiliser, en les modifiant convenablement, des yeux qui semblent d'abord absolument informes. Peut-être pourrait-on employer une foule de substances fusibles et solidifiables, mais la ponction à la seringue de Pravaz *avec de l'*EAU nous a *toujours* suffi.

Une tête humaine est absolument indispensable pour toute la chirurgie des *annexes, paupières, voies lacrymales, orbite.* Pour les cathétérismes lacrymaux et pour l'ablation de la glande palpébrale, il faut un sujet aussi frais que possible à cause de la rétraction et de l'absence de l'élasticité des tissus sur un cadavre ancien.

Il est très facile, quand on a très peu de cadavres à sa disposition, d'utiliser un même sujet pour diverses opérations et il faut un plan *économique* et rationnel. On commencera donc toujours sur le *cadavre* par répéter les opérations sur les voies lacrymales et sur les *annexes*, la strabotomie, l'énucléation et d'autres opérations devenant difficiles ou mal réglées, si on a commencé par inciser le globe pour une cataracte par exemple. Après avoir répété toutes les opérations sur les annexes sauf la section du nerf optique, le globe de l'œil du même sujet est encore utilisable de chaque côté en commençant par les incisions et en continuant par les résections et le curage.

Nous n'insisterons pas sur l'ordre à suivre; le seul principe utile est d'aller du simple au composé, de commencer par des incisions simples et des découvertes, avant d'arriver aux opérations plastiques et aux extirpations d'organes, lorsqu'on opère sur le *cadavre*. De même, sur l'œil des

animaux, il sera en général préférable de ne faire exécuter les opérations à plusieurs temps (cataracte, iridectomie, etc.), qu'après que l'élève sera parfaitement sûr de
sa fixation, mesurera exactement l'étendue de ses incisions et se sera rendu bien compte du siège exact des
ponctions cornéennes et des opérations sur les régions fron-
tières (sclérotomie). Si l'on a du temps, de la patience
et un bon outillage, on arrivera même à créer sur l'œil et
l'orbite du sujet (corps étrangers, etc.) la plupart des
éventualités de la chirurgie vivante.

FIN

TABLE DES MATIÈRES

Pages.

CHAPITRE V. — SCLÉROTIQUE

CHAPITRE VI. — IRIS. 245

GLAUCOME. 286

CHAPITRE VII. — CRISTALLIN

CHAPITRE XII. — ORBITE

TABLE ALPHABÉTIQUE

www.ingramcontent.com/pod-product-compliance
Lightning Source LLC
Chambersburg PA
CBHW051516060726
47597CB00001B/75